“博学而笃志，切问而近思。”

《论语》

博晓古今，可立一家之说；
学贯中西，或成经国之才。

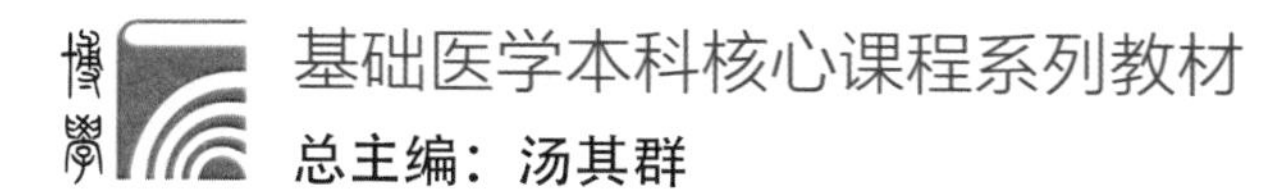

生理学

Physiology

主　审　朱大年

主　编　陆利民　王　锦

编　者（按姓氏笔画排序）

王文伟　王继江　王铭洁　王　锦
刘　俊　沈霖霖　张　威　陆利民
陈咏华　夏春梅　陶蓓蓓　黄　莺
薛　红

復旦大學出版社

基础医学本科核心课程系列教材

编写委员会名单

序 言

医学是人类繁衍与社会发展的曙光，在社会发展的各个阶段具有重要的意义，尤其是在科学鼎新、重视公民生活质量和生存价值的今天，更能体现她的尊严与崇高。

医学的世界博大而精深，学科广泛，学理严谨；技术精致，关系密切。大凡医学院校必有基础医学的传承而显现特色。复旦大学基础医学院的前身分别为上海第一医学院基础医学部和上海医科大学基础医学院，诞生至今已整 60 年。沐浴历史沧桑，无论校名更迭，复旦大学基础医学素以“师资雄厚，基础扎实”的风范在国内外医学界树有声望，尤其是基础医学各二级学科自编重视基础理论和实验操作、密切联系临床医学的本科生教材，一直是基础医学院的特色传统。每当校友返校或相聚之时，回忆起在基础医学院所使用的教材及教师严谨、认真授课的情景，都印象深刻。这一传统为培养一批又一批视野开阔、基础理论扎实和实验技能过硬的医学本科生起到关键作用。

21 世纪是一个知识爆炸、高度信息化的时代，互联网技术日益丰富，如何改革和精简课程，以适应新时代知识传授的特点和当代大学生学习模式的转变，日益成为当代医学教育关注的核心问题之一。复旦大学基础医学院自 2014 年起在全院范围内，通过聘请具有丰富教学经验和教材编写经验的全国知名教授为顾问、以各学科带头人和骨干教师为主编和编写人员，在全面审视和分析当代医学本科学生基础阶段必备的知识点、知识面的基础上，实施基础医学“主干课程建设”项目，其目的是传承和发扬基础医学院的特色传统，进一步提高基础医学教学的质量。

在保持传统特色、协调好基础医学各二级学科和部分临床学科的基础上，在全院范围内组织编写涵盖临床医学、基础医学、公共卫生、药学、护理学等专业学习的医学基础知识的教材，这在基础医学院历史上还是首次。我们对教材编写提出统一要求，即做到内容新颖、语言简练、结合临床；编写格式规范化，图表力求创新；去除陈旧的知识和概念，凡涉及临床学科的教材，如《系统解剖学》《病理学》《生理学》《病理生理学》《药理学》《法医学》等，须聘请相关临床专家进行审阅等。

由于编写时间匆促，这套系列教材一定会存在一些不足和遗憾，希望同道们不吝指教和批评，在使用过程中多提宝贵意见，以便再版时完善提高。

2015 年 8 月

前　言

生理学是一门重要的基础医学课程。早在20世纪80年代，原上海医科大学生理学教研室就根据学校生理学教学的实际情况和对课程教学的要求，组织编写了适合我校本科生教学需要的《生理学》自编教材，多年的教学实践证明，该教材有较好的针对性，能够深入浅出、提纲挈领、简明扼要地介绍生理学的基本理论和基本知识，更加注重学生对生理学基本理论、基础知识的掌握，更加注重知识的系统性和完整性。

本教材是基础医学核心课程建设的教材之一，此次重新组织编写，从某种程度上是原上海医科大学《生理学》多年以后的再版。我们力图学习和借鉴本教材的原有优点和特色，结合近年来生理学的发展和知识的更新，进行了重新组织编写。对于一些扩展知识内容，我们采用小字编排，以利于教师和学生延伸阅读。

本教材的编者均为本系从事生理学教学的教师，所有编者是在承担教学和科研的同时挤出时间，投入大量精力编写。由于时间仓促，也由于水平有限，书中必定会有不当和疏漏，在此恳请读者给予批评和指正。

陆利民　王　锦

2015年12月1日

目 录

第一章　绪　　论

第一节　生理学的研究内容和方法

一、生理学及其任务

生理学(physiology)是生物科学的一个分支,是以阐述机体及其各个组成部分的功能活动和调控机制为目的的一门学科。生理学是生物学中发展较早的一门学科。广义的生理学包括人体生理学、动物生理学、植物生理学等。人体生理学作为医学科学的重要学科之一,其任务就是研究人体及各组成部分的各种活动规律,阐明其产生原理,内、外环境变化对生命活动的影响以及机体为适应内、外环境变化所作的调节。

二、生理学发展和医学的关系

生理学与医学一直有着十分紧密的联系,生理学的发展和医学的发展密不可分。在漫长的人类发展史上,生理学知识是人们认识疾病和治疗疾病的理论基础,而在人们治疗疾病的同时,又不断探寻人体功能及其发生规律,生理学的知识也就不断得到积累和丰富。在医学高度发达的今天,临床医学实践仍然是生理学发展的重要动力和源泉。在医学实践中,当遇到难以治愈的疾病和不清楚的问题时,往往是因为对问题的基础缺乏认识,这也就为生理学研究提出了新的课题和方向,促使生理学工作者着手阐明这些问题。

在现代医学教育中,生理学是一门基础医学课程。医学生在了解正常人体各个部分的结构的基础上,学习生理学。通过对生理学的学习,了解机体各种功能的发生原理和调控机制。在此基础上,才能进一步学习和理解各种疾病时机体各部分功能的变化,疾病时功能变化与形态变化之间的关系,一个器官发生病变时如何影响其他器官的功能等;才能理解各种药物治疗疾病的原理;才能理解和掌握临床医学中诊断和治疗疾病的原则。所以,生理学课程对于医学生来说是一门重要的基础课程。

三、生理学的研究水平

人体的结构非常复杂。细胞(cell)是构成机体的基本结构和功能单位。不同的细胞有机地构成各种组织和器官;功能密切相关的各种器官构成系统;所有系统有机整合成完整机体,它们各自行使不同的功能,密切配合,相互协调。因此,要全面认识人体生理学,需要通过不同层面、不同水平的研究，并将各个水平的研究结果加以整合，才能完整、正确地认识机体功能。根据研究的结构基础，生理学研究大致分成以下3个不同水平。

（一）整体水平

整体水平的研究是在完整个体上进行的生理学课题研究。在完整机体中，各个器官、系统之间相互联系、相互影响，各器官、系统的功能互相协调，从而使机体能够适应环境的不断变化，因此生理学必须进行整体水平上的研究。以完整机体为对象的生理学研究其主要目的在于观察各种环境条件下机体生理功能的变化以及不同器官、系统之间的互相联系与协调。例如，运动时，肌肉活动增强会对机体呼吸和循环系统的功能产生何种影响。精神紧张时，机体血压会出现何种变化等。

（二）器官、系统水平

对人体生理功能的研究最早是在器官和系统的水平上进行的。例如，关于循环系统中心脏的射血、血液在心血管系统中流动的规律、各种神经和体液因素对心脏和血管活动的调节等，就是以心脏、血管或整个循环系统作为研究对象进行的。在器官、系统水平上进行研究所获得的知识和理论称为器官生理学（organ physiology）。例如，循环生理学、消化生理学、肾脏生理学等，医学生学习的生理学课程的内容，大部分属于器官生理学的知识。

（三）细胞、分子水平

各个器官的功能都是由构成该器官的各种细胞的特性决定的，细胞的生理特性是由构成细胞的各个成分，特别是细胞中各种生物大分子的理化特性决定的。例如，肌细胞能够发生收缩，是由于肌细胞内有若干特殊的蛋白质分子，它们的构型和排列变化时可导致细胞收缩。因此，要认识生理学的这一部分内容，还必须深入到细胞、分子水平的研究。

在细胞和分子水平上进行的研究，其研究对象是细胞、亚细胞器和构成细胞的大分子，所获得的知识在传统上属于普通生理学(general physiology)的内容，现在则通常称之为细胞和分子生理学(cellular and molecular physiology)。现代生物实验技术的发展，为开展细胞和分子水平的生理学研究提供了许多先进的研究手段，获得了许多有关细胞、分子水平的生理学知识，细胞和分子生理学的研究也成为生理学中发展最为迅速的部分。

四、生理学的研究方法

生理学是一门实验性科学，生理学的所有知识来源于实践。人类对人体生理知识的探索可追溯到很久以前，我国最早的典籍之一《黄帝内经》中就有关于生理学知识的记载，但早期的生理学知识主要来源于人们对生活和生产实践的观察和总结。17世纪初，英国的William Harvey在动物身上用活体解剖和实验的方法研究了血液循环，证明血液由心脏射入动脉，再由静脉回流到心脏，不断循环，心脏是循环系统的中心和血循环动力来源。1628年，William Harvey的著作《心与血的运动》出版，是历史上第一部基于实验研究证据的生理学著作。从此生理学进入实验性科学的时代，通过设计各种实验，获取特定的生理学知识，生理学的知识也以前所未有的速度得到丰富和发展。

生理学实验研究按其实验取材的不同分为在体实验和离体实验，按照实验持续时间的长短分为急性实验和慢性实验，按照实验对象的不同分为人体实验和动物实验。

（一）在体实验和离体实验

在体实验是以完整人体或动物个体为研究对象的生理学实验。人体是一完整的有机体，以完整机体为研究对象，可以观察和分析在各种环境条件和生理情况下不同器官、系统之间的互相影响、互相协调，以及完整机体对环境变化所作出的各种反应的规律。例如，运动后机体心血管系统和呼吸系统的变化，进食后机体血流分布的变化等。离体实验是从活的或刚处死的动物身上取出所需要的器官、组织或细胞，置于一个能保持其正常功能活动的人工环境中，观察各种人工干预对其功能影响，从而了解其生理功能发生机制。例如，离体蛙心灌流实验，可以研究某些生物活性物质或药物对心肌收缩功能的影响；膜片钳技术可以研究小片细胞膜上离子通道功能及特性等。离体实验研究的优点是观察对象比较单一，条件比较容易控制，可以排除体内其他因素，如神经、激素或机体血压水平等各种因素改变对实验研究的影响。

（二）急性实验和慢性实验

急性实验是在麻醉的动物个体上或急性分离的动物组织或器官上进行的时程较短的实验研究。例如，在麻醉的家兔上观察刺激迷走神经对心率和血压的影响；在急性分离的动物肠段上观察药物对肠段收缩的影响等。慢性实验往往是以完整、清醒的个体作为研究对象，且尽可能保持外界环境接近自然，在较长时间，数日、数周，甚至更长时间内反复多次观察、记录某些生理功能的改变及规律。

（三）人体实验和动物实验

人体实验是以人或来源于人的组织、脏器为材料的实验研究。人体实验由于受到伦理学、样本来源、机体伤害、潜在风险等诸多限制，目前主要进行的是人群调查等研究。由于人和动物有许多相同的生理功能和生理功能发生机制，如肌细胞收缩功能、神经干动作电位产生机制等，因此，在生理学研究中经常用动物代替人作为实验研究的对象。

特定的研究目的要求与之相适宜的研究对象和研究方法，但每种方法都有它的局限性。在完整机体中，不能排除各系统、器官和组织之间的相互干扰，不能排除神经及体液因素对研究对象生理功能的影响，因此，有些实验研究需要在离体组织或细胞上进行。然而，在完整机体中，器官或细胞所处的环境远比在离体实验条件下要复杂得多。因此，在分析这类实验结果时，必须注意研究对象所处的特殊环境，不能简单地把在离体实验中观察到的结果直接用来推论或解释在完整机体中的活动和功能。在生理学研究中，有许多生理学知识来源于动物实验，动物研究对人体生理学的发展和进步做出了巨大的贡献，但动物毕竟有别于人类，我们同样不能简单地把动物研究得出的结论直接运用到人类。生理学研究工作必须根据研究目的选择合适的研究对象和方法，还必须了解实验研究的局限性才能正确评估实验研究得出的结果和应用研究得出的结论。

第二节　生命的几个基本特征

与非生物体相比，生物体具有显著的生命活动特征。当生物体的生命结束后，许多生命活动的特征也随之消失。以下简要叙述生命的 3 个基本特征。

一、新陈代谢

新陈代谢(metabolism)是生物体不断进行自我更新的过程，包括同化作用和异化作用两个方面。同化作用是机体不断从外界环境获得营养物质，合成新的机体成分和储存能量的过程；而异化作用是生物体分解自身的大分子物质，释放能量，用于满足机体各种生命活动的能量需要的过程。新陈代谢过程中既有物质代谢，又有能量代谢；有生物体内部，也有生物体与环境之间的物质和能量交换。新陈代谢对生命的持续存在至关重要。如果新陈代谢停止，生命也就终止。

二、兴奋性

生物体在特定的环境中生存，当环境发生变化时，生物体能根据环境改变对自身的代谢和活动进行调整，以更好地适应环境。兴奋性(excitability)是生物体或存活的组织或细胞对环境改变能够做出适应性功能活动改变的能力。例如，人在炎热环境中会出现发汗增加，以帮助散热，维持正常体温；急性分离的蟾蜍心脏给予肾上腺素后会出现搏动加强等。如果机体、组织或细胞对于任何环境变化都没有反应，即没有兴奋性，无法通过改变自身状态，以适应环境的变化，就将难以生存。在生理学中，把能够引起机体、组织或细胞功能活动发生改变的外界因素变化统称为刺激(stimulus)。对人体来讲，有效刺激的方式多种多样，可以是声波、光、电或是某种化学物质等。机体、组织或细胞受到刺激后，由相对静止变为活动，或由活动较弱变为活动较强，称为兴奋(excitation)；相反，由活动状态变为相对静止，或由活动较强变为活动较弱，称为抑制(inhibition)。

不同生物个体、不同个体来源的各种组织，或同一个体或组织在不同生理状态时，其兴奋性的高低是不同的。兴奋性的高低可以用刺激阈值来衡量。刺激阈值是能够引起组织活动发生改变所需的最小刺激值。阈值越低，说明这一组织越容易兴奋，即其兴奋性越高；反之，若阈值越高，即其兴奋性越低。

三、生殖

生物体生长发育到一定阶段后，能够产生与自己相似的子代个体，这种功能称为生殖(reproduction)。单细胞生物通过一个细胞分裂成为两个子代细胞完成生殖过程，高等动物则由雄性与雌性的生殖细胞结合生成子代个体。生物个体的寿命是有限的，只有通过生殖过程实现自我复制，才能使种属得到繁衍。

新陈代谢、兴奋性和生殖都是生命的基本特征，但并非概括了生命现象的全部特征。

第三节 机体的内环境和稳态

一、机体的内环境

(一) 体液及其组成

人和动物体内含有大量液体，机体内的液体称为体液(body fluid)。正常人体内的液体约占体重的60%，按其分布可分为两大部分：约2/3的体液分布在细胞内，称为细胞内液(intracellular fluid)；其余1/3分布在细胞外，称为细胞外液(extracellular fluid)。细胞外液中约1/4分布在心血管系统的管腔内，也就是血浆(plasma)；其余3/4分布在全身各种组织的细胞间隙中，称为组织液(tissue fluid)，也称组织间液(interstitial fluid)。此外，还有少量脑脊液、淋巴液等。

(二) 体液的分隔和沟通

人体各部分体液彼此分隔，因而各部分体液成分并不相同，甚至差别很大，但各部分液体之间又彼此保持沟通与交换。细胞膜是分隔细胞内液和细胞外液的屏障，细胞内液和细胞外液的成分有很大差别，细胞膜特殊的结构及膜上一些具有特殊功能的蛋白质分子的存在，既维持了细胞内、外液成分的差别，也保证了细胞内液和细胞外液之间可根据细胞代谢的需要时刻进行物质交换。与之类似，毛细血管壁是分隔血浆和组织液的屏障，血浆和组织液之间有着成分的差别，例如，血浆中蛋白质的浓度高于组织液，但血浆和组织液之间也存在不间断的物质交流。血浆是体液中最为活跃的部分，是机体各部分之间和与外界环境交流的重要媒介。

(三) 机体内环境的概念

不同于单细胞生物体，多细胞生物体的绝大多数细胞并不直接与外界环境发生接触，而是浸浴在细胞外液之中，因此细胞外液是机体细胞直接接触并赖以生存的直接环境。19世纪50年代，法国生理学家Claude Bernard首先把细胞直接接触并赖以生存的细胞外液称为机体的内环境(internal environment)，以区别于整个机体所处的外环境(external environment)。内环境在生理学中是一个十分重要的概念。

二、内环境的稳态

体内细胞时刻进行新陈代谢，新陈代谢需要不断从细胞外液获取氧和养料，同时将代谢产物排出到细胞外液中。人们自然会想到，随着细胞新陈代谢的进行，细胞外液中的氧和养料会不断消耗，而代谢产物会逐渐堆积，然而，当测定细胞外液组成时，其理化成分始终保持相对稳定。这种相对稳定状态称为内环境的稳态(homeostasis)。当然，内环境的理化性质不是绝对静止的，而是各种物质在不断转换和交流中达到相对稳定，即动态平衡状态。在生理学中，稳态是一个非常重要的概念。关于稳态，目前不再局限于内环境的理化性质，而是延伸到泛指机体从细胞和分子水平、器官和系统水平到整体水平的各种生理功能活动的始终维持在相对稳定的状态，如机体血压水平的相对稳定、体温的相对稳定、激素水平的相对稳定等。

稳态是高等动物生存的必要条件。细胞不间断的新陈代谢会不断干扰内环境的稳态，外环境的剧烈变动也会影响内环境和机体的稳态。为此，长期进化使机体进化出一整套机制维护内环境和机体各个水平生理活动的稳态。

第四节　机体生理功能的调节

在机体处于不同的生理情况下，或当外界环境发生改变时，体内一些器官、组织和细胞的功能活动会发生相应的改变，最后使机体能适应各种不同的生理情况和外界环境的变化，也可使被扰乱的内环境重新得到恢复。这种过程称为生理功能的调节（regulation）。机体对各种功能活动进行调节的方式主要有 3 种，即神经调节（nervous regulation）、体液调节（humoral regulation）和自身调节（autoregulation）。

一、生理功能的调节方式

（一）神经调节

神经调节是在中枢神经系统参与下，通过反射活动调节机体功能。反射（reflex）是神经调节的基本方式，反射活动的结构基础称为反射弧（reflex arc）。反射弧包括 5 个基本组成部分，即感受器、传入神经纤维、神经中枢、传出神经纤维和效应器。例如，在生理情况下动脉血压通过神经调节能保持相对稳定。当某种原因使动脉血压升高时，体内压力感受器能感受血压的变化，并将血压变化的信息转变为神经冲动，通过传入神经纤维送达中枢，中枢对传入信息进行处理后，发出指令，通过传出纤维，到达效应器，即心脏和血管，改变它们的活动，使动脉血压逐渐降回到原先水平。神经调节是机体功能最重要的调节方式，曾经被认为是人体生理功能的唯一调节方式，后来发现体内还存在其他调节方式。

（二）体液调节

体液调节是指体内一些内分泌腺或内分泌细胞合成并分泌某些特殊的化学物质，即激素（hormone），经血液运输到达全身各处，或经局部组织液扩散到邻近的靶细胞，通过作用于靶细胞上相应的受体（receptor），对这些细胞的功能活动产生影响的一种调节方式。激素经血液运输到达全身各处，调节靶细胞活动的作用方式称为远距分泌（telecrine）。例如，甲状腺分泌的甲状腺激素可经血液运送到全身组织，对体内几乎所有细胞的物质代谢和能量代谢都有调节作用。而那些在组织液中扩散到达邻近的细胞，调节邻近细胞的活动的体液调节方式称为旁分泌（paracrine）。有些细胞在合成和分泌某些激素时，自身也有该激素的受体，通过作用在自身细胞上的受体，同样可以影响自身细胞功能，这样的作用方式称为自分泌（autocrine）。

另外，下丘脑内有一些神经细胞，如视上核和室旁核的大细胞，能合成血管升压素和缩宫素，合成的激素由神经轴突运送至神经垂体储存，需要时从神经末梢释放入血液，并作用于相应的靶细胞。这种激素称为神经激素(neurohormone),其作用方式称为神经内分泌(neuroendocrine)。另外,体内多数内分泌腺或内分泌细胞都接受神经支配,当支配腺体或内分泌细胞的神经活动发生改变时,可影响激素的分泌,进而影响机体功能,称为神经-体液调节(neurohumoral regulation)。例如,肾上腺髓质受到交感神经支配,当交感神经活动加强时,可引起肾上腺髓质肾上腺素和去甲肾上腺素释放增加,进而影响机体功能。在这种情况下,神经调节和体液调节相互衔接,体液调节成为神经调节的延伸。

(三)自身调节

自身调节是指器官或组织在不依赖于神经或体液因素的调节时,自身对环境变化所发生的适应性反应。例如,肾脏对血流灌注有明显的自身调节能力,当动脉血压在一定范围内变动时,即使没有神经和体液因素参与,肾血流量能保持相对稳定。

上述 3 种调节方式中,神经调节发挥作用比较迅速,持续时间相对短暂,影响范围比较局限;体液调节作用出现相对缓慢,持续时间较长,影响范围比较广泛;自身调节范围较小,且调控能力相对有限。当然,这些特点都是相对的,在正常状态下,神经调节、体液调节和自身调节相互配合,才能够实现对机体功能活动的调节作用。

二、体内控制系统

现代生理学中,在阐述生理功能的调节机制时,引入了工程学中控制论的基本概念和阐述原理。控制论中的控制系统包括控制部分和受控部分。受控部分的工作状态受到控制部分发出的指令信息的影响。根据受控部分是否将信息反馈到控制部分,可将控制系统分为开环系统和闭环系统。在开环系统中,受控部分没有信息可以反馈到控制部分;在闭环系统中,受控部分可以通过某种方式将信息反馈给控制部分,形成环路,从而影响控制部分指令的发出。闭环系统也称反馈控制系统或自动控制系统(图 1-1)。

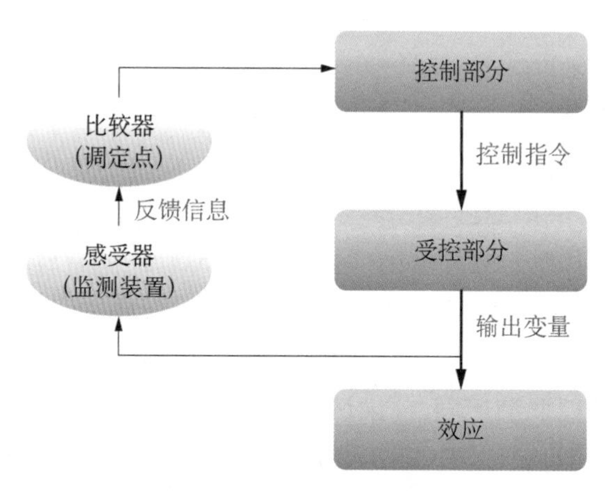

图 1-1 反馈控制系统示意图

在闭环系统中,根据受控部分反馈信息对控制部分的影响,可分为负反馈(negative feedback)调节系统和正反馈(positive feedback)调节系统。在人体内,没有真正意义上的开环系统，机体功能的调节可以看成是许许多多控制系统调控的结果，而这些控制系统在整体、系统器官、细胞，甚至在分子水平上调控着各种生理功能活动。

（一）反馈调节系统

1. 负反馈 负反馈调节是指受控部分的活动在受到控制部分调控的同时将活动情况通过某种途径反馈给控制部分，影响控制部分发出的指令信息，经过多次信息反馈，使受控部分的活动向预先设定的目标，即调定点（set point）靠近，最终使得受控部分的活动稳定调定点周围。人体内，机体动脉血压水平的调节就是一个典型的例子。当动脉血压升高时，血压变化的信息可反馈到中枢神经系统，通过反射性活动抑制心脏和血管的活动，包括心脏泵血减少，血管舒张，使血压恢复到原先的水平；如果血压低于正常水平，调控的结果正好相反。体内负反馈调节非常常见，体温调节、血糖水平的调节等都是负反馈调节的结果，其意义是让某一生理功能活动稳定在某一水平，是机体实现稳态的重要机制。实现负反馈调节的途径可以是神经调节，也可以是体液调节或自身调节。

负反馈控制都有一个调定点，受控部分的活动只能在调定点附近变动。实际上，在生理情况下，各种负反馈调节的调定点可以看成是这一生理指标的正常值。

2. 正反馈 正反馈调节是指受控部分的反馈信息回到控制部分后，控制部分发出的信息是使受控部分的活动进一步加强。排尿过程是一个典型的正反馈调节的生理过程，当排尿发动后，尿液进入后尿道，刺激此处的感受器，反馈信息进入中枢，排尿中枢发出的指令是使膀胱逼尿肌收缩加强，尿道括约肌舒张，使尿液排出加快。可以看出与负反馈调节不同，正反馈的意义不在于维持系统稳态或平衡，而是让受控部分的活动不断加强。到排尿完成，刺激消失，该反馈过程随即终止。因此，正反馈调节的生理意义是让某个生理过程加快进行，使之快速完成。

在病理状态下，体内会有一些“恶性循环”。如大量失血后，由于血容量的降低，导致心脏泵出血量减少，血压降低；动脉血压的下降可使心脏的血供减少，心脏泵血能力下降，泵出的血量更少，血压更低。如此反复，最终将导致死亡。这些“恶性循环”也是正反馈。

（二）前馈控制系统

体内除反馈控制系统外，还有前馈控制系统（feed-forward control system）。前馈控制是受控部分在接受控制部分的指令进行活动时，还受到前馈信息的调控，使受控部分活动的偏差能及时得到纠正，这种控制方式称前馈（feed-forward）。例如，在伸手取某一物体时，中枢神经系统发出指令，使一定的肌肉群收缩，让手伸向该物体；同时又通过前馈调节，及时调控肌肉的收缩活动，使手不会在未到达目标物体时停止，也不致伸得过远，整个动作能完成得很准确。由此可见，与反馈调节不同，前馈调节能够对受控部分的活动进行预判，预先做出适应性调整，可以避免反馈调节过程中出现的反应滞后和矫枉过正，使受控部分功能调控更精准，更加富有预见性。前馈调节是基于对受控部分活动的预先判断进行的调节，因此有时会发生失误。例如，见到食物后，唾液和胃液分泌增加，为食物消化作准备；但若因某种原因，没有真正吃到食物，唾液和胃液的分泌就成为一种失误。

（陆利民）

第二章　细胞的基本功能

细胞(cell)是构成人体最基本的功能单位。人体内约有75万亿个、200余种不同细胞。每种细胞有其特定的体内分布，执行特定的功能。但是，对于所有细胞，许多基本的功能活动规律是共同的。本章主要介绍细胞的一些共有的基本功能。

第一节　细胞膜的物质转运功能

人体细胞分为细胞膜(cell membrane)、细胞质(cytosol)和细胞核(nucleus)3个部分，细胞质简称胞质。细胞膜使胞质与其外部环境相分隔，保持胞质内的化学成分相对独立和稳定。细胞质内化学成分的相对独立和稳定，对维持胞内各种蛋白质分子的正常活性，细胞正常的新陈代谢具有至关重要的作用。

一、细胞膜的分子结构

细胞膜和胞内细胞器膜主要由脂质(lipid)和蛋白质(protein)组成，此外还有极少量的糖类物质。以物质重量计算，细胞膜上蛋白质与脂质的比值可在0.25～4.5之间变动，该比值的大小取决于膜的种类和膜的功能的复杂程度。功能越复杂的胞膜，蛋白质比例越高；相反，功能简单的膜，则蛋白质比例较低。关于膜中各种化学成分的排列形式，已被公认的是液态镶嵌模型(fluid mosaic model)学说，它由Singer和Nicholson于1972年提出。这一学说的基本内容是：细胞膜是以液态的脂质双分子层为骨架，其间镶嵌或附着有许多具有不同结构和功能的蛋白质(图2-1)。

膜的脂质主要包括磷脂(phospholipid)和胆固醇(cholesterol)。磷脂占总量的70%以上，胆固醇不超过30%，此外，还有少量的鞘脂(sphingolipid)。磷脂和胆固醇都是双嗜性分子(amphiphilic molecule)，在膜中，其亲水性基团朝向细胞外液或胞质，而分子的疏水部分则两两相对，形成膜内部的疏水区，由此形成的脂质双层(lipid bilayer)成为细胞膜的基本骨架。

细胞膜上有大量蛋白质，根据它们在膜上存在的形式，可分为表面蛋白(peripheral protein)和整合蛋白(integral protein)。表面蛋白占膜蛋白的20%～30%，它们通过肽链中带电氨基酸残基与脂质的极性基团以静电引力相结合，或以离子键与膜中的其他整合蛋白相结合，附着于膜的内、外侧表面，以内表面附着较多。整合蛋白占膜蛋白的70%～80%，其肽链一次或反复多次穿越膜的脂质双层，使蛋白质镶嵌并贯穿细胞膜脂质双层。

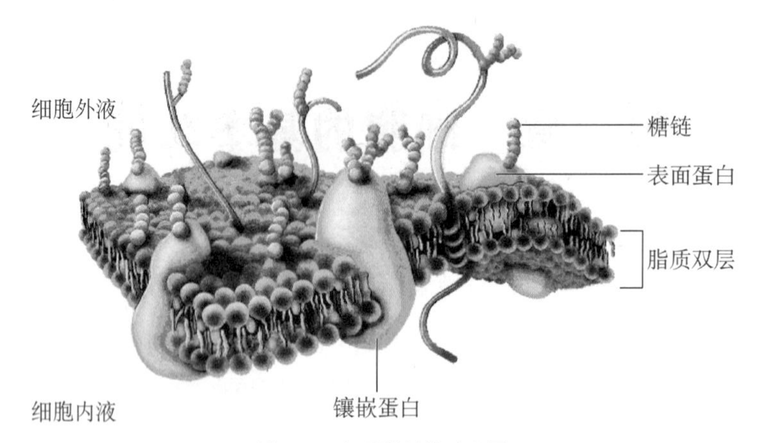

图 2-1 细胞膜结构示意图

细胞膜的主要功能都是通过膜上分布的蛋白质来实现的。根据功能，膜蛋白可分为蛋白酶、转运蛋白、受体蛋白等；与细胞膜物质跨膜转运功能有关的功能蛋白又可分为载体(carrier)，也称转运体(transporter)、通道(channel)和离子泵(ion pump)等。

质膜中糖类的含量为2%～10%，主要是一些寡糖和多糖链。它们以共价键的形式与膜蛋白或脂质结合，形成糖蛋白(glycoprotein)或糖脂(glycolipid)。糖蛋白或糖脂上的糖链仅存在于细胞膜的外侧。

二、细胞膜的物质转运

细胞内液成分与细胞外液成分截然不同，保持细胞内液和外液的相对稳定是细胞赖以生存的基础，但是，细胞的新陈代谢需要不断选择性地摄入营养物质和排出代谢产物等。由于细胞需要摄取和排出物质的多样性，细胞需通过多种方式选择性地将这些物质转运进入或排出细胞。

(一) 单纯扩散

单纯扩散(simple diffusion)是一种简单的物理扩散，扩散的方向和速度取决于物质在细胞膜两侧的浓度梯度和膜对该物质的通透性(图 2-2)。以脂质双层为基本骨架的细胞膜对各种物质的通透性取决于该物质分子量大小、脂溶性和带电状况。一般来说，脂溶性高而分

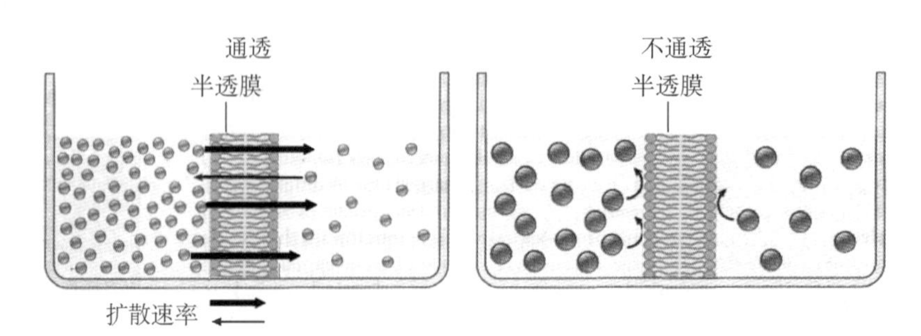

图 2-2 扩散现象发生示意图

子量小的物质容易穿越脂质双层。在体内，O_2、N_2、CO_2、乙醇、尿素等都属于这类物质，它们能够以单纯扩散的方式实现跨膜转运。

水分子虽然是极性分子，但由于分子量小，又不带电荷，所以膜对水是可通透的。水分子除了以单纯扩散透过细胞膜之外，还可通过水通道(water channel)进行跨膜转运。水分子通过水通道的转运速率远高于细胞膜的脂质双层结构。

（二）易化扩散

易化扩散是指物质在细胞膜上某些特殊蛋白质分子的帮助下，顺浓度梯度和(或)电位梯度进行跨膜转运方式。易化扩散属于被动转运，不需要消耗细胞能量。易化扩散分为经载体或经通道进行的易化扩散。

1. 经载体易化扩散　许多重要的营养物质，如葡萄糖、氨基酸、核苷酸等，依据它们的分子特性，是很难通过细胞膜的，而实际上，它们跨膜转运的速率比预期的要快得多。细胞膜上一些特殊的蛋白质帮助这些物质完成跨膜物质转运，这些蛋白质被称为载体(carrier)或转运体(transporter)，这种跨膜转运的形式称为经载体易化扩散(facilitated diffusion via carrier)。载体或转运体都是一些贯穿脂质双层的镶嵌蛋白，关于它们如何将溶质进行跨膜转运的细节，至今尚不完全清楚。这种跨膜转运方式的特征是：①转运的方向始终是顺浓度梯度进行的，即被转运物质从高浓度一侧向低浓度一侧转运；②由于膜上载体或转运体的数目是有限的，因此转运有最大速率限制，会出现饱和现象(图 2-3)；③载体或转运体与被转运物质的结合具有化学结构特异性；④如果化学结构相似的溶质能与同一载体或转运体结合进行跨膜转运时，几种物质之间会出现竞争性抑制现象。

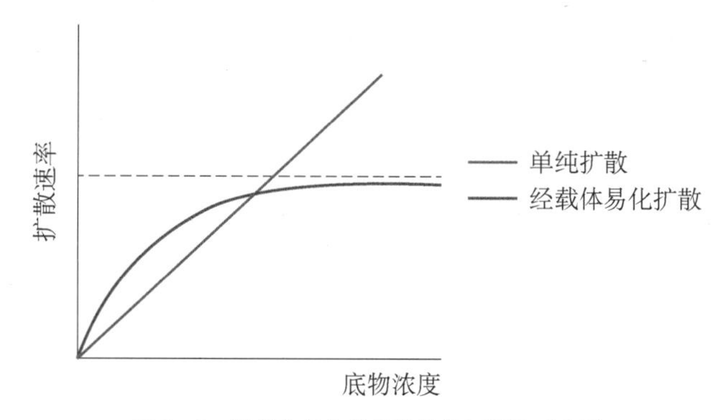

图 2-3　经载体易化扩散及其饱和现象示意图

2. 经通道易化扩散　溶液中的 Na^+、K^+、Ca^{2+}、Cl^- 等带电离子本身不易通过细胞膜，但能借助于细胞膜上另一类蛋白质完成顺浓度梯度和(或)顺电位梯度的跨膜扩散，这类蛋白称为通道或离子通道(ion channel)，这种跨膜物质转运方式称为经通道易化扩散(facilitated diffusion via ion channel)。离子通道是一类贯穿脂质双层、中央带有亲水性孔道的膜蛋白。当孔道开放时，离子可经孔道跨膜流动，以极快的速度跨越细胞膜。据测定，经通道易化扩散的跨膜转运速率可达每秒 $10^6 \sim 10^8$ 个离子，是载体转运速率的数百至数千倍，转运速率的不同是通道与载体之间的重要区别。

离子通道也有明显的离子选择性，即每种通道只对一种或几种离子有较高的通透能力，其他离子则不易或不能通过。根据对离子的选择性，可将通道分为钠通道、钙通道、钾通道、氯通道、非选择性阳离子通道等。例如，钾通道对 K^+ 和 Na^+ 的通透性之比约为 100∶1；乙酰胆碱受体阳离子通道对相对质量小的阳离子，如 K^+、Na^+ 都高度通透，但不能通透 Cl^-。

在不同条件下，通道蛋白可呈现不同构象，表现出不同功能状态。例如，心肌细胞的钠通道有静息（resting）、激活（activation）和失活（inactivation）等不同功能状态。处于激活状态的通道是开放的；静息状态和失活状态都是关闭的，但这两种状态时蛋白质的分子构象和功能也不相同，静息状态的钠通道在受到适当的刺激时可进入激活状态，而失活状态的钠通道则暂时不能被激活。

通道的功能状态受膜电位、化学信号和机械刺激等因素调控。由于通道的功能状态与其分子内部的“闸门”（gate）样结构的运动有关，因而生理学中将这一过程称为门控（gating）。根据通道内“闸门”对敏感刺激的不同，离子通道可分为电压门控通道（voltage-gated ion channel）、化学门控通道（chemically-gated ion channel）和机械门控通道（mechanically-gated ion channel）等。

如果通道的开放和关闭受膜两侧电位梯度的控制，此类离子通道称为电压门控通道。电压门控中的钠通道、钙通道和钾通道，都具有相似的结构和结构-功能关系模式，属于同一基因家族。

如果通道的开放和关闭是由某些化学物质控制，此类通道称为化学门控通道。由神经递质乙酰胆碱（acetylcholine，ACh）激活的 N_2 型 ACh 受体阳离子通道（ACh receptor cation channel）就是一个典型的化学门控通道。当两个乙酰胆碱分子与通道蛋白 α 亚单位结合后，便引起通道蛋白的构象变化和通道开放。如果通道的开放和关闭是由机械刺激所控制，通常是胞膜受到机械性的牵张刺激，这类通道称为机械门控通道。例如，耳蜗毛细胞上的机械门控阳离子通道、动脉平滑肌细胞膜上的机械门控钙通道就属于这类通道。

（三）主动转运

主动转运是指细胞逆浓度梯度和（或）逆电势梯度完成的跨膜物质转运的过程，主动转运需要消耗能量。细胞最常见的能量利用形式是分解 ATP，按照转运过程中是否伴随有 ATP 的消耗，主动转运可分为原发性主动转运（primary active transport）和继发性主动转运（secondary active transport）。

1. 原发性主动转运 原发性主动转运是指细胞通过分解 ATP 所获能量，将物质逆浓度梯度和（或）电位梯度进行跨膜转运的过程。细胞通过这一方式转运的物质通常是带电离子，完成这一过程的膜蛋白也被称为离子泵（ion pump）。

钠-钾泵（sodium-potassium pump）是普遍存在于哺乳动物细胞膜上的一种离子泵，简称钠泵（sodium pump），也称 Na^+-K^+-ATP 酶（Na^+-K^+-ATPase）。钠泵每分解 1 分子 ATP 可将 3 个 Na^+ 移出胞外，同时将 2 个 K^+ 移入胞内（图 2-4）。

由于细胞膜上钠泵的持续活动，使细胞膜内外的离子分布出现明显差异，以心肌细胞为例，胞质中 K^+ 浓度约为细胞外液中的 30 倍，而细胞外液中 Na^+ 浓度为胞质中的 10 倍左右。

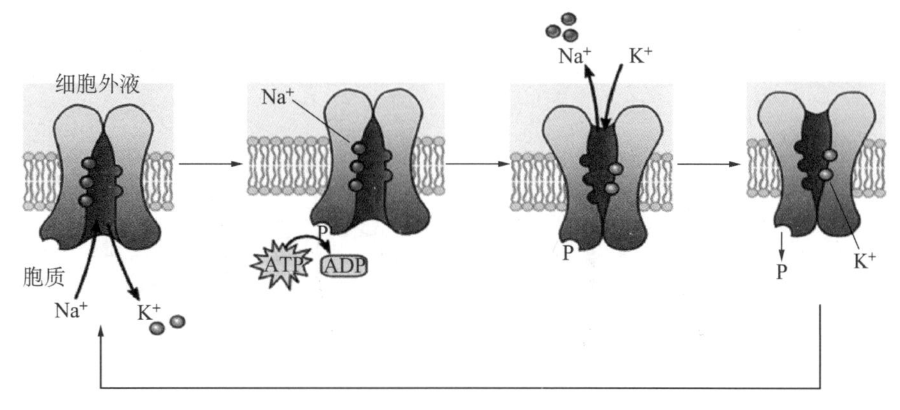

图 2-4　细胞膜钠泵主动转运过程示意图

P 代表磷酸根

并且，一旦细胞内 Na^+ 浓度升高或细胞外 K^+ 浓度升高，都可加强钠泵活动，使之加速运转，恢复细胞膜内外的离子不对等分布状态。

在哺乳动物细胞中，通常情况下细胞代谢所消耗能量的 20%～30%用于维持钠泵活动。钠泵活动对维持细胞正常功能具有重要生理意义：①钠泵活动造成的膜内外 Na^+ 和 K^+ 的浓度差，是细胞生物电活动产生的前提条件（见本章第三节）；②膜两侧的浓度差是许多物质进行继发性主动转运的动力；③钠泵活动造成的细胞内高 K^+ 环境，是胞质内许多代谢反应所必需的，如核糖体合成蛋白质就需要高 K^+ 环境。此外，钠泵活动在维持胞质渗透压、细胞容积的相对稳定，以及细胞内 pH 值的稳定中也具有重要的意义。钠泵不对等的离子转运产生的生电性效应，在一定程度上参与了静息电位的形成（见本章第三节）。

2. 继发性主动转运　在体内，有些物质在进行逆浓度梯度和（或）逆电位梯度的跨膜转运时，并不伴随有细胞内 ATP 的消耗，如在肾小管，经肾小球滤出的葡萄糖和氨基酸在正常情况下能全部重吸收进入小管上皮细胞，然后回到血液中。葡萄糖和氨基酸从小管液中逆浓度梯度进入细胞时，并不伴随有 ATP 的消耗，但与之伴随有 Na^+ 的进入细胞。实际上，细胞是利用膜两侧 Na^+ 的浓度差所具有的势能，提供葡萄糖和氨基酸进入细胞的动力。尽管此时葡萄糖和氨基酸逆浓度进入细胞并未直接消耗 ATP，但是细胞膜内外 Na^+ 的浓度差的建立是通过钠泵消耗 ATP 实现的。这种间接利用 ATP 提供的能量完成的主动转运过程称为继发性主动转运。

细胞膜上完成继发性主动转运的蛋白通常称作转运体（transporter）。这类转运体总是同时转运两种或两种以上的离子或分子。如果被转运的离子或分子都向同一方向运动，称为同向转运（symport），相应的转运体也称为同向转运体（symporter）；葡萄糖在小肠黏膜上皮的吸收以及在肾小管上皮被重吸收的过程就是通过 Na^+-葡萄糖同向转运体（Na^+-glucose symporter）完成的。如果被转运的离子或分子彼此向着相反方向运动，则称为反向转运（antiport）或交换（exchange），相应的转运体称为反向转运体（antiporter）或交换体（exchanger）（图 2-5）。如 Na^+-Ca^{2+} 交换是各种细胞普遍存在的一个生理过程，Na^+-Ca^{2+} 交换是以 3 个 Na^+ 进入胞内置换 1 个 Ca^{2+} 排出胞外。在此过程中，细胞同样是利用膜两侧

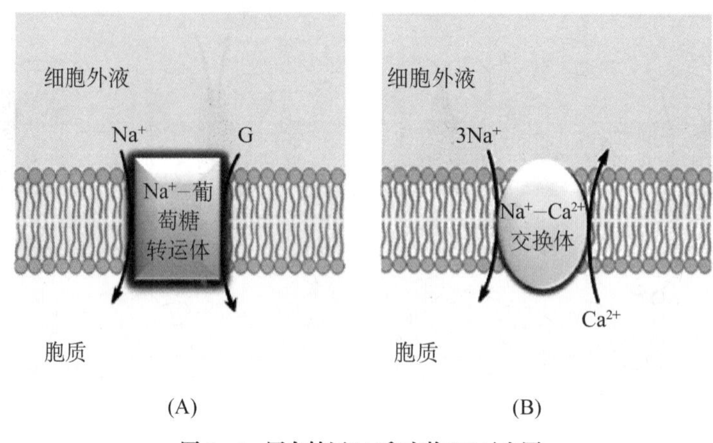

图 2-5 同向转运(A)和交换(B)示意图

G 代表葡萄糖

Na^+的浓度差将细胞内的Ca^{2+}排出细胞，使胞内游离Ca^{2+}维持在较低的浓度。完成这一过程的膜蛋白称为Na^+-Ca^{2+}交换体（Na^+-Ca^{2+} exchanger）。

（四） 出胞和入胞

单纯扩散和经膜蛋白介导的跨膜物质转运方式只能帮助小分子物质穿越细胞膜，而大分子物质或物质团块则不能借助这些方式穿越细胞膜，它们以出胞（exocytosis）或入胞（endocytosis）的方式完成跨膜转运。

出胞是指胞质内的大分子物质以分泌囊泡的形式排出细胞的过程。如外分泌腺细胞将合成的酶原颗粒和黏液排放到腺导管内；内分泌腺细胞将合成的激素分泌到组织液中；神经递质在神经纤维末梢通过突触囊泡（synaptic vesicle）释放等。出胞时，这些囊泡逐渐移向细胞膜的内侧，并与细胞膜发生膜的融合、破裂，最后将分泌物排出细胞，而囊泡膜随即成为细胞膜的一部分。出胞有两种形式：一种是囊胞所含的大分子物质不间断地排出细胞，它是细胞本身固有的功能活动，如小肠黏膜杯状细胞分泌黏液是一种持续的释放过程；另一种是合成的物质先贮存在细胞内，当受到化学信号或电信号的诱导时才排出细胞，是一种受调控的出胞过程。例如，神经末梢递质的释放，就是由神经冲动引起的出胞过程。

入胞是指物质的团块，如细菌、细胞碎片等，与细胞膜形成吞噬泡，或指大分子物质形成吞饮泡进入细胞的过程。入胞分为吞噬（phagocytosis）和吞饮（pinocytosis）两种形式，吞噬泡直径较大（1～2 μm），只发生在一些特殊的细胞，如单核细胞、巨噬细胞、中性粒细胞等。吞饮过程则可发生在几乎所有的细胞，形成的吞饮泡直径较小（0.1～0.2 μm）。吞饮又可分为液相入胞（fluid-phase endocytosis）和受体介导入胞（receptor-mediated endocytosis）两种。液相入胞是指细胞外液及其所含的溶质不断进入胞内的过程，是细胞本身固有的活动。受体介导入胞则是通过物质与胞膜上的受体结合，选择性地促进其进入细胞的一种入胞方式。人体血浆中的低密度脂蛋白（low-density lipoprotein, LDL）就是在细胞膜上的 LDL 受体介导下入胞。某些人由于缺乏 LDL 受体，使 LDL 不能被正常利用，血浆中 LDL 的浓度升高。

LDL 的颗粒中含有大量胆固醇，因而造成高胆固醇血症。

第二节 体内信息传递

一、体内细胞间信息传递

生物体在不断变化的环境中生存，时刻受到各种环境变化的刺激，这些刺激可能是声、光、电、温度、压力等。生物体只有能够时刻感受这些变化，并对各种变化做出恰当反应才能得以生存。生物在进化出现多细胞生物体后，体内各种细胞有了明确分工，并非所有细胞都能接受和感知各种环境改变，而当某些细胞感受到环境改变时，也需要通过适当的方式将信息专递给其他细胞，才能让机体做出适当回应。因此，多细胞生物体需要在细胞间建立适当的信息传递方式。尽管外界环境变化的刺激方式是多种多样的，体内细胞间的信息传递方式主要表现为电和化学两种方式。心肌、平滑肌细胞之间存在缝隙连接，当一个细胞出现动作电位时，这种电变化可传递到与之相邻的其他细胞；化学信息传递的方式在体内较为普遍，细胞之间可以通过激素、神经递质、细胞因子等传递生物信息。

二、细胞的跨膜信号转导

由其他细胞释放的各种信息分子到达相应的靶细胞后，细胞需要感知这些信息，把信息从细胞外传递到细胞内，才能引起细胞功能的改变，并最终完成机体对外界环境变化的反应。生物信号从细胞外到达胞内的过程称为跨膜信号转导(transmembrane signal transduction)。这些由细胞分泌，在细胞间传递生物信息的化学分子，包括各种激素、递质、细胞因子等通常被称为配体(ligand)，而细胞上识别并感知这些信号分子的特殊蛋白质称为受体(receptor)。随着对跨膜信号转导过程和意义的研究的深入，目前已经了解到细胞存在多种跨膜信号转导方式，这些方式往往与细胞感受化学信号分子的相应受体有关。

1. **G 蛋白耦联受体介导的跨膜信号转导** G 蛋白耦联受体是最大的细胞受体家族，分布于细胞膜上，目前已知的有 1 000 多种。这类受体的结构特征是由一条 7 次跨膜的肽链构成，因而也称为 7 次跨膜受体(7-transmembrane receptor)。这类受体分子的胞外侧和跨膜螺旋内有与相应配体结合的部位，胞内侧有结合 G 蛋白的部位。当受体与相应配体结合后，通过改变分子构象，进一步改变与之耦联的 G 蛋白的活性，然后引起细胞内一系列信号转导分子的变化，改变细胞功能。

2. **酶耦联型受体介导的跨膜信号转导** 酶耦联型受体是一类受体本身具有酶活性或与胞质内蛋白酶结合，通过一系列酶促反应，调节细胞功能的膜受体家族，这类受体的结构特征是有一次跨膜结构。这类受体可进一步分为酶催化受体和招募型受体两类。酶催化受体蛋白的 N 端位于细胞膜外，膜外侧结构域是配体结合部位，C 端位于胞质内，膜内侧结构域具有酶活性。根据胞内侧结构域中酶的活性，这类受体可分为酪氨酸蛋白激酶受体、鸟苷酸环化酶受体、丝氨酸/苏氨酸蛋白激酶受体、酪氨酸激酶结合型受体。当配体与这类受体的胞外侧结构域结合后，导致其胞内侧结构域中的蛋白激酶被激活，进而引起细胞内一系列信号转导分子的变化，导致细胞功能改变。招募型受体也具有单次跨膜结构，N端位于细胞膜外，能与配体结合；C端位于胞质内，但这类受体膜内侧结构域没有酶活性。此类受体的胞外区域与其相应配体结合后，胞内域可招募转接蛋白和激酶，通过受体自身和招募激酶等多种蛋白的寡聚化，进而激活下游信号转导通路，改变细胞功能。

3. 离子通道型受体介导的跨膜信号转导　离子通道型受体即为化学门控通道，当某种特定的配体与之结合后，导致受体通道的开放，随着受体通道开放和跨膜离子流的出现，使膜电位发生改变，于是生物信息便从细胞外传入细胞内并引起细胞功能的改变。

4. 核受体介导的信号转导　在体内细胞间传递信息的激素有些为脂溶性的小分子物质，这类物质，如类固醇激素、甲状腺激素等能透过细胞膜进入到细胞内，与胞质或胞核内的受体结合后，通过启动或调控细胞内某些特定的基因转录和翻译，改变细胞功能。

第三节　细胞的生物电活动

机体内所有细胞在生命活动过程中都存在电现象，称为细胞生物电（cellular bioelectricity）。细胞生物电主要表现为静息电位、动作电位、局部电位等形式，由带电离子（Na^+、K^+、Cl^-、Ca^{2+}等）在细胞膜两侧跨膜移动产生。细胞的生物电活动是机体内神经、肌肉等组织实现信息快速传递与处理的重要途径。临床上广泛应用的心电图、脑电图、肌电图、胃肠电图、视网膜电图等均为在体表记录到的器官电活动，其实质是各器官细胞电活动的总和。

一、静息电位

（一）概念

静息电位（resting potential，RP）是指细胞在静息状态下存在于细胞膜内、外两侧的电位差。在实验中可以通过细胞内记录（intracellular recording）的方法对静息电位进行直接测量。如图2-6所示，将一根尖端很细的微电极插入细胞内，管内充KCl溶液用以导电。这种电极通常由毛细玻璃管加热拉制而成，直径通常小于1 μm，插入细胞后不会对细胞功能造成明显损伤。把参考电极置于细胞外液，设定细胞外为零电位，两个电极间的电位差就是静息电位的数值。绝大多数细胞的静息电位都是稳定的、分布均匀的负电位，范围在－10～－100 mV之间。例如，骨骼肌细胞的静息电位约为－90 mV，神经细胞约－70 mV，平滑肌细胞约－55 mV，红细胞约－10 mV等。在中枢神经系统的某些神经细胞、具有自主节律性的心肌和平滑肌细胞，则会出现静息电位的波动。

由于记录时以细胞外为零电位，故细胞内负值越大，表示细胞膜两侧的电位差越大，即静息电位越大。例如，神经细胞静息电位从－70 mV变化到－90 mV，称为静息电位增大；反之，从－70 mV变化到－30 mV，称为静息电位减小。在生理学中，通常把静息状态下细胞膜

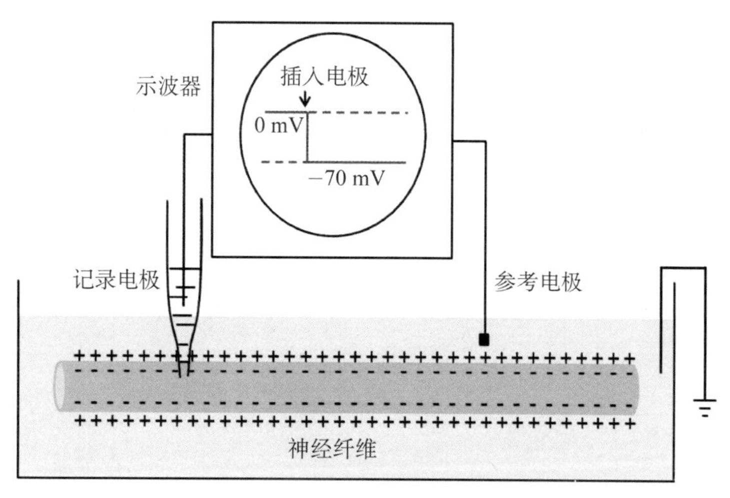

图 2-6 神经纤维静息电位测量示意图

两侧外正内负的状态称为极化（polarization）。静息电位增大称为超极化（hyperpolarization）；静息电位减小称为去极化（depolarization）；去极化超过零电位后膜电位转变为正值，称为反极化（reverse polarization），膜电位高于零电位的部分称为超射（overshoot）；去极化后再向静息电位方向恢复的过程称为复极化（repolarization）。

（二）静息电位的产生机制

静息电位存在于细胞膜内外两侧表面之间极其微小的空间内，膜的外表面分布着一薄层正离子，内表面分布一薄层负离子，每一离子层的厚度不到 1 nm。细胞膜两侧带电离子的不对等分布和细胞膜对各离子通透性不同是形成静息电位的基本原因。

1. 细胞膜两侧的离子存在浓度差 前文已述，细胞膜上的钠-钾泵通过主动转运造成膜内外 Na^+ 和 K^+ 的不对等分布。如表 2-1 所示，在哺乳动物骨骼肌细胞膜两侧，胞外 Na^+ 浓度约为胞内浓度的 10 倍，而胞内 K^+ 浓度约为胞外浓度的 30 倍。假定细胞膜只对 K^+ 有通透性，那么 K^+ 将在浓度差的驱使下由膜内向膜外扩散，形成外正内负的跨膜电位差，而这种电位差又会阻止 K^+ 的进一步扩散。当浓度差形成的驱动力恰好与电位差形成的阻力大小相等时，K^+ 跨膜扩散的净通过量为零，细胞膜电位就维持在一个稳定的水平。因此离子浓度差和跨膜电位差是离子跨膜扩散的两个驱动力，其代数和称为电化学驱动力（electrochemical driving force）。当电化学驱动力为零时，膜两侧的电位差便稳定下来，此时的跨膜电位称为该离子的平衡电位（equilibrium potential），可用 Nernst 方程式来计算，即

$$E_X = \frac{RT}{ZF}\ln\frac{[X^+]_o}{[X^+]_i}$$

其中，R 是气体常数，T 是绝对温度，Z 是离子的化合价，F 是法拉第常数（1 g 分子单价离子所带的电荷量，单位库仑），$[X^+]_o$ 和 $[X^+]_i$ 分别是膜外和膜内的某种离子浓度。按此公式计算出的 E_X 单位为 V。如果环境温度为 29.2℃，同时将自然对数转换为常用对数，E_X 的单位用 mV 表示，上式可简化为

$$E_X = 60\lg \frac{[X^+]_o}{[X^+]_i}(\text{mV})$$

当哺乳动物体温为37℃时，该公式的系数由60增至61.5。在哺乳动物，多数细胞的K^+平衡电位（K^+ equilibrium potential，E_K）为－90～－100 mV，Na^+平衡电位（Na^+ equilibrium potential，E_{Na}）为＋50～＋70 mV。

表2-1 哺乳动物骨骼肌细胞外和细胞内主要离子的浓度和平衡电位（温度37℃）

离子	胞外浓度(mmol/L)	胞内浓度(mmol/L)	平衡电位(mV)	静息电位(mV)
Na^+	145	12	+67	−80
K^+	4.5	155	−95	
Cl^-	116	4.2	−89	
Ca^{2+}	1	10^{-4}	+123	

注：表中Ca^{2+}浓度为游离Ca^{2+}浓度。

2. 静息时细胞膜对离子的通透性不同 细胞膜两侧离子的浓度差是引起离子跨膜扩散的直接动力。在静息状态下，如果细胞膜只对某一种离子有通透性，那么静息电位就等于该离子的平衡电位。德国生理学家Bernstein于1902年提出著名的"膜学说"，认为静息电位的产生是细胞内外K^+分布不同的结果。但当时由于实验手段的限制，不能从实验上验证该学说。1936年，生物学家Young发现了枪乌贼的巨大神经轴突，其直径可达1 mm，允许记录电极插入其胞质中直接测量跨膜电位。1939年，生理学家Hodgkin和Huxley利用枪乌贼的巨大神经轴突第一次精确记录到了静息电位。当时的测定值约为－60 mV，与枪乌贼的K^+平衡电位（－75 mV）接近，为Bernstein的"膜学说"提供了有力的支持。但是，实际测得的静息电位值比K^+平衡电位略小，说明细胞膜并不是像原来设想的那样只对K^+有通透性，而可能对其他离子也有一定的通透性。事实上，在静息状态下，由于细胞膜中存在持续开放的非门控钾漏通道（K^+ leak channel），故细胞膜对K^+通透性最高。除此以外，细胞膜对Na^+和Cl^-也有一定的通透性。因此，要确定更为准确的静息电位，必须考虑跨膜的各离子电流，其大小取决于各离子的电化学驱动力和膜对它们的通透性。

膜对离子的通透性通常可用膜电导（membrane conductance）反映。膜电导是离子通过通道的速率指标，用g表示，单位是Siemens（西门子），在数值上等于膜电阻的倒数，因此可以利用欧姆定律来计算各跨膜离子电流，即

$$I_K = g_K(V_m - E_K)$$
$$I_{Na} = g_{Na}(V_m - E_{Na})$$
$$I_{Cl} = g_{Cl}(V_m - E_{Cl})$$

其中，V_m为细胞膜电位。为了使膜电位保持稳定，内向电流和外向电流必须大小相等，方向相反，也就是$I_{Na}+I_K+I_{Cl}=0$，即

$$g_{Na}(V_m - E_{Na}) + g_K(V_m - E_K) + g_{Cl}(V_m - E_{Cl}) = 0$$

由此我们可得到计算膜电位的方程式，即

$$V_m = \frac{g_K E_K + g_{Na} E_{Na} + g_{Cl} E_{Cl}}{g_K + g_{Na} + g_{Cl}}$$

由于迄今为止尚未发现膜上主动转运 Cl^- 的泵蛋白，因此 Cl^- 的跨膜转运几乎都是被动的。Cl^- 在膜两侧的分布主要取决于膜电位并受膜上任何氯转运机制的影响。事实上，Cl^- 平衡电位（Cl^- equilibrium potential，E_{Cl}）总是等于或非常接近于静息电位（表 2－1）。因此 Cl^- 对静息电位形成的作用可以忽略不计，上述公式可简化为

$$V_m = \frac{g_K}{g_K + g_{Na}} E_K + \frac{g_{Na}}{g_K + g_{Na}} E_{Na}$$

该式表明，静息电位主要是根据细胞膜对 K^+ 和 Na^+ 的通透性对 E_K 和 E_{Na} 进行权重后的代数和。由于细胞膜在安静状态下对 K^+ 的通透性远大于对 Na^+ 的通透性，前者是后者的 10～100 倍，上述公式中 E_K 的权重明显大于 E_{Na}，因此，静息电位总是更接近于 E_K，但比 E_K 略小。细胞膜对 K^+ 和 Na^+ 通透性的比值愈大，静息电位的负值就越大。例如，横纹肌细胞对 K^+ 和 Na^+ 通透性的比值为 20～100，其静息电位为－80～－90 mV；平滑肌细胞上述比值为 7～10，静息电位约为－55 mV；视网膜中的视杆细胞在未受到光照时，细胞膜中有一定数量的钠通道处于开放状态，导致 Na^+ 通透性较大，故其静息电位只有－30～－40 mV。

除了 K^+、Na^+ 和 Cl^- 以外，膜两侧溶液中还有其他种类的离子，如 Ca^{2+} 和有机负离子等，但它们对静息电位的形成无明显作用。虽然细胞膜两侧的 Ca^{2+} 浓度差别很大，但 Ca^{2+} 浓度在数量上远低于 K^+ 和 Na^+ 的浓度（见表 2－1），且安静时膜对 Ca^{2+} 的通透性很低，故 Ca^{2+} 对静息电位的形成几乎没有作用。另外，膜内侧存在蛋白质、核苷酸等带负电荷的有机离子，膜对它们几乎不通透，故对静息电位的形成也不产生作用。

3. 钠-钾泵的作用　前已述，钠-钾泵活动所造成的细胞膜两侧 K^+ 和 Na^+ 浓度差是 K^+ 和 Na^+ 跨膜扩散形成静息电位的基础。当流入细胞内的 Na^+ 和流出膜外的 K^+ 发生改变（或细胞内或细胞外的 Na^+、K^+ 浓度发生改变）时都将刺激钠-钾泵，通过其主动转运分别将它们逆浓度梯度转运回细胞外和细胞内，从而维持膜内外 Na^+、K^+ 浓度的相对稳定。另外，细胞膜钠-钾泵活动产生的生电作用也会直接影响静息电位。钠-钾泵每分解一个 ATP，使 3 个 Na^+ 排出膜外和 2 个 K^+ 进入膜内，其结果是膜内缺失了一个正电荷，也就是使膜内电位负值增大。钠-钾泵的生电作用对静息电位的贡献随细胞的种类和状态有很大差异，可在 2～16 mV 之间。

二、动作电位

（一）概念

在静息电位的基础上，如果细胞受到一个适当的刺激，其膜电位会发生迅速的波动并可向远处传播，这种膜电位的波动称为动作电位（action potential，AP）。图 2－7 是在神经纤维上记录到的动作电位，膜电位首先从－70 mV 迅速去极化并反极化至＋30 mV，形成动作

电位的上升支(去极相),随后迅速恢复至接近静息电位的水平,形成动作电位的下降支(复极相),两者共同形成尖峰状的电位变化,称为锋电位(spike potential)。锋电位具有动作电位的主要特征,是动作电位的标志。锋电位后膜电位出现低幅、缓慢的波动,称为后电位(after potential)。后电位包括两个部分:前面一部分膜电位的负值仍小于静息电位,称为后去极化电位(after depolarization potential, ADP);后面一部分膜电位负值大于静息电位,称为后超极化电位(after hyperpolarization potential, AHP)。由于最初对后电位的命名源自细胞外记录的实验,发生动作电位时细胞外电位变负,所以静息电位以上的部分为负电位,以下的部分为正电位。因此,后去极化电位和后超极化电位曾经分别称为负后电位(negative after potential)和正后电位(positive after potential)。后电位的持续时间较长,哺乳动物A类神经纤维的后电位可持续约100 ms。后电位结束后膜电位才恢复到稳定的静息电位水平。

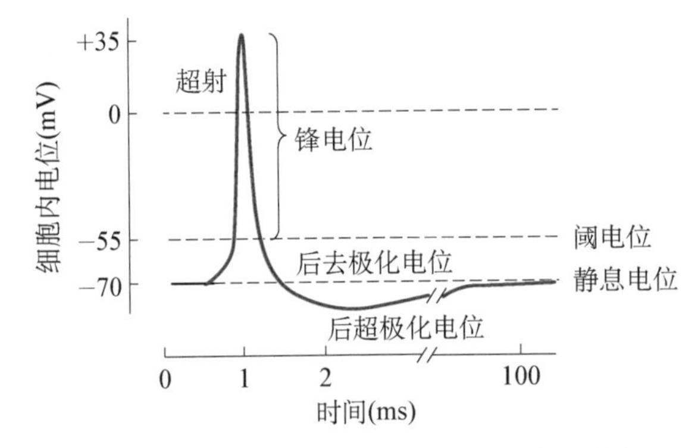

图2-7 单一神经纤维静息电位和动作电位模式图

不同细胞的动作电位具有不同的形态。如上述神经细胞的动作电位,其锋电位持续时间(即时程)仅约1 ms;骨骼肌细胞的动作电位时程略长,为数毫秒,但锋电位波形仍呈尖峰状;心室肌细胞动作电位时程较长,可达300 ms左右,期间形成一个平台(见第四章)。

(二)动作电位的产生机制

发生动作电位时,膜电位的波动实际上是离子跨膜移动的结果。如前所述,离子跨膜移动需要两个必不可少的因素,一是离子的电化学驱动力,二是细胞膜对离子的通透性。动作电位的产生正是在静息电位基础上两者发生改变的结果。电化学驱动力决定离子跨膜流动的方向和转运速率。当膜受到刺激发生通透性改变时,带电离子将沿着电化学驱动力的方向发生跨膜移动,从而引起膜电位的变化。

根据前述平衡电位的定义,当膜电位等于某离子的平衡电位时,该离子受到的电化学驱动力为零。因此,某离子的电化学驱动力应等于膜电位(V_m)与该离子平衡电位(E_X,X代表各种离子)的差值,即$V_m - E_X$。假定V_m为-70 mV,E_{Na}和E_K分别为$+60$ mV和-90 mV,此时Na^+的电化学驱动力为

$$V_m - E_{Na} = -70\ \text{mV} - (+60\ \text{mV}) = -130\ \text{mV}$$

K^+的电化学驱动力为

$$V_m - E_K = -70\ \mathrm{mV} - (-90\ \mathrm{mV}) = +20\ \mathrm{mV}$$

从以上两式中可见，Na^+的电化学驱动力为负值，表示驱动力的方向指向膜内，即推动正电荷由膜外流入膜内，这一方向的离子电流（例如 Na^+ 内流，Ca^{2+} 内流）称为内向电流（inward current）；而 K^+ 的电化学驱动力为正值表示驱动力向外，即推动正电荷由膜内流出膜外，这一方向的离子电流（如 K^+ 外流，Cl^- 内流）称为外向电流（outward current）。内向电流使膜去极化，而外向电流则使膜复极化或超极化。以上数值基本反映了静息状态下 Na^+ 和 K^+ 在神经细胞膜两侧受到的电化学驱动力，说明在静息电位条件下，Na^+ 受到很强的内向驱动力，如果膜对 Na^+ 的通透性增大，将出现很强的内向电流，引起膜迅速去极化。因此，测定动作电位期间膜对离子通透性的动态变化，是揭示动作电位产生原理的关键。

前面已经提到，细胞膜对离子的通透性用离子的膜电导表示，某离子膜电导的变化与膜对该离子通透性的变化是完全一致的。由于离子跨膜流动时会产生膜电流，这就为测定膜对离子的通透性提供了一个很方便的条件，即可以通过测量膜电流（I），再利用欧姆定律来计算膜电导，即

$$g_{Na} = \frac{I_{Na}}{V_m - E_{Na}}$$

$$g_K = \frac{I_K}{V_m - E_K}$$

从理论上讲，测量钠电导和钾电导似乎很简单，只需在不同的膜电位水平测量流入或流出的膜电流量。但在实际上，动作电位期间电流跨膜流动会瞬时改变膜电位，而膜电位的改变会进而改变膜电导。而且膜电位的快速变化会使细胞膜产生很大的电容电流，以致无法从记录的膜电流中分离出 I_{Na}或 I_K。利用电压钳技术可以很好地解决这个问题。这种技术能在瞬时将细胞膜电位设置为任何值，并保持在这个值（钳制电位），从而在此基础上记录到流过膜的电流。如图 2－8 所示，当膜电位由静息水平（此例中为－65 mV）突然阶跃到去极化水平（－9 mV）后，记录到动态变化的膜电流：由早期的内向电流逐渐转变为晚期的外向电流。当用河豚毒素（tetrodotoxin，TTX）特异性阻断钠通道后，内向电流全部消失，表明这些内向电流是 Na^+ 电流；用四乙胺（tetraethylammonium，TEA）特异性阻断钾通道后，延迟出现的外向电流全部消失，表明这部分外向电流是 K^+ 电流。根据被钳制的电位值和记录的膜电流值，便可计算出膜电导。图 2－9 是利用钳制于不同膜电位时记录的膜电流计算得到的钠电导和钾电导。结果明确显示，钠电导和钾电导都是随着去极化幅度的增加而增大的。同时，钠电导和钾电导还表现出明显的时间依赖性。钠电导表现为快速（小于 1 ms）的一过性增大，然后马上减小；钾电导则随着时间的延长逐渐增大。

根据以上对离子电化学驱动力以及对细胞膜钠电导和钾电导的电压依赖性和时间依赖性特征的分析，不难理解动作电位期间的跨膜离子流动和动作电位的形成过程：当细胞受到

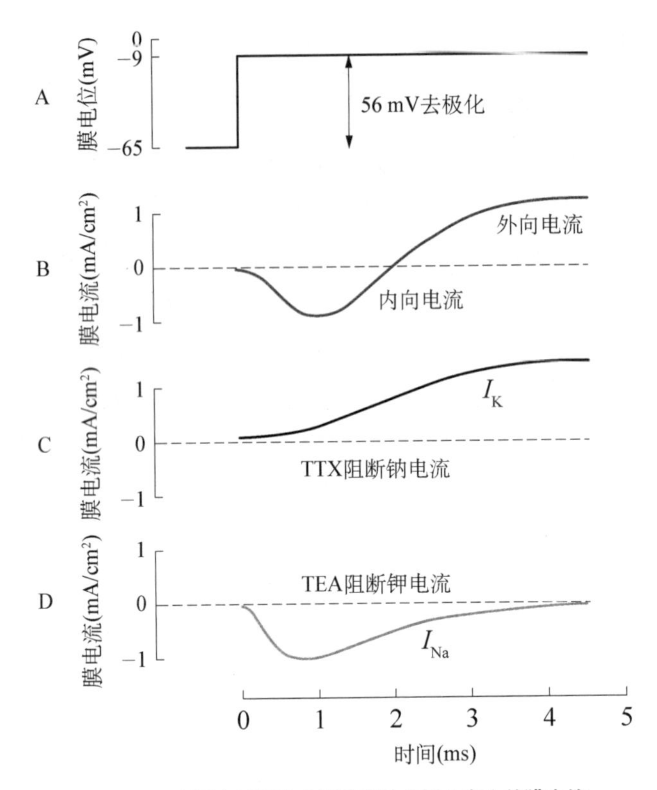

图 2-8 利用电压钳技术记录到的去极化产生的膜电流

TTX:河豚毒素;TEA:四乙胺

有效刺激后,细胞膜的钠电导首先增大,Na^+ 在较大的电化学驱动力推动下流入细胞内,使细胞膜迅速去极化,构成锋电位的上升支;随后,钠电导迅速下降,而钾电导增大,K^+ 在强大的电化学驱动力的推动下迅速外流,使膜迅速复极化,形成锋电位的下降支(图 2-9)。

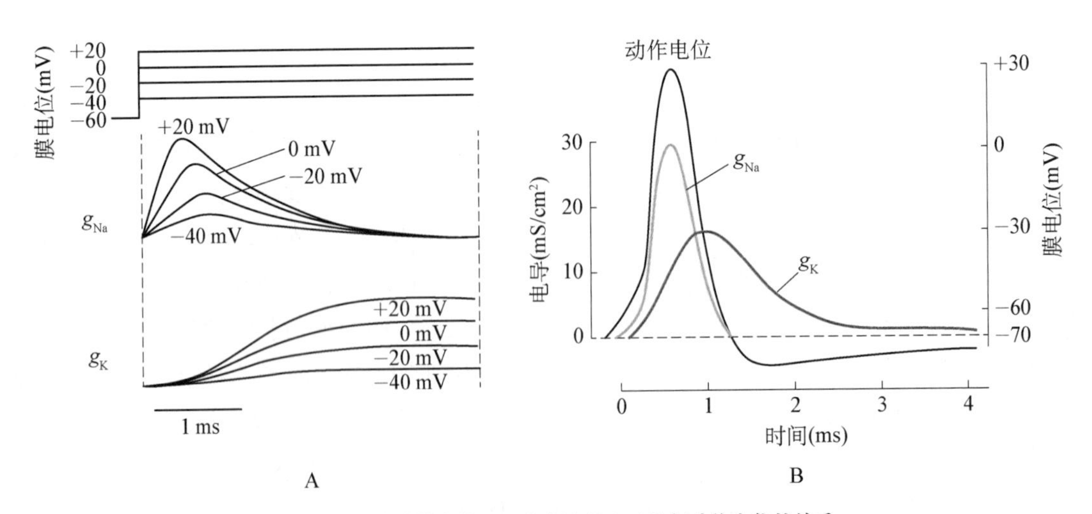

图 2-9 细胞膜钠电导(g_{Na})和钾电导(g_K)及与动作电位的关系

A. 不同钳制电位下的 g_{Na} 和 g_K;B. 电导变化(g_{Na} 和 g_K)和动作电位间的关系(本图是对枪乌贼轴突上传播的一个动作电位的计算而得到的)

根据钠电导的电压依赖性和时间依赖性，人们推测神经细胞膜中的电压门控钠通道存在 3 种功能状态：①静息态(resting state)，是通道在受刺激前尚未开放的状态。②激活态(activated state)，是通道在受去极化刺激后开放的状态，此时全细胞 Na^+ 电流迅速增大，膜对 Na^+ 的通透性可增加 500～5 000 倍。③失活态(inactivated state)，是通道在激活态之后对去极化刺激不再反应的状态，尽管此时去极化电压仍继续存在，但 Na^+ 电流消失，通道处于持续关闭状态。目前认为，钠通道的上述 3 种状态是通道分子内部两个闸门，即激活门(m 门)和失活门(h 门)活动的结果。只有当这两个闸门都开放时通道才导通，且两个闸门具有不同的动力学特征。当膜电位保持 －70 mV 时，激活门完全关闭，失活门则接近完全开放，此时钠通道关闭，处于“静息态”。当膜迅速去极化至 ＋20 mV 时，激活门迅速开放，失活门则逐渐关闭。由于两个闸门的运动速度不等，故当激活门迅速开放而失活门尚未关闭时通道出现瞬间导通，呈“激活态”。随后，尽管激活门仍开放，但随着失活门的完全关闭，通道不再导通而进入“失活态”(图 2－10)。随着膜的复极化，失活门从通道口逐渐退出，回到开放状态；而激活门则回到通道中央，保持关闭状态。于是，通道又回到原先的“静息态”，这一过程称为通道的复活。可见，钠通道的“静息态”和“失活态”属于持续态，而“激活态”则属于瞬态，是一过性的中间状态。通道失活后不能立即被激活，只有经复极化回到“静息态”后才能被再次激活。

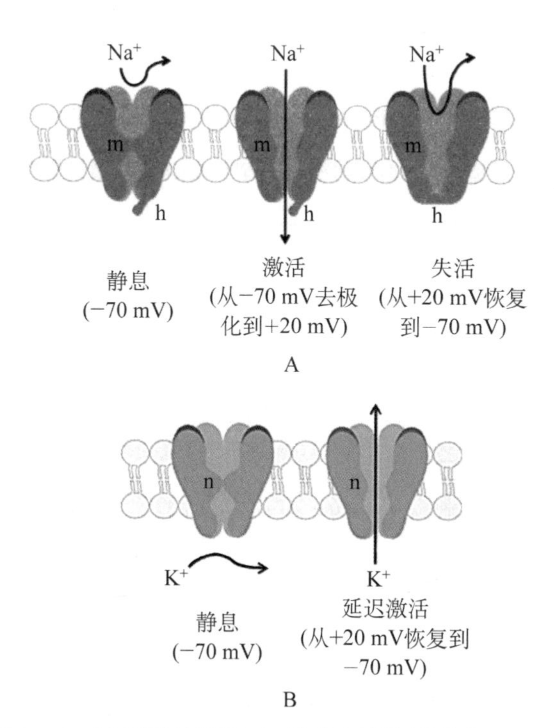

图 2－10 电压门控钠通道和电压门控钾通道功能状态示意图

A. 电压门控钠通道的功能状态变化；m：激活门；h：失活门；
B. 电压门控钾通道的功能状态变化；n：激活门

钾电导的变化曲线明显不同于钠电导，它在膜持续去极化期间不会自动降低，只有当钳制电压回到起始水平时钾电导才减小。因此，人们推测神经细胞膜中的电压门控钾通道没有失活门，而只有一个激活门(n门)，通道可有两种功能状态，即安静时激活门关闭的"静息态"和去极化时激活门开放，K^+外流的"激活态"。电压门控钾通道的激活门在去极化时开放，但反应速度较电压门控钠通道激活门要慢得多，多数是在钠通道失活后才开放，表现为延迟激活(图2-10)。

电压钳技术和膜片钳技术是揭示细胞生物电活动离子基础的关键技术。

图2-11是在枪乌贼巨轴突上进行的电压钳实验。轴突浸浴在海水(细胞外液)中，纵向插入两根电极。其中之一测量轴突内电位，即膜电位(V_m)，此时细胞外液接地，故膜外电位为零。上述电极的另一端连接到电压钳位放大器的一个输入端，将测得的V_m输送给电压钳位放大器。电压钳位放大器的另一输入端连接到可变电压源，电压源可由实验者设定，设定的值称为指令电位(command potential)。只要电压钳位放大器的两个输入端之间有电压差，放大器就会输出电流，其值可由一个串联小电阻的电压降测得，目的是使电压钳位放大器两个输入端间的电压差趋向为零。例如，轴突的静息电位为－70 mV，指令电位也设为－70 mV，由于放大器的两个输入端之间电压相等，所以不会有电流输出。如果指令电位设为－65 mV，由于输入端之间有5 mV的电压差，放大器将通过插入轴突内的另一电极向轴突内注入正电流，使膜电位驱向－65 mV，以消除两个输入端之间的电压差。如果电路设计恰当，膜电位的改变将在几毫秒内实现。假设指令电位从－70 mV阶跃到－15 mV，放大器将驱使膜电位趋向－15 mV，这将导致钠通道开放，引起跨膜内向Na^+电流，使膜去极化(趋向E_{Na})。在此情况下，放大器将提供使膜电位保持恒定的精确的负电流，即放大器提供的电流严格等于流过膜的电流。电压钳位放大器不仅使膜电位保持恒定，而且还实现了对膜电流的精确测量。需要指出的是，放大器的输出电流(图中的反馈电流)并非由Na^+内流引起的I_{Na}自身，输出电流与I_{Na}的关系好比是照相底片与相片之间的关系。

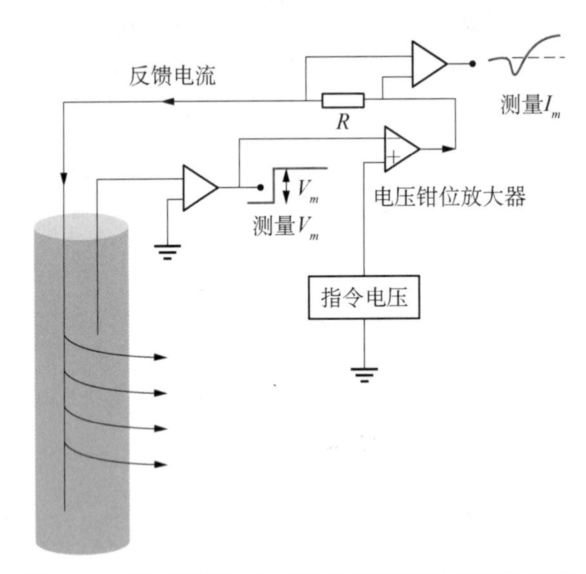

图2-11　在枪乌贼巨轴突上进行的电压钳位实验装置示意图

在电压钳的基础上，德国科学家Neher和Sakmann于1976年创建了膜片钳技术(patch clamp technique)。它的工作原理与电压钳基本相同，不同之处在于它钳制和记录的仅仅是微电极尖端下只有几平方微米面积的一小片膜。这一小片膜上可能存在有一个或几个离子通道，因而测量流经玻璃微电极的微弱电流，就有可能记录到单个离子通道电流。由于微电极尖端与细胞膜之间接触非常紧密，可形成10亿欧姆(GΩ)的高阻抗封接(giga-seal),使这一小片膜与周围的细胞膜在电学上完全隔离。图 2-12 是膜片钳工作原理的示意图和记录的单通道电流(single channel current)。通道的开闭是全或无的,两种状态之间转换的速度非常快,因而单通道电流表现为一个个方波。单个通道开放可产生皮安级(pA,10^{-12} 安培)的电流。通道每次进入开放或关闭状态后,停留于某一状态的时间是随机的,通常用开放概率、平均开放时间、平均关闭时间等指标来测定通道功能的变化。为了与单通道电流相区别,前面所说的电压钳记录的膜电流也称为宏膜电流(macroscopical current)。它其实是由细胞膜上大量离子通道的单通道电流叠加形成的,这说明膜电导变化的实质是众多离子通道开、闭的总和效应。宏膜电流 I 和单通道电流 i 的关系,可用下式表示

$$I = i \times P_o \times N$$

式中,N 为细胞膜上有效通道的数目,P_o 为该通道的开放概率。宏膜电流幅度和时程的变化可能是由于单通道电导的变化,也可能是单通道开放概率或数目发生了改变。其中最容易受到影响的是单通道开放概率。

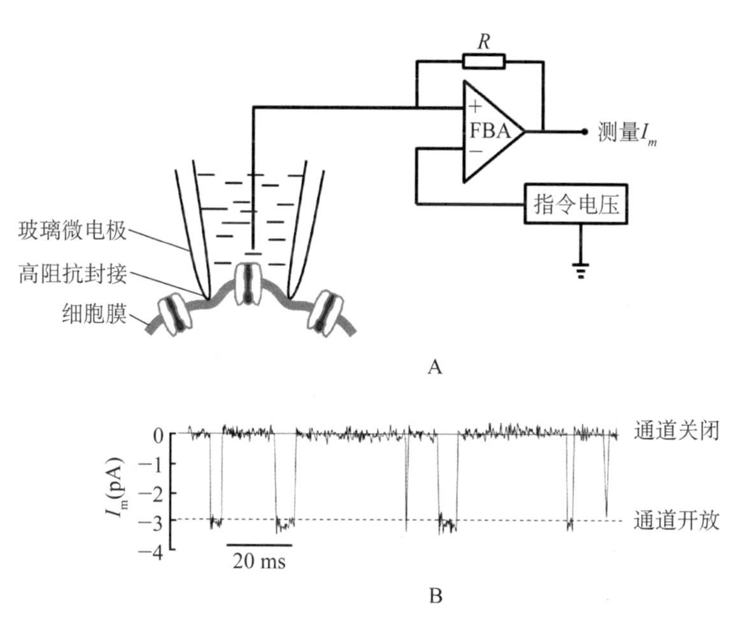

图 2-12 膜片钳单通道记录装置(A)和用膜片钳技术记录到的单通道电流(B)

FBA:反馈放大器

(三) 动作电位的引起和传导

1. 动作电位的引起 引起神经或肌肉细胞产生动作电位,需要一定强度的刺激。如前所述,刺激的性质包括 3 个参数,即刺激强度、刺激持续时间和强度-时间变化率。电生理研究中,通常选用方波电脉冲作为人工刺激研究细胞电活动。在刺激的持续时间和强度-时间变化率固定的情况下,把能引起动作电位的最小刺激强度,称为阈强度(threshold intensity)或阈值(threshold value),该刺激称为阈刺激(threshold stimulus)。大于或小于阈强度的刺激分别称为阈上刺激或阈下刺激。所谓的有效刺激,就是能使细胞产生动作电位的阈刺激或阈上刺激。当刺激引起膜去极化达到一个临界值后,细胞膜中的钠通道大量开放而触发动作电位,该膜电位临界值称为阈电位(threshold potential, TP)(见图 2-7)。一般说来,阈

电位比静息电位小 10～20 mV，例如神经细胞的静息电位约为－70 mV，阈电位为－55 mV左右。阈下刺激通常不能触发动作电位，但也能引起一小部分钠通道开放，使细胞膜产生轻微的去极化，由于达不到阈电位水平，其去极化很快被增强的 K^+ 外流所抵消。如果刺激引起的去极化能够达到阈电位水平，那么 K^+ 外流将不足以对抗 Na^+ 内流，于是在净内向电流的作用下，膜发生的去极化与 Na^+ 电导之间形成正反馈，使膜电位出现爆发性去极化，形成动作电位陡峭的上升支。有人将阈电位称为"燃点"(firing point)，这是非常形象化的术语。因为动作电位是由膜电位、钠通道和 Na^+ 电流间的正反馈过程决定的，外加刺激仅起触发(点燃)这一过程的作用。动作电位一经出现，其幅度就达到一定的数值，不因刺激的增强而增大，动作电位的这一特性称为"全或无"(all-or-none)。连续刺激所产生的多个动作电位之间总有一定的间隔，不会融合起来。

2. 动作电位的传导　动作电位的另一个重要特征是它的可传播性。动作电位产生后，并不局限于受刺激部位，而是迅速向周围传播，使整个细胞的细胞膜都依次产生动作电位，且这种传播是不衰减的，即动作电位的幅度和波形始终保持不变。此外，动作电位还可以通过缝隙连接在细胞之间传播。

(1) 动作电位在同一细胞上传导：动作电位传导的原理可用局部电流学说解释。如图 2－13 所示，在无髓神经纤维或肌纤维等细胞，动作电位的发生部位即兴奋区与邻旁未兴奋区之间存在电位差，由此产生由正电位区流向负电位区的电流，称为局部电流(local current)。局部电流的结果是使邻旁未兴奋区的膜电位减小，即发生去极化，当去极化达到阈电位时即可触发动作电位，使该区成为新的兴奋区，而原来的兴奋区则进入复极化状态。新的兴奋区与前方的未兴奋区之间再次形成新的局部电流，周而复始，使动作电位由近及远传播开来，使全部细胞膜依次发生兴奋。由于兴奋区与邻旁未兴奋区之间的电位差可高达 100 mV，而细胞膜去极化到阈电位所需电位差仅需 10～20 mV，故局部电流的刺激强度远大于引起动作电位的阈值，因而动作电位在生理情况下的传导是十分"安全"的。

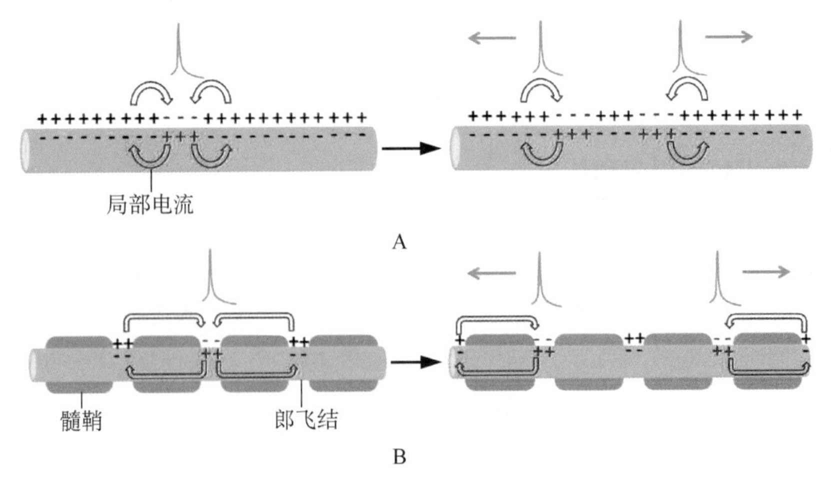

图 2－13　动作电位在神经纤维上传导示意图

A. 动作电位在无髓神经纤维上传导；B. 动作电位在有髓神经纤维上传导

在有髓神经纤维上，动作电位的传导过程有所不同。髓鞘由几层至一百多层的胶质细胞膜反复包绕轴突形成，每段髓鞘长 1～2 mm，两段髓鞘之间有 1～2 μm 的轴突膜裸露区，称为郎飞结(node of Ranvier)。髓鞘区的轴突膜中几乎没有钠通道，且膜外有髓鞘包绕，轴突膜内部与细胞外液间的电位差平均分散在每层膜的两侧，故每层膜的电位波动都达不到阈电位。而郎飞结区没有髓鞘包裹，且膜上的钠通道密集(可达 10^4～10^5 个)，膜电位的波动很容易达到阈电位，所以有髓神经纤维的局部电流是在郎飞结之间发生的，即动作电位在兴奋的郎飞结与邻旁处于静息状态的郎飞结之间传导。动作电位的这种传导方式称为跳跃式传导(saltatory conduction)。

动作电位在有髓神经纤维上的跳跃式传导是生物进化的结果。在无脊椎动物，提高动作电位传导速度的方式是增加轴突直径，如枪乌贼有直径达 1 mm 的巨大神经轴突。高等动物则是以轴突的髓鞘化来提高传导速度。在有髓神经纤维，最高的传导速度可达 100 m/s 以上，而许多无髓神经纤维的传导速度则不足 1 m/s。直径 600 μm 的无髓神经和直径仅 4 μm 的有髓神经纤维具有相同的传导速度(25 m/s)。髓鞘不仅提高了神经纤维的传导速度，而且还减少了能量消耗，因为动作电位只发生在郎飞结，传导过程中跨膜流动的离子数量减少，兴奋发生后将它们主动转运返回所消耗的能量也减少。

(2) 动作电位在细胞之间传播：以上讨论的是动作电位在同一细胞上的传导。一般而言，动作电位不可能由一个细胞直接传导至另一个细胞，这是由于细胞间的电阻很大，无法形成有效的局部电流。但在某些组织，细胞间存在缝隙连接(gap junction)，使动作电位可以在细胞间直接传播。在缝隙连接部位，相邻的两个细胞靠得很近(＜3 nm)，每侧细胞膜上都规则地排列着一些蛋白质颗粒，称为连接子(connexon)，每个连接子由 6 个连接蛋白(connexin)单体形成六聚体，中央围成一个亲水性孔道。两侧膜上的连接子端-端相连，使两个亲水性孔道对接形成连接子通道(connexon channel)或缝隙连接通道(gap junction channel)。这些通道的孔径为 1.2～2 nm，通常情况下处于开放状态，允许水溶性的小分子物质(相对分子质量＜1 000)和离子通过。当一个细胞产生动作电位时，由于两个细胞间存在电位差，局部电流可通过缝隙连接直接传播到相邻的细胞，使该细胞产生动作电位(图 2－14)。缝隙连接的生理意义在于使兴奋在某些同类细胞间瞬时传播，从而使这些同类细胞发生同步化活动。例如，使心肌细胞同步收缩以利于射血，使子宫平滑肌同步收缩以利于胎儿分娩。缝隙连接通道可在细胞内 Ca^{2+} 浓度过高或酸中毒等情况下关闭。

(四) 细胞兴奋性及其变化

1. 兴奋性　兴奋性(excitability)是指机体组织或细胞接受刺激后产生反应的能力，是生命活动的基本特征之一。当机体、器官、组织或细胞受到刺激后，功能活动由弱变强或由相对静止变为比较活跃的反应过程或反应形式，称为兴奋(excitation)。在神经细胞、心肌细胞、平滑肌细胞和部分腺细胞(如垂体细胞、胰腺分泌胰岛素的细胞、肾上腺髓质细胞等)，细胞膜上具有较多的电压门控钠通道或电压门控钙通道，这些离子通道在接受刺激后被激活而产生动作电位，动作电位再通过一定的中介过程引发这些细胞产生反应。例如，肌细胞受刺激后首先出现动作电位，然后再通过兴奋-收缩耦联(excitation-contraction coupling)产生

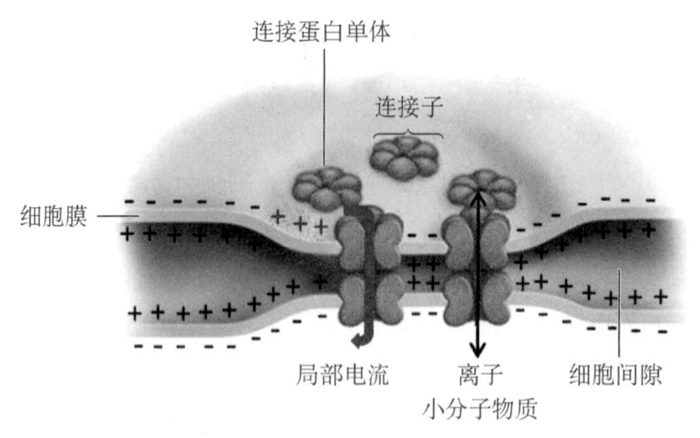

图 2-14 动作电位通过缝隙连接在细胞之间传播的示意图

收缩，腺细胞在产生动作电位后通过兴奋-分泌耦联(excitation-secretion coupling)引起分泌。并不是所有的细胞接受刺激后都能产生动作电位，生理学中常将接受刺激后能产生动作电位的细胞，称为可兴奋细胞(excitable cell)。上述细胞均属于可兴奋细胞。

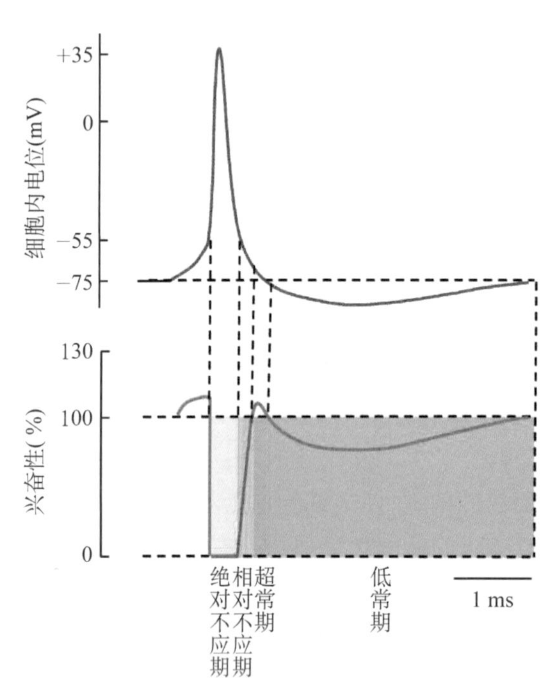

图 2-15 兴奋性变化与动作电位的时间关系示意图

2. 细胞兴奋后兴奋性的变化 细胞发生一次兴奋后，其兴奋性在短时间内会产生一系列变化(图 2-15)。在兴奋发生的当时以及兴奋后最初的一段时间内，无论施加多强的刺激都不能使细胞再次兴奋，这段时间称为绝对不应期(absolute refractory period)。这是由于细胞膜上大部分电压门控钠通道或电压门控钙通道进入失活状态，不可能再次接受刺激而激活。处在绝对不应期的细胞，阈值无限大，表明失去兴奋性。在神经细胞或骨骼肌细胞，绝对不应期正好对应于锋电位发生的时间，因此锋电位不会发生融合，并且锋电位的最高频率也受到绝对不应期的限制。例如，神经细胞的绝对不应期约为 2 ms，理论上锋电位的最大频率可达每秒 500 次。心室肌细胞的绝对不应期约为 200 ms，理论上其锋电位的最大频率不超过每秒 5 次。

在绝对不应期之后，细胞的兴奋性逐渐恢复。在一定时间内，细胞接受大于阈强度的刺激后可再次兴奋，这段时间称为相对不应期(relative refractory period)。在此期间，失活的钠通道或钙通道开始复活，但复活的数量较少，因此，必须给予阈上刺激才能引发动作电位。相对不应期是细胞兴奋性从无到有逐渐恢复正常的一个时期。在神经纤维，相对不应期对应于后去极化电位的前半时段。

相对不应期之后，有的细胞还会出现兴奋性的波动，即轻度的高于正常水平或低于正常水平，分别称为超常期(supranormal period)和低常期(subnormal period)。在神经纤维，超常期对应于后去极化电位的后半时段，此时失活的钠通道或钙通道已基本复活，膜电位尚未回到静息电位水平且距离阈电位水平较近，因而只需要阈下刺激就能使膜去极化达到阈电位而再次兴奋。超常期后，有的细胞还会经历一个低常期，对应于后超极化电位的时间。此时，电压门控钠通道或钙通道虽已完全复活，但膜电位处于轻度超极化状态，与阈电位水平距离较远，因此需要阈上刺激才能引起细胞再次兴奋。

三、细胞膜的被动电学特性和电紧张电位、局部电位

（一）细胞膜的被动电学特性

在生物体内，可以把细胞视作电导体，其细胞膜在静息状态下所表现的电学特性，称为细胞膜的被动电学特性(passive electrical property)，包括膜电容、膜电阻以及由它们所决定的膜电流和膜电位的变化特征。

1. 膜电阻和膜电容　一个圆柱形的神经纤维或肌纤维与电缆有相似的组成部分，即内部一个核心导体和外面一层绝缘鞘。其中，核心导体是细胞内液，与电缆里的铜相比较而言，是一种较差的电导体；纤维的质膜是较差的绝缘体，既薄又有较高的电容。如果将纤维沿着其长轴分割成一个个短的圆柱体，就可以得到图2－16的等效电路。其中，膜电阻(membrane resistance，R_m)代表跨圆柱体壁的电阻，轴向电阻(intracellular resistance，R_i)代表每个圆柱体中点到下一个圆柱体中点的轴浆电阻，膜外由细胞外液短路连接。利用膜的等效电路可以方便地分析在静息时和受刺激时膜电流和膜电位的变化规律。

单纯的脂质双分子层几乎是绝缘的，1 cm^2 面积的电阻高达 10^6～10^9 Ω。但是，生物膜的脂质双分子层中存在许多离子通道和转运体，相当于插入了许多小导体，因此其膜电阻比纯脂质双分子层要小得多，只有 10^3 Ω·cm^2 左右。离子通道和转运体的数量越多，膜电阻就越小。膜电阻通常用它的倒数膜电导表示。

在离子电流通过细胞膜的同时，还在其内外表面积累离子电荷。从电学上来讲，电荷分隔意味着细胞膜具有电容器的性质。当一个电容器的两块极板接到电池上充电时，会在一边的极板上积聚过量的正电荷，在另一边的极板上留下等量的负电荷。电容(capacitance，C)的定义为加载于电容器上的1 V电压积累的电荷的多少(Q)，即 $C=Q/V$。C 的单位为库仑/伏特，或法拉第(F)。两个极板越近，它们分隔并储存电荷的能力越强。因为细胞膜仅约6 nm厚，所以它能够储存相对较大量的电荷。典型的神经细胞膜具有的电容在1 $\mu F/cm^2$ 数量级。当膜上的离子通道开放而引起带电离子的跨膜流动时，就相当于在电容器上充电或放电，从而在膜两侧产生电位差。按膜电容1 $\mu F/cm^2$ 推算，使1 μm^2 的细胞膜膜电位改变10 mV，需要660个单价离子的跨膜流动。

2. 电紧张电位　实验证明，如果向神经纤维的某一点注入电流，在不引起膜对离子通透性发生改变的情况下，该电流将沿轴浆纵向流动，由于轴浆电阻的存在及沿途不断有电流跨膜流出，所以不论是纵向电流还是跨膜电流，都随着距原点距离的增加而逐渐衰减(图2－16)。前文已指出，膜本身的电学特性相当于并联的阻容耦合电路，跨膜电流流过时必然产生膜电位变化，随着跨膜电流的逐渐衰减，膜电位也逐渐衰减，并形成一个规律的膜电位分布，注入电流处的膜电位最大，其周围一定距离外的膜电位将作为距离的指数函数而衰减。同时，由于膜电容的存在，跨膜电流对其充、放电需要一定的时间，这使膜电位在任何一处膜上的上升或下降都不能在瞬间达到稳定值。这种由膜的被动电学特性决定其空间分布和时间变化的膜电位称为电紧张电位(electrotonic potential)。常用空间常数(space constant)来描述电紧张电位在空间扩布的

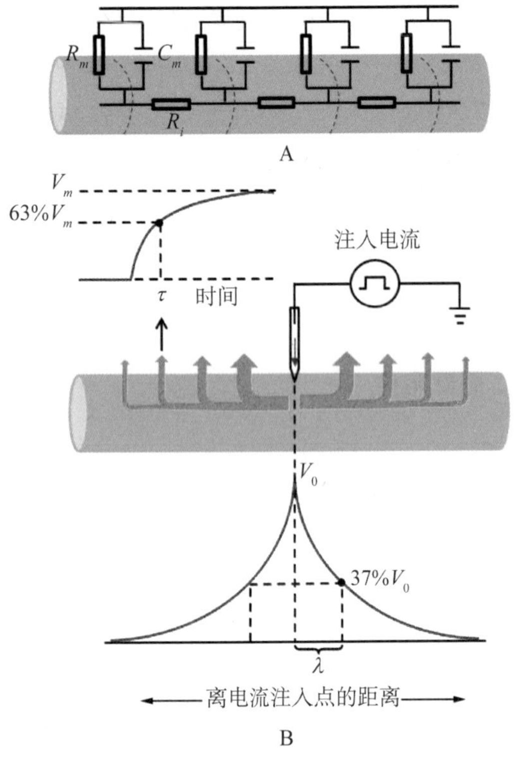

图 2-16 细胞膜的被动电学特性与电紧张电位

A. 细胞膜的等效电路图；R_m：膜电阻；R_i：轴向电阻；C_m：膜电容。B. 经微电极向轴突内注入正电流后，该电流沿轴突扩布示意图；λ：空间常数；τ：时间常数；V_0：注入电流部位的最大膜电位值；V_m：该部位膜电位值

特征，用 λ 表示，指膜电位衰减至最大值的 37%(e^{-1})时所扩布的距离(图 2-16)。就细胞而言，其 λ 一般为 0.1～1 mm。λ 值越大，电紧张电位在空间扩布的范围就越大。λ 主要受膜电阻和轴向电阻的影响，增大膜电阻(如髓鞘在一定范围内增厚)或减小轴向电阻(如神经纤维直径增大)，均可使 λ 增大。描述电紧张电位时间变化特征的参数是时间常数(time constant)，用 τ 表示，指膜电位上升或下降到稳定值的 63%($1-e^{-1}$)时所需的时间(图 2-16)。细胞的 τ 值一般为 1～20 ms。影响 τ 的因素包括膜电阻和膜电容，主要是膜电容，减小膜电容(如髓鞘包裹轴突)可缩短电紧张电位达到稳定值的时间。

在实验中，用正、负两个电极从膜外施加电刺激也会出现类似的效应，只是在正电极和负电极下发生电紧张电位的极性不同。胞质内的负电荷会流向正电极的下方，而正电荷会流向负电极的下方，相当于从电极部位向膜内注入了不同极性的电流，因而在正电极下方记录到超极化电紧张电位，负电极下方记录到去极化电紧张电位。单纯的电紧张电位产生过程中没有离子通道的激活，因而也没有膜电导的改变，完全是由膜固有的电学性质所决定的。与动作电位相比，电紧张电位具有以下特征：①等级性电位。电紧张电位的幅度随刺激强度的增大而增大。②衰减性传导。电紧张电位的幅度随扩布距离的增加呈指数级衰减。③总和效应。电紧张电位无不应期，在空间相距较近或在短时间内先后发生的多个电紧张电位可融合在一起。

（二）局部电位

如果一个去极化电紧张电位或多个电紧张电位融合在一起达到了激活某些离子通道的阈值时，就会引起离子通道的开放，产生跨膜离子电流和膜电位的变化，并叠加于电紧张电位之上。如图 2-17 所示，通过微电极向神经纤维内注入逐渐增大的直流电刺激，可记录到不同的胞内膜电位变化。细胞膜受到超极化刺激(即注入负电流)后，膜电位发生超极化；细胞膜受到去极化刺激(即注入正电流)后，膜电位发生去极化，并在刺激强度很小(约 1/3 阈值)时去极化幅度成比例增大，但当刺激进一步增强时(仍然是阈下刺激)，增大的去极化电紧张电位激活了少量钠通道，Na^+ 内流使膜进一步去极化，并与电紧张电位融合形成一个更大的去极化电位。这种由少量钠通道激活而产生的去极化膜电位称为局部电位(local potential)，准确地说，称为局部反应(local response)或局部兴奋(local excitation)。局部电位也具有电紧张电位的电学特征：①等级性电位，即其幅度与刺激强度相关，不具有“全或无”特点。②衰减性传导。局部电位以电紧张的方式向周围扩布，扩布范围一般不超过

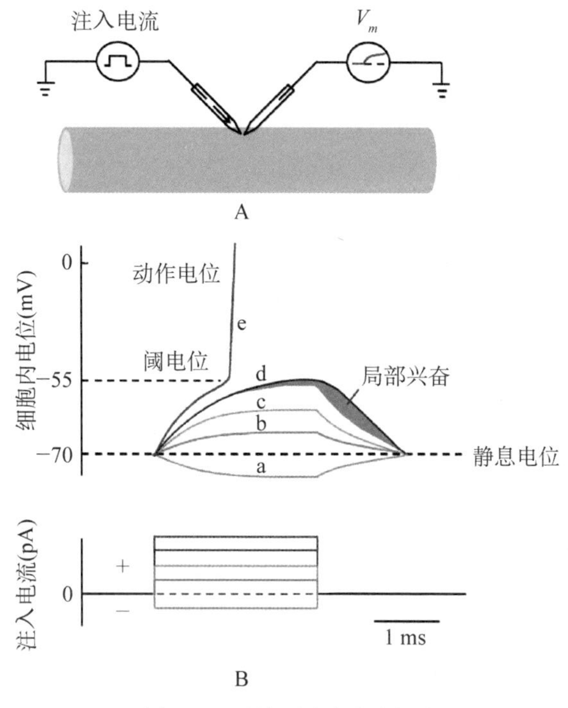

图 2-17　局部兴奋实验示意图

A. 实验装置示意图。B. 不同刺激时细胞内记录的膜电位变化；a. 超极化刺激诱发的超极化电紧张电位；b 和 c. 去极化刺激诱发的去极化电紧张电位；d. 去极化刺激诱发的电紧张电位和局部兴奋；e. 去极化刺激诱发动作电位

1 mm 半径。③总和效应。相距较近的局部反应，只要在彼此的电紧张传播范围内，就可以发生叠加或总和，称为空间总和(spatial summation)；在短时间内连续发生的局部反应，后一次反应可以在前一次反应尚未完全消失的基础上发生，这种形式的叠加称为时间总和(temporal summation)。

体内许多部位的电信号都具有上述局部反应的特征。局部电位不仅发生在可兴奋细胞，如肌细胞的终板电位、神经元突触处的突触后电位等，也可见于其他不能产生动作电位的细胞，如感受器细胞的感受器电位。较大的局部兴奋或小的局部兴奋总和后可使细胞膜去极化达到阈电位，从而引发动作电位。与局部兴奋相反，有些细胞在受到某些化学物质(如抑制性神经递质)的作用后，细胞膜可发生超极化的电位改变，如神经元突触后膜上的抑制性突触后电位、感光细胞受到光照刺激后产生的超极化感受器电位(见第十章)等。局部电位是生物体内除动作电位外另一类与信息传递和处理有关的重要电信号。

第四节　肌细胞的收缩

人体内肌细胞根据其组织形态学特点，可分为横纹肌(striated muscle)和平滑肌

(smooth muscle);根据其神经支配,可分为由躯体神经支配的随意肌(voluntary muscle)和自主神经支配的非随意肌(involuntary muscle);根据其功能特性,还可分为骨骼肌(skeletal muscle)、心肌(cardiac muscle)和平滑肌(smooth muscle)。本节以骨骼肌为例讨论肌肉的收缩特性。

一、 骨骼肌神经-肌接头处兴奋传递

骨骼肌受运动神经元支配,运动神经末梢与骨骼肌相接触的部位称为神经-肌接头(neuromuscular junction)(图 2-18)。神经末梢在接近肌细胞处脱去髓鞘,末端略微膨大;与神经末梢相对的肌细胞膜部分向内凹陷,裸露的轴突末梢膨大部分嵌入到向内凹陷的肌膜槽中。神经末梢上与肌细胞膜相对的部分称为接头前膜(prejunctional membrane);而肌细胞与接头前膜相对肌膜称为终板膜(endplate membrane)或接头后膜(postjunctional membrane);接头前膜与终板膜之间有宽 20～30nm 的间隙,称为接头间隙(junctional cleft),因此,接头间隙中的液体与细胞外液相通。轴突末梢中含有许多囊泡,内含大量的神经递质,支配骨骼肌的运动神经末梢中所含的神经递质为乙酰胆碱(每个囊泡约含有 1 万个乙酰胆碱分子)。终板膜是特化了的骨骼肌细胞膜,膜上有许多向内凹陷,形成皱褶。在终板膜上有乙酰胆碱受体,即 N_2 型 ACh 受体阳离子通道(N_2 - ACh receptor cation channel)。在终板膜的表面还分布有乙酰胆碱酯酶(acetylcholinesterase),简称胆碱酯酶,它能迅速将乙酰胆碱分解为胆碱和乙酸。

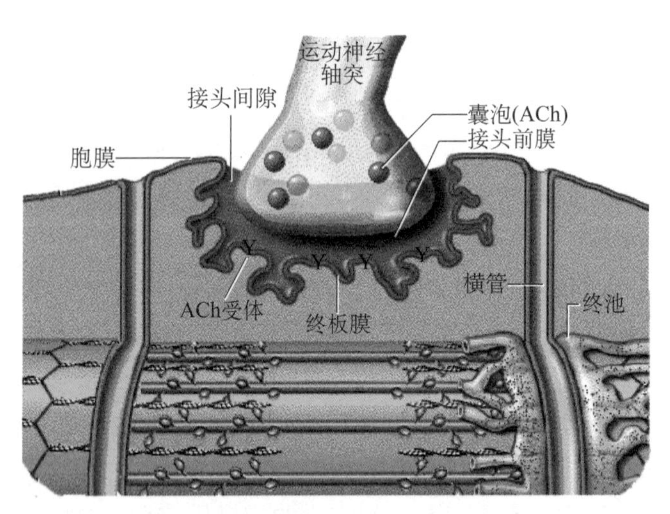

图 2-18 骨骼肌神经-肌接头结构模式图

当神经纤维传来的动作电位到达神经末梢时,首先引起接头前膜发生去极化,膜上电压门控钙通道被激活并开放,接头间隙中的 Ca^{2+} 借助于膜两侧的电化学驱动力进入神经末梢内,使末梢内 Ca^{2+} 浓度升高。Ca^{2+} 的内流启动了囊泡的出胞机制,使囊泡与接头前膜融合,并将囊泡内的乙酰胆碱排放到接头间隙。乙酰胆碱在接头间隙扩散至终板膜,与终板膜上 N_2 型乙酰胆碱受体结合;N_2 受体是一化学门控通道,乙酰胆碱与之结后,通道被激活开放,

导致 Na^+ 和 K^+ 的跨膜流动。因为在静息状态下，Na^+ 内流远大于 K^+ 外流，使终板膜发生去极化。这一去极化的电位变化称为终板电位(endplate potential, EPP)。终板膜上没有电压门控钠通道，因而不会产生动作电位，但是，终板电位可通过电紧张传播的方式影响周围的普通肌膜，后者富有电压门控钠通道，由终板膜电紧张传播而来的电位改变足以使周围的普通肌膜去极化达到阈电位，产生动作电位，随后，动作电位以不衰减的方式传播至整个肌细胞膜。

乙酰胆碱在刺激终板膜产生终板电位后不久，即被附着于终板膜表面的胆碱酯酶迅速分解，所以每次乙酰胆碱释放引起的终板电位只能持续很短的时间。

接头前膜处 Ca^{2+} 的内流对于突触末梢释放囊泡内乙酰胆碱是至关重要的。在没有动作电位到达的情况下，直接向膜内注射 Ca^{2+}，同样可引起乙酰胆碱的释放和终板电位的发生。相反，如果向接头前膜内注入 Ca^{2+} 螯合剂，使末梢内 Ca^{2+} 浓度保持在低水平，即使有动作电位到达神经末梢也不能引发乙酰胆碱的释放和终板电位的发生。

神经-肌肉接头前膜以量子释放(quantal release)的形式释放乙酰胆碱。一个囊泡所含的神经递质及其他内容物通常被称为一个量子，量子释放是指囊泡一旦与接头前膜融合，囊泡内的所有神经递质和其他内容物将一次性全部释入接头间隙。在静息状态下，接头前膜也会发生约每秒钟 1 次的量子释放，释放出的乙酰胆碱在终板膜上会引起微小的电位变化。这种由一个量子的乙酰胆碱释放引起的微小终板膜电位变化称为微终板电位(miniature endplate potential, MEPP)。微终板电位的平均幅度约 0.4 mV，不会在骨骼肌细胞膜上引起动作电位；但当动作电位到达接头前膜时，大量囊泡几乎同步释放乙酰胆碱，引起的终板电位是大量囊泡同时释放乙酰胆碱引起的微终板电位的总和，平均幅度约 50 mV。

任何影响骨骼肌神经-肌接头处兴奋传递的药物或病理变化，都会最终影响骨骼肌的兴奋。例如，筒箭毒碱(tubocurarine)、α-银环蛇毒(α-bungarotoxin)可特异性阻断终板膜上的乙酰胆碱受体，使神经-肌接头的兴奋传递受阻，引起骨骼肌松弛。临床上使用的肌松剂也通过同样的机制发挥作用。重症肌无力患者的发病是由于自身免疫抗体破坏了终板膜上的乙酰胆碱受体；而肌无力综合征则是由于自身免疫抗体破坏了神经末梢的钙通道而引起。肉毒杆菌可抑制乙酰胆碱释放导致肌无力。胆碱酯酶抑制剂，如临床上使用的新斯的明，可造成乙酰胆碱在接头间隙内蓄积，在一定程度上可改善肌无力患者的症状；而有机磷农药可使胆碱酯酶丧失活性，造成乙酰胆碱在接头间隙内蓄积，引起中毒症状。

二、骨骼肌的细微结构

横纹肌细胞包括骨骼肌和心肌，在结构上的有两大特点，即含有大量的肌原纤维和高度发达的肌管系统。

1. 肌原纤维和肌节　肌细胞呈长条形纤维状，每个肌细胞内都含有上千条沿细胞长轴走行的肌原纤维(myofibril)。每条肌原纤维在光镜下呈现规则的明、暗交替的横纹，分别称为明带(light band)和暗带(dark band)。细胞内所有肌原纤维的明带和暗带在横向上都位于相同位置，因而使整个肌细胞也呈现明、暗交替的横纹。暗带的中央有一段相对较亮的区域，称为 H 带，H 带的中央即暗带的中央，有一条横向的线，称为 M 线(M line)；明带中央也有一条线，称为 Z 线(Z line)。相邻两条 Z 线之间的区域称为一个肌节(sarcomere)，是肌肉收缩和舒张的基本单位(图 2－19)。暗带中主要含有直径较大的粗肌丝(thick filament)，长度约 1.6 μm，粗肌丝的中部固定在由细胞骨架蛋白形成的 M 线上；明带主要含有直径约 5 nm 的细肌丝(thin filament)，每条细肌丝的长度为 1.0 μm，细肌丝的一端锚定在 Z 线的骨架蛋白上，另一端游离并插入暗带的粗肌丝之间，与粗肌丝平行，所以暗带中除了粗肌丝之外，还含有来自两侧的细肌丝，M 线两侧没有细肌丝插入的部分，形成相对较明亮的 H 带。在暗带的横断面上，可看到粗、细肌丝之间形成规则的空间分布，即每条粗肌丝周围有 6 条细肌丝，而每条细肌丝周围有 3 条粗肌丝。

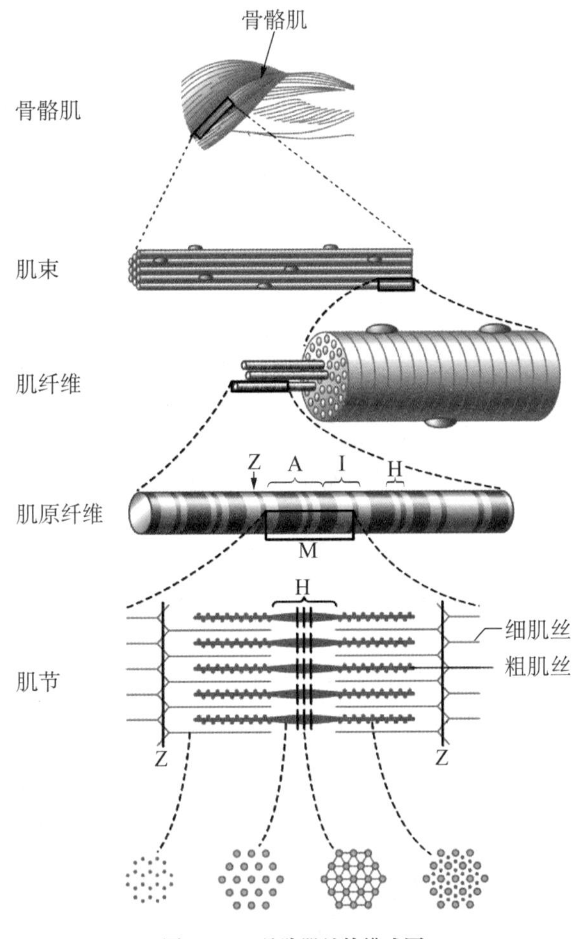

图 2－19　骨骼肌结构模式图

A：暗带；I：明带；H：H 带；M：M 线；Z：Z 线

2. 肌管系统　横纹肌的另一个结构特征是有丰富的肌管系统(sarcotubular system)。肌管系统实际上包括两套相互独立的肌管系统，其中之一的走行方向与肌原纤维垂直，称为横管(transverse tubule)或 T 管(T tubule)，横管由肌膜向内凹陷形成，在凹入后，向深处延伸，并反复分支成网，包绕每条肌原纤维。T 管中的内容物经肌膜上的开口与细胞外液相通（图 2－20）。横纹肌的另一套肌管系统的走行方向与肌原纤维平行，称为纵管（longitudinal tubule），也就是肌质网（sarcoplasmic reticulum，SR）。肌质网交织成网，包绕在肌原纤维周围。肌质网膜上有钙泵，可逆浓度梯度将胞质中的 Ca^{2+} 转运至肌质网内。肌质网的末端膨大或呈扁平状，在骨骼肌也称为终池（terminal cisterna），与 T 管膜或肌膜相接触，但不连接。骨骼肌中 80％的 T 管与其两侧的终池形成三联管（triad）结构；在心肌，T 管往往与一侧终池形成二连管结构。这种独特三联管或二连管结构在肌细胞兴奋-收缩耦联中起重要作用。

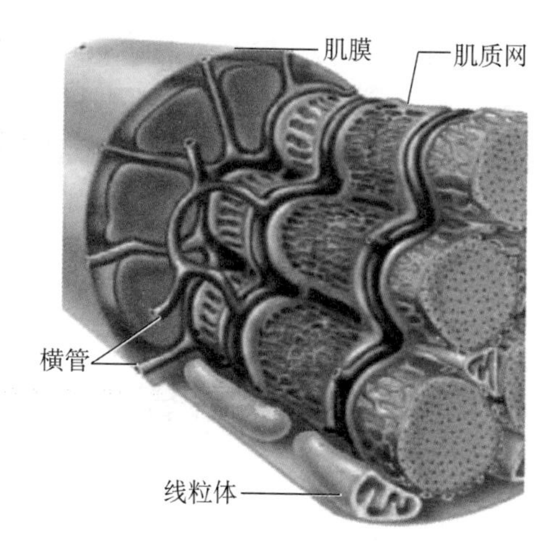

图 2－20　骨骼肌肌管系统结构示意图

肌质网内的 Ca^{2+} 浓度约比胞质高数千倍，肌质网终池膜上有钙释放通道（Ca^{2+} release channel），或称 ryanodine 受体（ryanodine receptor，RYR），与肌质网相邻的 T 管膜或肌膜上有 L 型钙通道（L-type Ca^{2+} channel）。

三、骨骼肌的收缩和舒张机制

关于肌细胞收缩发生机制，目前公认可以用肌丝滑行理论（myofilament sliding theory）来解释。其主要内容是：肌丝长度在肌肉收缩舒张过程中不变，肌肉的缩短和伸长由粗、细肌丝在肌节内的相互滑动所致。支持这一理论的一个有力证据是，在光镜下观察骨骼肌收缩时，暗带长度不变，只有明带出现缩短，同时 H 带相应变窄。

1. 肌丝的分子组成　如图 2－21A 所示，粗肌丝主要由肌球蛋白（也称肌凝蛋白，myosin）分子构成。单个肌球蛋白分子呈豆芽状，有两个球形的头部和一个细长的杆部。粗肌丝中所有肌球蛋白的杆部平行排列，形成粗肌丝的主干，球形的头部由肌丝主干中向外伸出，形成横桥（cross-bridge），每条粗肌丝上伸出的横桥有 300～400 个。横桥上有 ATP 酶活性，能水解 ATP，并能与细肌丝中肌动蛋白上的横桥结合位点结合。

细肌丝由 3 种蛋白质，即肌动蛋白（也称肌纤蛋白，actin）、原肌球蛋白（也称原肌凝蛋白，tropomyosin）和肌钙蛋白（troponin）（图 2－21B）构成。肌动蛋白单体是球形分子，它在肌丝中聚合成两条链，并相互缠绕成螺旋状，构成细肌丝的主干。原肌球蛋白单体是长条状分子，它们首尾相连，沿肌动蛋白双螺旋的沟壁走行，在肌肉舒张时掩盖肌动蛋白上的横桥结合位点，能阻止肌动蛋白与横桥结合，在肌肉收缩过程中起调节作用。肌钙蛋白由 3 个亚单位组成，它们分别是 T、I 和 C 亚单位。T 亚单位是肌钙蛋白与原肌球蛋白结合的亚单位，将肌钙蛋白分子和原肌球蛋白连在一起。I 亚单位与肌动蛋白结合，使原肌球蛋白保持在肌动蛋白的双螺旋沟壁上，保持“位阻效应”，使肌动蛋白不能与粗肌丝上的横桥结合。C 亚单位是与 Ca^{2+} 结合的亚单位，每分子肌钙蛋白可结合 4 个 Ca^{2+}。

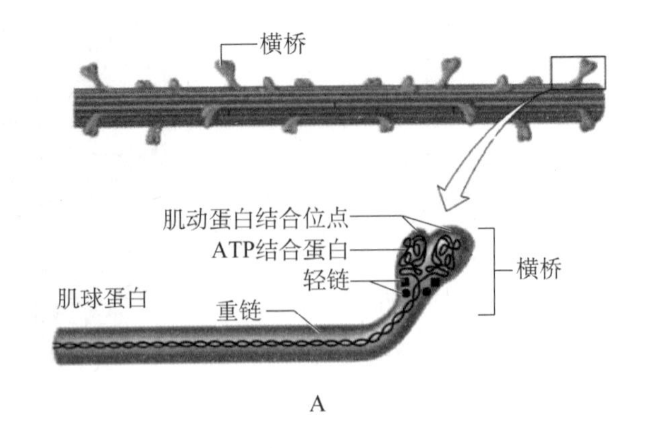

A

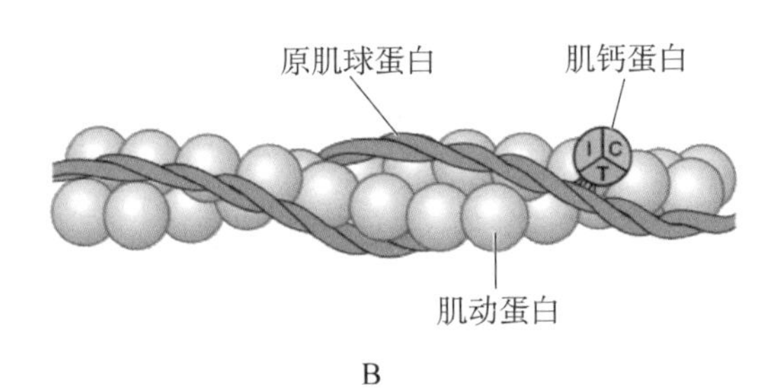

B

图 2－21　粗肌丝(A)和细肌丝(B)结构示意图

2. 肌肉收缩的过程　肌肉收缩的基本过程是肌动蛋白与肌球蛋白相互作用，分解ATP，将释放的化学能转变为机械能的过程。因此，肌动蛋白和肌球蛋白也被称为收缩蛋白，而原肌球蛋白和肌钙蛋白被称为调节蛋白。肌肉收缩的主要过程如图 2－22 所示：①在肌肉处于舒张状态时，横桥头部具有 ATP 酶活性，横桥结合的 ATP 被分解成 ADP 和无机磷酸，此时的横桥处于高能状态，方位与肌丝垂直，对细肌丝中的肌动蛋白有高度亲和力，但并不能与肌动蛋白结合，因为肌钙蛋白与原肌球蛋白形成的复合物遮盖了肌动蛋白上的横桥结合位点；②当胞质内 Ca^{2+} 浓度升高时，肌钙蛋白与 Ca^{2+} 结合并发生构象变化，导致肌钙蛋白与肌动蛋白的结合减弱，原肌球蛋白向肌动蛋白双螺旋沟槽的深部移动，“位阻效应”解除，暴露出肌动蛋白上的横桥结合位点，粗肌丝上的横桥与肌动蛋白结合；③肌动蛋白与横桥头部的结合造成横桥构象的改变，使横桥头部向 M 线方向摆动 45°，拖动细肌丝向 M 线方向滑动，引起的肌节缩短。在横桥头部发生变构和摆动的同时，ADP 和无机磷酸便与之分离；④在 ADP 解离的位点，横桥头部重新结合一个 ATP 分子，结合 ATP 后，横桥头部对肌动蛋白的亲和力降低，使横桥与肌动蛋白解离；⑤解离后的横桥头部迅速将与之结合的 ATP 分解为 ADP 和无机磷酸，恢复到高能状态和与细肌丝垂直的位置。如果此时胞质内 Ca^{2+} 浓度较高，横桥头部便又可与下一个新的肌动蛋白活化位点结合，重复上述收缩过程。如果胞质内 Ca^{2+} 浓度降低到静息水平，则肌钙蛋白与 Ca^{2+} 解离，肌钙蛋白与原肌球蛋白的复合物恢复原来的构象，阻挡横桥与肌动蛋白结合，肌细胞进入舒张状态。骨骼肌收缩过程中，横桥与肌动蛋白结合、摆动、复位和再结合的过程，称为横桥周期

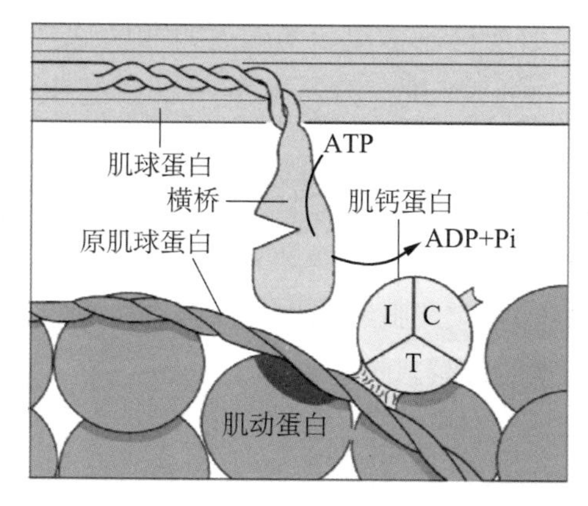

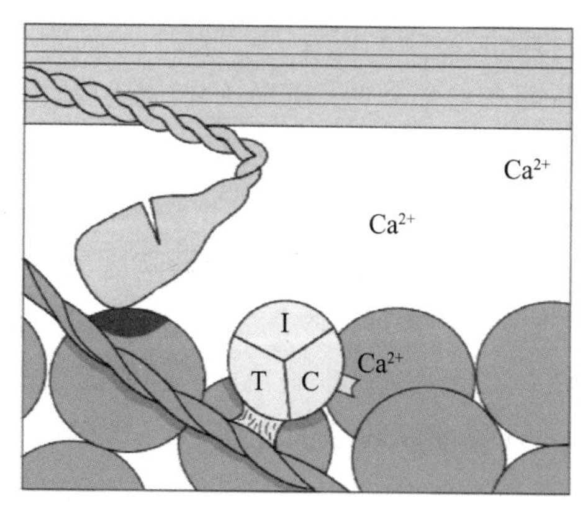

图 2-22　骨骼肌收缩原理示意图

(cross-bridge cycling)，而在一次收缩过程中，能够完成多少个横桥周期，取决于胞质钙的变化情况。

四、横纹肌的兴奋-收缩耦联

兴奋-收缩耦联(excitation-contraction coupling)是指从肌细胞膜出现动作电位到产生机械收缩的中介过程。从前面对肌肉收缩过程的描述中可以看出，动作电位产生后，胞质内 Ca^{2+} 浓度升高和降低是导致肌细胞收缩和舒张的关键，而胞质内 Ca^{2+} 浓度的变化涉及多种 Ca^{2+} 转运蛋白的活动变化，因此，兴奋-收缩耦联过程包括：①动作电位沿细胞膜传播并进入 T 管内，激活肌膜和 T 管膜上的 L 型钙通道；②激活的 L 型钙通道开放，通过 L 型钙通道变构作用或 Ca^{2+} 内流的激活肌质网膜上的 ryanodine 受体，激活的 L 型钙通道也可通过变构作用激活 ryanodine 受体，ryanodine 受体是一种钙通道，它的激活和开放可使肌质网内的 Ca^{2+} 大量释放入胞质，胞质内的 Ca^{2+} 浓度瞬时间由静息时 0.1 μmol/L 升高至 1～10 μmol/L；③胞质内 Ca^{2+} 浓度的升高促使肌钙蛋白与 Ca^{2+} 结合并引发细胞收缩；④胞质内 Ca^{2+} 浓度升高可激活肌质网膜上的钙泵，钙泵将胞质中的 Ca^{2+} 回收入肌质网，使胞质中 Ca^{2+} 浓度降低，肌肉恢复到舒张状态。

肌细胞收缩过程中胞质内的 Ca^{2+} 绝大部分来自肌浆网内 Ca^{2+} 的释放。骨骼肌单收缩时，胞质内增加的 Ca^{2+} 几乎 100%来自肌质网内 Ca^{2+} 的释放。心肌细胞肌质网不如骨骼肌发达，由肌质网释放的 Ca^{2+} 占 80%～90%，经 L-型钙通道内流的 Ca^{2+} 占 10%～20%。骨骼肌和心肌最终导致肌质网释放 Ca^{2+} 的机制也有所不同。在心肌，当细胞膜去极化使 L 型钙通道激活时，内流的 Ca^{2+} 激活肌质网上的 ryanodine 受体，再引起肌质网内 Ca^{2+} 的释放。经 L 型钙通道内流的 Ca^{2+} 触发肌质网释放 Ca^{2+} 的这一过程，称为钙触发钙释放(calcium-induced Ca^{2+} release，CICR)。心肌细胞的兴奋-收缩耦联过程高度依赖经 L-型钙通道内流的细胞外 Ca^{2+}，在无 Ca^{2+} 溶液中，即使有动作电位发生也不能引起心肌细胞肌质网内 Ca^{2+} 释放，也不出现肌肉收缩，即会出现“兴奋-收缩脱耦联”现象。骨骼肌则与心肌不同，当动作电位使肌膜和横管膜去极化，激活 L 型钙通道时，没有细胞外 Ca^{2+} 的内流，通道构象变化可直接触发肌质网膜上 ryanodine 受体的开放和肌质网 Ca^{2+} 的释放，不会出现兴奋-收缩脱耦联现象。

在骨骼肌舒张的过程中，胞质中升高的 Ca^{2+} 几乎全部被肌质网膜上的钙泵逆浓度泵回肌质网；而在心肌，则大部分 Ca^{2+} 被肌质网上的钙泵回收，另外 10%～20% 经肌膜上的 Na^{+}-Ca^{2+} 交换体和钙泵排出胞外。

五、骨骼肌收缩的表现及影响因素

肌肉收缩时表现为收缩张力升高、长度缩短等变化。肌细胞收缩受各种生理、病理，以及收缩时承受的负荷、细胞自身的收缩能力等因素的影响。

（一）骨骼肌收缩的表现

如果收缩肌肉时，只有张力的增加而长度保持不变，这种收缩的形式称为等长收缩(isometric contraction)；而收缩时只发生肌肉缩短而张力保持不变，称为等张收缩(isotonic contraction)(图 2-23)。

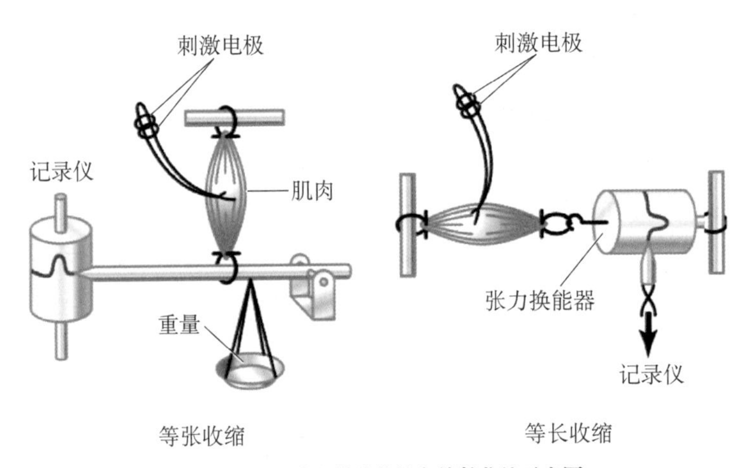

图 2-23　骨骼肌等张收缩和等长收缩示意图

（二）影响骨骼肌收缩的因素

1. 前负荷　肌肉在收缩前所承受的负荷称为前负荷(preload)。肌细胞有一定的延展性，前负荷的大小决定了肌肉在收缩前的长度，亦即肌肉的初长度(initial length)。所以，在生理学实验中，肌肉的前负荷也可以用初长度来表示。在等长收缩时，可以测定在不同的初长度时肌肉收缩产生的张力，并绘成张力与肌肉初长度的关系曲线(图 2-24A)。肌肉的初长度-张力关系曲线表明，肌肉收缩存在着一个最适初长度(optimal initial length)，在这一初长度下，收缩可以产生最大的张力；如果肌细胞的初长度大于或小于最适初长度，肌肉收缩时产生的张力都会下降。肌肉初长度-张力关系曲线观察到的这一特点可用肌节长度的变化与收缩的关系来解释。图 2-24B 反映的是肌节初长度与收缩张力的关系曲线。在曲线中，当肌节的初长度在 2.0～2.2 μm 时，粗、细肌丝处于最适重叠状态。理论上，粗肌丝上所有横桥都能发挥作用。此时，肌肉收缩所能够产生的主动张力可达最大值；而当肌节初长度大于或小于这个范围时，都有部分横桥不能发挥作用，肌肉收缩时产生的张力随之下降。

2. 后负荷　后负荷(afterload)是指肌肉在收缩过程中所需要克服的负荷。在实验中，

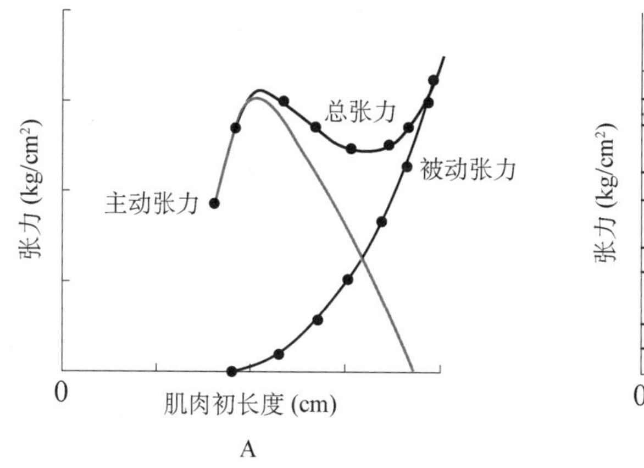

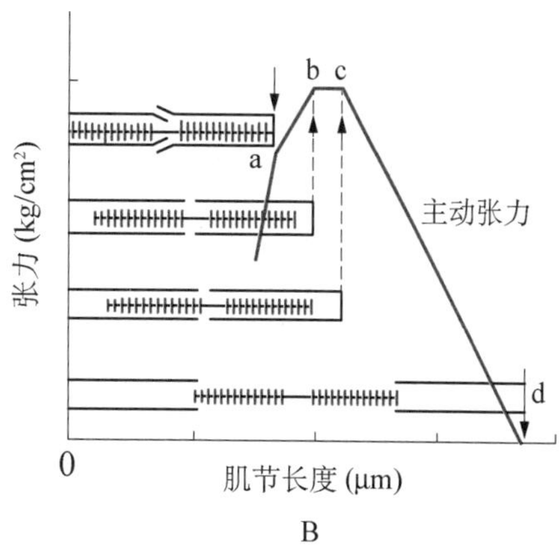

图 2－24　肌肉等长收缩时初长度-张力关系示意图

A:肌肉初长度-张力关系曲线;B:肌小节初长度-张力曲线
a:肌小节长度 1.5 μm;b:肌小节长度 2.0 μm;
c:肌小节长度 2.2 μm;d:肌小节长度 2.5 μm

通过测定在不同后负荷情况下肌肉收缩时缩短的速度,可绘成图 2－25 所示的张力-速度曲线。该曲线表明,如果肌肉收缩的负荷为零,缩短速度最快,可达最大缩短速度。随着后负荷的增加,缩短速度减慢;当后负荷大于肌肉所能产生的最大张力时,肌肉不能缩短,收缩速度为 0。当后负荷在 0 到最大负荷之间改变时,随着后负荷的增大,骨骼肌从收缩开始达到负荷所需的时间延长,肌肉缩短时间后移,最大缩短速度和缩短距离下降。从骨骼肌对外做功的角度讲,后负荷为 0,没有后负荷,骨骼肌对外做功为 0;如果后负荷大于骨骼肌能产生最大张力,负荷移动距离为 0,骨骼肌对外做功为 0;从图 2－25 中可以看出,当后负荷约为骨骼肌产生最大张力 1/3 时,骨骼肌对外做功最大。

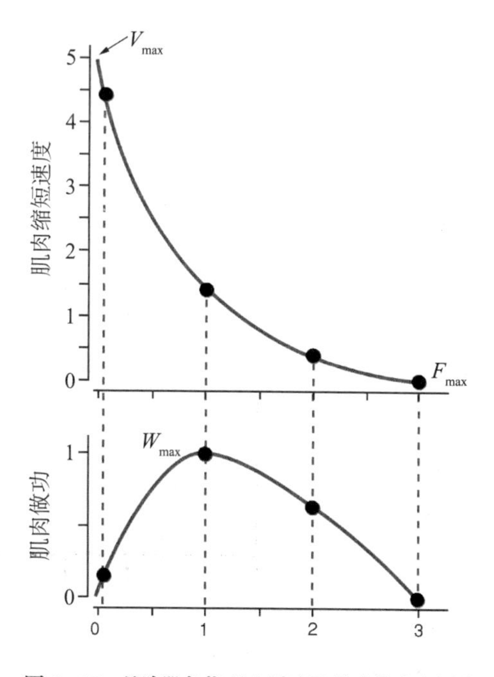

图 2－25　骨骼肌负荷-缩短速度及做功关系示意图

V_{max}:最大缩短速度;F_{max}:最大收缩张力;
W_{max}:最大输出功

3. 肌肉的收缩能力　肌肉的收缩能力(contractility)是指与负荷无关的、决定肌肉收缩效能的内在特性。很明显,肌肉收缩能力提高后,收缩时产生的张力,缩短的速度和程度都会提高,表现为长度-张力曲线上移和张力-速度曲线向右上方移动。肌肉收缩能力降低时则发生相反的改变。影响兴奋-收缩耦联过程中胞质内 Ca^{2+} 的水平、横桥的 ATP 酶活性等因素都会影响肌肉收缩能力。肌肉持续收缩后,代谢产物乳酸在细胞内堆积,可使 H^+ 浓度升高,H^+ 可与 Ca^{2+} 竞争同肌钙蛋白的结合,导致活化横桥数目减少,收缩能力减弱;而一些钙增敏剂,如茶碱、咖啡因则可以增加肌钙蛋白对 Ca^{2+} 的亲和力，使肌钙蛋白对胞质内 Ca^{2+} 的利用率提高，活化横桥数相应增多，使肌肉收缩能力增强。许多神经递质、体液因素、病理因素和药物，都可影响肌细胞的收缩能力。与骨骼肌相比，理化因素对心肌收缩能力的影响更为显著并有着重要的生理意义（见第四章）。但对骨骼肌而言，在肌细胞收缩能力发生改变时，神经系统还可通过调节参与收缩的运动单位（motor unit）的数量调节收缩能力。

（三）单收缩和强直收缩

单收缩（twitch）是指当骨骼肌受到一次短促刺激，诱发细胞膜上出现一次动作电位，随后出现一次肌细胞的收缩和舒张。在离体分离的特定的肌肉样本中，重复刺激引起单收缩所产生的张力、持续时间都是比较固定的。

为便于分析和了解连续刺激对骨骼肌收缩的影响，图 2－26 选用猫胫前肌标本，观察受到不同频率人工刺激时，肌肉收缩的情况。当刺激频率较低时，每次刺激到来时，前一次刺激引起的收缩过程已全部结束，记录仪上观察到的是一个个独立的单收缩。随着刺激频率的升高，当下一次刺激到来时，前一次刺激引起的单收缩尚未结束，此时，可以看到两次刺激引起的收缩发生融合。肌肉收缩出现融合后，如果刺激不停止，肌肉就保持持续收缩状态，这种收缩方式称为强直收缩（tetanus）。从实验中可以看到，当刺激频率不够高时，下一次收缩叠加于前一次收缩过程的舒张期，此时的收缩曲线呈锯齿状，称为不完全强直收缩（incomplete tetanus）。随着刺激频率的进一步升高，下一次收缩叠加于前一次收缩过程的收缩期，此时，肌肉收缩产生的张力不再出现锯齿状，而是产生平滑、稳定的张力曲线，这种收缩被称为完全强直收缩（complete tetanus）（图 2－26）。在体内，骨骼肌是在运动神经的支配下进行的收缩，几乎没有例外，每次收缩都是受到外来神经的连续刺激，而且，运动神经元发出的高频冲动引起的骨骼肌收缩几乎都是完全强直收缩。

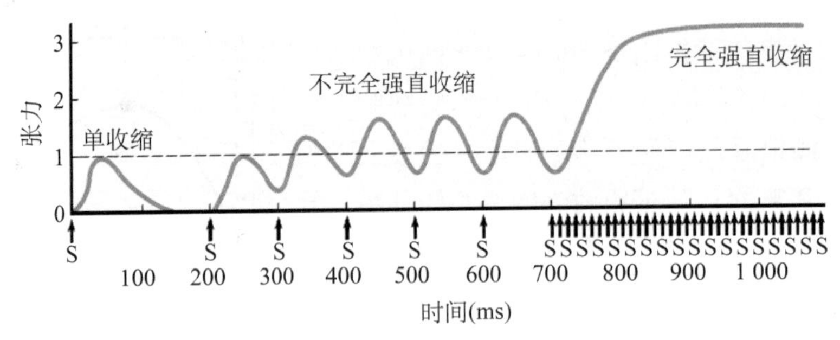

图 2－26　骨骼肌收缩频率效应及融合效应示意图

强直收缩与单收缩相比，肌肉能产生更大的收缩张力，其收缩张力近乎是单收缩的 3～4 倍。这是由于单收缩时胞质内 Ca^{2+} 浓度升高的持续时间太短，以致 Ca^{2+} 与肌钙蛋白的结合，横桥的活化尚未完成，胞质内 Ca^{2+} 浓度就开始下降，因此产生张力不是最大。强直收缩时，肌细胞受到连续刺激，持续的电活动使细胞内 Ca^{2+} 浓度能持续维持在高水平，因此，收缩张力可以比单收缩高数倍。

体内不同肌肉单收缩的持续时间不同，可为几十到几百毫秒，引起不同肌肉产生完全强直收缩所需的刺激频率也不相同。收缩张力大，精细程度低的肌肉引起完全强直收缩所需的刺激频率较低；收缩精细程度高，张力小的肌肉所需的刺激频率较高。如引起比目鱼肌出现强直收缩需要30Hz的刺激频率，而引起眼球内直肌出现强直收缩所需的刺激频率需要350Hz。在电刺激引起骨骼肌发生强直收缩时，骨骼肌细胞膜上的动作电位并未发生融合，动作电位全或无的特性并未发生改变。这是因为动作电位时程（相当于绝对不应期）仅为1～2 ms，而收缩过程可达几十甚至几百毫秒，因此，即使实验中用高频率刺激引起肌肉产生完全强直收缩时，在肌细胞膜上记录到的动作电位还是相互独立的。

（四）多纤维总和

在完整机体中，骨骼肌的每次收缩过程需要根据生理功能的需要调节肌肉收缩的张力、持续时间和收缩幅度等。这一过程是在神经系统调节下，通过调节参与收缩的肌纤维的数量来实现。肌肉收缩中多纤维总和原本指多根肌纤维同时收缩产生的收缩效应的叠加。在体内，骨骼肌收缩的基本功能单位是运动单位。运动单位（motor unit）是指一个脊髓前角运动神经元及其轴突分支所支配的全部肌纤维。即使在同一骨骼肌内，运动单位大小的差别也很大，不同运动单位所包含的肌纤维数可以从几根至上千根，而收缩时产生的张力相差可达50倍。当肌肉收缩所需要的张力较小时，首先是肌肉中较小的运动单位发生收缩；随着收缩的加强，越来越多和越来越大的运动单位参加收缩，产生的张力也随之增加；舒张时，首先停止放电和收缩的是较大的运动单位，最后才是较小的运动单位。骨骼肌这种调节收缩强度的方式也称为大小原则（size principle）。很显然，所需张力较小时，被调到的是较小的运动单位，有利于肌肉收缩的精细调节。

在体内，还有一种收缩形式是中枢神经通过经常性地发放较低频率的神经冲动，使骨骼肌产生微弱而持续的强直收缩，这种收缩称为肌紧张（muscle tonus，详见第九章），肌紧张的意义主要在于维持体位和姿势，也是寒战产热的重要形式。肌紧张的发生使骨骼肌产生持续、稳定的收缩张力，但并非由肌肉中全部或固定运动单位收缩引起，而是由骨骼肌内不同运动单位轮番交替收缩产生的。

在骨骼肌收缩时，神经系统可通过调节参与收缩的运动单位的数量调节收缩能力。与骨骼肌不同，心肌细胞的收缩有着类似“全或无”的收缩特性，即所有心室肌或心房肌几乎是同步收缩，每次收缩的张力也不发生融合。心肌收缩的这一特征与心肌的结构、电生理特性和功能特性有密切关系（详见第四章）。

六、平滑肌

体内不同器官和不同部位的平滑肌在功能特性上有相当大的差异，通常根据肌细胞之间的相互联系和功能活动特征将平滑肌分为单个单位平滑肌（single-unit smooth muscle）和多单位平滑肌（multi-unit smooth muscle）两类。

单个单位平滑肌也称内脏平滑肌（visceral smooth muscle），包括小血管、消化道、输尿管和子宫的平滑肌，其功能活动的形式类似于心肌，即肌肉中所有的肌纤维作为一个单位对刺激发生反应，所有细胞的电活动和机械活动近于同步。这是由于肌细胞间存在有大量缝隙连接，电活动可以由一个肌细胞直接传播到其他肌细胞。这类平滑肌中还有少数细胞具有自动节律性，或称自律性(autorhythmicity)，可以成为起步点(pacemaker)，带动整个肌肉的电活动和机械活动。单个单位平滑肌的另一特征是牵张刺激可引发肌肉的收缩反应。多单位平滑肌主要包括睫状肌、虹膜肌、竖毛肌及气道和大血管的平滑肌，肌细胞之间很少有缝隙连接，因此每个肌细胞的活动都是彼此独立的。这种平滑肌一般没有自律性，肌细胞的收缩活动受支配它们的自主神经的控制，收缩强度取决于被激活的肌纤维数目和神经冲动的频率；牵张刺激通常不能引起这类平滑肌产生收缩反应。

骨骼肌的收缩活动完全依赖于神经系统的控制，而平滑肌则有所不同。单个单位平滑肌具有自律性，外源性的神经冲动并不是发动肌肉收缩的必要条件，而是调节平滑肌兴奋性和影响收缩强度与频率；多单位平滑肌与骨骼肌相似，主要由支配它们的神经纤维控制其收缩。大多数平滑肌接受自主神经的支配，小动脉平滑肌只接受交感神经一种纤维的支配，其他器官的平滑肌大多接受交感神经和副交感神经的双重支配。

(陆利民，陈咏华)

第三章　血　　液

血液(blood)是一种流体组织，由血浆和悬浮于其中的血细胞组成。血液在心血管系统中不断循环流动，运输物质，参与维持机体稳态，满足机体代谢需要，血液中血浆是内环境中流动和更新最快的部分。此外，血液还在生理性止血、免疫及防御保护中发挥重要作用。当血液总量或组织、器官的血流量不足时，可造成组织损伤，严重时甚至危及生命。很多疾病可导致血液成分或性质发生特征性的变化，故临床血液检查在医学诊断上具有重要价值。

第一节　概　　述

一、血液的组成

血液由血浆(plasma)和血细胞(blood cells)组成。

(一) 血浆

血浆在外观上是淡黄色液体，它溶解了多种电解质、脂质、小分子有机化合物及一些气体和血浆蛋白(plasma proteins)。血浆和组织液中的电解质、水和气体等小分子物质很容易透过毛细血管壁，进行物质交换，故血浆与组织液中这些成分的含量基本相同，临床检测循环血液中各种电解质的浓度可大致反映组织液中这些物质的浓度。

血浆蛋白是血浆中多种蛋白质的总称。血浆与组织液的主要差别是组织液中蛋白质含量较少。用盐析法可将血浆蛋白分为白蛋白、球蛋白和纤维蛋白原3类；用电泳法又可进一步将球蛋白区分为α_1-、α_2-、β-和γ-球蛋白等。正常成年人血浆蛋白含量为65～85 g/L，除γ-球蛋白来自浆细胞外，白蛋白和大多数球蛋白主要由肝产生，肝病时常引起血浆白蛋白与球蛋白的比值下降(正常人为1.5～2.5)。血浆蛋白的主要功能是：①形成血浆胶体渗透压，调节水在血管内外的分布；②运输物质，通过与血浆中的甲状腺激素、肾上腺皮质激素和性激素等结合，增加其水溶性，便于它们在血液中的运输，使这些激素不会经肾脏很快排出，维持它们在血浆中相对较长的半衰期；作为载体运输脂质、离子、维生素、代谢废物以及一些异物(包括药物)等低分子物质；③参与血液凝固、抗凝和纤溶等生理过程；④抵御病原微生物(如病毒、细菌、真菌)的入侵；⑤营养功能。

(二) 血细胞

血细胞包括红细胞(erythrocytes或red blood cells，RBC)、白细胞(leukocytes或white blood cells，WBC)和血小板(platelets或thrombocytes)(图3-1)，其中红细胞约占总数的

99%,白细胞最少。血细胞在血液中所占的容积百分比称为血细胞比容(hematocrit),由于白细胞和血小板仅占血液总容积的 0.15%~1%,故血细胞比容很接近血液中的红细胞比容。正常成年男性的血细胞比容为 40%~50%,成年女性为 37%~48%,贫血患者血细胞比容较低。

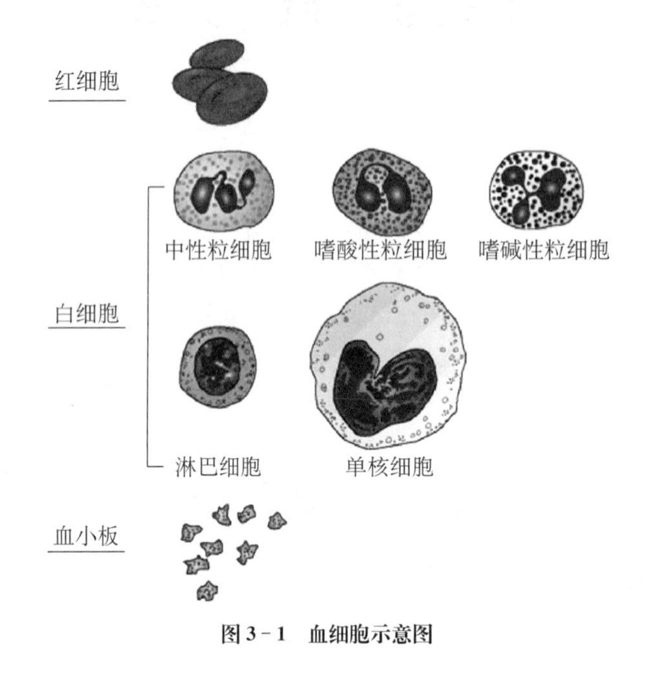

图 3-1 血细胞示意图

二、血量

血量(blood volume)是指全身血液的总量,包括循环血量和储存血量。循环血量指在心血管系统中快速循环流动的血液量,占血量的绝大部分;储存血量指滞留在肝、肺、腹腔静脉及皮下静脉丛内流动很慢的血液量。体内循环血量和储存血量并没有严格区别,在运动或大出血等情况下,储存血量可被动员释放出来,以补充循环血量。正常成年人的血量占体重的 7%~8%。生理条件下,由于神经、体液因素的调节作用,机体的血量保持相对稳定,以维持正常血压和各组织、器官的正常血供。

大出血时,如果失血量不超过正常血量的 10%,由于心脏活动加强和血管收缩,特别是储血库的血管收缩可释放部分储存血液,循环血量和血管内血液充盈度不发生显著改变,机体可不出现明显的临床症状;如果失血量达到 20%,此时机体的代偿功能不足以维持正常血压,便出现一系列临床症状;如果失血量超过 30%或更多,则将危及生命。因此,对于急性大失血的患者应积极给予输血和补液,抢救其生命。

三、血液的理化特性

(一) 血液的比重

正常人全血比重为 1.050~1.060,血浆比重为 1.025~1.030,二者大小分别与红细胞数量和血浆蛋白含量有关。由于血液比重大于血浆比重,表明红细胞比重大于血浆比重。

（二） 血液的黏度

液体的黏度（viscosity）来源于液体内部分子或颗粒间的摩擦，即内摩擦。如果以水的黏度为 1，则全血的相对黏度为 4～5，血浆的相对黏度为 1.6～2.4（温度为 37℃时）。当温度不变时，全血黏度主要决定于血细胞比容的高低；当血流速度低于一定限度时，全血黏度与血流切率呈反变关系。血浆黏度主要决定于血浆蛋白的含量。血液黏度是形成血流阻力的重要因素之一，当某些疾病使微循环处的血流速度显著减慢时，红细胞可发生叠连和聚集，血液黏度升高，血流阻力明显增大，微循环正常灌注受阻。

（三） 血浆渗透压

溶液渗透压（osmotic pressure）的高低决定于溶液中溶质颗粒（分子或离子）数目的多少，与溶质种类和颗粒大小无关。血浆渗透压约为 300 mOsm/(kg・H_2O)，相当于 5 790 mmHg，包括晶体渗透压（crystal osmotic pressure）和胶体渗透压（colloid osmotic pressure）。晶体渗透压是由血浆中晶体物质所形成的渗透压，约 80%来自血浆中的 Na^+ 和 Cl^-；胶体渗透压是由血浆胶体物质，主要是血浆蛋白所形成的渗透压。因蛋白质分子量大，分子数量少，故形成的血浆胶体渗透压很小，仅约 1.3 mOsm/(kg・H_2O)，约相当于 25 mmHg。在血浆蛋白中，白蛋白分子量虽小，但其分子数量远多于球蛋白，血浆胶体渗透压的 75%～80%来自白蛋白。若血浆中白蛋白数量减少，即使其他蛋白质增加而保持血浆蛋白总量不变，血浆胶体渗透压也将明显降低。

水及晶体物质可自由通过毛细血管壁，因此血浆与组织液中晶体物质的浓度及晶体渗透压基本相等。血浆蛋白不易通过毛细血管壁，尽管其形成的血浆胶体渗透压较低，但在调节血管内、外水平衡和维持正常的血浆容量中起重要作用。当肝、肾疾病或营养不良导致血浆蛋白含量降低时，可因血浆胶体渗透压降低，毛细血管滤出液体增多而出现组织水肿。水可自由通过细胞膜，但细胞外液中的晶体物质大部分不易通过细胞膜，故晶体渗透压的改变可影响水分在细胞内外的分布，细胞外液晶体渗透压的相对稳定，有利于保持细胞内、外的水平衡和细胞的正常体积和形态。

等渗溶液和等张溶液　与血浆渗透压相等的溶液称为等渗溶液（isoosmotic solution），渗透压高于或低于血浆渗透压的溶液分别称为高渗或低渗溶液。如 1.9%的尿素溶液为等渗溶液，但红细胞置于其中后，立即发生溶血，这是因为尿素分子可自由通透进入红细胞，导致红细胞内渗透压增高，水进入细胞，红细胞肿胀破裂而发生溶血。浓度为 0.85%的 NaCl 溶液也为等渗溶液，由于 NaCl 不易通过红细胞膜，故红细胞悬浮于其中可保持正常形态和大小，这种能够让悬浮于其中的红细胞保持正常形态和大小的溶液称为等张溶液（isotonic solution）。等张溶液实际上是由不能自由通过细胞膜的溶质所形成的等渗溶液。

（四） 血浆 pH 值和缓冲系统

正常人血浆 pH 值为 7.35～7.45，其相对恒定有赖于血液内的缓冲物质以及正常的肺、肾功能。血浆内的缓冲物质包括 $NaHCO_3/H_2CO_3$、蛋白质钠盐/蛋白质和 Na_2HPO_4/NaH_2PO_4 3 个主要缓冲对，其中以 $NaHCO_3/H_2CO_3$ 最为重要。此外，红细胞内也有一些缓冲对参与维持血浆 pH 值的恒定。当酸性或碱性物质进入血液时，血浆中的缓冲物质可有效减轻酸性或碱性物质对血浆 pH 值的影响，特别是在肺和肾不断排出体内过多酸或碱的情况下，血浆 pH 值的波动范围极小。当血浆 pH 值低于 7.35 时，称为酸中毒，高于 7.45 时则为碱中毒。血浆 pH 值若低于 6.9 或高于 7.8 时都将危及生命。

四、血液的免疫学特性

免疫系统由免疫器官、免疫细胞和免疫分子组成，许多免疫细胞（如各类白细胞）和免疫分子（如血浆中各种 γ-球蛋白）都是血液的固有成分，因此血液与免疫系统的功能密不可分。免疫可分为固有免疫和获得性免疫两类。

1. 固有免疫（innate immunity） 又称非特异性免疫（non-specific immunity），由遗传获得，不具有针对某一类抗原的特异性。固有免疫细胞和分子（如血浆中的补体等）是实现非特异性免疫功能的重要效应细胞和分子。固有免疫细胞包括吞噬细胞（如中性粒细胞和单核-巨噬细胞系统，巨噬细胞是单核细胞自血液进入组织后发育而成的具有强大吞噬能力的细胞）、树突状细胞（dendritic cell, DC）和自然杀伤细胞（natural killer, NK）等。吞噬细胞可识别、吞噬并杀灭细菌，自然杀伤细胞能非特异性地杀伤肿瘤细胞和被病毒及胞内病原体感染的靶细胞。血浆中的补体是与酶活性有关的免疫球蛋白，经细菌脂多糖或抗原-抗体复合物等激活后可直接溶解细胞和多种细菌；另外，还可通过调理作用加强吞噬细胞的吞噬活性，即吞噬细胞表面有补体激活产物的受体，补体的激活产物结合细菌后可进一步与吞噬细胞表面的相应受体结合，促进吞噬细胞的吞噬。树突状细胞和巨噬细胞通过加工呈递抗原可启动获得性免疫反应。

2. 获得性免疫（acquired immunity） 又称特异性免疫（specific immunity），包括体液免疫（humoral immunity）和细胞免疫（cellular immunity），体液免疫由 B 淋巴细胞通过分化为浆细胞，产生针对某种抗原、并与此抗原进行特异性结合的免疫球蛋白（immunoglobulin, Ig），即抗体，通过抗原-抗体反应而引起；细胞免疫由 T 淋巴细胞通过形成活化的效应淋巴细胞以及分泌细胞因子而引起，故来自血液的 B 和 T 淋巴细胞负责识别和应答特异性抗原，是获得性免疫反应的主要执行者。红细胞也与机体的免疫反应有关。红细胞表面有补体受体，能黏附免疫复合物，将其带到肝和脾，使免疫复合物被巨噬细胞吞噬，从而能清除病理性循环免疫复合物。血液中的嗜碱性粒细胞和嗜酸性粒细胞分别与机体超敏反应的发生和调控有关。免疫应答是一把双刃剑，异常免疫应答可导致多种免疫相关疾病的发生。

第二节　血细胞生理

一、红细胞生理

（一）红细胞的数量和形态

红细胞是血液中数量最多的血细胞。我国成年男性的红细胞数量为（4.0～5.5）$\times 10^{12}$/L，成年女性的为(3.5～5.0)×10^{12}/L。红细胞内的蛋白质主要是血红蛋白(hemoglobin, Hb)。我国成年男性和女性血红蛋白浓度分别为120～160 g/L和110～150 g/L。正常人的红细胞数量和血红蛋白浓度不仅有性别差异,还可因年龄、生活环境和机体功能状态的不同而异。例如,儿童红细胞数量低于成年人(但新生儿高于成年人);高原居民的高于平原居民;妊娠后期因血浆量增多而致红细胞数量和血红蛋白浓度相对减少。当人体外周血液红细胞数量或血红蛋白浓度低于正常时即为贫血(anemia)。红细胞生成减少或破坏过多、失血过多均可引起贫血。贫血患者最常见且最早出现的症状是疲乏困倦、活动耐力减退,此乃血液携氧能力降低导致组织器官缺氧所致。

正常成熟红细胞无核,直径7～8μm,呈双凹圆碟形。红细胞保持正常双凹圆碟形需消耗能量,但成熟红细胞无线粒体,糖酵解是其获得能量的唯一途径。红细胞从血浆中摄取葡萄糖,通过糖酵解产生ATP,维持细胞膜中钠泵的活动,以保持红细胞内外Na^+、K^+的正常分布、细胞容积和双凹圆碟状的形态。

(二) 红细胞的生理特性与功能

1. 红细胞的生理特性

(1) 红细胞膜的通透性:与一般细胞膜相似,红细胞膜也是以脂质双分子层为基本骨架的半透膜。O_2和CO_2等脂溶性气体、尿素、负离子(如Cl^-、HCO_3^-)等较易透过红细胞膜,而正离子却很难通透。红细胞内的低Na^+高K^+主要依靠膜上的钠泵活动来维持,低温贮存较久的血液,由于代谢几乎停止而钠泵不能活动,血浆中K^+浓度将会升高。

(2) 可塑变形性:正常红细胞在外力作用下具有变形的能力,这种特性称为红细胞的可塑变形性(plastic deformation),是红细胞生存所需的最重要的特性。红细胞的变形能力取决于其细胞形状、细胞内的黏度和细胞膜的弹性,其中红细胞维持正常双凹圆碟形最为重要。红细胞在全身血管中循环运行时,必须经过变形才能通过口径比它小的毛细血管和血窦孔隙。正常成年人红细胞的体积约为90 μm^3,表面积约为140 μm^2。若红细胞为等体积的球形,则其表面积仅100 μm^2。因此,正常的双凹圆碟形使红细胞具有较大的表面积与体积之比,使红细胞在受到外力时易于发生变形。当红细胞膜的弹性降低,或红细胞内血红蛋白浓度过高、胞内血红蛋白发生变性时,红细胞内黏度增高,红细胞的变形能力将降低。

(3) 悬浮稳定性:将盛有抗凝血的血沉管垂直静置,尽管红细胞的比重大于血浆,但正常时红细胞下沉缓慢,表明红细胞能相对稳定地悬浮于血浆中。红细胞的这一特性称为悬浮稳定性(suspension stability)。通常以红细胞在第一小时末下沉的距离来表示红细胞的沉降速度,称为红细胞沉降率(erythrocyte sedimentation rate, ESR)。正常成年男性红细胞沉降率为0～15 mm/h,成年女性的为0～20 mm/h。沉降率愈快,表示红细胞悬浮稳定性愈小。

红细胞能相对稳定地悬浮于血浆中,是由于红细胞与血浆之间的摩擦阻碍了红细胞的下沉。双凹圆碟形的红细胞具有较大的表面积与体积之比,产生的摩擦较大,故红细胞下沉缓慢。在某些疾病(如活动性肺结核、风湿热等)时,红细胞能彼此较快地以凹面相贴,称为红细胞叠连(rouleaux formation)。发生叠连后,红细胞团块的总表面积与总体积之比减小,摩擦力相对减小而红细胞沉降率加快。红细胞叠连发生的快慢主要取决于血浆成分的变化，与红细胞本身关系较小。如将正常人红细胞置于红细胞沉降率快的病人的血浆中，红细胞会较快发生叠连，沉降加速；而将红细胞沉降率快的病人的红细胞置于正常人的血浆中，则沉降率正常。通常血浆中纤维蛋白原、球蛋白及胆固醇的含量增高时，可加速红细胞叠连和沉降；血浆中白蛋白、卵磷脂的含量增多时则可抑制叠连发生，使沉降率减慢。

（4）渗透脆性：红细胞在低渗盐溶液中发生膨胀破裂的特性称为红细胞渗透脆性(osmotic fragility)，简称脆性。红细胞在等渗的 0.85% NaCl 溶液中可保持正常形态和大小，若将红细胞悬浮于一系列浓度递减的低渗 NaCl 溶液中，水将在渗透压差的作用下进入红细胞，于是红细胞由正常双凹圆碟形逐渐胀大，成为球形。当 NaCl 浓度降至 0.42%时，部分红细胞开始破裂而发生溶血；当 NaCl 浓度降至 0.35%时，全部红细胞都将发生溶血。这一现象表明红细胞对低渗盐溶液具有一定的抵抗力。但同一个体的红细胞对低渗盐溶液的抵抗力并不相同，如生理情况下，衰老红细胞对低渗盐溶液的抵抗力降低，即脆性较高；而新生成的红细胞的抵抗力高，即脆性较低。有些疾病可影响红细胞的脆性，如遗传性球形红细胞增多症患者的红细胞脆性变大，故测定红细胞的渗透脆性有助于一些疾病的临床诊断。

2. 红细胞的功能 红细胞的主要功能是运输 O_2 和 CO_2，其对 O_2 的运输是靠细胞内的血红蛋白来实现的，血液中 98.5%的 O_2 是以与血红蛋白结合成氧合血红蛋白的形式存在，一旦红细胞破裂，血红蛋白逸出到血浆，红细胞即丧失其运输 O_2 的能力。血液中的 CO_2 主要以碳酸氢盐和氨基甲酰血红蛋白的形式存在，分别占 CO_2 运输总量的 88%和 7%。红细胞内含丰富的碳酸酐酶，在此酶催化下，CO_2 与 H_2O 迅速反应生成碳酸，后者再解离为 HCO_3^- 和 H^+。在红细胞参与下，血液运输 O_2 的能力可提高近 70 倍，运输 CO_2 的能力可提高约 18 倍。红细胞的双凹圆碟形使之具有较大的气体交换面积，而且由细胞中心到其大部分表面的距离都很短，这些均有利于红细胞内外 O_2 和 CO_2 的交换。此外，红细胞含有多种缓冲对，其中主要的缓冲物质是血红蛋白。红细胞缓冲对在调节血液的酸碱平衡、维持红细胞及血浆的 pH 值于正常范围中发挥重要作用。

（三）红细胞的生成和调节

骨髓是成年人红细胞生成的唯一场所，正常成年人每天约生成 2×10^{11} 个红细胞。红骨髓内的造血干细胞首先分化成红系定向祖细胞，再经过原红细胞、早幼红细胞、中幼红细胞、晚幼红细胞及网织红细胞的阶段，发育成熟后进入血液循环。网织红细胞是尚未完全成熟的红细胞，它在外周血中的数量可反映骨髓造血功能的盛衰，因而对血液病的诊断和治疗反应的观察具有重要意义。由于网织红细胞持续时间短，在正常情况下，其外周血中的数量只占红细胞总数的 0.5%～1.5%。当骨髓造血功能增强时，大量网织红细胞释放入血，血液中计数可高达红细胞总数的 30%～50%，可见于各种增生性贫血，如缺铁性贫血、巨幼红细胞性贫血、失血性贫血和溶血性贫血等。外周血中网织红细胞数量减少则提示骨髓造血功能低下，可见于再生障碍性贫血、急性白血病等。

1. 红细胞生成所需的物质 红细胞生成需要有足够的蛋白质、铁、叶酸及维生素 B_{12} 的供应，此外，还需要氨基酸、维生素 B_6、B_2、C、E 和微量元素铜、锰、钴、锌等，其中铁、叶酸和维生素 B_{12} 是红细胞生成所需的重要物质。

(1) 铁：铁是合成血红蛋白的必需原料。当铁的摄入不足或吸收障碍，或长期慢性失血以致机体缺铁时，红细胞血红蛋白合成减少，导致低色素小细胞性贫血，即缺铁性贫血。由于红细胞可优先利用体内的氨基酸来合成血红蛋白，故单纯因缺乏蛋白质而发生贫血者较为罕见。

(2) 叶酸和维生素 B_{12}：此两者是 DNA 合成所需的重要辅酶，是红细胞成熟的必需物质。缺乏叶酸或维生素 B_{12} 时，DNA 合成减少，幼红细胞分裂增殖减慢，红细胞体积增大，导致巨幼红细胞性贫血。维生素 B_{12} 的吸收需要内因子(intrinsic factor)的参与。内因子由胃黏膜的壁细胞产生，它与维生素 B_{12} 结合，形成内因子- B_{12} 复合物，保护维生素 B_{12} 免受消化酶的破坏，并通过回肠远端黏膜上特异受体的介导，促进维生素 B_{12} 的吸收。

当胃大部分被切除或胃的壁细胞损伤时，机体缺乏内因子，或体内产生抗内因子抗体，或回肠被切除后，均可因维生素 B_{12} 吸收障碍而导致巨幼红细胞性贫血。在正常情况下，体内储存有 4～5 mg 维生素 B_{12}，而红细胞生成每天仅需维生素 B_{12} 2～5 μg，故当维生素 B_{12} 吸收发生障碍时，常在 3～5 年后才出现贫血。正常人体内叶酸的储存量为 5～20 mg，每天叶酸的需要量约 200 μg，当叶酸摄入不足或吸收障碍时，3～4 个月后可发生巨幼红细胞性贫血。

2. 红细胞生成的调节

(1) 促红细胞生成素：红系祖细胞向红系前体细胞的增殖分化是红细胞生成的关键环节，其主要调节物是促红细胞生成素(erythropoietin, EPO)。红系祖细胞分为早期红系祖细胞和晚期红系祖细胞两个亚群。晚期红系祖细胞上促红细胞生成素受体数量最多，是促红细胞生成素作用的主要靶细胞，红系祖细胞上促红细胞生成素受体的缺陷可能导致再生障碍性贫血。促红细胞生成素主要促进晚期红系祖细胞增殖，并向原红细胞分化，也可作为存活因子(survival factor)抑制晚期红系祖细胞的凋亡而促进红细胞生成。此外，促红细胞生成素还可加速幼红细胞的增殖和血红蛋白的合成，促进网织红细胞的成熟与释放。目前临床上已将重组的人促红细胞生成素应用于促进贫血患者的红细胞生成。血浆促红细胞生成素的水平与血液血红蛋白的浓度呈负相关。贫血时体内促红细胞生成素的增高可促进红细胞的生成；而红细胞增高时，促红细胞生成素分泌减少，这一负反馈调节使血中红细胞的数量能保持相对稳定(图 3－2)。

肾脏是机体出生后产生促红细胞生成素的主要部位，肾皮质肾单位肾小管周围的间质细胞可产生促红细胞生成素。肾内无促红细胞生成素储存，故切除双肾后，血浆中促红细胞生成素的浓度急剧降低，双肾实质严重破坏的晚期肾脏病患者常因缺乏促红细胞生成素而发生肾性贫血。生理情况下，血浆中有一定量的促红细胞生成素，可维持正常红细胞的生成。如完全缺乏促红细胞生成素，骨髓中几乎无红细胞生成；当存在大量促红细胞生成素时，只要提供足够的造血原料，红细胞的生成可比正常时提高 10 倍。组织缺氧是促进促红细胞生成素分泌的生理性刺激因素，缺氧可迅速引起促红细胞生成素基因表达增加，使促红细胞生成素的合成和分泌增多，其机制与低氧诱导因子-1(hypoxia-inducible factors－1, HIF－1)的作用有关。任何引起肾氧供不足的因素如贫血、缺氧或肾血流量减少，均可促进促红细胞生成素的合成与分泌。正常人从平原进入高原低氧环境后，由于肾脏产生促红细胞生成

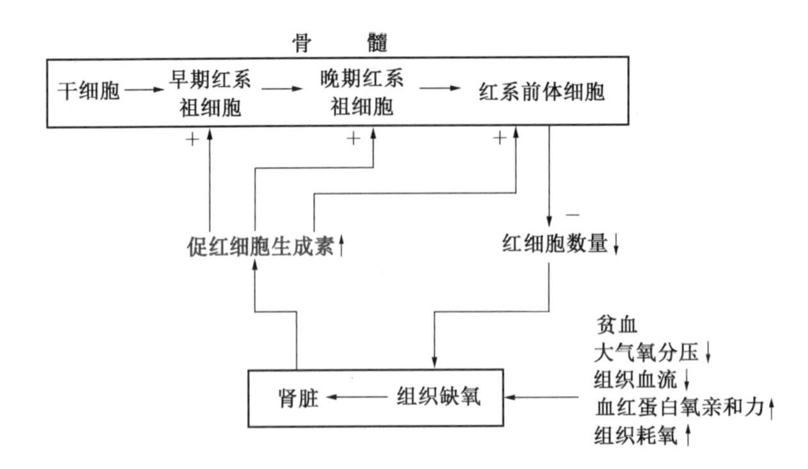

图 3-2 促红细胞生成素调节红细胞生成的反馈环路

+表示促进；−表示抑制
红色字体：表示促红细胞生成素在调节红细胞生成中的重要作用

素增多，可使外周血液的红细胞数量、血红蛋白含量增高。此外，肾外组织缺氧亦可促进肾分泌促红细胞生成素，这可能是由于肾外组织产生去甲肾上腺素、肾上腺素及几种前列腺素，转而刺激肾产生促红细胞生成素。除肾来源外，正常人体内 5%～10%的促红细胞生成素是由肾外组织（如肝脏）产生的，故双肾严重破坏而依赖人工肾生存的尿毒症患者，体内仍有低水平的红细胞生成。

（2）性激素及其他激素：雄激素可刺激骨髓红系祖细胞增殖，直接促进红细胞生成；也可刺激肾脏产生促红细胞生成素，间接促进红细胞生成。雌激素则可降低红系祖细胞对促红细胞生成素的反应，抑制红细胞生成。雄激素和雌激素对红细胞生成的不同效应，可能是成年男性红细胞数高于女性的原因之一。

另外，还有一些激素如甲状腺激素、糖皮质激素和生长激素等可改变组织对 O_2 的要求而间接影响红细胞生成。转化生长因子 β、干扰素 γ 和肿瘤坏死因子等可抑制早期红系祖细胞的增殖，对红细胞生成起负性调节作用，这可能与慢性炎症状态时贫血的发生有关。

（四）红细胞的破坏

正常人红细胞的寿命约为 120 天。机体每天约有 0.8%的衰老红细胞被破坏，其中 90%被巨噬细胞吞噬，原因是衰老红细胞变形能力减退、脆性增高，难以通过微小的孔隙，因此容易滞留在脾脏和骨髓中被巨噬细胞吞噬，此称为血管外破坏。巨噬细胞吞噬红细胞后，将红细胞内血红蛋白消化分解，释出的铁和氨基酸可被重新利用，而胆红素则由肝脏排入胆汁，最后排出体外。此外，还有 10%的衰老红细胞在血管中受机械冲击而破损，此称为血管内破坏，所释出的血红蛋白立即与血浆中的触珠蛋白结合，进而被肝脏摄取，血红蛋白经代谢释放出铁，生成的胆红素经胆汁排出。若血管内的红细胞被大量破坏，血浆中血红蛋白浓度过高而超出触珠蛋白的结合能力时，未能与触珠蛋白结合的血红蛋白将经肾排出，出现血红蛋白尿。

二、白细胞生理

（一）白细胞的分类与数量

白细胞为无色、有核的细胞，在血液中一般呈球形。白细胞可分为中性粒细胞（neutrophil）、嗜酸性粒细胞（eosinophil）、嗜碱性粒细胞（basophil）、单核细胞（monocyte）和淋巴细胞（lymphocyte）5 类（见图 3-1）。正常成年人血液中白细胞数为$(4.0 \sim 10.0) \times 10^9/L$，其中中性粒细胞占 50%～70%，嗜酸性粒细胞占 0.5%～5%，嗜碱性粒细胞占 0%～1%，单核细胞占 3%～8%，淋巴细胞占 20%～40%。

（二）白细胞的生理特性和功能

各类白细胞均参与机体的防御功能。白细胞具有变形、游走、趋化、吞噬和分泌等特性，这些特性是执行防御功能的生理基础。除淋巴细胞外，所有白细胞都能伸出伪足做变形运动，凭借这种运动，白细胞得以穿过毛细血管壁，这一过程称为白细胞渗出（diapedesis）。渗出到血管外的白细胞可借助变形运动在组织内游走，在某些化学物质吸引下，迁移到炎症区发挥生理作用。白细胞朝向某些化学物质运动的特性，称为趋化性（chemotaxis）。能吸引白细胞发生定向运动的化学物质，称为趋化因子（chemokine）。人体细胞的降解产物、抗原-抗体复合物、细菌毒素和补体的激活产物等都具有趋化活性。白细胞可按照这些物质的浓度梯度游走到炎症部位，吞噬（phagocytosis）并消化细胞碎片、杀灭细菌等异物。白细胞的吞噬具有选择性，正常细胞表面光滑，其表面存在可以排斥吞噬的保护性蛋白质，不易被吞噬，而坏死组织和外源性颗粒因缺乏相应的保护机制则易被吞噬。此外，在特异性抗体和某些补体的激活产物调理下，白细胞对外源性异物的识别和吞噬作用加强。白细胞还可分泌多种细胞因子，如白细胞介素、干扰素、肿瘤坏死因子、集落刺激因子等，通过自分泌、旁分泌作用参与炎症和免疫反应的调控。

1. 中性粒细胞 中性粒细胞的胞核呈分叶状，故又称多形核白细胞（polymorphonuclear leukocyte）。血管中的中性粒细胞约有一半随血液循环，称为循环池，白细胞计数即反映这部分中性粒细胞的数量；另一半则滚动在小血管的内皮细胞上，称为边缘池。这两部分细胞可以相互交换，保持动态平衡。此外，在骨髓中还有约 2.5×10^{12} 个成熟的中性粒细胞的储备，在机体需要时这些细胞可在数小时内大量进入循环血液。中性粒细胞在血管内停留的时间平均只有 6～8 h，一旦进入组织，它们就不再返回血液。

中性粒细胞是体内游走速度最快的细胞，当细菌入侵时中性粒细胞在炎症区域产生的趋化因子作用下从毛细血管渗出，迁移到病变部位吞噬细菌，这是感染发生时首先到达炎症部位的效应细胞。中性粒细胞吞噬细菌后立即启动杀菌过程，通过抗菌性蛋白质分子对细菌进行非氧杀伤，也可通过产生大量具有很强的细胞毒性作用的活性氧基团进行依氧杀菌。中性粒细胞杀菌后对细菌的分解依赖于溶酶体中大量的溶酶体酶来实现。当中性粒细胞吞噬 3～20 个细菌后自身即解体，释放的各种溶酶体还可溶解周围组织而形成脓液。炎症时，由于炎症产物的作用，骨髓内储存的中性粒细胞大量释放，从而外周血液的中性粒细胞数目显著增高，有利于更多的中性粒细胞进入炎症区域。当血液中的中性粒细胞数减少到 $1.0 \times 10^9/L$ 时，机体抵抗力明显降低，较易发生感染。此外，中性粒细胞还可吞噬和清除衰老的红细胞及抗原-抗体复合物等。

2. 单核细胞 单核细胞从骨髓进入血液并在其中停留2～3天后迁移入组织中，继续发育成熟为巨噬细胞(macrophage)，此时细胞体积增大，细胞内溶酶体颗粒和线粒体的数目增多，具有比中性粒细胞更强的吞噬能力。此外，巨噬细胞的溶酶体还含有大量的酯酶，可消化某些细菌(如结核杆菌)的脂膜，发挥抗感染作用。出生时因单核细胞和巨噬细胞的功能尚未充分发育，新生儿对病毒及细胞内致病菌的感染尤为敏感。由于单核细胞的趋化迁移速度较中性粒细胞慢，外周血和骨髓中储存的单核细胞数目较少，需要数天至数周时间巨噬细胞才能成为炎症局部的主要吞噬细胞。活化的单核-巨噬细胞主要作用是合成、释放多种细胞因子，如集落刺激因子(colony stimulating factor，CSF)、白细胞介素(如IL-1、IL-3、IL-6等)、肿瘤坏死因子(如TNF-α)、干扰素(如IFN-α、-β)等，参与对其他细胞活动的调控；识别并杀伤肿瘤和病毒感染细胞；有效地加工处理并呈递抗原，在特异性免疫应答的诱导和调节中起关键作用。此外，单核细胞还可在组织中发育成树突状细胞。树突状细胞不直接参与宿主的防御功能，但其抗原呈递能力远强于巨噬细胞，为目前所知功能最强的抗原提呈细胞，是机体特异免疫应答的始动者。

3. 嗜酸性粒细胞 体内嗜酸性粒细胞大部分存在于组织中，虽具有吞噬能力，但在抗细菌感染防御中不起主要作用。其主要作用是：①限制嗜碱性粒细胞和肥大细胞在Ⅰ型超敏反应中的作用；②是机体对抗蠕虫幼体感染的主要防御机制。在某些情况下，嗜酸性粒细胞可导致组织损伤，它可释放多种促炎介质，释放的主要碱性蛋白对支气管上皮有毒性作用，并能诱发支气管痉挛。目前认为嗜酸性粒细胞是在哮喘发生、发展中引起组织损伤的主要效应细胞。

4. 嗜碱性粒细胞 成熟的嗜碱性粒细胞存在于血液中，只有在炎症时受趋化因子的诱导才迁移到组织中。嗜碱性粒细胞的胞质中存在较大的碱性染色颗粒，颗粒内含有肝素、组胺、嗜酸性粒细胞趋化因子A等。当嗜碱性粒细胞活化时，不仅能释放颗粒中的介质，还可合成、释放白三烯(过敏性慢反应物质)和IL-4等细胞因子。嗜碱性粒细胞释放的肝素具有抗凝血作用，有利于保持血管通畅，使吞噬细胞能够到达抗原入侵部位而将其破坏。组胺和过敏性慢反应物质可使毛细血管壁通透性增加，局部充血水肿，并可使支气管平滑肌收缩，从而引起荨麻疹、哮喘等Ⅰ型超敏反应症状。嗜碱性粒细胞被激活时释放的嗜酸性粒细胞趋化因子A可吸引嗜酸性粒细胞，使之聚集于局部，以限制嗜碱性粒细胞在过敏反应中的作用。此外，嗜碱性粒细胞还参与机体抗寄生虫、抗肿瘤免疫应答。

5. 淋巴细胞 淋巴细胞在免疫应答反应过程中起核心作用。根据其生长发育的过程、细胞表面标志和功能的不同，可将淋巴细胞分成T淋巴细胞、B淋巴细胞和自然杀伤细胞三大类。T淋巴细胞主要与细胞免疫有关，B淋巴细胞主要与体液免疫有关，而自然杀伤细胞则是机体固有免疫的重要执行者(见本章第一节)。淋巴细胞的功能详见免疫学。

(三) 白细胞生成的调节

白细胞起源于骨髓造血干细胞，在发育过程中经历定向祖细胞、可识别的前体细胞等阶段，然后成为具有多种功能的成熟白细胞。目前对淋巴细胞生成的调节机制了解不多。粒细胞生成的调节与红细胞相似，也分别受到促进因素（如粒细胞-巨噬细胞集落刺激因子、粒细胞集落刺激因子等）和抑制因素（如乳铁蛋白和转化生长因子 β 等）的调节，这些因素共同维持正常的白细胞生成过程。

（四） 白细胞的破坏

由于白细胞主要在组织中发挥作用，淋巴细胞还可往返于血液、组织液及淋巴之间，并能增殖分化，故白细胞的寿命较难准确判断。循环血液只是将白细胞从骨髓和淋巴组织运送到机体所需部位的通道，白细胞在血液中停留时间较短。一般来说，中性粒细胞在循环血液中停留 6～8 h 后进入组织，4～5 天后衰老死亡，或经消化道排出；若有细菌入侵，中性粒细胞在吞噬过量细菌后，因释放溶酶体酶而发生"自我溶解"，与破坏的细菌和组织碎片共同形成脓液。单核细胞在血液中停留 2～3 天，然后进入组织，并发育成巨噬细胞，在组织中可生存 3 个月左右。

三、 血小板生理

（一） 血小板的数量、功能和生理特性

血小板是从骨髓成熟的巨核细胞（megakaryocyte）裂解脱落下来的、具有生物活性的小块胞质，一个巨核细胞可产生 2 000～5 000 个血小板，正常成年人血液中其数量为（100～300）$\times 10^9$/L。血小板有维持血管壁完整性的功能，能随时填补血管壁内皮细胞脱落而留下的空隙，可黏附并融合到血管内皮中，维持血管内皮的完整。此外，血小板还可释放血管内皮生长因子（vascular endothelial growth factor，VEGF）和血小板源性生长因子（platelet-derived growth factor，PDGF），促进血管内皮细胞、平滑肌细胞及成纤维细胞的增殖，也有利于受损血管的修复。循环中的血小板一般处于"静止"状态，当血管损伤时血小板可被激活，进而在生理止血过程中发挥重要作用（详见本章第三节）。血小板有黏附、聚集、释放、收缩及吸附等生理特性。血小板黏附（platelet adhesion）为血小板与非血小板表面的粘着，如血管受损后内皮下胶原暴露，血小板可借助变构的血管性血友病因子（von Willebrand factor，vWF）粘附于胶原纤维上；血小板聚集（platelet aggregation）为血小板与血小板之间的相互粘着；血小板释放（platelet release）是血小板受刺激后可将储存在致密体、α-颗粒或溶酶体内的物质排出的现象，血小板释放的血栓素 A_2（thromboxaneA_2，TXA_2）具有强烈的聚集血小板和缩血管作用；在血小板中存在着类似肌肉的收缩蛋白系统，故血小板具有收缩能力，临床上可根据体外血凝块回缩试验的情况大致估计血小板的数量或功能是否正常；血小板表面还可吸附血浆中多种凝血因子（如凝血因子Ⅰ、Ⅴ、Ⅺ、Ⅻ等），有利于血液凝固和生理止血。

（二） 血小板生成的调节和破坏

血小板的生成受血小板生成素（thrombopoietin，TPO）的调节。血小板生成素为一种糖蛋白，其相对分子质量为 50 000～70 000，主要由肝细胞产生，能特异促进巨核祖细胞增殖、分化成熟及释放血小板，是体内调节血小板生成的重要因素。血小板生成素水平与血液中血小板的数量成负相关。无论血液血小板数目是否正常，肝脏都以恒定的速率生成并释放

血小板生成素。血小板膜上含有高亲和力的血小板生成素受体，该受体可与血小板生成素结合而将血小板生成素从循环中清除。当外周血的血小板计数降低时，血浆中血小板生成素清除减少，血浆血小板生成素浓度增高，可促进骨髓血小板的生成。临床试验显示，重组人血小板生成素可有效促进血小板的生成。血小板进入血液后，平均寿命为 7～14 天，但只在最初两天具有生理功能。血小板除因衰老被破坏外，还可在发挥其生理功能时被消耗。

第三节　生理性止血

正常情况下，小血管受损后引起的出血在几分钟内就会自行停止，这种现象称为生理性止血(hemostasis)，是机体重要的保护机制之一。当血管受损，一方面要求迅速形成止血栓以避免血液的流失；另一方面要使止血反应限制在损伤局部，保持全身血管内的血液畅通。因此，生理性止血是多种因子和机制相互作用，维持精确平衡的结果。临床上常用小针刺破耳垂或指尖，使血液自然流出，然后测定出血延续的时间，这段时间称为出血时间(bleeding time)，正常人不超过 9 min(模板法)。出血时间的长短可反映生理性止血功能的状况。生理性止血功能降低，出血时间延长，可有出血倾向；而生理性止血功能过度激活，则出血时间缩短，有自发血栓形成的可能。

一、生理性止血的基本过程

生理性止血过程主要包括血管收缩、血小板止血栓的形成和血液凝固 3 个过程。

（一）血管收缩

生理性止血首先表现为受损血管局部及附近的小血管收缩，局部血流减少。若血管破损不大，血管收缩可使血管破口封闭，制止出血。引起血管收缩的原因有以下 3 个方面：①损伤性刺激反射性使血管收缩；②血管壁的损伤引起局部血管肌源性收缩；③黏附于损伤处的血小板释放 5-羟色胺(5-hydroxytryptamine，5-HT)、血栓烷 A_2(thromboxane A_2，TXA_2)等缩血管物质，引起血管收缩。

（二）血小板止血栓的形成

血管损伤后，由于内皮下胶原暴露，1～2 s 内即有少量的血小板附着于内皮下胶原上，这是形成止血栓的第一步。通过血小板黏附可“识别”损伤部位，使止血栓正确定位。黏附的血小板进一步激活血小板内信号途径导致血小板聚集。局部受损红细胞释放的 ADP 及局部凝血过程中生成的凝血酶均可使血小板活化而释放内源性 ADP 及血栓烷 A_2，进而激活血液中其他血小板，募集更多的血小板相互黏着而发生不可逆聚集，放大血小板的聚集反应，使血流中的血小板不断地聚集、粘着在已粘附固定于内皮下胶原的血小板上，形成血小板止血栓，从而将伤口堵塞，达到初步止血，也称一期止血。一期止血主要依赖于血管收缩及血小板止血栓的形成。此外，受损血管内皮的 PGI_2 生成减少，也有利于血小板的聚集。

（三）血液凝固

血管受损也可启动凝血系统，在局部迅速发生血液凝固（详见后文），使血浆中可溶性的纤维蛋白原转变成不溶性的纤维蛋白，并交织成网，以加固止血栓，称二期止血。最后，局部纤维组织增生，并长入血凝块，达到永久性止血（图 3－3）。

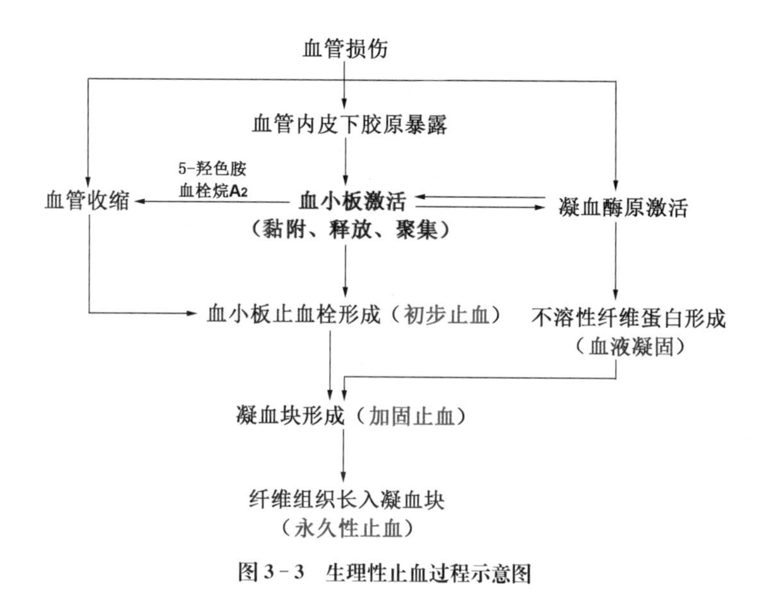

图 3－3　生理性止血过程示意图

（紫色字表示生理止血的 3 个过程；咖啡色字表示血小板在生理止血过程中居于中心地位；红色字表示生理止血的三个阶段）

生理性止血的 3 个环节在止血过程中相继发生并相互重叠，彼此密切相关。如血小板黏附在血管收缩血流减慢时才易实现；血小板对血液凝固有重要的促进作用，主要包括：①为凝血因子提供磷脂表面，参与内源性和外源性凝血途径中凝血酶原的激活；②血小板质膜表面吸附有许多凝血因子，这些因子的相继激活可加速凝血过程；③血小板激活后释放颗粒内容物，促进纤维蛋白网的形成，加固血凝块，5－羟色胺、血栓烷 A_2 的释放又可促进血管收缩；此外，血凝块中的血小板还有伪足伸入纤维蛋白网，加之血小板收缩蛋白的收缩，使血凝块回缩，并释出其中淡黄色的液体，即血清（serum），形成坚实的止血栓，牢固封住血管的破口；血液凝固过程中产生的凝血酶又可加强血小板的活化。因此，生理性止血的 3 个过程彼此相互促进，使生理性止血能及时快速地进行。由于血小板与生理性止血过程的 3 个环节均有密切关系，故血小板在生理性止血过程中居于中心地位。当血小板减少或功能降低时，出血时间就会延长。

二、血液凝固

血液凝固（blood coagulation）是指血液由流动的液体状态变成不能流动的凝胶状态的过程，其实质就是血浆中的可溶性纤维蛋白原转变成不溶性的纤维蛋白的过程。纤维蛋白交

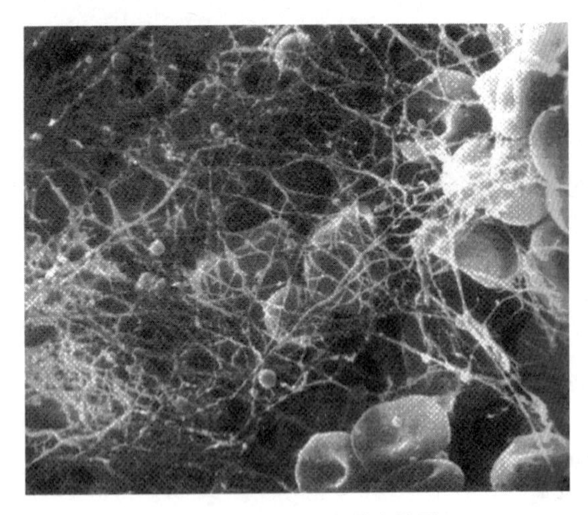

图 3-4　凝血块的扫描电镜图

织成网，把血细胞和血液的其他成分网罗在内，从而形成血凝块（图 3-4）。血液凝固是一系列复杂的酶促反应过程，需要多种凝血因子的参与。

（一）凝血因子

血浆和组织中直接参与血液凝固的物质，统称为凝血因子（coagulation factor），按国际命名法、依发现的先后顺序用罗马数字编号的凝血因子有 12 种，即凝血因子 Ⅰ～ⅩⅢ（简称 FⅠ～FⅩⅢ，其中 FⅥ是血清中活化的 FⅤa，不再视为一个独立的凝血因子），此外还有前激肽释放酶、高分子激肽原等。在这些凝血因子中，除 FⅣ是 Ca^{2+} 外，其余的凝血因子均为蛋白质，且 FⅡ、FⅦ、FⅨ、FⅩ、FⅪ、FⅫ和前激肽释放酶都是丝氨酸蛋白酶；但正常情况下这些蛋白酶以无活性的酶原形式存在，必须通过其他酶的有限水解，暴露或形成活性中心后，才具有酶的活性，这一过程称为凝血因子的激活。习惯上在凝血因子代号的右下角加一个"a"（指 activated）表示其"活化型"，如 FⅡ被激活为 FⅡa。FⅢ、FⅤ、FⅧ和高分子激肽原在凝血反应中起辅因子的作用，可使相应的丝氨酸蛋白酶凝血因子的催化速率增快成千上万倍。除 FⅢ外，其他凝血因子均存在于新鲜血浆中，多数凝血因子在肝脏内合成，其中 FⅡ、FⅦ、FⅨ、FⅩ的生成需要维生素 K 的参与，故它们又称依赖维生素 K 的凝血因子。当肝脏病变或维生素 K 缺乏时，可因凝血因子合成障碍出现凝血功能异常。

（二）凝血的过程

血液凝固是由凝血因子按一定顺序相继激活而生成的凝血酶（thrombin）最终使纤维蛋白原（fibrinogen）变为纤维蛋白（fibrin）的过程。因此，凝血过程可分为 3 个基本阶段：凝血酶原酶复合物（prothrombinase complex）的形成、凝血酶原在凝血酶原酶复合物的作用下被激活成凝血酶、纤维蛋白原在凝血酶作用下被激活成纤维蛋白。

1. 凝血酶原酶复合物的形成　凝血酶原酶复合物可通过内源性或外源性凝血途径生成，这两条途径的启动方式和参与的凝血因子虽有不同，但两条途径并不各自完全独立，它们的某些凝血因子可以相互激活。

（1）内源性凝血途径（intrinsic pathway）：参与凝血的因子全部来自血液，通常由血液与带负电荷的异物表面（如内皮下胶原、玻璃、白陶土、硫酸酯、胶原等）接触而启动。当血液与带负电荷的异物表面接触时，首先是 FⅫ结合到异物表面，并被激活为 FⅫa，FⅫa 再激活 FⅪ成为 FⅪa，从而启动内源性凝血途径。FⅫa 还能通过使前激肽释放酶的激活而正反馈促进自身的形成。从 FⅫ结合于异物表面到 FⅪa 形成的过程称为表面激活。

表面激活所生成的 FⅪa 在 Ca^{2+} 存在的情况下可激活 FⅨ生成 FⅨa，FⅨa 在 Ca^{2+} 的作用下与 FⅧa 在活化的血小板的膜磷脂表面结合成内源性途径因子 Ⅹ 酶复合物（tenase complex)，进一步激活 FⅩ生成 FⅩa。临床实践发现，缺乏 FⅧ、FⅨ和 FⅪ的患者，凝血过程缓慢，轻微外伤常可引起出血不止，分别称为甲型、乙型和丙型血友病(hemophilia A, B, C)。临床上还有一种常见的遗传性出血性疾病，即血管性血友病，其发病机制是患者的 vWF 基因突变，导致血浆 vWF 数量减少或质量异常，因 vWF 可保护 FⅧ不被降解，故其缺陷常伴有血浆 FⅧ降低，导致凝血功能障碍。

(2) 外源性凝血途径(extrinsic pathway)：由血液之外的组织因子(tissue factor, TF)暴露于血液而启动的凝血过程，又称组织因子途径。组织因子是一种跨膜糖蛋白，存在于大多数组织细胞。在生理情况下，直接与循环血液接触的血细胞和内皮细胞不表达组织因子，但约有 0.5%的 FⅦ处于活化状态(FⅦa)。当血管损伤时，暴露出组织因子，后者与 FⅦa 相结合而形成 FⅦa-组织因子复合物。FⅦa-组织因子复合物可催化两个重要的反应：①在磷脂和 Ca^{2+} 存在的情况下迅速激活 FⅩ生成 FⅩa，生成的 FⅩa 又能激活 FⅦ，进而可使更多 FⅩ激活，形成外源性凝血途径的正反馈效应。②激活 FⅨ生成 FⅨa。FⅨa 除能与 FⅧa 结合而激活 FⅩ外，也能反馈激活 FⅦ。因此，通过 FⅦa-组织因子复合物的形成，使内源性凝血途径和外源性凝血途径相互联系，相互促进，共同完成凝血过程。此外，在组织因子的辅助下，FⅦa 也能自身激活 FⅦ为 FⅦa。须指出的是，在病理状态下，细菌内毒素、补体 C5a、免疫复合物、肿瘤坏死因子等均可刺激血管内皮细胞和单核细胞表达组织因子，从而启动凝血过程，引起弥漫性血管内凝血(disseminated intravascular coagulation, DIC)。

目前认为，外源性凝血途径在体内生理性凝血反应的启动中起关键作用，故组织因子是生理性凝血反应过程的启动物。由于组织因子镶嵌在细胞膜上，可起“锚定”作用，从而使生理性凝血过程局限于受损血管的部位。内源性途径对凝血反应开始后的维持和巩固起重要作用。由内源性和外源性凝血途径所生成的 FⅩa，在 Ca^{2+} 存在的情况下于磷脂膜表面与 FⅤa 结合形成 FⅩa-FⅤa-Ca^{2+}-磷脂复合物，即凝血酶原酶复合物。

2. 凝血酶原的激活和纤维蛋白的生成　凝血酶原在凝血酶原酶复合物的作用下激活成为凝血酶，凝血酶的功能有：①催化纤维蛋白原降解为纤维蛋白单体；②激活 FⅩⅢ生成FⅩⅢa，并在 Ca^{2+} 的作用下使纤维蛋白单体相互聚合，形成不溶于水的交联纤维蛋白多聚体凝块；③激活 FⅤ、FⅧ和 FⅪ，形成凝血过程中的正反馈机制；④活化血小板，使其带负电荷的磷脂翻转至膜外表面，为因子Ⅹ酶复合物和凝血酶原酶复合物的形成提供有效的磷脂表面，从而加速凝血。上述凝血过程可概括为图 3-5。

由于凝血是一系列凝血因子相继酶解激活的过程，每步酶促反应均有放大效应，因此，少量凝血因子被激活，就可使大量下游凝血因子激活并逐级传递下去，使整个凝血过程呈现出巨大的放大效应。例如，1 分子 FⅪa 最终可产生上亿分子的纤维蛋白。

将静脉血放入玻璃试管中，自采血开始到血液凝固所需的时间称为凝血时间(clotting time, CT)，主要反映自 FⅫ被异物表面(玻璃)激活至纤维蛋白形成所需的时间，正常人为 4～12 min。血液凝固 1～2 h 后，血凝块中的血小板被激活，凝血块回缩，并挤出其中的血清。由于在凝血过程中一些凝血因子被消耗，故血清与血浆的区别在于前者缺乏纤维蛋白原及 FⅡ、FⅤ、FⅧ、FⅩⅢ等凝血因子，但也增添了少量凝血过程中血小板释放的物质。

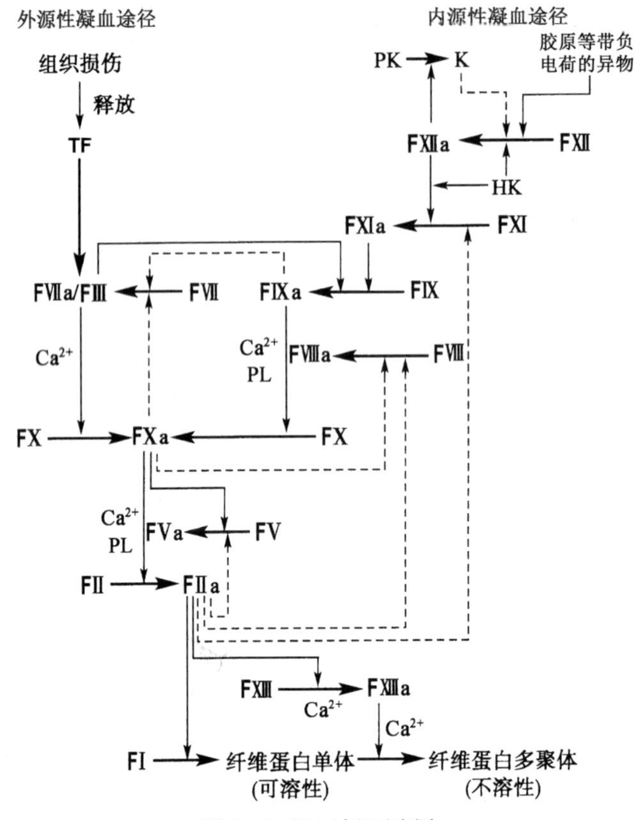

图 3－5 凝血过程示意图

→催化作用；➝变化方向；---→正反馈促进
PL：磷脂；PK：前激肽释放酶；K：激肽释放酶；HK：高分子量激肽原；
罗马数字表示相应凝血因子

三、纤维蛋白的溶解

不溶于水、交联的纤维蛋白多聚体被分解液化的过程称为纤维蛋白溶解(fibrinolysis)，简称纤溶，血液凝固过程中纤维蛋白的形成是触发纤溶的启动因素。纤溶系统主要包括纤维蛋白溶解酶原(plasminogen，简称纤溶酶原)、纤溶酶(plasmin)、纤溶酶原激活物(plasminogen activator)与纤溶抑制物。纤溶过程分为纤溶酶原的激活与纤维蛋白(或纤维蛋白原)的降解两个基本阶段(图 3－6)。正常情况下，组织损伤后所形成的止血栓完成止血使命后，在纤溶系统的作用下逐步溶解，从而保证血管畅通，也利于受损组织的再生和修复。若纤溶系统活动亢进，可因止血栓的提前溶解而有重新出血的倾向；而纤溶系统功能低

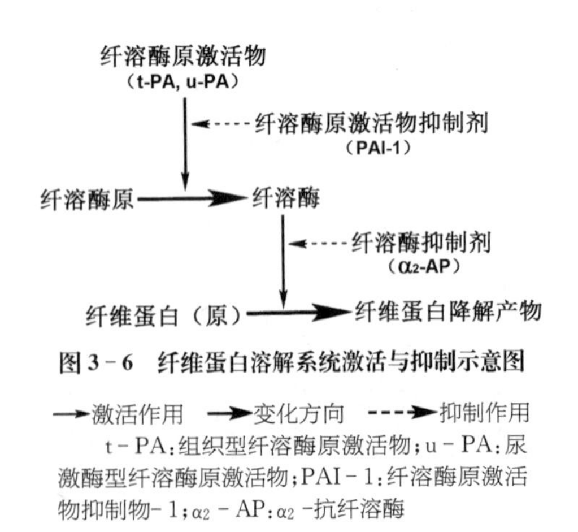

图 3－6 纤维蛋白溶解系统激活与抑制示意图

→激活作用 ➝变化方向 ---→抑制作用
t－PA：组织型纤溶酶原激活物；u－PA：尿激酶型纤溶酶原激活物；PAI－1：纤溶酶原激活物抑制物－1；$α_2$－AP：$α_2$－抗纤溶酶

下，则不利于血管的再通，加重血栓栓塞。因此，生理情况下止血栓的溶解液化在空间与时间上也同样受到严格控制。

（一）纤溶酶原的激活

正常情况下，血浆中的纤溶酶是以无活性的纤溶酶原形式存在的。纤溶酶原主要由肝产生，嗜酸性粒细胞也可合成少量纤溶酶原。纤溶酶原在激活物的作用下发生有限水解，脱下一段肽链而激活成纤溶酶。纤溶酶原激活物包括组织型纤溶酶原激活物（tissue-type plasminogen activator，t-PA）和尿激酶型纤溶酶原激活物（urokinase-type plasminogen activator，u-PA），前者主要由血管内皮细胞产生，后者则主要由肾小管和集合管上皮细胞产生。t-PA是血液中主要的内源性纤溶酶原激活物。正常情况下，t-PA以非酶原的低活性单链形式分泌，但与纤维蛋白结合后活性增加，有利于纤维蛋白生成时纤溶的即刻启动，也有利于将纤溶限制在血凝块局部，并增强局部的纤溶强度。重组人组织型纤溶酶原激活剂已作为溶栓剂广泛应用于临床血栓栓塞的治疗。u-PA是血液中活性仅次于t-PA的生理性纤溶酶原激活物，其主要功能是溶解血管外蛋白，如促进细胞迁移（排卵和着床、肿瘤转移等），其次才是清除血浆中的纤维蛋白。

此外，FⅫa、激肽释放酶等也可激活纤溶酶原，但正常情况下其激活活性不足总激活能力的15%。当血液与异物表面接触而激活FⅫ时，一方面启动内源性凝血系统，另一方面也通过FⅫa激活激肽释放酶而激活纤溶系统，使凝血与纤溶相互配合，保持平衡。在体外循环的情况下，由于循环血液大量接触带负电荷的异物表面，此时FⅫa、激肽释放酶可成为纤溶酶原的主要激活物。

（二）纤维蛋白与纤维蛋白原的降解

纤维蛋白和纤维蛋白原是纤溶酶最敏感的底物，在纤溶酶的作用下，可被分解成许多可溶性小肽，称为纤维蛋白降解产物（fibrin degradation product）。这些降解产物通常不再发生凝固，其中部分小肽还具有抗凝血作用。纤溶酶是血浆中活性最强的蛋白酶，特异性较低，除能降解凝血块中交联的纤维蛋白多聚体和血浆中的纤维蛋白原外，对FⅡ、FⅤ、FⅧ、FⅩ、FⅫ等凝血因子也有一定的降解作用。当纤溶亢进时，可因凝血因子的大量分解和纤维蛋白降解产物的抗凝作用而有出血倾向。

（三）纤溶抑制物

体内抑制纤溶系统活性的物质主要有纤溶酶原激活物抑制物-1（plasminogen activator inhibitor type-1，PAI-1）和α_2-抗纤溶酶（α_2-antiplasmin，α_2-AP），前者是通过抑制纤溶酶原激活物而降低纤溶，后者是体内主要的纤溶酶抑制物。在正常安静情况下，血管内皮细胞分泌的PAI-1的量约为t-PA的10倍，α_2-AP对纤溶酶又具有灭活作用，故此时血液中的纤溶酶活性很低。当血管壁上有纤维蛋白形成时，血管内皮分泌t-PA增多，同时，由于t-PA和纤溶酶原结合于纤维蛋白上，既可避免PAI-1对t-PA的抑制及α_2-AP对纤溶酶的灭活，又有利于t-PA对纤溶酶原的激活。这样，就能保证血栓形成部位既有适度的纤溶过程，又不至于引起全身性纤溶亢进，从而维持凝血和纤溶之间的动态平衡。

第四节 血型与输血原则

一、血型与红细胞凝集

血型(blood group)是指血液成分(包括红细胞、白细胞、血小板及血浆蛋白)表面特异性抗原的类型,如红细胞膜表面抗原 A 和 B、白细胞膜表面人类白细胞抗原(human leukocyte antigen, HLA)和血小板表面抗原 PI、Zw、Ko 等,通常所说的血型是指红细胞膜表面特异性抗原类型。当给人体输入血型不相容的血液时,在血管内红细胞会聚集成簇,这种现象称为红细胞凝集(agglutination)。凝集成簇的红细胞不再散开,进一步发生溶血反应,严重时甚至危及生命。红细胞凝集的本质是抗原-抗体反应。红细胞膜上抗原的特异性取决于红细胞膜上抗原决定簇,这些抗原在凝集反应中称为凝集原(agglutinogen),能与红细胞膜上的凝集原起反应的特异抗体称为凝集素(agglutinin),每个凝集素上具有 2～10 个凝集原结合位点,因此可在若干个带有相应凝集原的红细胞之间形成桥梁,使它们聚集成簇。血型是由遗传决定的,正常人血型终身不变,故血型鉴定既是安全输血的前提,也是法医学和人类学研究的重要线索。

二、红细胞血型

自第一个人类血型系统——ABO 血型系统发现以来,至今已经发现了 30 个不同的红细胞血型系统,其中与临床关系最密切的是 ABO 和 Rh 血型系统。Landsteiner 因发现人类红细胞血型而获得 1930 年诺贝尔生理学或医学奖。

(一) ABO 血型系统

1. ABO 血型的分型 根据红细胞膜上是否存在 A 抗原和 B 抗原可将血液分为 4 种血型:红细胞膜上只含 A 抗原者为 A 型;只含 B 抗原者为 B 型;含有 A 与 B 两种抗原者为 AB 型;A 和 B 两种抗原均无者为 O 型。不同血型的人血清中含有不同的抗体,但不含与自身红细胞抗原相对应的抗体(表 3-1)。

表 3-1 ABO 血型系统的抗原和抗体

血型		红细胞上的抗原	血清中的抗体
A 型:	A_1	$A+A_1$	抗 B
	A_2	A	抗 B+抗 A_1
B 型		B	抗 A
AB 型:	A_1B	$A+A_1+B$	无
	A_2B	A+B	抗 A_1
O 型		无 A,无 B	抗 A+抗 B

ABO 血型系统还有几种亚型,其中最为重要的亚型是 A 型中的 A_1 和 A_2 亚型,AB 型中的 A_1B 和 A_2B 亚型(表 3-1)。虽然在我国汉族人中 A_2 型和 A_2B 型者分别只占 A 型和 AB

型人群的1%以下，但由于 A_1 型红细胞可与 A_2 型血清中的抗 A_1 抗体发生凝集反应，而且 A_2 型和 A_2B 型红细胞比 A_1 型和 A_1B 型红细胞的抗原性弱得多，在用抗A抗体作血型鉴定时，容易将 A_2 型和 A_2B 型血误定为O型和B型，因此在输血时仍应注意 A_2 和 A_2B 亚型的存在。

2. ABO血型系统的抗原 ABO血型系统各种抗原的特异性决定于红细胞膜上的糖蛋白或糖脂上所含的糖链，这些糖链是由暴露在红细胞表面的少数糖基所组成的寡糖链，A和B抗原的特异性就决定于这些寡糖链的组成与连接顺序。A和B抗原是在H抗原的基础上、分别在A和B基因的控制下形成的。O型红细胞虽然不含A、B抗原，但有H抗原，而H抗原是在H基因编码的岩藻糖基转移酶的作用下、在一个含4个糖基的前体物质的基础上形成的。若H基因缺损，则岩藻糖基转移酶缺乏，不能生成H抗原及A、B抗原，但有前体物质，其血型为孟买型。

正常情况下5～6周龄的人胚胎红细胞膜上已可检测到A和B抗原，婴儿红细胞膜上A、B抗原的位点数仅约成年人的1/3，到2～4岁时才完全发育，正常人A、B抗原的抗原性终生不变。血型抗原在人群中的分布按地域和民族的不同而有差异。在中欧地区的人群中，A型和O型血各占40%左右；而在美洲土著民族中，O型血高达90%；我国汉族中，A型、B型、O型血各占30%左右。

3. ABO血型系统的抗体 ABO血型抗体有天然抗体和免疫性抗体两类。天然抗体多属IgM，分子量大，不能通过胎盘，因此，尽管孕妇血型可能与胎儿不合，但其体内的天然ABO血型抗体一般不能通过胎盘到达胎儿体内，不会使胎儿的红细胞发生凝集破坏；免疫性抗体是机体接受了自身所不存在的红细胞抗原刺激而产生的，属于IgG抗体，分子量小，能够通过胎盘进入胎儿体内。因此，若母体曾因输血等原因导致外源性A或B抗原进入体内，产生免疫性抗体，可因母体内免疫性IgG型血型抗体进入胎儿体内而引起胎儿红细胞的破坏，发生新生儿溶血病。

4. ABO血型的遗传 人类ABO血型系统的遗传由9号染色体(9q34.1－q34.2)上的*A*、*B*和*O* 3个等位基因来控制的，*A*和*B*基因为显性基因，*O*基因为隐性基因。在一对染色体上只可能出现上述3个基因中的2个，分别由父母双方各遗传一个给子代。3个基因可组成6组基因型(genotype)，但血型的表现型(phenotype)只有4种(表3－2)。血型相同的人遗传基因型不一定相同。利用血型的遗传规律，可以推知子女可能有的、和不可能有的血型，因此也可以从子女的血型表现型来推断亲子关系。但必须注意的是，法医学上依据血型来判断亲子关系时，只能做出否定的判断，而不能做出肯定的判断。

表3－2 ABO血型的基因型和表现型

基因型	表现型	基因型	表现型
OO	O	*BB*, *BO*	B
AA, *AO*	A	*AB*	AB

5. ABO血型的鉴定 正确鉴定血型是保证输血安全的基础。常规ABO血型的定型包

括正向定型(forward typing)和反向定型(reverse typing)。正向定型是用已知血型的血清(含抗A或抗B抗体)检测待鉴定的红细胞膜上有无A或B抗原;反向定型是用已知血型抗原的红细胞检测待鉴定的血清有无抗A或抗B抗体。由于新生儿血液中的血型抗体来自母体,故新生儿血型鉴定时只进行正向定型。正向定型测定方法如下:在玻片上分别滴一滴抗B、抗A和抗A-抗B血清,在每一滴血清上再加一滴待测红细胞的悬液,轻轻摇动,使红细胞和血清混匀,观察有无凝集现象。若待测红细胞与抗B和抗A-抗B血清发生凝集反应,为B型;待测红细胞与抗A和抗A-抗B血清发生凝集反应,为A型;待测红细胞与抗A、抗B和抗A-抗B血清均发生凝集反应,为AB型;待测红细胞与抗A、抗B和抗A-抗B血清均不发生凝集反应,为O型。

(二) Rh血型系统

1. Rh血型的发现和分布 Landsteiner和Wiener于1940年发现白种人中约85%的人的红细胞上,具有与恒河猴(Rhesus monkey)红细胞同样的抗原,因此把含此抗原的血型称为Rh阳性血型,这一血型系统称为Rh血型系统。我国Rh阳性者约占99%,输血时应注意对Rh血型的鉴定。

2. Rh血型的特点及其临床意义 与ABO血型系统不同,人的血清中不存在抗Rh的天然抗体,Rh系统的抗体主要是IgG,因其分子较小,能透过胎盘,当Rh阴性的孕妇怀有Rh阳性的胎儿时,Rh阳性胎儿的少量红细胞或抗原可进入母体,使母体产生免疫性抗体,主要是抗D抗体。这种抗体可以透过胎盘进入胎儿的血液,使胎儿的红细胞发生凝集和溶血,造成新生儿溶血性贫血,严重时可导致胎儿死亡。由于一般只有在妊娠末期或分娩时才有足量的胎儿红细胞进入母体,而母体血液中抗体的浓度是缓慢增加的,故Rh阴性的母体怀第一胎Rh阳性的胎儿时,很少出现新生儿溶血的情况;但在第二次妊娠时,母体内的抗Rh抗体可进入胎儿体内引起新生儿溶血。若在Rh阴性母亲生育第一胎后,及时输注特异性抗D免疫球蛋白,中和进入母体的D抗原,以避免Rh阴性母亲致敏,可预防第二次妊娠时的新生儿溶血的发生。

三、输血原则

输血已经成为治疗某些疾病、抢救伤员生命和保证一些手术得以顺利进行的重要手段。如果输血不当或发生差错,将会给患者造成严重损害,甚至引起死亡。为了保证输血安全、提高输血效果并节约用血,必须遵守输血的原则。

准备输血前必须鉴定血型,确保供血者与受血者的ABO血型相合。对于生育年龄段的妇女和需要反复输血的患者,特别要注意Rh阴性受血者产生抗Rh抗体的情况。

输血最好坚持同型输血,即使在ABO系统血型相同的人之间进行输血,输血前仍需要进行交叉配血试验(cross-match test),把供血者的红细胞与受血者的血清进行配合试验,称为交叉配血主侧;再将受血者的红细胞与供血者的血清作配合试验,称为交叉配血次侧。这样,既可检验血型鉴定是否有误,又能发现供血者和受血者的红细胞或血清中是否还存在其他不相容的血型抗原或抗体。如果交叉配血试验的两侧均未发生凝集反应,即为配血相合,可以进行输血;如果主侧发生凝集反应,则为配血不合,受血者不能接受该供血者的血液;如果主侧不发生凝集反应而次侧发生凝集反应,称为配血基本相合,这种情况可见于将O型血输给其他血型的受血者或AB型受血者接受其他血型的血液。由于输血时首先考虑供血者的红细胞不被受血者血清所凝集破坏,故在缺乏同型血源的紧急情况下,可缓慢输入少量配血基本相合的血液(<200 ml),此时供血者血清中抗体可很快被稀释,不易与受血者血中抗原发生凝集反应;另外在输血过程中还需密切观察受血者的情况,如果发生输血反应,立即停止输注。

随着血液成分分离技术的成熟,输血疗法已经从原来的全血输血发展为成分输血。成分输血(blood component therapy)是将人血中各种不同成分,如红细胞、粒细胞、血小板和血浆等进行分离,根据患者需要进行输血。如严重贫血患者主要是红细胞量不足,总血量不一定减少,宜输注浓缩红细胞悬液;大面积烧伤患者主要是由于创面渗出使血浆大量丢失,宜输入血浆或血浆代用品;对各种出血性疾病的患者,可根据疾病的情况输入浓缩的血小板悬液或含凝血因子的新鲜血浆。因此,倡导成分输血可增强治疗的针对性,提高疗效,减少不良反应,且能节约血源。

由于异体输血存在供体血液所携带病原微生物传播的潜在危险,也可因移植物的抗宿主反应导致受血者的免疫功能下降,而采用自体输血不仅可避免异体输血的不良反应及并发症,还可扩大血源。自体输血(autologous blood transfusion)是采用患者自身血液成分,以满足本人手术或紧急情况下需要的一种输血疗法。采用自体输血时可于手术前若干日内定期反复采血储存以备手术之需;也可临手术前自体采血,并在使用血浆代用品维持患者正常血容量的条件下开展手术,然后在需要时输还给患者。此外,还可在手术过程中无菌收集出血,经适当处理后回输患者。自体输血是一种值得推广的安全输血方式。

(刘 俊)

第四章　血液循环

循环系统(circulatory system)主要包括心脏和血管,因此也称心血管系统(cardiovascular system),但从严格意义上讲,循环系统还包括起辅助作用的淋巴系统(lymphatic system)。心脏处于循环系统的中心,心脏不停地跳动,为血液在循环系统中循环流动提供动力,随着血液循环,机体新陈代谢所需的 O_2 和营养物质被源源不断送达全身组织,而代谢产物和 CO_2 则被带走,从而维持了机体内环境的稳定;此外,内分泌腺或细胞分泌的各种激素及生物活性物质也可通过血液运输到达全身各处的靶细胞,实现对机体功能的体液调节。

在体内,心血管系统的活动受到神经和体液因素的调节,使血液循环与不同生理状态下机体的代谢需求相适应。

第一节　心脏的泵血功能

心脏有节律的收缩和舒张,驱动血液在循环系统中流动,心脏的这一作用称为心脏的泵血功能。

一、心脏的泵血过程

(一)心动周期

心房和心室每收缩和舒张一次构成一个心动周期(cardiac cycle)。在一个心动周期中,心房与心室的机械活动都可分为收缩期(systole)和舒张期(diastole)。在一分钟内心脏完成心动周期的次数称为心率(heart rate)。

心动周期的长度与心率成反变关系。正常成年人的心率在 60～100 次/分之间。如果按照心率为 75 次/分计算,每个心动周期的时间持续为 0.8 s。如图 4－1 所示,在一个心动周期中,左、右心房首先收缩,持续约 0.1 s,继而心房舒张,持续约 0.7 s。当心房收缩时,心室处于舒张期,心房进入舒张期后不久,心室开始收缩,持续约 0.3 s,随后进入舒张期,占时约 0.5 s。心室舒张的前 0.4 s,心房也处于舒张期,这一时期称为全心舒张期。

在一个心动周期中,心房和心室的活动是依次序进行的,而左、右两个心房和心室的活动都是同步进行的。心率加快时,心动周期缩短,收缩期和舒张期都相应缩短,而舒张期缩短的程度更大。因此,在心率较快时,心肌收缩的时间相对延长,而舒张的时间相对缩短,这对心脏的持久活动是不利的。

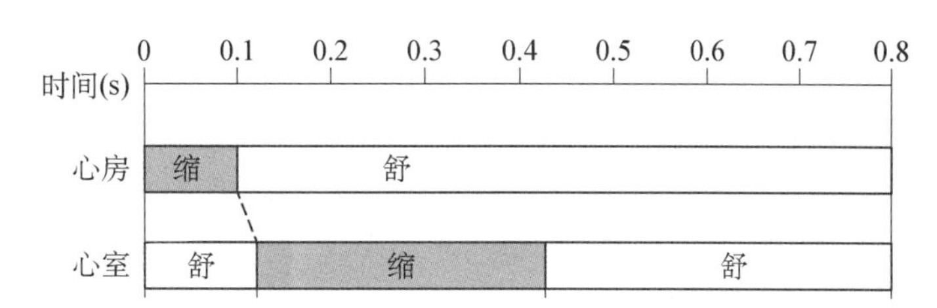

图 4-1 心动周期中心房、心室收缩和舒张的时间关系示意图

（二）心脏的泵血过程

左、右心室的泵血过程相似，而且几乎同时进行。左心室的活动是体循环的动力来源，在心脏泵血中起到至关重要的作用，以下以左心室的活动为例来描述心脏的泵血过程（图 4-2）。

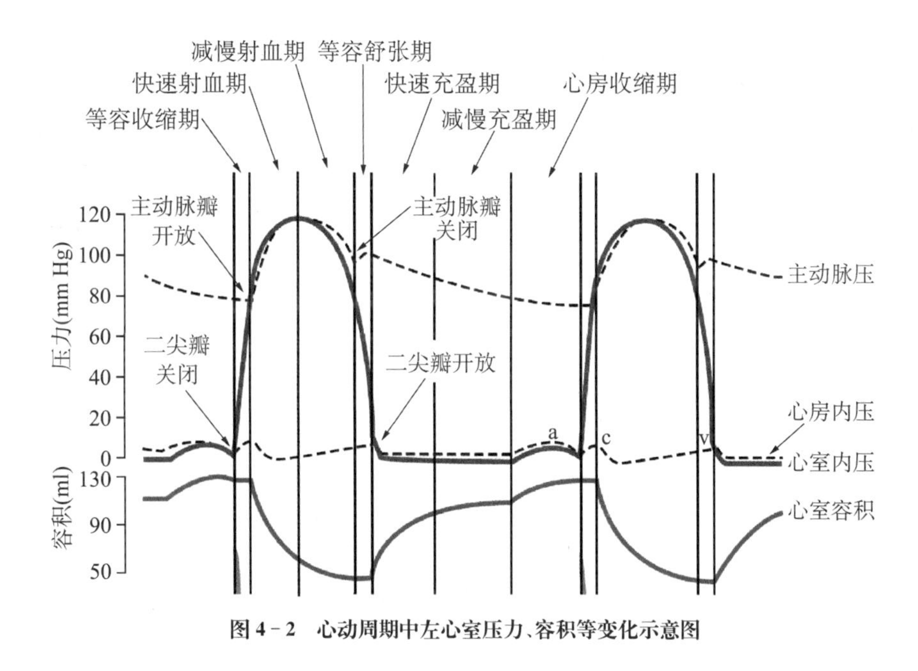

图 4-2 心动周期中左心室压力、容积等变化示意图

1. 心室收缩期 心室收缩期可分为等容收缩期和射血期两个时相，而射血期又可分为快速射血期和减慢射血期。

（1）等容收缩期：心室肌的收缩使心室内压力升高，当室内压超过心房内压时，血压向心房流动，推动房室瓣并使之关闭。此时的室内压尚低于主动脉压，因此半月瓣也仍处于关闭状态，心室暂时成为一个封闭的腔。从房室瓣关闭直到主动脉瓣开启的这段时期，心室肌的收缩不断加强，使心室内压力不断上升，但心室的容积并未改变，故称为等容收缩期（period of isovolumic contraction）。等容收缩期持续约 0.05 s，心室内压急剧上升。

（2）射血期：当心室收缩使室内压升高超过主动脉压时，动脉瓣开放。这标志等容收缩期的结束，射血期（period of ventricular ejection）的开始。在射血的早期，心室内的血液很快进入主动脉，心室的容积明显缩小，但由于心室肌收缩的不断加强，室内压还在继续上升并达到峰值，主动脉压也随着升高到达峰值。这一阶段持续约 0.1 s，心室射入主动脉的血液量较多，约占总射血量的 2/3，血液流速也很快，故称为快速射血期（period of rapid ejection）。在快速射血期后，由于心室容积减小，心室肌收缩使室内压在到达峰值后逐渐降低，射血的速度逐渐减慢，故称为减慢射血期（period of slow ejection），此期持续约 0.15 s。在减慢射血期，主动脉压也由峰值逐渐下降。

须指出的是，在快速射血期的中期或稍后，心室内压已经略低于主动脉压（图 4－2），但此时由于血液具有较高的动能冲向主动脉，因此在短时间内血液仍以其惯性继续进入主动脉。

2. 心室舒张期 心室舒张期也可分为等容舒张期和心室充盈期，后者又可分为快速充盈期、减慢充盈期和心房收缩期。

（1）等容舒张期：射血结束后，随着心室肌开始舒张，室内压进一步下降，主动脉内的血液向心室方向反流，推动半月瓣关闭。此时心室内压仍高于心房内压，故房室瓣也处于关闭状态，心室又暂时成为一个封闭的腔。从半月瓣关闭直至房室瓣开启的这一段时间，心室肌的舒张并不改变心室的容积，故称为等容舒张期（period of isovolumic relaxation）。等容舒张期持续 0.06～0.08 s，心室内压急剧下降。

（2）心室充盈期：随着舒张的持续，当室内压下降到低于心房压时，血液冲开房室瓣进入心室，标志着心室充盈的开始。在心室充盈最初的约 0.11 s 内，血液快速进入心室，约占心室充盈量 2/3 的血液在此期进入心室，故称为快速充盈期（period of rapid filling）。在快速充盈期，血液不断进入心室，但由于心室容积迅速增大，心室内的压力还在不断下降。此后，心室容积扩大减慢，心室内压开始缓慢升高，血液进入心室的速度减慢，故称为减慢充盈期（period of slow filling），此期持续约 0.22 s。

在心室舒张期的最后 0.1 s，心房开始收缩，即进入心房收缩期，由于心房肌收缩，心房内压升高，有更多的血液被挤入心室。在心房收缩期，可使心室充盈量增加 10%～30%。此后，下一次心室收缩期开始。

由此看出，心室肌有节律的收缩和舒张造成室内压力周期性变化，以及心瓣膜的启闭，致使心房和心室之间以及心室和主动脉之间产生压力梯度，成为推动血液在心房、心室以及主动脉之间流动的动力；心瓣膜的结构特点和启闭活动还使血液只能沿一个方向流动，最终形成血液在心血管系统中的单向循环。

右心室的泵血过程与左心室基本相同，但由于肺动脉压仅为主动脉压的 1/6，因此在心动周期中右心室压的变化幅度要比左心室压小得多。

（三）心房在心脏泵血活动中的作用

心室收缩期时，心房主要发挥临时接纳和储存从静脉回流的血液的作用。如前所述，在心室舒张，血液充盈的大部分时间里，心房也处于舒张状态，即全心舒张期，这时心房更像是血液从静脉返回心室的一个通道。

在心室舒张，血液充盈的后期，心房的收缩可使心室再增加一部分充盈量，因此心房收缩对心室充盈起辅助作用，起到初级泵（priming pump）的作用，更有利于心室射血。临床上，如果心房的初级泵作用暂时丧失，对正常心脏的充盈和泵血功能影响不大，但在心率加快，心室顺应性下降而影响心室的被动充盈时，心房收缩的初级泵作用对心室充盈就显得比较重要。

从图 4-2 中可以看出，心房压力变化较小，在一个心动周期中，心房内的压力出现 3 次较为明显的上升，分别称为 a 波、c 波和 v 波。a 波为心房收缩所致，是心房收缩的标志；c 波是由于心室收缩，推动房室瓣关闭并凸向心房，故使房内压升高；v 波是一缓慢升高的压力变化波，是房室瓣关闭期间，静脉持续回流，因而房内压呈缓慢、持续上升。

二、心脏泵血功能的评价

心脏的主要功能是为血液提供动力，使血液到达全身各处，满足机体各组织对血供的需要。在医学实践和科学研究工作中，常常需要对心脏的泵血功能进行评价。

（一）心脏的输出量

1. 每搏输出量和射血分数 在一个心动周期中由一侧心室射出的血液量，称为每搏输出量(stroke volume)，简称搏出量。在安静的状态下，正常成年人左心室舒张末期容积(end-diastolic volume)约为 125 ml，收缩末期容积(end-systolic volume)约 55 ml，可见，心室在每次射血时，并未将心室内充盈的血液全部射出。二者的差值即搏出量，约为 70 ml。搏出量占心室舒张末期容积的百分比，称为射血分数(ejection fraction)，即

$$\text{射血分数} = \frac{\text{搏出量(ml)}}{\text{心室舒张末期容积(ml)}} \times 100\%$$

按以上数据计算，射血分数为 70/125，即 56%。正常情况下，搏出量与心室舒张末期容积是相适应的，即当心室舒张末期容积增加时，搏出量也相应增加，故射血分数改变很少，可维持在 55%～65%。但在心脏功能减退，心室异常扩大的患者，尽管搏出量可能与正常人相差不多，但由于心室舒张末期容积显著增大，故射血分数明显下降。因此，对这种患者来说，不能单纯依据搏出量来评定其心脏的泵血功能，而射血分数这一指标比搏出量更具有优越性。

2. 每分心输出量和心指数 一侧心室每分钟射出的血液量，称为每分输出量(minute volume)，简称心输出量(cardiac output)。心输出量等于心率与搏出量的乘积。正常情况下，左右两心室的心输出量基本相等。如果心率为 75 次/分，搏出量为 70 ml，则心输出量为 5.25 L/min。心输出量与机体的新陈代谢水平相适应，可因性别、年龄及其他生理情况的不同而不同。一般健康成年男性在安静状态下的心输出量为 4.5～6.0 L/min。女性的心输出量比同体重男性的约低 10%。青年人的心输出量高于老年人。机体代谢增加时，心输出量随之增高，在剧烈运动时，心输出量可高达 25～35 L/min；麻醉情况下则可降低到 2.5 L/min。

对不同个体进行心功能测定时，如用心输出量作为指标进行比较，是不全面的。因为身材矮小和身材高大的个体比较，机体新陈代谢水平不同，对心输出量的需求也不同。调查资料表明，人在安静时机体的心输出量和基础代谢率(见第七章)一样，与人的体表面积成正比。以单位体表面积计算的心输出量，称为心指数(cardiac index)。中等身材的成年人体表面积为

1.6～1.7 m^2，在安静时的心输出量为5～6 L/min，故心指数为3.0～3.5 L/(min·m^2)。在安静和空腹情况下测定的心指数称为静息心指数，可作为比较不同个体心功能的评定指标。

随年龄增长，机体新陈代谢的水平逐渐下降，静息心指数也随之逐渐下降。10岁左右的少年静息心指数可达4 L/(min·m^2)以上；成年后较为稳定，在3.0～3.5 L/(min·m^2)；到80岁的老人，静息心指数近于2 L/(min·m^2)。心指数可因生理情况的不同而不同。运动时，心指数随运动强度的增加成比例增高，妊娠、情绪激动和进食时，心指数均有不同程度的增高。

（二）心脏做功量

血液循环的动力来自心脏的收缩。心脏收缩所做的功，一方面使动脉血压升至一定的高度，即增加血液的势能，另一方面使血液以一定的流速在心血管内流动，即成为血液流动的动能。心室一次收缩所做的功，称为每搏功(stroke work)。每搏功可以用搏出血液所增加的动能和势能之和来表示。势能等于搏出量乘以射血压，动能等于1/2(血液质量×流速^2)，因此

$$\text{每搏功} = \text{搏出量} \times \text{射血压} + 1/2(\text{血液质量} \times \text{流速}^2)$$

在人体处于安静的情况下，心脏射出的血液所具有的动能占整个左心室每搏功的比例很小，约为1%，故一般可略而不计。射血压为射血期左心室内压与心室舒张末期压之差，在一个心动周期中，心室内压在不断变化，因此，在实际应用中，往往简化为以平均动脉压代替与左心房平均压(约6 mmHg)之差，因此，每搏功可用下式计算

$$\text{左心室每搏功(J)} = K \times \text{搏出量(L)} \times (\text{平均动脉压} - \text{左心房平均压})(\text{mmHg})$$

其中，K为常数，当每博功的单位为焦耳(J)，搏出量单位为升(L)；血压单位为毫米汞柱(mmHg)时，K等于0.133 4。

例如，某人搏出量为70 ml，平均动脉压为92 mmHg，平均心房压为6 mmHg，则按上式可计算出每搏功为0.803 J。

每分功(minute work)是指心室每分钟所做的功，等于每搏功乘以心率。若心率为75次/分，每搏功为0.803 J，则每分功为60.2 J/min。动脉血压升高时，心肌收缩需要克服的阻力增大，在搏出量保持不变的情况下，心脏做功增加。

在安静时，不同个体间，由于心输出量不同，射血阻力不同，心脏做功不同。心室射血阻力差异对心脏做功的影响往往大于心输出量差异的影响。因此，在对动脉压高低不同的个体之间，或同一个体动脉血压发生改变前后，观察心脏做功量的差异或改变是了解心脏泵血功能的重要指标。长期的心脏做功的异常升高会导致心肌受损，甚至导致心力衰竭的发生。

正常情况下左、右心室的输出量基本相等，但肺动脉平均压仅为主动脉平均压的1/6左右，故右心室做功量也只有左心室的1/6。

心肌的能耗与心脏做功是平行的，做功越多，心脏的能耗也越多。每搏功是心脏对外所做的机械外功，此外，心脏总的能耗还包括心脏完成离子跨膜转运、产生室壁张力、维持压力、克服血流黏滞阻力等内功所需的能耗。外功占心脏总能耗的百分比称为心脏的效率

(cardiac efficiency)。正常心脏的做功效率为20%～25%。心肌的能量利用方式主要通过有氧氧化途径获得,所以,心脏的耗氧量可作为心脏总能耗的指标。心脏的效率可由下式计算,即

$$心脏的效率 = \frac{心脏所做的外功}{心脏耗氧量}$$

值得注意的是,在不同生理或病理情况下,心脏的效率并不相同。研究表明,动脉血压升高时,心脏效率降低。这意味着,在高血压时,在维持心输出量不变的情况下,心脏所做的外功明显增加,同时,由于心脏做功效率的下降,心脏所需的氧耗增加更为明显,对氧供的需求更高。如果冠脉狭窄或其他因素导致心脏氧供不能相应增加,则很容易导致心肌缺血、缺氧。

三、心脏泵血功能储备

在不同生理情况下,心脏的泵血功能发生相应改变,以适应机体代谢变化的需要。健康成年人在安静时,心输出量为5 L左右;剧烈运动时,心输出量可达25～30 L,为安静时的5～6倍。这说明正常心脏的泵血功能有相当大的储备量。心输出量随机体代谢水平升高而增加的能力,称为心力贮备(cardiac reserve)或心泵功能贮备。心泵功能贮备可以用心脏每分钟能泵出的最大血量来表示,即心脏的最大输出量。训练有素的运动员,其心脏最大输出量比一般人高,可达35 L以上,为安静时心输出量的7倍以上。心脏病患者在静息时,心输出量与健康人没有明显差别,也能够满足静息状态下机体代谢的需要,但在机体代谢活动增强,如进行肌肉运动时,心输出量不能相应增加,心脏的最大输出量明显低于正常人,表明他们的心泵功能贮备已经降低。

心输出量为每搏输出量和心率的乘积。在需要动用心力贮备时,心脏可通过改变搏出量和心率来调整心输出量,即心力贮备的大小取决于搏出量贮备和心率贮备的大小。

1. 搏出量贮备 搏出量是心室舒张末期容积和收缩末期容积之差,两者都有一定的贮备量,共同构成搏出量贮备。静息情况下舒张末期容积约125 ml,但正常心脏都能扩张达到140 ml左右,因此,舒张期心脏有15 ml左右贮备。而当心肌收缩加强时,心室收缩末期容积可从55 ml降至15～20 ml,因此,收缩期心脏也有35～40 ml左右贮备。由此可以看出,在机体代谢需要增加时,搏出量可从70 ml增加到125 ml左右,在此过程中,心脏收缩期的储备大于舒张期的储备。

2. 心率贮备 如果搏出量不变,在心率增快时心输出量也就相应增加。在正常成年人,随机体对血供需要的增加,心率可由75次/分左右上升到160～180次/分,使心输出量增加2～2.5倍。这是机体通过心率调动心力贮备的上限。但当心率加快超过这一限度时,由于心室充盈时间缩短,心室充盈不足,每搏输出量明显减少,使心输出量反而降低。

在训练有素的运动员,心肌纤维增粗,心肌收缩能力增强,因此收缩期贮备增加;同时,由于心肌收缩能力的增强使心室收缩和舒张的速度都明显加快,因此心率贮备也增加,可表现为心率增快至200～220次/分才开始出现心输出量的下降。因此,比普通人具有更高的心

率贮备。

四、影响心输出量的因素

心输出量等于搏出量与心率的乘积，因此，凡能影响搏出量和心率的因素均可影响心输出量。搏出量的大小取决于心肌收缩能力，与骨骼肌类似，影响心肌收缩的因素包括前负荷、后负荷和肌肉收缩能力。

（一）前负荷

在第二章中已述，前负荷（preload）是指肌肉收缩前所承载的负荷。前负荷可使肌肉在收缩前处于某种程度的拉长状态，使肌肉具有一定的初长度。在完整心脏，心室肌的前负荷是由心室舒张末期的血液充盈量决定的，也就是说，心室舒张末期容积相当于心室的前负荷。由于测量心室内压比测定心室容积方便，且心室舒张末期容积与心室舒张末期压力在一定范围内呈正相关，故在实践中常用心室舒张末期压力（end-diastolic pressure）来反映前负荷。由于正常人的心室舒张末期心房内压力与心室内压力几乎相等，心房内压力的测定更为方便，故也可用心房内压力反映心室的前负荷。

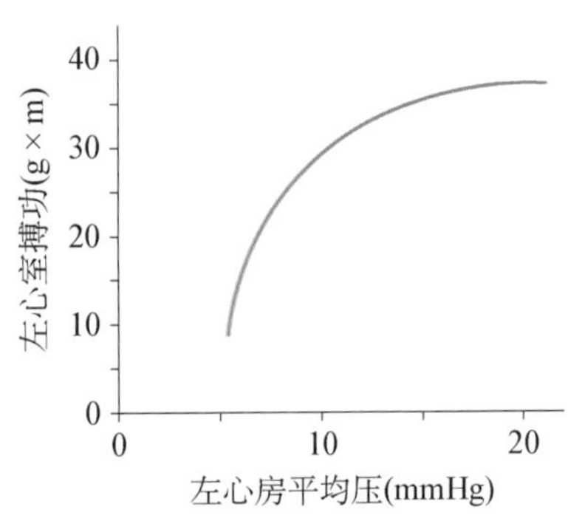

图 4-3　犬左心室功能曲线

与骨骼肌类似，心肌的初长度是影响心肌收缩功能的重要因素。为了分析前负荷和初长度对心脏泵血功能的影响，在实验中通过逐步改变心室舒张末期压力（或心房压力）或容积，测量心室的搏出量或搏功，将不同心室舒张末期压力或容积对应的搏出量或搏功绘制成图，就得到心室功能曲线（ventricular function curve）（图 4-3）。从心室功能曲线可知，在增加前负荷时，心肌收缩力加强，搏出量或搏功增大。

心脏通过改变心肌细胞初长度调节心脏泵血能力的调节方式，称为异长自身调节（heterometric autoregulation）。1895 年 Frank 在离体蛙心实验中就观察到这一现象；1914 年 Starling 在犬的心-肺制备标本上研究了静脉回流对心脏功能的影响，把心室舒张末期容积的适当增大可增强心室收缩力的现象称为心的定律。为纪念两位生理学家，后人把心室舒张末期容积与心室收缩力的正相关关系称为 Frank-Starling 定律，把心室功能曲线称为 Frank-Starling 曲线。

初长度对心肌收缩力影响的机制与骨骼肌类似，即初长度可改变心肌细胞肌节中粗、细肌丝的重叠程度和有效活化横桥的数目，使心肌收缩产生的张力发生改变。研究表明，在心室最适前负荷或最适初长度时，肌节的初长度为 2.0～2.2 μm，此时粗、细肌丝处于最佳重叠状态，收缩时可产生的张力最大。在达到最适初长度之前，随着前负荷和肌节初长度的增加，粗、细肌丝的重叠趋于理想，心室的收缩所能产生最大张力也随之增加（图 4-3）。

与骨骼肌不同的，心肌细胞内含有连接蛋白。连接蛋白是一种大分子蛋白质，固定于肌节的 Z 盘上。连接蛋白的存在使心室肌的伸展性较小，能防止心肌细胞被过度拉长。实验证明，即使在前负荷很大的情况下，心肌肌节的初长度一般也不超过 2.25～2.30 μm。心肌细胞这种能抵抗被过度牵拉的特性，对心脏维持泵血功能具有重要的生理意义，即在前负荷明显增加时，心肌不会因初长超出最适初长而发生做功能力的下降。由图 4－3 所见，心室功能曲线没有明显的降支。在有些慢性心脏病患者，心脏过度扩张，心室功能曲线会出现降支，表明心肌细胞的收缩功能已严重受损。

心肌异常自身调节是通过增加心肌初长度来提高心脏的泵血能力。在正常生理情况下，异长自身调节的主要作用是对搏出量的微小变化进行精细的调节，使心室射血量与静脉回心血量之间能保持平衡，从而使心室舒张末期的容积和压力能保持在正常范围内。例如，在体位改变时，或左、右心室的搏出量一过性不平衡时，心室的充盈量可以发生微小的变化。这种变化可立即通过异长自身调节，改变搏出量，使搏出量与回心血量之间重新达到平衡状态。如果机体需要循环功能进行幅度较大、持续时间较长的调节，例如肌肉运动时的循环功能改变，仅靠异长自身调节则不足以使心泵功能满足机体需要。此时，还需要有其他调节机制的参与。

心室的前负荷主要是由心室舒张末期充盈的血液量决定的。因此，凡是能影响心室舒张期充盈量的因素，都可通过异长自身调节机制使搏出量发生改变。心室在舒张末期充盈的血量是静脉回心血量和射血后心室内剩余血量之和。

1. 静脉回心血量　在多数生理情况下，心输出量的变化主要是由静脉回心血量的改变引起的。因此，静脉回心血量的多少是决定心室前负荷大小的主要因素。影响静脉回心血量的因素有以下 4 个方面。

(1) 心室充盈期时间：当心率增快时，心室的舒张期缩短，充盈期时间缩短，心室充盈不完全，搏出量减少；反之，心率减慢时，心室舒张期延长，心室充盈时间延长，心室充盈完全，搏出量增多。当然，如果心室已经完全充盈，此时再延长心室充盈时间就不能使搏出量进一步增加。

(2) 静脉回流速度：在心室充盈期持续时间不变的情况下，静脉回流速度越快，心室充盈量就越大，在异长自身调节的作用下，搏出量也就相应增加；反之，静脉回流速度减慢，心室充盈量就减少，搏出量降低。静脉回流速度取决于外周静脉压与心房压之差。心脏泵血功能下降时，中心静脉压升高，可导致静脉回流减慢；而失血后，外周静脉压力降低，也可导致静脉回流减慢。

(3) 心包内压：正常情况下，心包在心脏充盈中的作用并不明显，主要在于防止心室的过度充盈。在心包积液时，心包内压增高，可妨碍心室充盈，使心室舒张末期容积减少，搏出量降低。

(4) 心室顺应性：心室顺应性是指跨壁压力改变时，心室容积相应变化的能力，常用单位跨壁压力作用下所引起的心室容积改变($\Delta V/\Delta P$)来表示。在室壁纤维化、心肌肥厚等情况下，心室顺应性降低，心室舒张期的充盈量减少，搏出量降低。

2. 射血后心室内的剩余血量　每次射血后心室内的剩余血量对心室充盈量的影响是多方面的。如果静脉回心血量不变，心室内剩余血量的增加将导致心室舒张末期容积增大，搏出量也随之增加；另一方面，心室内剩余血量增加时，心室舒张期的压力增高，静脉回流速度减慢,心室舒张末期容积不一定增加。

(二) 后负荷

如第二章所述,后负荷(afterload)是指肌肉收缩时所需要克服的负荷。对心室而言,大动脉血压是心室射血的后负荷。在心脏射血不变的情况下,如果动脉压增高,心室收缩使室内压升高,达到动脉压所需的时间延长,即等容收缩期延长,而射血期相应缩短;同时,射血期心室肌纤维缩短的速度和程度都减小,射血速度减慢,搏出量减少。

动脉压的改变在影响搏出量的同时,还会继发性地引起心脏的一些调节活动。当动脉压突然升高而使搏出量减少,射血后心室内的剩余血量增多,如果舒张期静脉回流的血量不变或没有明显减少,则下一心动周期心室舒张末期容积必然增大。于是,心脏可通过异长自身调节机制使心肌收缩增强,搏出量增加。经过数个心动周期的调整,心室舒张末期容积逐渐恢复正常,尽管此时动脉血压仍维持在高水平,心脏的搏出量不再减少。但在这种情况下,心脏做功增加,久之将导致心肌肥厚,即产生高血压心脏病。

在完整的机体内,如果血压持续升高,还有更多的机制参与调节,包括下文将要述及的等长调节机制,以及神经和体液的调节也会参与心脏泵血功能的调节。

因此,心室后负荷可直接影响搏出量。一过性的后负荷的改变可以通过异长自身调节维持搏出量的稳定。但若后负荷持续升高,除了异长自身调节机制,心肌还通过等长调节,使心肌收缩加强,从而能够维持适当的心输出量。这些调节机制对于机体显然是有重要的生理意义的,但是,如果动脉血压持续增高,心室肌将因收缩活动长期地加强而逐渐发生肥厚,导致病理性的变化,甚致最终导致心力衰竭的发生。

(三) 心肌收缩能力

剧烈运动时,心脏的搏出量可成倍地增加,此时,机体血压也会有明显升高。但当人在进行较强体力活动时,心室舒张末期容积或动脉血压可能并无明显的增加,心脏做功和输出量却明显增加,说明心脏还存在一种与心脏前、后负荷无关的调节机制。这种调节是心肌通过内在的功能状态,调节其收缩能力。心肌不依赖于负荷的改变调节其包括收缩的强度和速度的特性,称为心肌收缩能力(myocardial contractility),又称为心肌的变力状态(inotropic state)。在完整的心室,心肌收缩能力增强可使心室功能曲线向左上方移位(图 4-4),即在同样的前负荷条件下,搏功增加,心脏泵血功能明显增强。这种与初长度无关,心脏通过调节收缩能力,改变泵血功能的调节方式又称为等长调节(homometric regulation)。

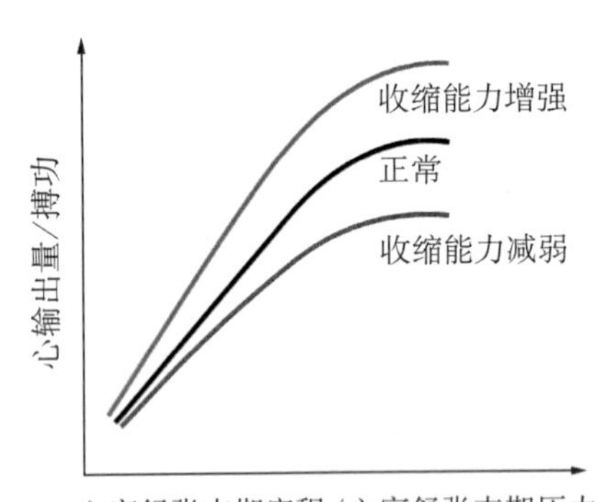

图 4-4　心肌收缩能力对心室功能曲线的影响

心肌收缩是由于粗肌丝上的横桥与细肌丝的肌动蛋白分子形成横桥联接并活化,导致肌丝滑行而产生的。因此,凡能影响心肌细胞兴奋-收缩耦联过程各个环节的因素都能影响心肌收缩能力。在初长度一定的条件下,粗、细肌丝的重叠区提供了可以形成联接的横桥,然而不是所有横桥都能被活化。实际活化横桥数所占比例，取决于兴奋后胞质内 Ca^{2+} 浓度升高的程度和肌钙蛋白对 Ca^{2+} 的亲和力等。凡能增高兴奋后胞质内 Ca^{2+} 浓度，促进肌钙蛋白对 Ca^{2+} 的亲和力等因素，均可增加活化横桥的比例，导致心肌收缩能力的增强。儿茶酚胺能增加心肌收缩能力，它通过激活 β-肾上腺素能受体，增加胞质内 cAMP 浓度，使膜上的 L 型钙通道开放，促进 Ca^{2+} 内流，增强心肌钙触发钙释放，使胞质内 Ca^{2+} 浓度升高，心肌收缩能力增强。茶碱、咖啡因等也可以增加心肌收缩能力，这类物质能促进肌钙蛋白对 Ca^{2+} 的亲和力，使肌钙蛋白对胞质内 Ca^{2+} 的利用率增高，活化横桥数相应增多，因此心肌收缩能力增强。甲状腺激素和体育锻炼都能够提高肌球蛋白 ATP 酶的活性，从而使心肌收缩能力增强；相反，老年人或甲状腺功能减退患者，心肌肌球蛋白分子的结构发生改变，其 ATP 酶的活性较低，所以心肌收缩能力减弱。

（四）心率

在不同生理条件下，心率可以发生较大的变动。新生儿的心率较快，随着年龄的增长，心率逐渐减慢，至青春期接近成人的心率。在成年人，女性的心率比男性稍快。在同一个体，安静或睡眠时的心率较慢，运动或情绪激动时心率加快。

在一定范围内，心率加快可使心输出量增加。如果心率过快，超过 160～180 次/分后，由于心室舒张期明显缩短，心室舒张期充盈的血液量明显减少，使得搏出量也就明显减少，心输出量反而下降。如果心率过慢，低于 40 次/分，此时心室舒张期过长，心室充盈早已接近最大限度，心室舒张期的延长已不能再进一步增加充盈量和搏出量，因此心输出量也减少。

实验研究表明，心率的变化会影响心肌的收缩能力。在离体实验中，保持心肌初长，随着刺激频率的增加，心室肌的收缩张力逐渐增大，当刺激频率在 150～180 次/分时，心肌收缩张力达到峰值；进一步增加刺激频率时，心肌收缩力反而下降。心率增快或刺激频率增高引起心肌收缩能力增强的现象称为阶梯现象（staircase phenomenon）。其机制还不清楚，可能与细胞内 Ca^{2+} 浓度升高有关。

五、心音及其产生机制

心动周期中，心肌收缩、瓣膜启闭、血液流速改变形成的涡流、血液冲击心血管壁引起的机械振动等可通过周围组织传递到胸壁。用听诊器可以在胸部听到这些振动形成的声音，称为心音（heart sound）。若用传感器将这些机械振动转换成电信号记录下来，便得到心音图（phonocardiogram）。

心音发生在心动周期的一些特定时期，其音调和持续时间也有一定的特征。正常心脏在一次搏动过程中可产生 4 个心音，分别称为第一、第二、第三和第四心音。多数情况下只能听到第一和第二心音。在某些健康儿童和青年，也可听到第三心音。在 40 岁以上的健康人有可能听到第四心音。心脏的某些异常活动可产生杂音或其他异常的心音。因此，听取心音或记录心音图在某些心脏疾病的诊断中具有重要意义。

1. 第一心音 第一心音发生在心室收缩期，标志着心室收缩的开始。第一心音的音调较低，持续时间相对较长，在心尖搏动处（左第五肋间锁骨中线上）听诊时能听得最清楚。第一心音的主要成分是心室射血引起房室瓣突然关闭、心脏射血引起涡流形成、大血管扩张产生的低频振动等。

2. 第二心音 第二心音发生在心室舒张期，标志着心室舒张期的开始。第二心音频率较高，持续时间较短，主要与主动脉瓣和肺动脉瓣关闭引起的振动有关。

3. 第三心音 第三心音出现在心室舒张早期，是一种低频、低振幅的振动。第三心音与快速充盈期血液突然从心房冲入心室，使心室壁和乳头肌等发生振动有关。

4. 第四心音 第四心音出现在心室舒张的晚期，与心房收缩有关，也称心房音。在正常心脏，心房收缩时一般听不到声音，但在左心室壁顺应性下降，心房收缩异常强烈时，可听到第四心音。

第二节　心肌的电生理学及生理特性

心脏通过心房和心室不停的、有顺序的收缩和舒张实现泵血功能，而心肌的舒缩和泵血都是由心肌细胞的动作电位触发的。要了解心肌生物电特征，先要了解心肌细胞的分类。心脏是一个中空的肌性器官，心肌层是构成心壁的主要部分。根据组织学和生理学特点，可将心肌细胞分为两类。一类是普通心肌细胞，包括心房肌和心室肌。与骨骼肌相似，它们含有丰富的肌原纤维，具有兴奋性（excitability）、传导性（conductivity）和收缩性（contractility）。这类心肌细胞主要执行收缩功能，也称工作细胞（working cell）。另一类是组成心脏的特殊传导系统（specialized conduction system）的心肌细胞，主要包括窦房结细胞和浦肯野细胞，它们除了具有兴奋性、传导性外，还具有自动发生节律性兴奋的特性，称为自律性（autorhythmicity），所以这类细胞又称为自律细胞（autorhythmic cell）。自律细胞含肌原纤维很少或完全缺乏，基本丧失收缩功能。它们的主要功能是产生和传导兴奋，控制整个心脏的节律性活动。

一、 心肌细胞的跨膜电位及其形成机制

心脏各类心肌细胞的跨膜电位有明显的区别，这与形成膜电位的离子机制不同有关。与神经干和骨骼肌细胞相比，心肌细胞跨膜电位的跨膜离子流更为复杂，参与的离子成分更多。

（一） 参与心肌细胞电活动的重要离子通道

除了我们前面已经熟悉的钠通道、L-型钙通道等离子通道外，下面简要介绍一些参与心肌细胞电活动的重要离子通道。

1. 内向整流钾通道（I_{K1}通道） I_{K1}通道在普通心肌静息膜电位水平（−90 mV）时，对K^+的通透性很高，但随膜电位去极化，I_{K1}通道对K^+的通透性降低，这种现象称为内向整流（inward rectification）。当膜去极化达到−30 mV时，I_{K1}通道的通透性几乎为0。

2. I_{to}通道 I_{to}通道在膜电位去极化到−30 mV时被激活，开放速度快，持续开放时间约

10 ms。I_{to}通道开放形成一过性外向电流(transient outward current, I_{to}),其离子成分主要是 K^+ 外流。

3. 延迟整流钾通道(I_K 通道) I_K 通道在膜去极化达到−40 mV 作用被激活,此通道在被激活后开放较慢,故称为“延迟”。此通道在激活后需 10~15 ms 开放,而且,开放时间也比较长,可持续数百毫秒,膜电位复极到−40 mV 时逐渐关闭。

4. T 型钙通道 心肌细胞上分布有两种钙通道,即 L 型钙通道和 T 型钙通道。L 型钙通道与骨骼肌细胞膜横管上分布的 L 型钙通道类似,在膜电位去极化到−30 mV 左右被激活,此通道从激活到开放、开放到失活以及失活后再复活所需的时间均较长,故又称慢钙通道。该通道可被 Mn^{2+} 和多种 Ca^{2+} 阻断剂(如维拉帕米等)所阻断。L 型钙通道主要对钙通透,但也允许少量钠通过。此外,心肌细胞上还分布有另外一种钙通道,即 T 型钙通道。T 型钙通道在膜电位去极化到−50 mV 时被激活,此通道从激活到开放、开放到失活以及失活后再复活都很快,也称瞬时性钙通道。

(二)工作细胞的跨膜电位及其形成机制

1. 静息电位 人和哺乳动物心室肌细胞的静息电位约为−90 mV,其形成机制与骨骼肌和神经细胞的类似,即在静息状态下,心肌细胞膜对 K^+ 的通透性较高,而对其他离子的通透性很低,因此,细胞膜电位接近 K^+ 平衡电位。此外,在静息时,心肌细胞膜对 Na^+ 有一定的通透性,少量 Na^+ 的内流使静息电位的实际数值(绝对值)略有减小。此外,膜上的生电性钠泵的活动,对 Na^+ 和 K^+ 的不对等转运也会影响静息电位的数值,使静息电位的绝对值略微增大。最终,在心室肌细胞实际测得的静息电位数值是 K^+ 平衡电位、少量 Na^+ 内流和钠泵活动生电作用的综合反映。

2. 动作电位 心室肌细胞的动作电位与骨骼肌和神经细胞的动作电位有明显不同。心室肌细胞动作电位的主要特征在于复极化过程复杂,持续时间很长。如图 4-5 所示,通常将心室肌细胞动作电位分为 0 期、1 期、2 期、3 期和 4 期 5 个成分。

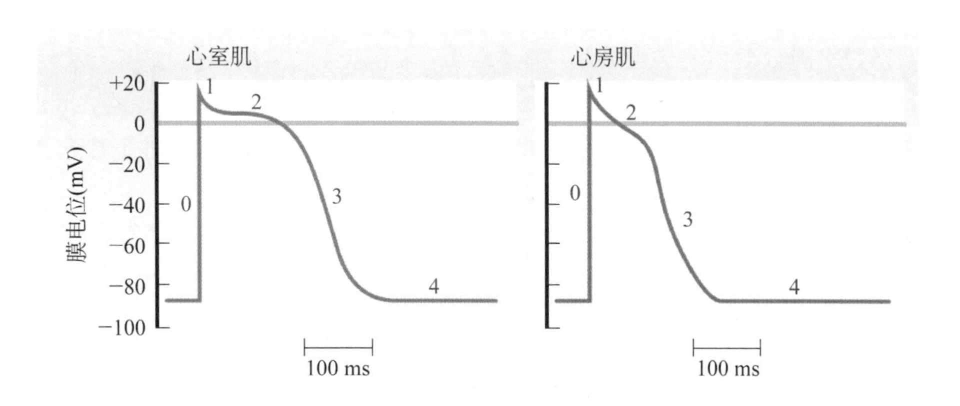

图 4-5 心室肌和心房肌动作电位示意图

(1) 去极化过程:心室肌细胞的去极化过程又称动作电位的 0 期。此期膜内电位由静息时的−90 mV 迅速上升到+30 mV 左右,形成动作电位的升支。0 期去极化的持续时间很短，仅 1～2 ms，去极化的幅度很大，约 120 mV，去极化的速度快。心室肌细胞 0 期去极化的离子机制与骨骼肌和神经细胞类似，首先是电压门控钠通道开放和少量钠内流，造成细胞膜部分去极化。当去极化达到阈电位水平（约－70 mV）时，膜上钠通道的开放概率明显增加，出现再生性 Na^+ 内流，于是 Na^+ 顺其浓度梯度和电位梯度由膜外快速进入膜内，使膜进一步去极化，直至接近 Na^+ 平衡电位。

决定 0 期去极化的钠通道的激活开放的速度和失活关闭的速度很快。0 期去极化的持续时间很短，仅 1～2 ms；当膜去极到 0 mV 左右时，钠通道就开始失活而关闭。但心室肌细胞钠通道的特性和骨骼肌及神经细胞的钠通道不完全相同，对河豚毒（tetrodotoxin）不如骨骼肌和神经细胞敏感。在心脏电生理学中，通常将由快钠通道开放引起快速去极化的心肌细胞称为快反应细胞（fast response cell），如心房肌、心室肌及浦肯野细胞等。它们的动作电位称为快反应动作电位，以区别于后文将要介绍的慢反应细胞和慢反应动作电位。

（2）复极化过程：当心室肌细胞去极化达到顶峰后，由于钠通道的失活关闭，随即开始膜电位的复极。但复极化（repolarization）的过程比较缓慢，历时 200～300 ms，包括动作电位的 1 期、2 期和 3 期 3 个阶段：

1）1 期：在复极化初期，膜内电位由＋30 mV 迅速下降到 0 mV 左右，历时约 10 ms，故 1 期又称为快速复极初期。在动作电位 1 期，快钠通道已经失活。而在去极化过程中，I_{to} 通道在膜电位去极化到－30 mV 时被激活，约开放 10 ms。由 I_{to} 通道开放引起的主要跨膜离子成分是 K^+ 外流，是心室肌细胞 1 期复极化的主要原因。

2）2 期：在 1 期复极使膜电位达到 0 mV 左右后，复极化的过程就变得非常缓慢，记录的动作电位图形比较平坦，称为平台期（plateau），历时 100～150 ms。这是心室肌细胞动作电位持续时间较长的主要原因，也是它区别于骨骼肌和神经细胞动作电位的主要特征。

平台期的形成是由于该期外向电流和内向电流同时存在，二者处于平衡状态。平台期的外向电流是 K^+ 电流，是细胞在去极化过程中，激活延迟整流钾通道开放引起的 I_K 所致。平台期的内向离子流主要是 Ca^{2+} 和少量的 Na^+，是由分布在心肌细胞膜上的 L 型钙通道在细胞去极化过程中被激活，开放所致。

3）3 期：在 2 期复极末，膜内电位逐渐下降，延续为 3 期复极。2 期和 3 期之间没有明显的界限。在动作电位 3 期，复极化的速度加快，膜内电位由 0 mV 左右较快地下降到－90 mV，完成整个复极化过程。故 3 期又称为快速复极末期，历时 100～150 ms。

3 期复极是由于 L 型钙通道逐渐失活关闭，内向离子流终止，而外向的延迟整流 K^+ 电流（I_K）进一步增加所致。到 3 期后期，膜电位复极到－30 mV 以下时，内向整流钾通道也逐渐开放，I_{K1} 的参与使复极化的过程加快。内向整流钾通道的特征是当膜内电位越负，通道开放程度越大，I_{K1} 也就越大，这种正反馈的再生性循环导致膜的复极化越来越快，直至复极化完成。

心室肌细胞的动作电位时程是指从 0 期去极化开始到 3 期复极化完毕的这段时间，一般可持续 200～300 ms。

（3）静息期：静息期又称 4 期。4 期是膜复极化完毕，膜电位恢复至静息电位水平的时期。在心室肌细胞，4 期膜电位虽然基本稳定于 -90 mV，但此时离子的跨膜转运在活跃进行。

因为在动作电位期间有 Na^+ 和 Ca^{2+} 进入细胞内和 K^+ 流出细胞，造成细胞内外离子分布的改变。因此，在静息期，细胞需要排出 Na^+ 和 Ca^{2+}，并摄入 K^+，以恢复细胞内外各种离子的正常浓度梯度，保持心肌细胞的正常兴奋性。Na^+ 的排出和 K^+ 的摄入依靠细胞膜上钠泵的活动；而 Ca^{2+} 转运出细胞的机制，主要是通过细胞膜上的 Na^+ - Ca^{2+} 交换体（Na^+ - Ca^{2+} exchanger）和 Ca^{2+} 泵（calcium pump）完成。Na^+ - Ca^{2+} 交换体在将 3 个 Na^+ 转运入细胞内的同时，将 1 个 Ca^{2+} 转运出细胞，是一种继发性主动转运。此外，尚有少量的 Ca^{2+} 可通过细胞膜上的 Ca^{2+} - ATP 酶（即 Ca^{2+} 泵）主动排出细胞。

心房肌细胞也是工作细胞，其动作电位的形状和形成机制与心室肌细胞相似，但动作电位时程较短，约 150 ms，可能是因为心房肌的细胞膜对 K^+ 的通透性较大所致。

（三）自律细胞的跨膜电位及其形成机制

自律细胞与非自律细胞（工作细胞）跨膜电位的最大区别在 4 期。在工作细胞，4 期的膜电位是基本稳定的；在自律细胞，动作电位 3 期复极化末达到最大复极电位（maximal repolarization potential）后，4 期的膜电位并不是稳定在这一水平，而是随即开始自动去极化。当去极化达到阈电位水平后，就能爆发一次新的动作电位。这种 4 期自动去极化（phase 4 spontaneous depolarization）的过程具有随时间而递增的特点，去极化的速度远较 0 期去极化缓慢。4 期自动去极化是自律细胞产生自动节律性兴奋的基础。

在心脏，构成特殊转导系统的细胞都有自律性，但不同类型的自律细胞，4 期自动去极化的速度和机制不完全相同。自律细胞在 3 期复极化的净外向电流达到最大复极电位后，在 4 期又出现一种逐渐增强的净内向电流，使膜逐渐去极化。这种进行性净内向电流的产生，可能由于内向电流逐渐增强；也可能由于外向电流逐渐减弱。实际上，在不同类型的自律细胞，构成 4 期自动去极化的内向电流的离子种类和离子流的方向并不完全相同。下面分别对浦肯野细胞和窦房结细胞进行讨论。

1. 浦肯野细胞 浦肯野细胞（Purkinje cell）的动作电位和工作细胞有很大的相似性（图 4 - 6），浦肯野细胞是一种快反应细胞，其动作电位分为 0 期、1 期、2 期和 3 期形成的离子基础与工作细胞相似，但在 4 期，浦肯野细胞膜电位在复极化达到最大复极电位后，随即开始自动去极化过程。

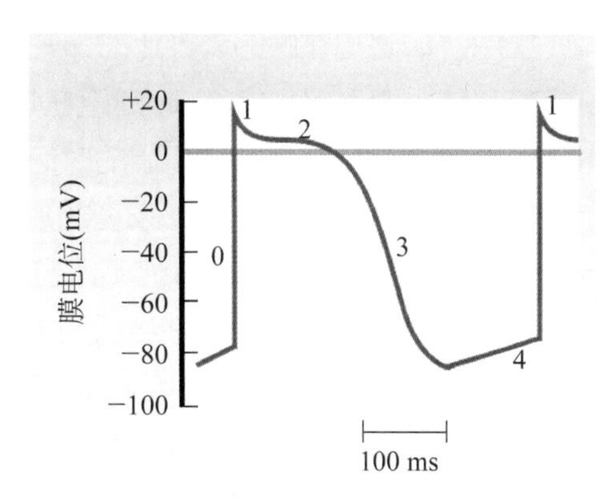

图 4 - 6 浦肯野细胞动作电位示意图

浦肯野细胞 4 期自动去极化形成的离子机制包括：3 期复极化至 -60 mV 左右时 I_K 通道开始关闭，至最大复极电位时接近完全关闭；另外，在浦肯野细胞 4 期自动去极化中，发挥主要作用的离子电流是起搏电流 I_f。I_f 是一种主要由 Na^+ 负载的内向电流，可被 Cs^{2+} 选择性阻断。I_f 通道在动作电位 3 期复极化至 -60 mV 左右时开始被激活并开放，其激活程度随着膜内负电性的增加而增加，至－100 mV 时被完全激活开放。I_f 的激活较为缓慢，并表现出时间依从性，即随时间的推移而逐渐增强。

当 4 期自动去极化达到阈电位水平时，便产生一次新的动作电位。I_f 通道在膜的去极化水平达－50 mV 左右时关闭。

2. **窦房结细胞** 窦房结内的 P 细胞为自律细胞，与心室肌快反应工作细胞和浦肯野细胞相比，窦房结 P 细胞的跨膜电位具有以下特点：①最大复极电位约－70 mV，阈电位约－40 mV，其绝对值均小于浦肯野细胞；②0 期去极化速率较慢，幅度较小，时程较长，约 7 ms；③没有明显的复极 1 期和 2 期；④4 期自动去极化速度快于浦肯野细胞(图 4－7)。

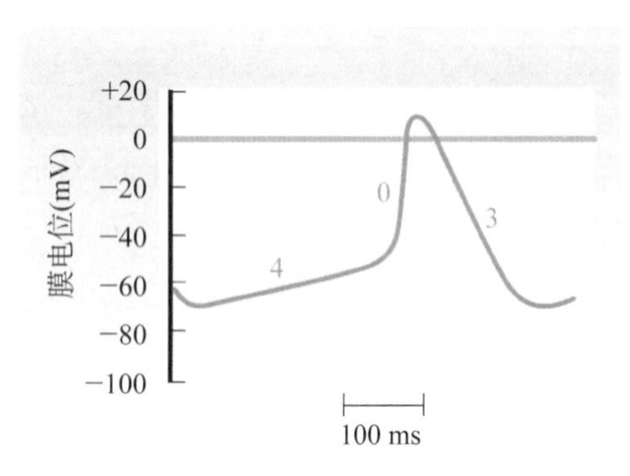

图 4－7 窦房结 P 细胞动作电位示意图

(1) 去极化过程：窦房结细胞的去极化过程为动作电位的 0 期。当膜电位复极达到最大复极电位后，膜电位开始自动去极化，达到阈电位水平时，激活膜上的 L 型钙通道，引起 Ca^{2+} 内流，形成 0 期去极化。由于 L 型钙通道的激活和失活过程都较缓慢，故窦房结细胞的 0 期去极化过程比较缓慢，持续时间较长。由慢钙通道开放引起缓慢去极化的心肌细胞，如窦房结细胞和房室交界区细胞，称为慢反应细胞。它们的动作电位称为慢反应动作电位。

(2) 复极化过程：窦房结细胞的动作电位无明显的 1 期和 2 期，0 期去极化后直接进入 3 期。0 期去极化达到 0 mV 左右时，L 型钙通道逐渐失活关闭，Ca^{2+} 内流减少；另一方面，I_K 通道激活开放，出现 K^+ 外流。由于 Ca^{2+} 内流的逐渐减少和 K^+ 外流的逐渐增加，使细胞膜逐渐复极化并达到最大复极电位。

(3) 4 期自动去极化：形成窦房结细胞 4 期自动去极化是由净内向电流所引起。该净内向电流由一种外向电流和两种内向电流所构成。

1) I_K：I_K 通道在膜的去极化时即开始激活开放，以后 K^+ 外流逐渐增强，成为窦房结细胞 3 期复极的主要原因。但是，I_K 通道在复极化接近最大复极电位时便开始关闭，K^+ 的外流逐渐减少。目前认为，由于 I_K 通道的时间依从性逐渐失活所造成的 K^+ 外流进行性衰减，是窦房结细胞 4 期自动去极化的最重要的离子基础。

2) I_f：I_f 电流在浦肯野细胞 4 期自动去极化过程中起重要作用。I_f 通道的最大激活电位为－100 mV 左右，而窦房结细胞的最大复极电位约为－70 mV。在这一电位水平，I_f 通道的激活缓慢，电流较小，因此 I_f 在窦房结细胞 4 期自动去极化过程中所起的作用相对较小。

3) I_{Ca-T}：除 L 型钙通道外，窦房结细胞还存在 T 型钙通道，其阈电位在－50 mV 左右。当 4 期自动去极化到－50 mV 时，T 型钙通道被激活开放，引起 Ca^{2+} 内流，成为 4 期自动去极化后期的一个成分。T 型钙通道可被 Ni^{2+} 阻断。L 型钙通道阻断剂，如维拉帕米等对 I_{Ca-T} 无阻断作用。

二、心肌的电生理特性

心肌细胞具有兴奋性、自律性、传导性和收缩性 4 种基本的生理特性。心肌的收缩性是心肌的一种机械特性。兴奋性、自律性和传导性都是以细胞膜的生物电活动为基础的，属于电生理特性。

（一）兴奋性

兴奋性(excitability)是指细胞在受到刺激时产生兴奋的能力或特性。心肌兴奋性的高低，用刺激阈值衡量，所需阈值越低表示兴奋性越高。

1. 影响兴奋性的因素 影响心肌细胞兴奋性的因素包括膜电位和阈电位水平的差距，以及引起去极化的离子通道状态。

(1) 静息电位或最大复极电位的水平：如果阈电位的水平不变，而静息电位或最大复极电位的绝对值增大，与阈电位之间的差距加大时，引起细胞兴奋所必需的刺激强度增大，细胞的兴奋性降低；反之，则兴奋性增高。

(2) 阈电位的水平：如果静息电位或最大复极电位不变，而阈电位水平上移，则静息电位和阈电位之间的差距也增大，引起兴奋所需的刺激强度增大，细胞的兴奋性降低；反之，阈电位水平下移则意味着兴奋性增高。

(3) 引起 0 期去极化的离子通道状态：钠通道和钙通道都有静息、激活和失活 3 种功能状态。这些通道处于哪一种状态，取决于当时的膜电位水平以及有关的时间进程，也就是说，这些通道的功能状态改变具有电压依从性和时间依从性。

在快反应细胞，钠通道开放引起 Na^+ 快速内流是形成 0 期去极化的离子基础。当膜电位处于正常静息电位水平(−90 mV)时，钠通道处于静息状态，可以被激活。当膜电位由静息电位水平迅速去极化达到阈电位水平(膜内−70 mV)时，大量钠通道被激活开放，Na^+ 快速跨膜内流形成动作电位去极相，此过程仅约 1 ms。随后钠通道迅速失活关闭，Na^+ 内流终止，失活的过程历时几个毫秒到 10 ms。处于失活状态的钠通道是关闭的，而且暂时不能被再次激活。只有在膜电位恢复到一定的电位水平，且过一段时间后，钠通道才重新恢复到静息状态，即恢复激活开放的能力。通道从失活状态恢复到静息状态的过程称为复活。钠通道是否处于静息状态，是快反应心肌细胞是否具有兴奋性的前提。处于静息状态的钠通道数量越多，膜的兴奋性就越高；反之，处于失活状态的通道数量增多时，兴奋的阈值就升高，膜的兴奋性随之降低。当全部钠通道由静息状态进入失活状态后，膜的兴奋性也就完全丧失。在慢反应细胞，细胞的兴奋性取决于 L 型钙通道的功能状态。L 型钙通道的激活、失活和复活的速度均较慢，其复活过程延续到膜电位完全恢复之后。

在实验中，如果让膜电位发生缓慢去极化，处于静息状态的通道也可以不经激活而直接进入失活状态。这种情况有时在临床上发生，如果将 KCl 通过静脉以较快速度注入，由于细胞外 K^+ 浓度升高，会导致细胞膜电位水平的去极化，严重时可导致心肌细胞离子通道失活而发生停搏。

2. 兴奋性的周期性变化 心肌细胞每产生一次兴奋，膜电位发生一系列有规律的变化，膜上的离子通道由静息经历激活、失活和复活等过程。在这一过程中，心肌细胞的兴奋性也随之发生周期性改变，对心肌兴奋的产生、传导以及收缩反应也都产生影响。现以心室肌细胞为例，说明在一次兴奋过程中兴奋性的周期性变化(图 4-8)。

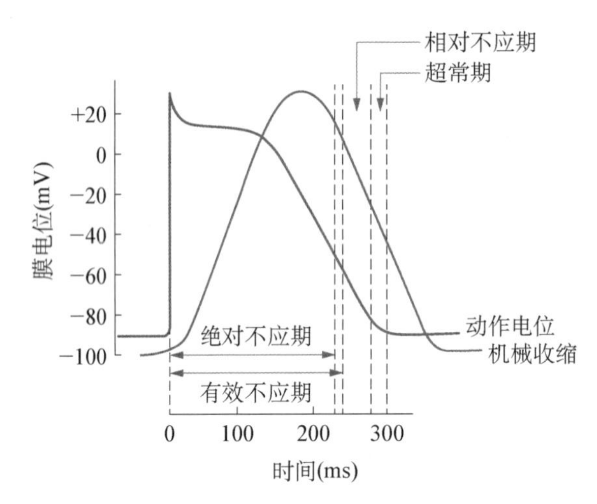

图 4-8　心室肌动作电位、兴奋性与机械收缩变化过程的时间对应关系示意图

(1) 有效不应期：心肌细胞受到刺激发生兴奋时，从动作电位的 0 期开始到 3 期复极化到约－55 mV 这一段时期内，细胞对任何强度的刺激都不能产生反应，即膜的兴奋性完全丧失，称为绝对不应期(absolute refractory period)。在复极化过程中膜电位由－55 mV 到约－60 mV 的这一段时间内，给予刺激后，肌膜上可以产生局部的去极化反应，但仍不能发生动作电位，这一时期称为局部反应期(local response period)。由于从 0 期开始到 3 期膜电位恢复到－60 mV 这一段时间内，心肌不能产生新的动作电位，因此，这段时间称为有效不应期(effective refractory period)。产生有效不应期的原因是这段时间内钠通道完全失活，或仅有少数通道复活，不足以产生动作电位。

(2) 相对不应期：3 期膜电位复极化过程中，在膜电位为－60 mV 至－80 mV 的这段期间，给予一个阈刺激，细胞不能产生动作电位；如果给予一个阈上刺激，则可产生一次新的动作电位。这一段时间称为相对不应期(relative refractory period)。其原因是此期已有相当数量的钠通道复活，细胞能爆发动作电位，但在给予阈刺激是，尚不能激活足够的钠通道开放，即此时的阈电位水平高于静息期的阈电位水平，因此心肌细胞的兴奋性低于正常。

(3) 超常期：在 3 期复极化过程中，膜内电位从－80 mV 恢复到－90 mV 的这段时期内，钠通道基本均已复活，而膜电位的绝对值小于静息电位，与阈电位水平之间的差距较小，这时给予心肌一个阈下刺激，就可能引起一个新的动作电位，表明心肌的兴奋性高于正常，故将这段时间称为超常期(supranormal period)。

复极化过程完成后，膜电位恢复到正常静息水平，兴奋性也恢复到正常水平。

在相对不应期和超常期，由于膜电位水平较低，Na^+ 内流驱动力较小，所产生的动作电位 0 期去极化的幅度和速率比正常动作电位时小，动作电位的时程较短，兴奋的传导速度也比较慢。

3. 兴奋性的周期性变化与收缩活动的关系 与骨骼肌和神经细胞相比，心肌细胞的有效不应期特别长，一直延续到心肌细胞的舒张期早期。因此，心肌不会像骨骼肌那样产生完全强直收缩，只能作收缩和舒张相交替的活动，从而能保证心脏的泵血活动的进行。

在正常情况下，窦房结产生的每一次兴奋传导到心房肌和心室肌时，前一次兴奋的不应期已经结束，因此，能发生一次新的兴奋，整个心脏就能够按照窦房结的节律进行活动。如果在心肌的有效不应期之后，下一次窦房结兴奋到达之前，心肌受到一次外来刺激，则可产生一次提前出现的兴奋和收缩，分别称为期前兴奋(premature excitation)和期前收缩(premature systole)。期前兴奋也有不应期。如果下一次窦房结兴奋传到心室时，正好落在期前兴奋的有效不应期内，则不能引起心室的兴奋和收缩，形成一次兴奋和收缩的"脱失"，必须等到再下一次窦房结的兴奋传来才能引起兴奋和收缩。这样，在一次期前收缩之后，往往会出现一段较长的心室舒张期，称为代偿间歇(compensatory pause)，然后再恢复到正常的窦性节律(图 4-9)。但是，如果窦性心率较慢，下一次窦房结的兴奋到来时，期前兴奋的有效不应期已经结束，则可引起心室一次新的兴奋和收缩，不出现代偿间歇。

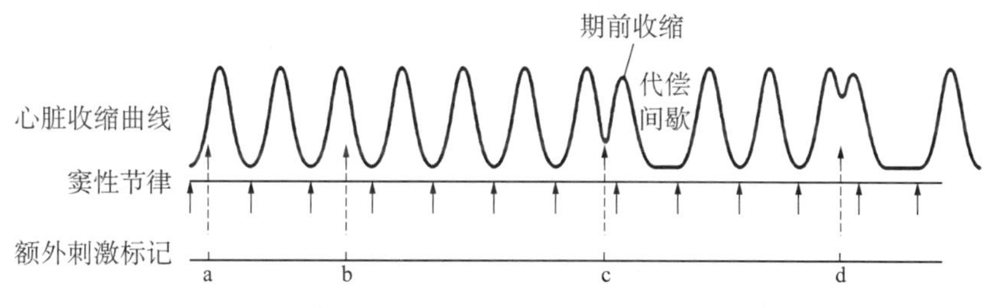

图 4-9 期前收缩与代偿间歇示意图

(二) 自动节律性

心肌组织能够在没有外来刺激的情况下，能自动地有节律地产生兴奋的特性，称为自动节律性(autorhythmicity)，简称自律性。自律性的高低用每分钟发生兴奋的次数，即自动兴奋的频率衡量。

1. 心脏的正常起搏点 心脏特殊传导系统的心肌细胞都具有自律性，但不同部位的自律性存在差别。窦房结细胞 P 细胞的自律性最高，约 100 次/分；浦肯野细胞的自律性最低，约 25 次/分，房室交界约为 50 次/分，房室束约为 40 次/分。窦房结的自律性最高，正常情况下，它产生的节律性兴奋依次兴奋心房肌、房室交界、房室束、心室浦肯野细胞网和心室肌，引起整个心脏产生有节律性兴奋和收缩。生理情况下，窦房结是主导心脏兴奋和搏动的正常部位，称为正常起搏点(normal pacemaker)。由窦房结产生的兴奋形成的心脏节律称为窦性节律(sinus rhythm)。生理情况下，心脏其他部位的自律组织并不表现出自律性，只是起着传导兴奋的作用，故称为潜在起搏点(latent pacemaker)。在某些病理情况下，如窦房结的兴奋因传导阻滞，或窦房结以外的自律组织的自律性异常增高，心房或心室就按此时自律性最高的部位发出的兴奋搏动，这些异常的起搏部位就称为异位起搏点(ectopic pacemaker)，形成的节律称为**异位节律**。

窦房结对于潜在起搏点的控制，可通过以下两种方式实现。

（1）抢先占领：窦房结的兴奋频率高于其他潜在起搏点，在潜在起搏点4期自动去极化尚未达到阈电位水平之前，从窦房结发出并依次传来的兴奋已经到达，并引发动作电位，这种抢先占领(capture)的作用，使潜在起搏点自身的自律性不能表现出来。

（2）超速驱动压抑：当自律细胞在受到高于自身固有频率的刺激时，按外来刺激的频率发生兴奋，称为超速驱动。在外来刺激停止后，经受超速驱动的自律细胞不能立即呈现其固有的自律性活动，需要经过一段时间，自律性才逐渐恢复，这种现象称为超速驱动压抑(overdrive suppression)。

窦房结对于潜在起搏点自律性有超速驱动压抑作用。超速驱动压抑的程度与两个起搏点自律性的差别有关，自律性差异越大，压抑效应越强。超速驱动压抑的生理意义在于窦房结发生短时间频率减慢时，潜在起搏点的自律性不会立刻表现出来，有利于防止异位搏动的发生。当窦房结兴奋停止或传导受阻后，房室交界，而不是心室传导组织来代替窦房结成为起搏点，这是因为房室交界的兴奋频率与窦房结差距较小，超速驱动压抑的程度也较小。

产生超速驱动压抑的机制是受超速驱动的自律细胞发生高频兴奋后，膜上钠泵活动增强。当自律细胞受到超速驱动时，由于单位时间内产生的动作电位数量增多，导致 Na^+ 内流和 K^+ 外流均增加，于是钠泵的活动随之增强，钠泵的生电作用使细胞膜超极化，自律性降低。超速驱动停止后，细胞需要一定的时间后才恢复到静息水平，因而使自律细胞出现短时间的压抑。这一现象的存在，提示在心脏人工起搏的情况下，如需要暂时中断起搏器工作，则需要在中断起搏器之前，使其频率逐步减慢，以避免超速驱动压抑导致心脏停搏。

2. 影响自律性的因素 自律性的高低主要取决于4期自动去极化的速度，以及最大复极电位与阈电位之间的差距(图4-10)。

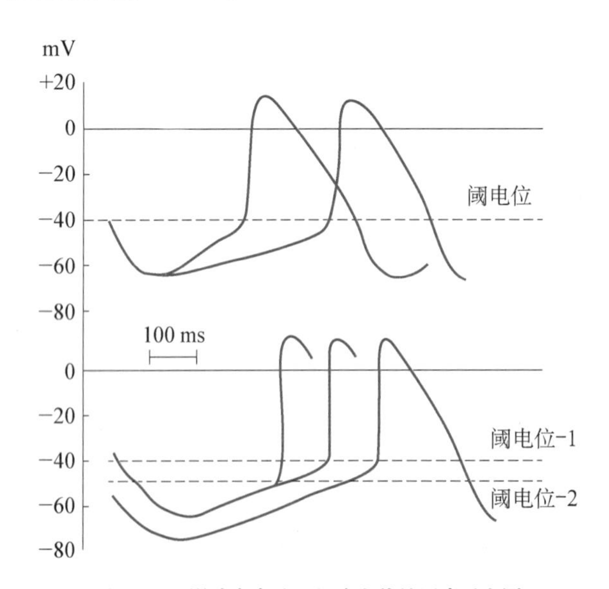

图4-10 影响窦房结P细胞自律性因素示意图

(1) 最大复极电位与阈电位之间的差距：最大复极电位的绝对值减小，或阈电位水平下移，都能使二者之间的差距减小，可使自动去极化达到阈电位水平所需的时间缩短，自律性升高；反之，则自律性降低。迷走神经释放的乙酰胆碱可使自律细胞膜上的乙酰胆碱敏感性钾通道开放概率增高，导致最大复极电位的绝对值增大，使自律性降低，心率减慢。

(2) 4 期自动去极化的速率：4 期自动去极化的速率增快，达到阈电位水平所需的时间缩短，可使自律性升高；反之，则自律性降低。4 期自动去极化的速率取决于净内向电流大小。儿茶酚胺可以增强窦房结的 I_f 和 I_{Ca-T}，加快 4 期自动去极化的速率，使自律性升高，心率加快。

（三）传导性

心肌细胞具有传导兴奋的能力，传导性的高低可用兴奋的传播速度来衡量。

1. 心脏内兴奋传播的途径和特点 心肌细胞膜上分布有缝隙连接(gap junction)，构成细胞间的通道，兴奋可以局部电流的形式迅速通过缝隙连接直接扩布至相邻的细胞，进而传遍整个心房或心室，使心房肌和心室肌细胞同步活动。因此，左右两心室成为一个功能性合胞体，同样，左右两心房也是一个功能性合胞体。

兴奋在心脏内的传播，是兴奋通过特殊传导系统进行的有序扩布(图 4－11)。正常情况下，窦房结发出的兴奋可直接传给心房肌并扩布到整个右心房和左心房，同时，沿着心房肌组成的“优势传导通路”(preferential pathway)以较快速度传到房室结(房室交界区)，经房室束和左、右束支传到浦肯野纤维网，最终到达心室肌，引起心室肌兴奋。

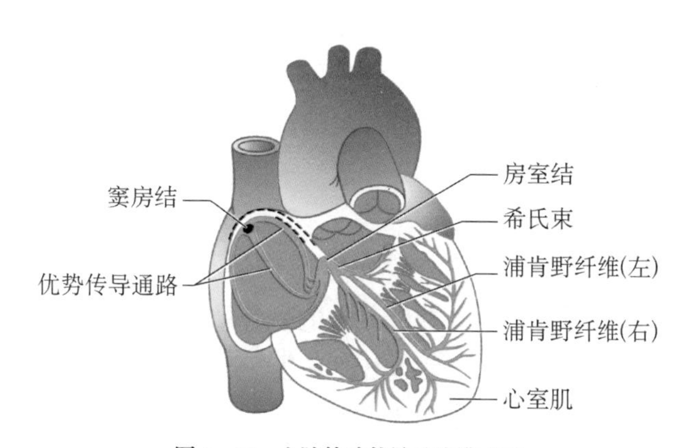

图 4－11 心脏特殊传导系统模式图

不同心肌细胞的传导性不同，因此兴奋在心脏各个部分传播的速度是不相同的。在心房，普通心房肌的传导速度较快，约为 0.4 m/s，而“优势传导通路”的传导速度更快，为 1.0～1.2 m/s。因此，窦房结的兴奋在心房内迅速扩布的同时，可以经优势传导通路很快传到房室交界区。在心室，心室肌的传导速度为 1 m/s 左右，而心室内的浦肯野纤维的传导速度更是达到 4 m/s，而且它呈网状分布于整个心室壁，因此经过房室结的兴奋能沿浦肯野纤维网迅速传遍整个左、右心室。房室结处细胞的传导速度很慢，仅为 0.02 m/s。房室结是兴奋由心房到达心室的唯一通道。兴奋在房室结处传导速度缓慢，导致兴奋由心房传至心室要经过一段时间延搁。这个现象称为房-室延搁(atrioventricular delay)。由于房-室延搁现象的存在,使心室的收缩发生在心房收缩之后,使心房和心室呈交替收缩,这十分有利于心室的充盈和射血。

2. 影响传导性的因素 心肌细胞的传导性取决于细胞的结构特点和电生理特性。

(1) 结构因素:细胞的直径与细胞的纵向电阻呈反变关系,直径小的细胞,细胞的纵向电阻大,局部电流影响范围小,兴奋的传导速度较缓慢。心房肌、心室肌和浦肯野细胞的直径较大,故兴奋传导速度较快;浦肯野细胞的直径最大,因此兴奋传导速度最快。窦房结细胞的直径很小,故传导速度很慢;结区细胞直径最小,因而传导速度最慢。此外,细胞间缝隙连接的数量和功能状态也是影响传导性的重要因素。在窦房结和房室交界区,细胞间的缝隙连接数量较少,局部电流通过缓慢,使得传导兴奋通过的速度也慢。在某些病理情况下,如心肌缺血等,细胞间缝隙连接可以关闭,使兴奋的传导速度进一步下降甚至发生传导阻滞。

(2) 生理因素:兴奋在心肌细胞膜上的传播是通过局部电流实现的。因此,可以从局部电流的形成和邻近未兴奋部位膜的兴奋性这两方面来分析影响传导性的因素。

1) 0 期去极化的速度和幅度:局部电流的主要大小取决于细胞膜兴奋部位 0 期去极化时内向电流的大小。0 期去极化的速度越快,形成的局部电流越大,促使邻近部位膜去极化达到阈电位速度也越快,兴奋传导速度越快。此外,如果 0 期去极化的幅度越大,兴奋部位和未兴奋部位之间的电位差越大,形成的局部电流也越强,兴奋传导速度也越快。

2) 邻近未兴奋部位膜的兴奋性:兴奋的传导是细胞膜依次发生兴奋的过程,因此邻近未兴奋部位膜的兴奋性必然影响兴奋的传导。邻近未兴奋部位膜的静息电位与阈电位之间的差距增大时,膜的兴奋性降低,去极化达到阈电位水平所需的时间延长,所以传导速度减慢。如果邻近部位的膜上决定 0 期去极化的离子通道部分失活,兴奋性较低,兴奋的传导速度也下降;如果邻近未兴奋部位膜上决定 0 期去极化的离子通道处于失活状态,则导致兴奋传导受阻。

三、 体表心电图

在正常人体中,由窦房结发出的兴奋按一定的途径和时序依次传遍心房和心室,引起整个心脏的兴奋。心脏各部分在兴奋过程中出现的生物电活动,可以通过心脏周围的导电组织和体液传导到身体表面。如果将测量电极放置在人体表面的一定部位,可以记录到心脏兴奋过程中发生的电变化,所记录到的图形称为心电图(electrocardiogram, ECG)。

(一) 正常心电图各波和间期的意义

心电图记录纸上有长和宽均为 1 mm 的小方格。通常心电图机的灵敏度和走纸速度分别设置为 1 mV/cm 和 25 mm/s,因此,纵向每一小格相当于 0.1 mV,横向每一小格相当于 0.04 s。将测量心电图的电极放置在体表不同的部位,或改变记录电极的连线方式(导联),相当于从不同侧面或角度观察心脏的电活动,因此记录到心电图波形会有显著不同。但是,用不同导联记录到的心电图都包含几个基本的波形,即心脏在每次兴奋过程中都会相继出现一个 P 波,一个 QRS 波群和一个 T 波,有时在 T 波后还可有一个小的 U 波(图 4-12)。以下以标准Ⅱ导联为例介绍心电图各波和间期的形态和意义。

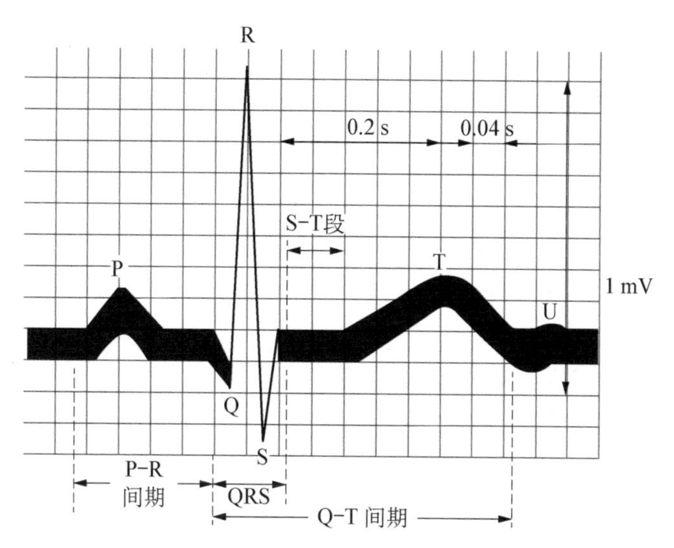

图 4-12 正常人体心电图波形示意图

1. P 波 心电图中的 P 波反映左右两心房的去极化过程。P 波波形小而圆钝，历时 0.08～0.11 s，波幅不超过 0.25 mV。虽然窦房结的去极化发生在心房之前，但是由于窦房结很小，兴奋时产生的综合电位很小，在体表心电图上不能被观察到。

2. QRS 波群 ORS 波群反映左右两心室的去极化过程。典型的 QRS 波群包括 3 个紧密相连的电位波动，第一个向下的波称为 Q 波，第一个向上的波称为 R 波，紧接 R 波之后的向下的波称为 S 波。在不同导联的记录中，这 3 个波不一定都出现。正常的 QRS 波群历时 0.06～0.10 s，代表兴奋在心室肌扩布所需的时间。QRS 各波的波幅在不同导联中变化较大。

3. T 波 T 波反映心室的复极化过程，历时 0.05～0.25 s，波幅为 0.1～0.8 mV。T 波的方向与 QRS 波群的主波方向相同。

4. U 波 在 T 波后 0.02～0.04 s 可能出现的一个低而宽的波即 U 波，U 波方向一般与 T 波一致，波宽 0.1～0.3 s，波幅一般小于 0.05 mV。U 波的意义和成因尚不十分清楚，推测 U 波可能与浦肯野纤维网的复极化有关。

5. PR 间期（或 PQ 间期） PR 间期是指从 P 波起点到 QRS 波起点之间的时程，一般为 0.12～0.20 s。PR 间期代表由窦房结产生的兴奋经由心房、房室交界和房室束到达心室并引起心室肌开始兴奋所需要的时间，故也称为房室传导时间。在房室传导阻滞时，PR 间期延长。

PR 段是指从 P 波终点到 QRS 波起点之间的线段，通常是在心电图记录的基线水平上。PR 段形成的原因是由于兴奋通过心房后在向心室传导的过程中要通过房室交界区，兴奋在此区的传导非常缓慢，形成的综合电位很小，一般记录不到。故在 P 波之后曲线回到基线水平，形成 PR 段。

6. QT 间期 QT 间期是指从 QRS 波起点到 T 波终点的时程，代表从心室开始去极化到完全复极化所经历的时间。QT 间期的长短与心率成反变关系，心率愈快，QT 间期愈短。

7. ST 段 ST 段是指从 QRS 波群终点到 T 波起点之间的线段。正常心电图上 ST 段与基线平齐。ST 段代表心室各部分心肌细胞均处于动作电位的平台期，各部分之间的电位差很小，所以曲线位于基线水平。

心房在复极化过程中产生的电变化形成 Ta 波，即心房 T 波。它开始于 P 波之后，与 P 波的方向相反。Ta 波的波幅很低，并与 PR 段、QRS 波 ST 段的初期重叠在一起，因此在心电图记录中一般观察不到。

（三）心电图与心肌细胞动作电位的关系

心肌细胞的生物电变化是心电图产生的根据，但是心电图的记录曲线与单个心肌细胞内记录的生物电变化曲线有明显的区别（图 4-13）。造成这种区别的主要原因有以下 3 点：①单个心肌细胞的电变化是用细胞内电极记录法得到的，即一个测量电极放在细胞外表面，另一个电极插入到细胞膜内，所测到的电变化是一个细胞的膜内外的电位差。心电图的记录方法是细胞外记录法。由于心脏处于身体这样一个“容积导体”（volume conductor）中，心脏在兴奋过程中兴奋部位和未兴奋部位之间的电位差在容积导体中形成规则的电位变化，这种电位变化可以用电极在容积导体的不同部位测出。一般是将两个电极放置在身体（容积导体）的一定部位，记录心脏兴奋过程中该两点之间的电位差，或者用一个电极作为探测电极，另一个电极放置在零电位处作为参照电极测出的探测电极部位的电位变化；②心肌细胞的电变化是单个心肌细胞在静息或兴奋时膜内外的电位差及其变化；而心电图反映的则是整个心脏在兴奋过程中的综合电变化，心电图上每一瞬间的电位数值，都是很多心肌细胞

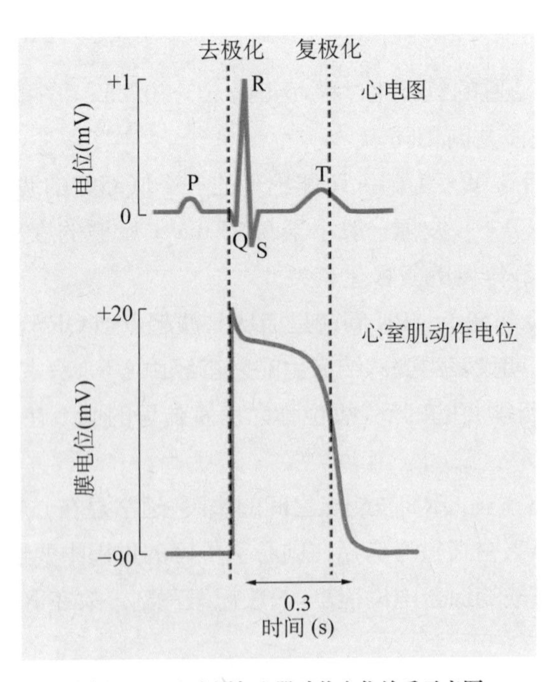

图 4-13 心电图与心肌动作电位关系示意图

电活动的综合效应在身体这个容积导体的不同部位的反映；③用细胞内电极记录心肌细胞的电位变化时，在同一个细胞记录到的图形是恒定的；而在记录心电图时，将记录电极放置在身体表面(容积导体)的不同部位(称为不同的导联)，所记录的心电图波形是不同的。在临床上，可根据各个导联记录的心电图波形的改变作为对心脏疾病的诊断依据之一。

第三节 血管生理

循环系统是一个相对封闭的管道系统，它包括心血管系统和淋巴系统两部分。心血管系统中包括心脏和依次呈串联关系的动脉、毛细血管和静脉。血管按照形态学结构特点可分为大动脉、中动脉、小动脉、微动脉、毛细血管、微静脉、小静脉、中静脉和大静脉，但在生理学中，经常按照各部位血管的生理功能特点，把血管分为以下 8 类(图 4－14)。

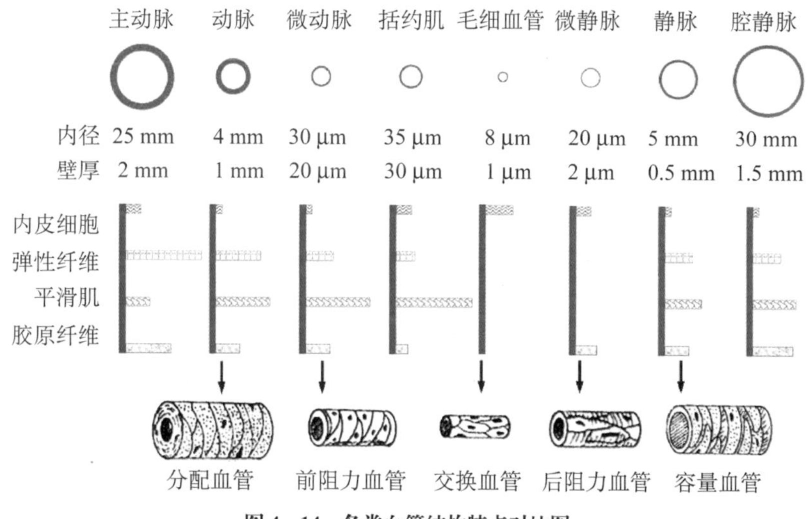

图 4－14　各类血管结构特点对比图

一、 血管的功能分类及特点

1. 弹性储器血管　弹性储器血管(windkessel vessel)是指主动脉、肺动脉及其大分支。这些血管管壁较厚，含有丰富的弹性纤维，使血管有较强弹性。心室收缩时，大动脉管壁因心脏射血而被动扩张，血管内贮存了大部分血液，约占搏出量的 2/3，仅 1/3 的血液流入外周血管；心室舒张时，扩张的大动脉管壁发生弹性回缩，将之前贮存的那部分血液继续向外周血管推动。这类血管的弹性储器作用(windkessel effect)可使心脏间断的射血变成血管系统中连续的血流，并能缓冲每个心动周期中动脉血压的波动幅度。

2. 分配血管　分配血管(distributing vessel)是指中动脉，是从弹性储器血管逐步分支到小动脉之间的动脉系统。随着血管分支的增多，管壁中的弹性纤维逐渐减少，平滑肌逐渐增多。分配血管的主要功能是将血液分配输送到各个器官组织。神经和体液因素可以调节管壁平滑肌的收缩和舒张，改变分配血管的管径，从而对各个器官组织血流量的分配进行调节。

3. 毛细血管前阻力血管 小动脉和微动脉管径较小，对血流的阻力大，且它们在毛细血管之前，因而被称为毛细血管前阻力血管（precapillary resistance vessel）。小动脉和微动脉管壁含有丰富的平滑肌，平滑肌自身有紧张性收缩，称为肌源性基础紧张（myogenic basal tone），这对维持一定的外周阻力，形成动脉血压有重要作用。丰富的交感神经末梢和各种血管调节因子均可以调节平滑肌的舒缩，从而对器官组织的灌流量进行调节。

4. 毛细血管前括约肌 毛细血管前括约肌（precapillary sphincter）是环绕于真毛细血管起始部位的平滑肌，属于阻力血管的一部分。它可以通过舒缩活动控制毛细血管的开放闭合，从而对某一时间内毛细血管开放的数目进行调节。

5. 交换血管 交换血管（exchange vessel）是指连接动脉和静脉的真毛细血管。毛细血管（capillary）管径最细，分布最广，它们分支并相互吻合成网。管壁为单层内皮细胞，外面有一薄层基膜，通透性很高，是血管内外进行物质交换的主要场所。

6. 毛细血管后阻力血管 毛细血管后阻力血管（postcapillary resistance vessel）是指微静脉（venule）。从血液循环的过程看，它位于毛细血管之后，其舒缩活动可通过影响毛细血管前阻力和后阻力的比值来调节毛细血管内压力，从而影响体液在血管和组织间隙的分布，如影响组织液的生成和回流。

7. 容量血管 容量血管（capacitance vessel）是指静脉系统。静脉口径粗，管壁薄，数量比同级动脉多。一般情况下，可以容纳循环血量的 60%～70%，起到了血液贮存库的作用。容量血管收缩会导致回心血量增加，使心输出量增加。反之，容量血管舒张可通过适当减少回心血量而减轻心脏的负担。

8. 短路血管 短路血管（shunt vessel）是指小动脉和小静脉之间的直接吻合支。短路血管主要存在于手指、足趾、耳郭等处的皮肤，主要功能是通过影响皮肤散热量调节体温。当环境温度升高时，短路血管开放增加，血液可以绕过毛细血管网，直接从小动脉进入小静脉，使皮肤血流量增加，将人体内脏温度相对较高的血液带到皮肤，散热量增加。相反，当环境温度降低时，短路血管关闭，皮肤散热量减少。

二、血流动力学

血流动力学（hemodynamics）主要以血液在心血管系统中流动时血流量、血流阻力、血压及它们之间的关系为研究对象，是血液在心血管系统中流动的力学。

（一）血流量和血流速度

血流量（blood flow）是指在单位时间内流过血管某一横截面的血液量，又称为容积速度（volume velocity），单位通常为 ml/min 或 L/min。血流量的计算公式如下：

$$Q=\frac{\pi \Delta P r^4}{8\eta L}$$

该公式被称为泊肃叶定律（Poiseuille law），即血流量和血管两端的血压差 ΔP 与血管半径的 4 次方 r^4 成正比，而与血管长度 L 和血液黏度 η 成反比。然而，要注意的是，由于血管具有弹性和可扩张性，因而血管半径 r 可因血管两端的血压差 ΔP 的改变而改变。

血流速度(blood velocity)是指血液中的某一个质点在血管中运动的线速度。根据质点运动形式的不同，可将血液流动的方式分为层流(laminar flow)和湍流(turbulence)(图 4 - 15)。血液作为一种非牛顿流体，在血管中低速流动时，血液的流动为有规律的分层流动，即层流状态。层流时，液体中每个质点的运动方向均与管道的长轴平行，管道轴心处流速最快，越靠近管壁流速越慢。当血液流速改变或者转向时，层流被破坏，此时血液中各质点运动方向不一致，形成湍流或者涡流。血流速度快，血管管径较大以及血液黏度较低的情况下较易形成湍流。一般心室和主动脉中的血流以湍流的形式存在，这样有利于氧合不均匀的血液得到充分混合。其余血管中的血流方式为层流，在病理情况下产生的湍流会引起内皮细胞的损伤，进而导致动脉粥样硬化等疾病的发生。

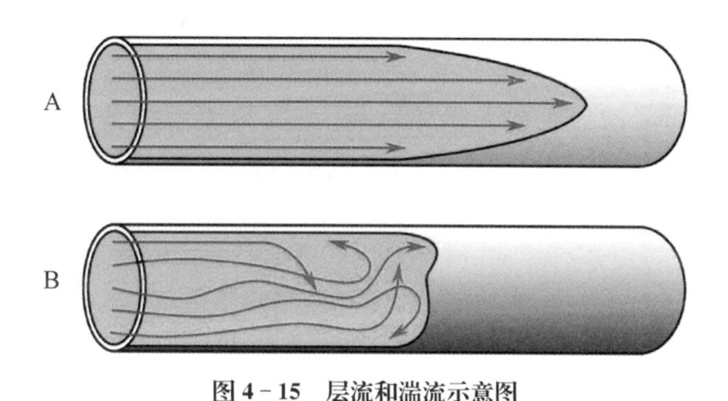

图 4 - 15 层流和湍流示意图

A. 层流；B. 湍流

(二) 血流阻力

血流阻力(blood resistance)指血液在管腔中流动时遇到的阻力，这种阻力主要来自于血液内部，以及血液和管壁之间的摩擦力。因此，血流阻力和血管的长度、管径，以及血液黏度有密切的关系。

血流阻力的计算公式如下：

$$R = \frac{8\eta L}{\pi r^4}$$

其中，R 为血流阻力，η 为血液黏度，L 为血管的长度，r 为血管的半径。

由上面的公式可以看出，在血液循环中，影响循环阻力的主要因素是血管半径和血液黏度。血管的管径越小，血流阻力越大。因此，整个动脉系统中，产生血流阻力的主要部位为管径较小的小动脉和微动脉。

血液黏度(blood viscosity)在某些生理和病理情况下同样会发生改变。主要的影响因素有以下 4 个方面。

1. 血细胞比容 血细胞比容越大，血液黏度越高。血细胞比容是决定血液黏度最重要的因素。

2. 血流的切率 血流的切率(shear rate)是指在层流情况下,相邻两层血流的速度之差与液层厚度的比值,如图 4-15A 所示,层流时流速剖面上各箭头的连线形成一抛物线,抛物线的斜率即血流切率。血液以层流方式在血管中流动时,血液中的红细胞等有形成分有向血管中轴聚集的趋势,称为"轴流"现象。血流的切率越大,轴流现象越明显。红细胞集中在中轴,红细胞的移动方向与血管纵轴平行,红细胞移动时发生旋转,红细胞之间相互碰撞的机会均减少,因而血液流动时的实际黏度降低。反之,血流切率较低时,轴流现象消失,红细胞有发生聚集的趋势,血液流动的实际黏度升高。

3. 血管口径 Fåhræus 和 Lindqvist 发现,血液在大血管口径的管腔中流动时,血液黏度不会受到口径变化的影响,而当血液在直径小于 0.2~0.3 mm 的微动脉中流动时,在切率足够高的情况下,血管口径越小,血液黏度越低,该现象被称为 Fåhræus-Lindqvist 效应(法-林效应),其产生的主要机制为细小的血管中血细胞较难流入,使得血细胞比容较小。法-林效应通过减小血液黏度,从而减轻了细小血管随管径减小迅速增大的血流阻力对微循环灌注的影响。

4. 温度 温度是影响血液黏度的重要因素,血液黏度可随着温度的降低而升高。有实验证明,当温度从 37℃降到 0℃时,血液黏度可增加 2 倍。因此,在测定血液黏度时一定要对温度进行严格的控制。

(三) 血压

血压(blood pressure)是指血管内流动着的血液对血管侧壁的压强,标准单位是帕(Pa)或者千帕(kPa),但习惯上常用毫米汞柱(mmHg)来表示(1 mmHg = 0.1333 kPa, 1 kPa = 7.5 mmHg),大静脉压和心房压较低,通常用厘米水柱(cmH_2O)为单位(mmHg = 13.6 mmH_2O)。

由血流量的计算公式 $Q = \Delta P/R$ 可知,在血流量一定的情况下,某一段血管对血流的阻力越大,该血管段两端的压差越大。因而,从左心室射出的血液在经过外周血管时,不断克服血管对血流的阻力而消耗能量,血压不断降低(图 4-16)。

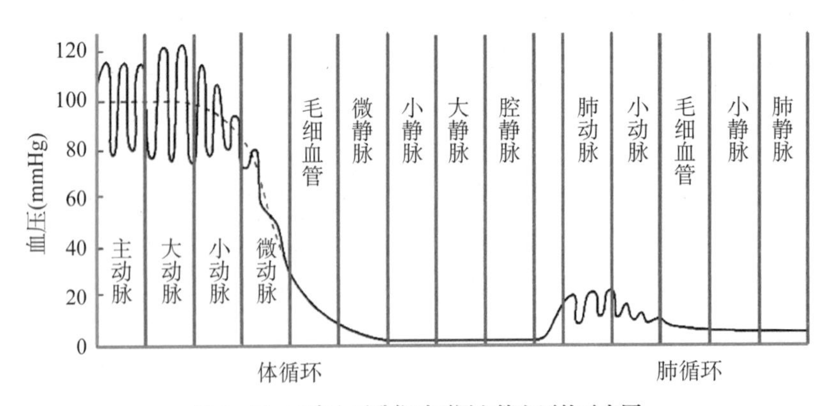

图 4-16 正常人平卧位时不同血管血压的示意图

三、动脉血压和动脉脉搏

（一）动脉血压

1. 动脉血压的形成 通常所说的动脉血压(arterial blood pressure)是指主动脉血压。动脉血压的形成条件包括以下 4 个方面。

(1) 循环系统有足够的血液充盈：足够的血液充盈于相对封闭的心血管系统中，这是形成动脉血压的前提。可以用循环系统平均充盈压(mean circulatory filling pressure)来表示循环系统中血液充盈的程度。动物实验中，用电刺激诱发室颤，使心脏暂停射血，此时循环系统中各处压强均相同，该压强数值即为循环系统平均充盈压，人的循环系统平均充盈压估计接近 7 mmHg。

(2) 心脏射血：左心室周期性收缩向主动脉射出血液，使得动脉血压发生周期性的升高和降低。但是，由于主动脉和大动脉的弹性储器作用，左心室射出的血液约有 2/3 储存在被动扩张的主动脉和大动脉中，心室收缩的能量在此时以势能的形式储存起来。心室舒张时，由于主动脉和大动脉的弹性回缩，储存其中的血液继续向外周流动。由于心脏射血是间断的，因而心动周期中的动脉血压会发生周期性的变化。心室收缩时动脉血压升高，而心室舒张时动脉血压降低。

(3) 外周阻力：外周阻力主要指小动脉和微动脉对血流的阻力。动脉血压作为一种势能，其形成必须有外周阻力的存在，否则血液流向外周的动能将不能转变成势能，而一直以动能的形式存在。

(4) 主动脉和大动脉的弹性储器作用：该作用对减小动脉血压在心动周期中的波动幅度有重要意义。心室收缩时，主动脉和大动脉会因扩张而容纳一部分血液，使得收缩期动脉血压不会升得过高。当心室舒张时，主动脉和大动脉发生弹性回缩，将之前容纳的那部分血液继续推向外周，使得舒张期动脉血压不会降得过低，并且可在心室间断射血时仍保持血液在动脉内的持续流动(图 4-17)。

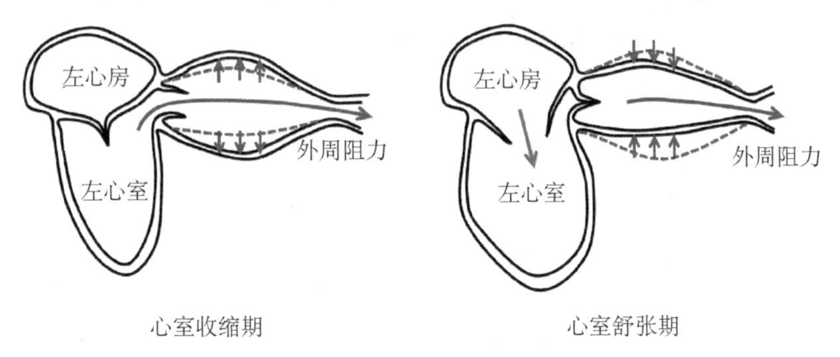

图 4-17 大动脉的弹性储器作用

2. 动脉血压的测量与正常值 动脉血压在一个心动周期中发生有规律的波动。心室收缩时，主动脉血压升高，它所能达到的最高值称为收缩压(systolic pressure)。心室舒张时，主动脉血压降低，它所能下降到的最低值称为舒张压(diastolic pressure)。收缩压和舒张压之差称为脉搏压(pulse pressure),简称脉压。一个心动周期中,动脉血压的瞬间平均值被称为平均动脉压(mean arterial pressure),约等于舒张压与1/3脉压之和。动脉血压是人体最基本的生命体征之一,临床上主要采用间接法进行动脉血压的测量(Korotkoff音法)。由于大动脉中血压的落差很小,因而通常测量上臂肱动脉的血压来代表人体的动脉血压。

(1) 测量方法:测量血压时被测者一般取坐位或者平卧位,上臂、心脏和听诊器汞柱0 mmHg位置处于同一水平位上。将血压计袖带以适当松紧缠绕于上臂,袖带下缘离肘弯横纹为2~3 cm。听诊器膜型体件放置于袖带下缘的肱动脉搏动处。向袖带的气囊中充气加压,当袖带压力高于肱动脉收缩压时,该处肱动脉血流被阻断,此时在听诊器上听不到任何声音。继续充气使袖带压力再上升20~30 mmHg,然后缓慢放气。当袖带压力刚刚小于收缩压时,血液流经受挤压而变狭窄的肱动脉形成湍流,可以听到第一声声响(Korotkoff音),此时血压计汞柱的读数即为收缩压。当袖带压力处于收缩压和舒张压之间时,当动脉血压波动至高于袖带压力时,血流可以通过部分受压迫的血管段形成湍流,该声响的频率和心动周期的频率保持一致。当袖带压力低于舒张压时,血管完全没有受压变形,血流恢复层流状态,听诊器中的声响消失,此时血压计汞柱的读数即为舒张压(图4-18)。

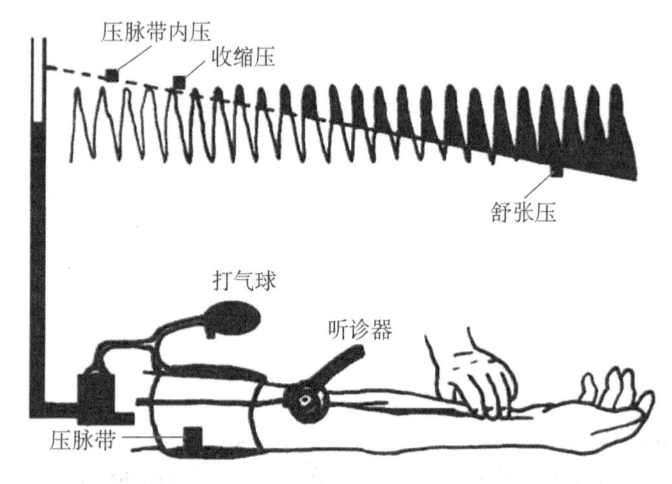

图4-18 听诊法间接测量肱动脉血压

(2) 动脉血压的正常值:安静状态下,我国健康青年人的收缩压为100~120 mmHg,舒张压为60~80 mmHg,脉压差为30~40 mmHg。随着年龄增长,血压逐渐升高,收缩压升高更明显。此外,血压还存在性别差异和昼夜波动。

3. 影响动脉血压的因素 凡是参与动脉血压形成的因素,均可以影响动脉血压,且这些因素往往相互影响。为了便于理解和讨论,在对动脉血压的各种影响因素进行分析时,皆假定其他因素不变,而单独分析某一因素变化对动脉血压的影响。

(1) 每搏输出量:在其他因素,如心率、外周阻力等不变时,如果每搏输出量增加,心脏收缩时进入主动脉的血液增多,将使主动脉血压升高,因而收缩压明显升高。心脏舒张时主要靠主动脉和大动脉的弹性储器作用将血液推向外周,而每搏输出量的增加对主动脉、大动脉中留存血液量的增加不明显,因而舒张压的升高相对较小,脉压增大。反之,每搏输出量减少时,收缩压降低比舒张压降低明显,脉压减小。因此,一般情况下收缩压的高低主要反映心脏每搏输出量的多少。

(2) 心率:心率的变化主要影响舒张压。心率加快即心动周期变短,其中主要是对舒张期的缩短。舒张期缩短将导致主动脉弹性回缩将血液推向外周的时间缩短,更多的血液存留在主动脉中,因而舒张压显著上升。心率加快也同样会缩短收缩期,但是由于舒张期末存留在主动脉里的血量增多,致使心缩期主动脉中血量增多,收缩压相应增高,这使得血流速度加快,心缩期有较多的血液流向外周,因而收缩压的升高幅度较小,脉压减小。相反,心率减慢时,舒张压下降较收缩压下降更明显,脉压增大。

(3) 外周阻力:外周阻力的变化主要影响舒张压。当外周阻力增加时,舒张期从主动脉流向外周的血液将由于流速的减慢而减少,从而使得留在主动脉中的血液增多,舒张压增高。由于外周阻力的增加引起动脉血压升高,使得血流速度加快,在心脏收缩期流向外周的血量并未明显减少,因而收缩压升高的幅度小于舒张压,脉压减小。相反,外周阻力减小时,则舒张压降低幅度大于收缩压,脉压增大。因此,一般情况下舒张压的高低主要反映外周阻力的大小。

(4) 主动脉和大动脉的弹性储器作用:老年人由于动脉管壁硬化,管壁中弹性纤维减少而胶原纤维增多,导致血管的可扩张性降低,使得主动脉和大动脉的弹性储器作用减弱。收缩期血液射入主动脉,由于主动脉弹性下降,收缩压将显著升高。舒张期,由于主动脉中留存的血液不多,因而舒张压降低,脉压增大。

(5) 循环血量和血管系统容量的匹配情况:生理情况下,循环血量略多于血管系统容量,以维持一定的循环系统平均充盈压,这是血压形成的重要前提。当循环血量减少而血管系统容量变化不大时,循环系统平均充盈压降低,动脉血压降低。若血管系统容量显著增大而循环血量不变时,动脉血压也会明显下降。

4. 动脉血压稳态维持的生理意义 动脉血压是人体的重要指标之一。若动脉血压过低,器官则不能维持足够的血流灌注,将导致器官供血不足,特别是脑和心脏等重要器官的供血不足而导致严重后果。若动脉血压过高,则会加大心脏后负荷。长期高血压会导致高血压性心脏病,最终发展为心力衰竭。此外,血压过高会使血管壁长期处于高压之下,管壁会发生病理性改变,容易引起出血性脑卒中等严重的疾病。因此,动脉血压稳态的维持对人体具有重要的生理意义。

(二) 动脉脉搏

动脉脉搏(arterial pulse)指在每一个心动周期中,由于主动脉压和容积发生周期性的波动引起主动脉管壁发生周期性的搏动。这种周期性的搏动以波的形式沿着动脉管壁向外周血管传播。一般来说,动脉可扩张性越大,这种脉搏波的传播速度越慢。

1. 动脉脉搏的波形 动脉脉搏的波形图可用脉搏描记仪记录到,典型的动脉脉搏波由上升支和下降支组成(图 4-19)。

(1) 上升支:动脉脉搏波的上升支一般较陡,形成原因为心室快速射血后,动脉血压迅速上升,并导致血管壁被扩张,因此其斜率和幅度受到心室射血速度,心输出量和射血遇到的

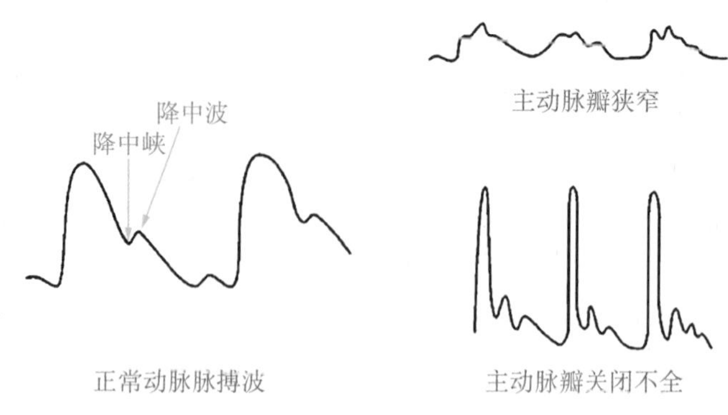

图 4-19　动脉脉搏波

阻力等因素的影响。

（2）下降支：下降支分前后两段。前段对应心室射血后期。心室射血后期，射血速度减慢；另一方面，被扩张的大动脉发生弹性回缩，把血液推向外周，当射血速度低于流出速度时，血管内血压容量下降，动脉血压逐渐降低。后段对应于心室舒张期，形成原因为心室舒张时，血管内血液不断流向外周，动脉血压进一步下降。下降支的前后两段中间有一个小波，称为降中波（dicrotic wave），该波之前的切迹称为降中峡（dicrotic notch）。降中波对应主动脉瓣关闭的瞬间，由于心室舒张，主动脉内的血流向心室方向反流，由于主动脉瓣被瞬间关闭，反流的血液受阻于关闭的主动脉瓣而使主动脉根部容积增大，因而引起了一个折返波。下降支的形状受到外周阻力的影响。外周阻力大，下降支下降斜率较小，降中峡的位置较高；反之，则下降斜率较大，降中峡的位置较低。降中波之后的下降支较为平坦。

动脉脉搏波的波形在某些疾病情况下会发生变化。如主动脉狭窄时，由于射血阻力较大，上升支的斜率和幅度均较小；主动脉瓣关闭不全时，舒张期主动脉内血液反流，导致主动脉内的血压迅速下降，因而下降支斜率较大。

2. 动脉脉搏波向外周动脉传播的速度　动脉脉搏可沿着动脉管壁向末梢血管传播，其传播的速度快于血流速度。动脉管壁的可扩张性越大，动脉脉搏波的传播速度就越慢。例如，脉搏波在主动脉的传播速度为 3～5 m/s，大动脉为 7～10 m/s，小动脉为 15～35 m/s。由于小动脉和微动脉的血流阻力最大，因而微动脉之后脉搏搏动显著减弱，至毛细血管段基本消失。老年人由于动脉硬化，主动脉可扩张性显著降低，因此其主动脉脉搏传播速度可达 10 m/s。

四、静脉血压和静脉回心血量

（一）静脉血压

静脉血压（venous blood pressure）是指血液对静脉管壁的压强，简称静脉压。静脉血压很低，常用 cmH_2O 为单位。根据测量的部位，静脉压分为中心静脉压和外周静脉压。中心静脉压（central venous pressure，CVP）通常是指右心房和胸腔内大静脉的血压。中心静脉压一般通过上、下腔静脉或者右心房内置管测得，是临床上观察血流动力学的主要指标之一。正常值为 4～12 cmH_2O。外周静脉压(peripheral venous pressure，PVP)指肢体或各器官的静脉血压。心脏射血功能减弱时，中心静脉压升高，静脉回流速度减慢，血液滞留在外周静脉中，导致外周静脉压升高。当妊娠、腹腔大肿瘤或者腹腔大量积液时，组织受压迫，可导致外周静脉压升高，使下肢血管滤过增加，引起水肿。若心脏射血能力强，可以将静脉回心的血液及时射到动脉中，中心静脉压就较低；若由于心力衰竭等原因，心脏射血能力降低，中心静脉压就较高。另一方面，如果输血、输液过多时，静脉回心血量增多，中心静脉压便升高；如果血量不足时，静脉回心血量减少，则中心静脉压降低。临床上治疗休克时，除了观察动脉血压，中心静脉压也可以作为控制补液速度和补液量的指标。输液过程中，若中心静脉压偏低或者逐步下降，提示输液量不足；若中心静脉压高于正常值且有进行性升高的趋势，则提示输液过多。

（二）重力对静脉压的影响

血管系统内的血液受地球重力场的影响，产生一定的静水压(hydrostatic pressure)。对位于同一水平的动脉和静脉而言，重力对静水压的影响是相同的，但是因为静脉壁较薄，因而其充盈的程度受跨壁压的影响较大，故重力对静脉的影响远大于对动脉的影响(图 4－20)。当人直立时，足部的静脉充盈，而颈部的静脉塌陷。人在直立时体内各部分器官的血量将重新分配。

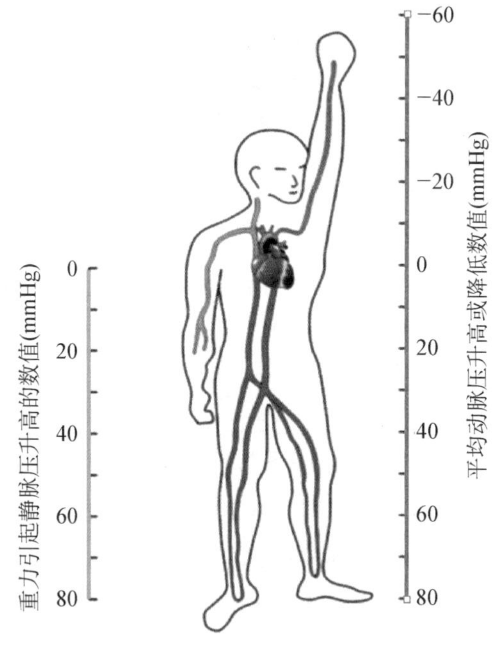

图 4－20　直立体位对静脉压的影响

（三）静脉回心血量

1. 静脉回心血量的概念　单位时间内由静脉回流入心脏的血量称为静脉回心血量。静脉回心血量在单位时间内等于心输出量。静脉不仅是血液回流入心脏的通道，它还起着血液贮存库的作用。静脉的收缩和舒张可以对回心血量进行调节，进而影响心输出量。

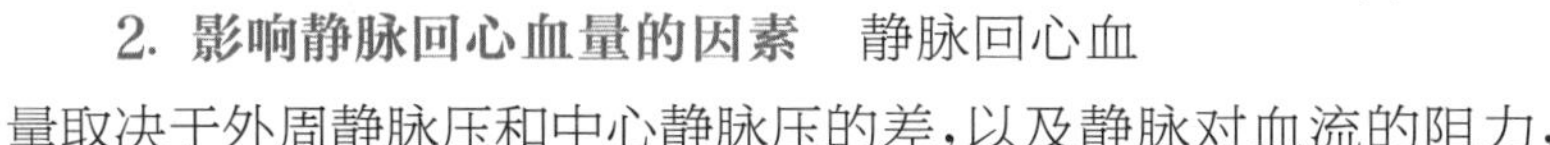

2. 影响静脉回心血量的因素　静脉回心血量取决于外周静脉压和中心静脉压的差，以及静脉对血流的阻力，故凡能影响外周静脉压、中心静脉压及静脉阻力的因素，都能影响静脉回心血量。

(1) 体循环平均充盈压：体循环平均充盈压是反映血管系统中血液充盈程度的指标。实验表明，体循环平均充盈压越高，静脉回心血量越多。

(2) 心肌收缩力：心肌收缩力强可以将心室中更多的血液泵出，在舒张期时，心室由于排空更完全而压力更低，更多的血液可以顺压差从心房和大静脉流入心室，因而静脉回心血量更多。当左心衰时，心室舒张期从左心房和肺静脉回流入左心室的血液减少，因此血液淤积于左心房和肺部，可以导致患者肺淤血和肺水肿。当右心衰时，心室舒张期从右心房和大静脉回流入右心室的血液减少，血液淤积在右心房和大静脉内，导致患者出现颈静脉怒张，肝充血肿大和下肢水肿等体循环淤血的体征。

(3) 体位改变:所谓跨壁压(transmural pressure)是指血液对管壁的压力与血管外组织对管壁的压力之差。具有一定的跨壁压是保持血管充盈扩张的必要条件。从平卧位转到直立位时,由于重力的作用,身体低垂部位(如下肢)静脉跨壁压增大,静脉扩张,静脉系统因此可以容纳更多的血液而使回心血量减少。

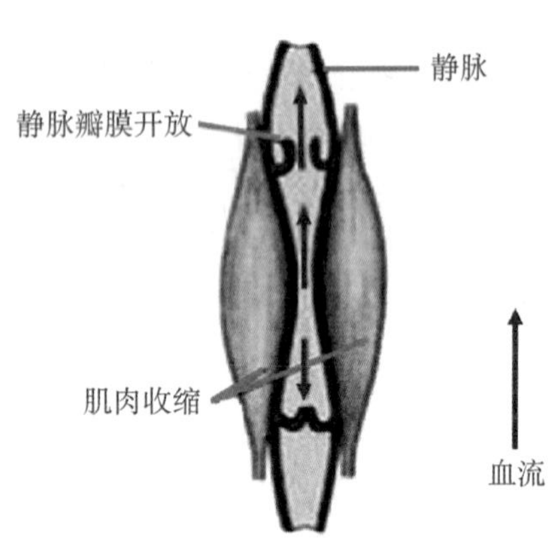

图 4-21 人下肢骨骼肌收缩和静脉瓣对静脉回心血量的影响

(4) 骨骼肌的挤压作用:人体在站立情况下进行下肢肌肉运动,下肢肌肉收缩时,肌肉内和肌肉间的静脉会受到挤压,且由于静脉中存在只能向近心方向开放的瓣膜结构,因此挤压后静脉血会向心脏方向流动,使静脉回心血量增加。骨骼肌舒张时,肌肉内和肌肉间的静脉压力降低,毛细血管中的血液便流入到静脉中。再一次肌肉收缩时,新进的血液将再次流向心脏。因此,骨骼肌必须作节律性的舒缩运动,方能提高回心血量。骨骼肌和静脉瓣膜对静脉回流起着“泵”的作用,称为“静脉泵”或“肌肉泵”(图 4-21)。

(5) 呼吸运动:呼吸运动会改变胸膜腔内压,使胸腔内的大静脉和右心房容积发生变化。吸气时,胸膜腔负压值增大,中心静脉压降低,血液从外周流向大静脉,促进静脉血液的回流。呼气时胸膜腔负压值变小,静脉回心血量降低。呼吸运动对静脉回流也起着“泵”的作用,称为“呼吸泵”。

静脉回心血量是影响心功能的重要因素,静脉回心血量与心肌收缩力成正相关。在急性心肌梗死等危急情况下,通过适当的体位,如半卧位,条件许可时同时将双下肢垂于床沿下,可使静脉回心血量减少,继而降低心脏负担,防止心肌梗死面积扩大。

(四) 静脉脉搏

静脉脉搏(venous pulse) 尽管动脉的脉搏波在抵达毛细血管时已经消失,然而心动周期中右心房血压的波动能够逆行传播到大静脉,使大静脉中的压力和容积发生周期性的波动,产生了静脉管壁的搏动,该搏动即为静脉脉搏。正常人静脉脉搏并不明显。严重心衰患者,由于静脉压升高,较易产生静脉脉搏,常在颈部静脉见到较明显的搏动。

五、微循环

微循环(microcirculation)是指微动脉和微静脉之间的血液循环,是心血管系统和组织进行直接接触的地方,具有管壁薄,通透性大等特点,是心血管系统实现运输氧气和营养物质,并带走二氧化碳和组织细胞代谢产物这一基本功能的场所。

(一) 微循环的结构

1. 微循环的组成 微循环的结构特点具有组织特异性。不同器官的微循环各有特点。微循环的结构有的简单,有的复杂。典型的微循环由微动脉、后微动脉、毛细血管前括约肌、真毛细血管、通血毛细血管(或称直捷通路)、动-静脉吻合支和微静脉等部分组成(图4-22)。

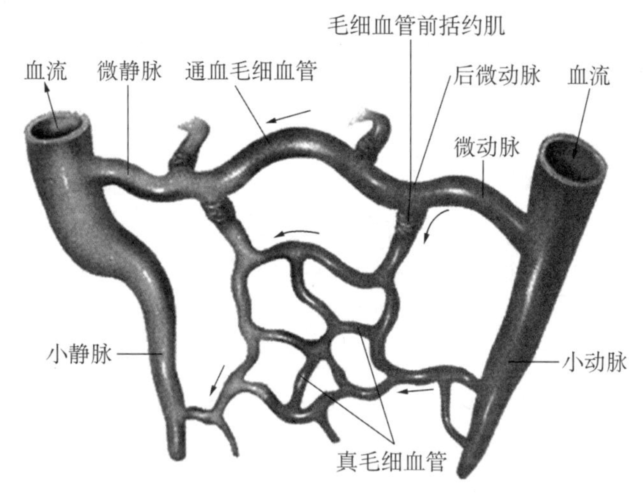

图 4-22 微循环的组成模式图

(1) 微动脉(arteriole):动脉系统的终末分支,是毛细血管前阻力血管,是控制微循环血流量的“总闸门”。微动脉管壁中含有丰富的平滑肌细胞,且平滑肌细胞上有丰富的交感缩血管神经纤维的支配,并存在多种体液因子(如儿茶酚胺、血管紧张素等)的受体,因此微动脉的管径可在神经、体液因素的调节下发生较大变化。

(2) 后微动脉(metarteriole):从微动脉分支出更细的血管称为后微动脉。每一根后微动脉向一根至数根真毛细血管供血。

(3) 毛细血管前括约肌:位于真毛细血管起始端,由1~2个平滑肌细胞围成。在微循环中,毛细血管前括约肌起到“分闸门”的作用,可以控制下游毛细血管网的血流量。毛细血管前括约肌几乎没有自主神经支配,它主要受局部代谢产物的调控。

(4) 毛细血管(capillary):也称真毛细血管,是人体内最细微的血管,相互连接形成网状。毛细血管管径较小,平均为6~9 μm,总厚度约5 μm,因而血流速度很慢,红细胞只能单行通过。它由单层内皮细胞和外面的一薄层基膜构成,内皮细胞之间有微细裂隙。毛细血管不含平滑肌细胞,因此不会发生主动收缩。毛细血管较大的数量,广泛的分布,较慢的血流速度和较大的通透性,使其成为血液和组织之间进行水、O_2、CO_2、营养物质以及代谢产物交换的主要场所。毛细血管网的疏密程度不同,在骨骼肌、心肌、肺、肾和许多腺体,由于其代谢旺盛,毛细血管网密度较高,而在骨、肌腱、韧带等,毛细血管网则比较稀疏。

(5) 微静脉(venule):最细的微静脉属于交换血管,管壁没有平滑肌,较大的微静脉含有平滑肌,属于毛细血管后阻力血管,对毛细血管的血压产生影响,进而对毛细血管液体交换和静脉回心血量进行调节。

2. 微循环的血流通路 微循环的血流通路主要有迂回通路(circuitous channel)、直捷通路(thoroughfare channel)和动-静脉短路(arterio-venous shunt)3种类型。

(1) 迂回通路:又称为营养通路,是指血液从微动脉流经后微动脉、毛细血管前括约肌,进入真毛细血管网,最后汇入微静脉的微循环通路。该通路迂回曲折,真毛细血管多,管壁薄,通透性大,血流缓慢,是血液和组织液之间进行交换的主要场所。真毛细血管是开放和关闭交替进行的,这主要受到毛细血管前括约肌收缩和舒张的控制。在安静状态下,同一时间内约有20%的毛细血管开放,与器官组织当时的代谢相适应。

(2) 直捷通路:血液从微动脉经后微动脉、通血毛细血管(后微动脉的直接延伸,管壁平滑肌逐渐减少乃至消失)到微静脉的通路。直捷通路多见于骨骼肌,经常处于开放状态,其功能是使血液快速回流到静脉,不参与物质交换。

(3) 动-静脉短路:血液从微动脉经动-静脉吻合支直接回到微静脉的通路。该通路血管管壁较厚,有完整的平滑肌层,血管运动神经末梢丰富,可以调节局部组织的血流量。动-静脉短路多存在于人体某些部分的皮肤和皮下组织,特别是指、趾、唇和鼻等处的皮肤及某些器官内,其功能是进行体温调节,由于不能进行物质交换,故称为非营养性通路。在一般情况下,皮肤的动-静脉吻合支处于关闭状态,这样利于体内热量的保存。

(二) 毛细血管处的物质交换方式

组织液是血液和组织细胞进行物质交换的中间环节。物质交换主要有以下3种方式。

(1) 扩散(diffusion):液体中溶质分子的热运动,以溶质分子的浓度差为动力,从高浓度区间向低浓度区间移动。脂溶性的小分子(如O_2、CO_2等)的扩散面为整个毛细血管壁。水溶性分子(直径小于毛细血管壁裂隙,如Na^+、Cl^-、葡萄糖等)通过毛细血管壁裂隙进行扩散。脑内毛细血管内皮连接紧密,无毛细血管壁裂隙,仅可通过水、O_2和CO_2等;而肝毛细血管内皮裂隙很大,几乎所有物质都可以通过;肾小球毛细血管壁有窗孔(fenestration)(直径70~90 nm的小孔),小分子溶质和小分子量蛋白质均可以自由通过。

(2) 滤过(filtration)和重吸收(reabsorption):液体中的水分和溶质从毛细血管向组织液的移动称为滤过,反向的移动称为重吸收,这在组织液生成中起到重要的作用。

(3) 吞饮(pinocytosis):毛细血管内皮细胞外侧的液体(血浆或组织液)和较大的溶质分子,可以被内皮细胞膜包围后形成吞饮囊泡吞入胞质,运输到细胞另外一侧后被排出细胞外。

人体微循环可以用特殊的微循环显微镜进行观察,如对甲襞和眼环结膜微循环进行检查,这对临床诊断和治疗具有重要价值。

(三) 微循环的调节

1. 微循环的血流阻力和毛细血管血压 由于微循环对血流阻力的存在,血液流经微循环血管网时血压逐渐降低,其中微动脉(直径8~40 μm)对血流的阻力最大,因而此处血压的降落也最大。毛细血管血压取决于毛细血管前后阻力的比值。当比值增大时,毛细血管血压降低;当比值减小时,毛细血管血压升高。对毛细血管血压的调节与肾小球滤过率、组织液生成等生理过程的调节密切相关。

2. 微循环的血流量 显微镜观察微循环中单个血细胞的移动情况时可以发现,同一时间内不同微血管中血流的流速有很大差别,不同时间同一血管中流速也有较大变化。后微动脉和毛细血管前括约肌不断发生每分钟5~10次的交替性收缩和舒张,被称为血管舒缩活动(vasomotion)。这种血管的舒缩活动可调节其后真毛细血管网的开放和关闭,从而对微循环的血流量进行调节。血管舒缩活动主要受局部组织代谢活动水平的调节。毛细血管网关闭时,该处血管周围组织代谢产物积聚,组织处于低氧状态,代谢产物和低氧均可以引起局部后微动脉和毛细血管前括约肌的舒张,从而开放该处的真毛细血管网,代谢产物被血流带走,组织低氧状态也被改善。接着,在血液中缩血管物质的作用下,该处后微动脉和毛细血管前括约肌恢复收缩。骨骼肌组织中的真毛细血管经常处于开放和关闭交替的状态,在安静状态下,同一时间内只有20%～35%的真毛细血管处于开放状态。在运动状态下,骨骼肌组织代谢活动加强,可有较多的微动脉和毛细血管前括约肌处于舒张状态,从而有更多的真毛细血管网开放,微循环血流量增加,从而适应组织增强的代谢水平。

六、组织液

(一)组织液的概念

组织液(interstitial fluid 或 tissue fluid)是由血浆经毛细血管壁滤过到组织间隙形成的。绝大部分的组织液呈胶冻状,组织液凝胶的基质主要由胶原纤维和透明质酸细丝构成,因而组织液不能自由流动,不会因为重力作用流到身体的低垂部位。组织液中各种离子成分和血浆相同,但其蛋白质浓度明显低于血浆。组织液介导了血液和细胞内液的物质交换,是细胞赖以生存的内环境。

(二)组织液的生成

在正常情况下,组织液由毛细血管动脉端不断产生,其中绝大部分组织液经毛细血管静脉端返回毛细血管中,另一小部分组织液经淋巴管回流入血液循环。组织液的生成和回流处于一个动态平衡中,因而正常情况下组织液的量是相对恒定的。滤过的力量和重吸收的力量之差,称为有效滤过压(effective filtration pressure)(图4-23)。

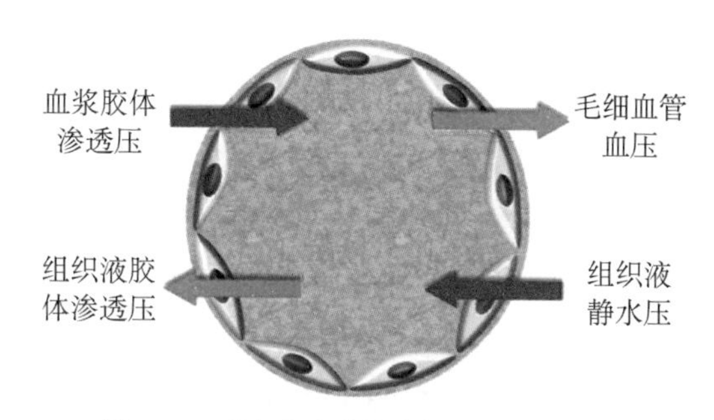

图4-23　组织液生成的动力——有效滤过压

有效滤过压=(毛细血管血压+组织液胶体渗透压)-(组织液静水压+血浆胶体渗透压)

若有效滤过压为正值,则有液体从毛细血管滤出;若为负值,则有液体被重吸收回毛细血管。单位时间内通过毛细血管壁滤过的液体量等于有效滤过压和滤过系数 K_f 的乘积。滤过系数的大小取决于毛细血管壁对液体的通透性和滤过面积。不同组织的毛细血管滤过系数差别很大,脑和肌肉的毛细血管滤过系数很小,而肝脏和肾小球的毛细血管滤过系数很大。在一般情况下,从毛细血管动脉端向静脉端移行过程中,滤过逐渐减少而重吸收逐渐增多。总的来说,流经毛细血管的血浆有0.5%～2%在动脉端滤出到组织间隙,约有90%的滤出液在静脉端被重吸收,其余约10%(包括滤过的白蛋白分子)进入毛细淋巴管,形成淋巴液。

（三）组织液生成的影响因素

1. 毛细血管有效流体静压 平均有效流体静压即毛细血管血压和组织液静水压之差，这是促使血管内液体滤出的力量。有效流体静压增高的主要原因是全身或局部静脉压的升高。例如，右心衰竭可引起体循环静脉压升高，静脉回流受阻，全身毛细血管后阻力增大，导致毛细血管有效流体静压增高，从而引起全身水肿。左心衰竭可因肺静脉压升高而引起肺水肿。血栓阻塞静脉腔，肿瘤或瘢痕压迫静脉壁等均可以导致局部静脉压的增高。

2. 有效胶体渗透压 有效胶体渗透压即血浆胶体渗透压和组织液胶体渗透压之差，胶体渗透压起到“吸引”水分子的作用，这是促使液体回流至毛细血管内的力量。肝脏疾病、营养不良或者某些肾脏疾病时，血浆蛋白生成减少或大量丢失，血浆胶体渗透压下降；在烧伤或者过敏反应时，局部组织释放大量组胺，可使毛细血管通透性增大，致部分血浆蛋白渗出，组织液胶体渗透压升高。以上这些情况都可使组织液生成增多而出现水肿。

3. 毛细血管管壁通透性 正常情况下，毛细血管管壁对蛋白质几乎不通透，但在患某些疾病时，如感染、烧伤、过敏等，毛细血管管壁通透性显著增高，血浆蛋白渗出毛细血管，导致毛细血管中血浆胶体渗透压下降而组织间隙胶体渗透压升高，从而组织液生成增多，出现水肿。

4. 淋巴回流 在一般情况下，流经毛细血管的血浆中，只有 0.5%～2%在毛细血管动脉端以滤过方式进入组织间隙，这部分液体中约 90%在毛细血管静脉端被重吸收入血液，其余进入毛细淋巴管成为淋巴液。当淋巴回流受阻（如丝虫病）时，组织液积聚在受阻淋巴管上游部位的组织间隙中而造成组织水肿。

七、淋巴液的生成和回流

淋巴系统（lymphatic system）由淋巴管、淋巴结、脾和胸腺等组成，是循环系统的一个组成部分。毛细淋巴管的盲端起始于组织间隙，相互吻合成网，逐渐汇合成大的淋巴管。淋巴管收集全身的淋巴液，最后经由右淋巴导管和胸导管流入静脉。

（一）淋巴液的生成和回流

淋巴液生成（generation of lymph fluid）是指组织液从组织间隙进入毛细淋巴管系统的过程。毛细淋巴管的盲端管壁由单层内皮细胞组成，内皮细胞外无基膜，通透性很高。内皮细胞边缘像瓦片般互相覆盖，可以向管腔内飘动，形成单向开放的活瓣。因此，组织液中的微粒，如大分子蛋白质、细菌、红细胞、癌细胞等都可以进入毛细淋巴管。淋巴管中有瓣膜结构，进入淋巴管的淋巴不能反流回组织液中。组织液的量增多时，组织间隙中的胶原纤维和毛细淋巴管之间的胶原细丝可以拉开重叠的淋巴管内皮细胞边缘，淋巴生成就会增多。组织液和毛细淋巴管内淋巴的压力差是淋巴生成的动力，组织液压力越大，淋巴生成速度越快。正常成年人每天生成的淋巴约为 2～4 L。

（二）淋巴的生理功能

淋巴生成与回流的生理功能有以下 4 个方面。

1. 回收组织液中的蛋白质 淋巴液运回血液循环的蛋白质约占血液蛋白质的 1/2，约为 75～200 g,可以用于维持血浆蛋白的浓度。若淋巴管阻塞则组织液中蛋白质增多,会导致淋巴水肿;这种情况可发生在寄生虫(如丝虫病)感染时,或转移的肿瘤细胞阻塞淋巴管时。

2. 运输脂肪和其他营养物质 小肠绒毛的毛细淋巴管对脂肪吸收有重要作用,有 80%～90%肠道的脂肪是通过这种途径入血的,因此小肠淋巴为乳糜状,被称为乳糜液。肠淋巴管吸收的乳糜液经集合淋巴管入肠淋巴干,再经过乳糜池、胸导管进入左侧的颈静脉角,回流入静脉,该过程被称为乳糜回流。

3. 防御和免疫功能 组织受损伤时进入组织间隙的红细胞、异物和细菌等可以经淋巴回流带走。淋巴回流途中经过淋巴结时,淋巴结的淋巴窦中大量巨噬细胞可以将这些微粒清除。此外,淋巴结产生的免疫细胞可以经淋巴循环到达外周,发挥防御和免疫功能。

4. 维持体液平衡 淋巴液回流量为 2～4 L/天,相当于全身血浆总量,因而可以起到调节血浆量和组织液量平衡的作用。

第四节 心血管活动的调节

在不同功能状况下,人体各器官组织的代谢水平不同,对血流量的需要也不同。机体通过神经和体液调节来控制心血管的活动,使各器官的血流量分配能适应在不同情况下的需要。例如,安静时每分钟两侧肾脏组织血流量可达心输出量的 1/4～1/5,运动时肾脏组织血流量明显减少,骨骼肌因代谢活动增加,血流量明显增加;在大量失血情况下,心血管系统通过调节明显减少肾脏、消化道等腹腔内脏和皮肤的血供,以尽可能地保证心脏和脑等生命器官的血液供应。

一、 神经调节

心肌和血管平滑肌接受交感和副交感神经支配。神经对机体心血管活动的调节是通过各种心血管反射实现的。

(一) 心血管的神经支配

1. 心脏的神经支配 支配心脏的传出神经主要是心交感神经和心迷走神经。

(1) 心交感神经及其作用:心交感神经的节前神经元位于脊髓第 1～5 胸段的中间外侧柱,其轴突末梢释放的递质为乙酰胆碱,后者能激活节后神经元膜上的 N_1 型胆碱能受体。心交感节后神经元胞体位于星状神经节或颈交感神经节内。节后神经元的轴突组成心脏神经丛,支配心脏各个部分,包括窦房结、房室交界、房室束、心房肌和心室肌。两侧心交感神经对心脏的支配有所不同,右侧心交感神经主要支配窦房结,左侧心交感神经主要支配房室交界和心室肌。

心交感节后神经元末梢释放的递质为去甲肾上腺素(norepinephrine, NE),与心肌细胞膜上的 β_1 型肾上腺素能受体(β_1 adrenergic receptor)结合,可导致心率加快,房室交界传导加快,心房肌和心室肌收缩力加强。这些效应分别称为正性变时作用(positive chronotropic action)、正性变传导作用(positive dromotropic action)和正性变力作用(positive inotropic action)。对于窦房结P细胞,去甲肾上腺素主要通过加快4期I_f离子流,其次通过加速I_K离子流衰减,使自动除极速率加快,窦房结的自律性变高,心率加快。在房室交界,去甲肾上腺素能增加细胞膜上钙通道开放的概率和钙的内流,使慢反应细胞0期动作电位的上升幅度增大,除极加快,房室传导时间缩短。对于心肌细胞,去甲肾上腺素结合β受体后通过G蛋白-AC-cAMP-PKA通路,使细胞内cAMP浓度升高,经由激活PKA,再激活心肌膜上的L型钙通道,使心肌细胞动作电位平台期Ca^{2+}内流增加,内流的Ca^{2+}又激活细胞内肌质网终池膜上的ryanodine受体,通过钙触发钙释放机制使胞质内Ca^{2+}浓度进一步升高,引起正性变力作用。交感神经对心脏的兴奋作用可以被β受体拮抗剂普萘洛尔(propranolol)所阻断。

(2) 心迷走神经及其作用:支配心脏的副交感神节前神经元的细胞体位于延髓的迷走神经背核和(或)疑核,它们发出的节前纤维组成心迷走神经。心迷走神经进入心脏壁内,与心内神经节神经元胞体发生突触联系。心迷走神经的节前和节后神经元都是胆碱能神经元。节后神经元发出的纤维支配窦房结、心房肌、房室交界、房室束及其分支。心室肌也有迷走神经支配,但纤维末梢的数量远较心房肌少。两侧心迷走神经对心脏的支配也有差别,右侧迷走神经对窦房结的影响占优势;左侧迷走神经对房室交界的作用占优势。

心迷走神经节后纤维递质乙酰胆碱(acetylcholine, ACh)作用于心肌细胞膜的M型胆碱能受体(muscarinic cholinergic receptor),可导致心率减慢,房室传导速度减慢,心房肌收缩力减弱,即具有负性变时、变传导和变力作用。对于窦房结P细胞,乙酰胆碱激活细胞膜上的ACh敏感的钾通道(I_{K-ACh}通道),使细胞内的K^+流向膜外,最大复极电位加大;乙酰胆碱还能抑制4期I_K离子流衰减,故自动去极化到达阈电位所需的时间延长,窦房结P细胞的自律性降低,心率减慢。在房室交界慢反应细胞,乙酰胆碱能激活一氧化氮合酶使细胞内cGMP增加,引起钙通道开放概率减少,Ca^{2+}内流减少,使0期除极幅度及速率减小,故房室传导速度减慢。对于心肌细胞,乙酰胆碱可直接抑制L型钙通道,减少Ca^{2+}内流;同时,I_{K-ACh}通道被激活,复极化时K^+外流加速,平台期缩短,Ca^{2+}内流减少;另外,乙酰胆碱能抑制细胞膜腺苷酸环化酶,使细胞内cAMP浓度降低引起肌质网膜释放Ca^{2+}减少,最终导致心肌收缩力减弱。迷走神经对心脏的抑制作用可以被M受体拮抗剂阿托品(atropine)所阻断。

心交感神经和心迷走神经对心脏的作用是相互对抗又相互联系的。在生理学中,将神经和肌肉等组织持续维持一定程度的活动称为紧张(tonus)。平时,心交感神经与心迷走神经都持续保持一定程度的活动状态,分别称为心交感紧张(cardiac sympathetic tonus)与心迷走紧张(cardiac vagal tonus)。安静时,心迷走紧张比心交感紧张强,所以如果同时阻断心交感与心迷走神经的作用,则心率比平时加快;运动时,心交感紧张比心迷走紧张强,所以心率由安静时约75次/分,可以增加到150次/分。

2. 血管的神经支配 除真毛细血管外,血管壁都有平滑肌分布。绝大多数血管平滑肌都受自主神经支配。毛细血管前括约肌上神经分布很少,其舒缩活动主要受局部组织代谢产物影响。支配血管平滑肌的神经可分为缩血管神经(vasoconstrictor nerve)和舒血管神经(vasodilator nerve)两大类,二者可统称为血管运动神经(vasomotor nerve)。

(1) 交感缩血管神经纤维：缩血管神经纤维都是交感神经，其节前神经元位于脊髓胸、腰段的中间外侧柱内，末梢释放乙酰胆碱；乙酰胆碱作用于位于椎旁和椎前神经节内的节后神经元，引起节后神经元兴奋，节后神经纤维末梢释放去甲肾上腺素。血管平滑肌细胞有 α 和 β_2 两类肾上腺素能受体。去甲肾上腺素与 α 肾上腺素能受体结合，可导致血管平滑肌收缩；与 β_2 肾上腺素能受体结合，则导致血管平滑肌舒张。由于去甲肾上腺素与 α 肾上腺素能受体结合能力强，而与 β_2 受体结合能力弱，因此，一般情况下缩血管纤维兴奋时主要引起缩血管效应。

大多数血管都受交感缩血管纤维支配，但在不同部位的血管，缩血管纤维分布的密度不同，其分布在皮肤血管最密，在骨骼肌和内脏的血管次之，而在冠状血管和脑血管最疏。在同一器官中，其分布在动脉中的密度高于静脉，在微动脉密度最高，在毛细血管前括约肌密度最低，而在真毛细血管则几乎无神经纤维支配。

人体内多数血管只接受交感缩血管纤维的单一神经支配。在安静状态下，交感缩血管神经纤维持续发放 1～3 次/s 的低频冲动，称为交感缩血管紧张(sympathetic vasomotor tone)。交感缩血管紧张主要来源于延髓的心血管中枢，使其支配的血管平滑肌保持一定程度的收缩状态。当交感缩血管紧张的活动增强时，血管进一步收缩；交感缩血管紧张的活动减弱时，血管收缩程度减低，故血管舒张。在不同的生理状况下，交感缩血管纤维的放电频率在数秒 1 次至每秒 8～10 次的范围内变动。这一变动范围足以使血管口径在很大范围内发生变化，从而调节不同器官的血流阻力和血流量。当支配某一器官血管床的交感缩血管纤维兴奋时，可引起该器官血管床的血流阻力增高，血流量减少；同时，该器官毛细血管前阻力和毛细血管后阻力的比值增大，使毛细血管血压降低，组织液的生成减少而有利于重吸收；此外，交感缩血管纤维兴奋还能使容量血管收缩，在机体血容量没有改变的情况下，使静脉回流加快，这一机制在机体失血等情况下，可确保静脉回流和心输出量不会明显减少，从而维持心血管系统的正常活动和心、脑等重要器官的血液供应。

近年来，用免疫细胞化学等方法证明，缩血管纤维中有神经肽 Y 与去甲肾上腺素共存，神经兴奋时二者可共同释放。神经肽 Y 具有极强烈的缩血管效应。

(2) 舒血管神经纤维：体内有一部分血管除接受缩血管纤维支配外，还接受舒血管纤维支配。舒血管神经纤维主要有以下 4 种。

1) 交感舒血管神经纤维：有些动物如犬和猫，支配骨骼肌微动脉的交感神经中除有缩血管纤维外，还有舒血管纤维。交感舒血管神经节后纤维末梢释放的递质为乙酰胆碱。M 型胆碱能受体拮抗剂阿托品可阻断其效应。交感舒血管纤维在平时没有紧张性活动，只有在动物处于情绪激动状态和发生防御反应时才发放冲动，使骨骼肌血管舒张，血流量增多。在人体内也证实有交感舒血管纤维存在。

2) 副交感舒血管神经纤维：少数器官如脑膜、唾液腺、胃肠道的外分泌腺和外生殖器等，其血管平滑肌除接受交感缩血管纤维支配外，还接受副交感舒血管纤维支配。例如，面神经中有支配软脑膜血管的副交感纤维，迷走神经中有支配肝脏血管的副交感纤维，盆神经中有支配盆腔器官和外生殖器血管的副交感纤维。副交感舒血管神经节后纤维末梢释放的递质主要是乙酰胆碱，后者与血管平滑肌的 M 型胆碱能受体结合，引起血管舒张。但也有一些节后纤维释放的递质既非去甲肾上腺素也非乙酰胆碱，可能是 NO、肽类或嘌呤类递质。副交感舒血管纤维的活动主要对所支配的器官组织局部血流起调节作用，对循环系统总外周阻力的影响不大。

3）脊髓背根舒血管神经纤维：皮肤伤害性感觉传入纤维在外周末梢处可发生分支。当皮肤受到伤害性刺激时，感觉冲动不仅沿脊髓背根传入中枢，还可沿其传入纤维在外周末梢的分支到达受刺激部位邻近的微动脉，使微动脉舒张，局部皮肤发红。这是一种仅通过轴突外周部位完成的反射活动，称为轴突反射（axon reflex）。这类神经纤维也称脊髓背根舒血管纤维（dorsal root vasodilator fiber），其释放的递质可能是 NO、P 物质（substance P）、组胺（histamine）、ATP 或降钙素基因相关肽（calcitonin gene-related peptide，CGRP）等。

4）肽类舒血管神经纤维：有些自主神经元内有血管活性肠肽（vasoactive intestinal polypeptide，VIP）和乙酰胆碱共存，例如，支配颌下腺的副交感神经元，其末梢一方面释放乙酰胆碱，引起腺细胞分泌；另一方面释放血管活性肠肽，引起舒血管效应，使局部组织血流增加。

（二）心血管中枢

在生理学里，将中枢神经系统中参与控制心血管活动的神经元集中的部位统称为心血管中枢（cardiovascular center）。心血管中枢在神经系统的分布并不局限于一个水平，而是从脊髓到大脑皮质的多个水平。不同水平的心血管中枢各具不同的功能，又互相密切联系，使整个心血管系统的活动协调一致，并与整个机体的活动相适应。

1. 脊髓 支配心脏和血管的交感节前神经元分布于胸、腰段脊髓灰质中间外侧柱，脊髓骶段则分布有支配盆腔脏器血管的副交感节前神经元，它们的活动受延髓以上高位中枢的控制，是中枢调控心血管活动的最后传出公路。

2. 延髓 延髓被认为是调控心血管活动最基本的中枢。延髓心血管中枢内有心迷走神经元、控制心交感神经和交感缩血管神经活动的神经元以及其他一些与心血管活动调节有关的神经元。前 3 种神经元在平时都有紧张性活动，分别称为心迷走紧张、心交感紧张和交感缩血管紧张。在机体处于安静状态时，这些延髓神经元的紧张性活动表现为相应神经纤维的持续低频放电活动。

一般认为，延髓心血管中枢主要包括以下 3 个部位。

（1）孤束核（nucleus tractus solitarius，NTS）：孤束核位于延髓背侧，接受由压力感受器、化学感受器和心肺感受器等的传入信息，以及来自不同脑区的纤维投射，整合后发出纤维投射到其他心血管中枢，如迷走背核、疑核、延髓腹外侧区、下丘脑室旁核等。孤束核神经元兴奋时，迷走神经活动加强，而交感神经活动则抑制。

（2）延髓腹外侧区（ventrolateral medulla，VLM）：延髓腹外侧区是调节心血管运动紧张性活动的重要部位，分为头端区（rostral VLM，RVLM）和尾端区（caudal VLM，CVLM）。延髓头端腹外侧区是产生和维持心交感神经和交感缩血管神经紧张性活动的关键部位，它接受来自延髓孤束核、延髓尾端腹外侧区和下丘脑室旁核等部位的调控信息。在对这些信息进行复杂的整合后，通过其下行纤维直达脊髓中间外侧柱的交感节前神经元，紧张性地调节其活动，延髓头端腹外侧区神经元兴奋时可引起交感神经活动加强和血压升高。延髓尾端腹外侧区的神经元没有传出纤维直接下达脊髓中间外侧住，而是通过抑制延髓头端腹外侧区的心血管神经元，引起交感神经活动减弱，血压降低。

（3）迷走神经背核（dorsal motor nucleus of vagus）或疑核（ambiguus nucleus）：心迷走神经元的细胞体位于延髓的迷走神经背核和（或）疑核，这些细胞的所在位置可因动物种类而异。心迷走中枢接受来自孤束核的纤维投射，兴奋时可引起心脏活动的负性变。

2. 延髓以上的心血管中枢 在延髓以上的脑干部分、下丘脑、小脑乃至大脑皮质中都存在与心血管活动有关的神经元。它们在心血管活动调节中所起的作用主要是对心血管活动和机体其他功能之间进行复杂的整合。例如，电刺激动物下丘脑腹内侧区引起防御反应的同时，可引起一系列心血管活动的变化，主要是心率加快，心肌收缩力增强，心输出量增加，皮肤和内脏血管收缩，骨骼肌血管舒张，血压轻度升高。这些心血管反应有利于骨骼肌有充足的血液供应，以适应防御、搏斗或逃跑等行为的需要。

（三）心血管反射

神经系统对心血管活动的调节是通过反射来实现的。当机体处于不同生理状态（如运动、睡眠、姿势改变等），或当内、外环境发生变化时，机体可通过各种心血管反射（cardiovascular reflex），使心血管活动发生相应改变，以适应当时机体所处的状态或环境的变化。

1. 颈动脉窦和主动脉弓压力感受性反射 当动脉血压突然升高时，可反射性引起心率减慢，心输出量减少，血管舒张，血压下降，这一反射称为压力感受性反射（baroreceptor reflex）或降压反射（depressor reflex）。

（1）压力感受器：压力感受器（baroreceptor）是位于颈动脉窦和主动脉弓血管外膜下的感觉神经末梢（图4-24）。动脉压力感受器并不是直接感受血压变化，而是感受血管壁所受到的机械性牵张刺激。当动脉血压升高时，动脉管壁被牵张的程度升高，压力感受器发放的神经冲动也就增多。在一定范围内，压力感受器的传入冲动频率与动脉管壁的扩张程度成正比。由图4-25可见，在一个心动周期内，随着动脉血压的波动，传入神经的冲动频率也发生相应的变化。在同一血压水平，压力感受器对搏动性压力变化刺激比非搏动性压力变化刺激更敏感，颈动脉窦压力感受器通常比主动脉弓压力感受器更敏感。

（2）传入神经及其中枢联系：颈动脉窦压力感受器的传入神经纤维组成颈动脉窦神经。窦神经随后加入舌咽神经（图4-24），进入延髓后，和孤束核的神经元发生突触联系。主动脉弓压力感受器的传入神经纤维行走于迷走神经干内，然后进入延髓，到达孤束核。兔和大鼠的主动脉压力感受器传入纤维在颈部自成一束，与迷走神经伴行，称为主动脉神经或降压神经。

压力感受器的传入神经冲动到达孤束核后，不仅与延髓尾端腹外侧区发生联系，抑制延髓头端腹外侧区血管运动神经元活动，从而使交感神经紧张性活动减弱；还与延髓迷走神经背核和（或）疑核发生联系，使迷走神经紧张性活动加强。此外，孤束核还与脑干其他部位、

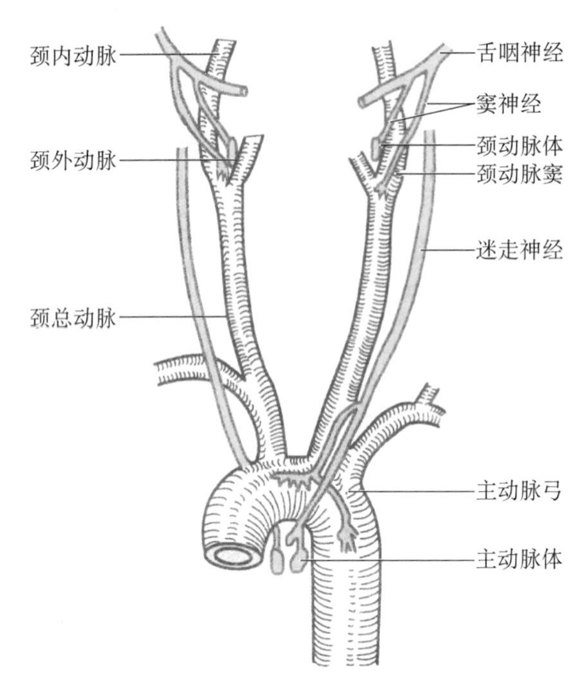

图 4-24　动脉压力感受器与外周化学感受器的部位示意图

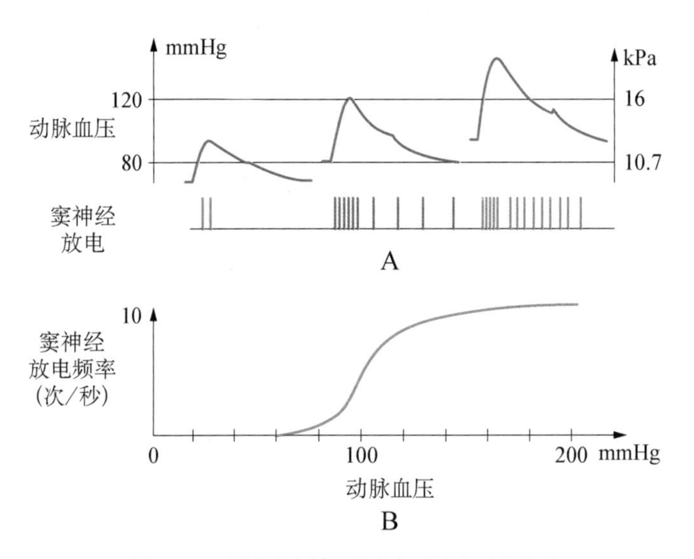

图 4-25　颈动脉窦神经放电与动脉血压的关系

A. 不同动脉血压时单根窦神经纤维的放电；B. 窦神经的放电频率与动脉血压的关系

下丘脑等心血管中枢的一些神经核团发生联系，经整合后再下传给传出神经和效应器，完成反射。

（3）反射效应：动脉血压升高时，压力感受器传入冲动增多，通过心血管中枢的整合，使心交感紧张和交感缩血管紧张减弱，心迷走紧张加强，其效应为心率减慢，心输出量减少，外周血管阻力降低，故动脉血压下降。反之，当动脉血压降低时，压力感受器传入冲动减少，压力感受器反射减弱，引起心率加快，心输出量增加，外周血管阻力增高，血压回升。

（4）生理意义：由上述压力感受性反射的过程和效应可以理解，压力感受性反射是一种典型的负反馈调节机制，其生理意义主要是在短时间内快速调节动脉血压，维持动脉血压的相对稳定。例如，在急性出血或由平卧位突然改变为直立位时，静脉回心血量突然减少，心输出量也减少，由于颈动脉窦内压降低，减压反射减弱，交感神经紧张活动加强，动脉血压回升，避免血压过低而引起晕厥或休克等不良反应。如果压力感受性反射的敏感性降低，则从平卧位快速变为直立位时会发生直立性低血压（orthostatic hypotension）。因此，在生理学中将动脉压力感受器的传入神经称为缓冲神经（buffer nerves）。

在动物实验中，可将一侧颈动脉窦区和循环系统其余部分隔离开来，保留该侧窦神经与中枢的联系，切断对侧窦神经和双侧主动脉神经。人为改变隔离的颈动脉窦内压，就可以引起体循环动脉压的变化，以窦内压为横坐标，动脉血压为纵坐标，可以得到窦内压和动脉压的变化关系曲线，即压力感受性反射功能曲线（图 4－26）。由图可见，动脉血压随窦内压的升高而降低，压力感受性反射功能曲线的中间部分较陡，向两端渐趋平坦。这说明当窦内压在正常动脉压水平（大约 100 mmHg）的附近发生变动时，压力感受性反射最为敏感，纠正血压偏差的能力最强，动脉血压偏离正常水平越远，压力感受性反射纠正异常血压的能力越低。曲线中平均动脉压与窦内压相等时的压力值，表示窦内压与平均动脉压在这个水平通过压力感受器反射达到平衡，这个平衡点就是压力感受器反射的调定点（set point），正常人安静时约 100 mmHg。在高血压患者，压力感受性反射功能曲线右移，调定点升高，这种现象称为压力感受性反射的重调定（resetting），其意义在于压力感受性反射在较高血压水平仍具有一定的保持血压相对稳定的作用。

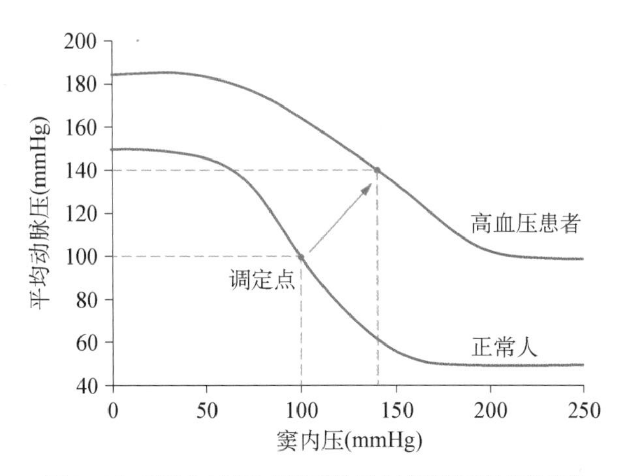

图 4－26　正常人与高血压患者的压力感受性反射功能曲线

2. 颈动脉体和主动脉体化学感受性反射　在颈总动脉分叉处和主动脉弓区域的颈动脉体和主动脉体是能够感受血液中某些化学成分发生变化的化学感受器（chemoreceptor）（图 4－24），当动脉血中的 O_2 分压下降，CO_2 分压升高和 H^+ 浓度升高时，可反射性地引起呼吸运动加强。

化学感受性反射的效应主要是使呼吸加深、加快。在动物实验中如果人为地维持呼吸频率和深度不变，化学感受器传入冲动对心血管活动的直接效应是心率减慢，心输出量减少，冠状动脉舒张，骨骼肌和大部分内脏血管收缩。但是，在动物保持自然呼吸的情况下，化学感受器受刺激时引起的呼吸加深、加快，可反射性地引起心率加快，心输出量增加，外周血管阻力增大，血压升高。

化学感受性反射在平时对心血管活动并不起明显的调节作用，在低氧、窒息、失血、动脉血压过低和酸中毒等情况下则参与对心血管活动的调节。缺血或缺氧等引起的化学感受性反射可兴奋交感缩血管中枢，使骨骼肌和大部分内脏血管收缩，总外周血管阻力增大，血压升高。由于心脏和脑的血管仅发生轻微舒张或无明显反应，因而使循环血量得以重新分配，从而保证重要器官心、脑在危急情况下优先获得血液供应。

3. 心肺感受器引起的心血管反射 在心房、心室和肺循环大血管壁中存在许多感受器，总称为心肺感受器(cardiopulmonary receptor)，这些感受器能感受机械牵张刺激和某些化学性刺激，其传入神经纤维行走于迷走神经干或交感神经内。当心房、心室或肺循环大血管中压力升高或血容量增多而使心脏或血管壁受到牵张时，这些牵张感受器就发生兴奋。在生理情况下，心房壁的牵张主要是由血容量增多而引起的，因此心房壁的牵张感受器也称为容量感受器(volume receptor)，由容量感受器兴奋所引起的心肺感受器反射又称容量感受器反射(volume receptor reflex)。某些化学物质如前列腺素(prostaglandin)、缓激肽(bradykinin)、腺苷等也可以刺激心肺感受器。

容量感受器受刺激时引起的反射效应是交感紧张降低，心迷走紧张加强，导致心率减慢，心输出量减少，外周血管阻力降低，血压下降，肾血流量增加。容量感受器的传入冲动还可抑制血管升压素和醛固酮的释放。血管升压素和醛固酮的减少可导致肾脏排水和排钠量增多。这表明容量感受器反射在对循环血量及细胞外液量和成分的调节中具有重要的生理意义。

4. 躯体感受器引起的心血管反射 刺激躯体传入神经时可以引起各种心血管反射。反射的效应取决于感受器的性质、刺激的强度和频率等因素。用弱至中等强度的低频电刺激通常引起降血压效应；而高强度、高频率电刺激通常引起升血压效应。这可能是中医针灸治疗某些心血管疾病的生理学基础。

5. 脑缺血反应 当脑血流量减少时，心血管中枢的神经元可对脑缺血发生反应，引起交感缩血管紧张显著加强，外周血管(除心脏和脑的血管外)强烈收缩，动脉血压升高，称为脑缺血反应(brain ischemic response)。这与低氧、失血、动脉血压过低所引起的颈动脉体和主动脉体化学感受性反射相似，其意义在于紧急情况下改善脑的血液供应。

二、体液调节

血液和组织液中某些化学物质对心肌和血管平滑肌活动的调节，称为心血管活动的体液调节。体液调节与神经调节、自身调节等调节机制互相联系，互相制约，共同参与机体循环稳态的维持。

（一）肾素-血管紧张素系统（renin-angiotensin system）

1. 构成及其分布 肾素（renin）是由肾近球细胞合成和分泌的一种蛋白酶，可以将血浆中由肝脏合成和释放的血管紧张素原（angiotensinogen）水解为十肽的血管紧张素Ⅰ（angiotensin Ⅰ，Ang Ⅰ）。在血浆和组织中，特别是在肺循环血管内皮表面血管紧张素转换酶（angiotensin-converting enzyme，ACE）的作用下，Ang Ⅰ被进一步水解，切去C末端两个氨基酸残基产生八肽的血管紧张素Ⅱ（angiotensin Ⅱ，Ang Ⅱ）。Ang Ⅱ在氨基肽酶（aminopeptidase，AP）的作用下，N末端失去一个或两个氨基酸残基，成为七肽的血管紧张素Ⅲ（angiotensin Ⅲ，Ang Ⅲ）或六肽的血管紧张素Ⅳ（angiotensin Ⅳ，Ang Ⅳ）；Ang Ⅱ也可以在中性内肽酶（neutral endopeptidase，NE）作用下切去C末端的4个氨基酸残基成为Ang(1－4)而失活（图4－27）。

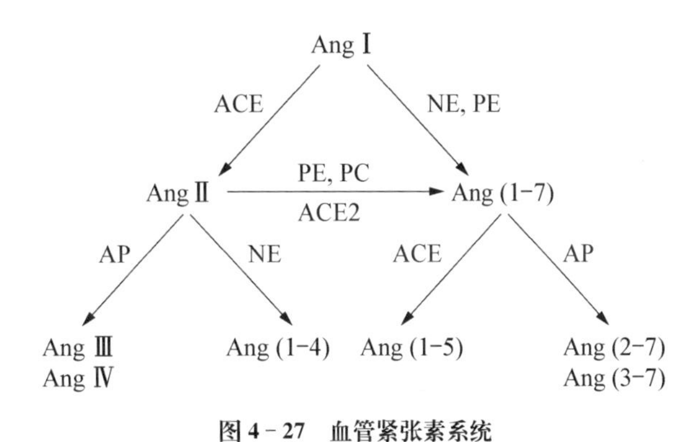

图4－27 血管紧张素系统

Ang Ⅰ：血管紧张素（1－10）；Ang Ⅱ：Ang(1－8)；Ang Ⅲ：Ang(2－8)；Ang Ⅳ：Ang(3－8)；ACE：血管紧张素转换酶；AP：氨基肽酶；NE：中性内肽酶；PE：脯氨酰内肽酶；PC：脯氨酰羧肽酶；ACE2：血管紧张素转换酶2

Ang Ⅰ除可以生成Ang Ⅱ外，也可以在NE或脯氨酰内肽酶（prolyl endopeptidase，PE）的作用下，切去C末端的3个氨基酸残基产生七肽的血管紧张素（1－7）[angiotensin1－7，Ang(1－7)]。Ang Ⅱ也可以在PE，脯氨酰羧肽酶（prolyl carboxypeptidase，PC）或血管紧张素转换酶2（angiotensin-converting enzyme 2，ACE2）作用下，切去C末端的一个氨基酸残基产生Ang(1－7)；Ang(1－7)在ACE作用下进一步水解成Ang(1－5)而失活。

近年的研究证实，除了上述全身性的肾素-血管紧张素系统外，在脑、肾脏、心脏、血管壁、骨骼肌等组织中，也存在组织局部的肾素-血管紧张素系统。

当各种原因引起肾脏血液灌注量减少或血浆中Na^{+}浓度降低时，肾素分泌增多。交感神经兴奋时也能使肾素分泌增多。

2. 作用 肾素-血管紧张素系统的生理功能，主要是参与动脉血压和体液平衡的调节。特别是在循环血量减少和血压降低的情况下，通过调节血流阻力和肾脏排钠量，使器官组织仍能得到一定的血液灌注量，体液平衡得以恢复。血管紧张素是通过与细胞表面特异的血管紧张素受体结合而发挥作用的。血管紧张素受体分为 4 种亚型：血管紧张素 1 型(angiotensin type 1，AT_1)、AT_2、AT_3、AT_4。

(1) Ang Ⅱ的作用：血管紧张素系统中最重要的是 Ang Ⅱ，其主要的生理效应几乎都是通过激动 AT_1 受体产生的。Ang Ⅱ的主要作用有：①收缩微动脉、微静脉，增加静脉回心血量，升高动脉血压。②促使交感神经末梢释放去甲肾上腺素。③作用中枢神经系统：抑制中枢对压力感受器反射的敏感性；加强交感缩血管中枢的紧张性；促进神经垂体血管升压素、缩宫素的释放；增强促肾上腺皮质激素释放激素的作用。因此，Ang Ⅱ可通过外周和中枢机制，使外周阻力增大，血压升高。Ang Ⅱ还能产生或增强渴觉，引起饮水行为。④刺激肾上腺皮质合成和释放醛固酮(aldosterone)，醛固酮可促进肾远曲小管和集合管对 Na^+ 和水的重吸收，增加循环血量。

(2) Ang(1－7)的作用：Ang(1－7)通过与细胞表面特异的 Mas 受体结合而发挥作用。与 Ang Ⅱ作用相反，外周循环中的 Ang(1－7)有舒张血管和抑制血管平滑肌增殖的作用，中枢 Ang(1－7)不产生致渴作用，亦不抑制压力感受性反射，但是，在中枢某些部位，Ang(1－7)的作用与 Ang Ⅱ相似，如在神经垂体刺激血管升压素释放，在延髓头端腹外侧兴奋心血管神经元，引起血压升高等。

(3) 其他血管紧张素成员的作用：对体内多数组织、细胞来说，Ang Ⅰ不具有生理活性。Ang Ⅲ可作用于 AT_1 受体，产生与 Ang Ⅱ相似的生理效应，但其收缩血管的作用仅为 Ang Ⅱ的 10%～20%，而刺激醛固酮合成释放的作用较强。Ang Ⅳ与 AT_4 受体结合可产生与 Ang Ⅱ不同或相反的作用。

肾素-血管紧张素系统功能发生异常时，可导致心血管活动的改变，如高血压等。临床上已将血管紧张素转换酶抑制剂和 AT_1 受体拮抗剂用作基本的降压药物。

(二) 肾上腺素和去甲肾上腺素

肾上腺素(epinephrine，E)和去甲肾上腺素(norepinephrine，NE)在化学结构上都属于儿茶酚胺(catecholamine)。循环血液中的肾上腺素和去甲肾上腺素主要来自肾上腺髓质的分泌，其中，肾上腺素约占 80%，去甲肾上腺素约占 20%。肾上腺素能神经末梢释放的递质去甲肾上腺素也有一小部分进入血液循环。

血液中的肾上腺素和去甲肾上腺素对心脏和血管的作用有许多共同点，但并不完全相同，因为二者对不同的肾上腺素能受体的亲和力不同。肾上腺素能受体分为 α(α_1 和 α_2)和 β(β_1、β_2 和 β_3)两类，它们在组织中的分布不同。心肌细胞膜上的受体主要是 β_1 受体，激活后可产生正性变时、变力和变传导作用，使心输出量增加；血管平滑肌上有 α_1 和 β_2 两类受体，α_1 受体激活后引起血管收缩，β_2 受体激活时引起血管舒张。肾上腺素对 α_1 和 β 两类受体的亲和力都很高，对 β 受体作用以 β_1 为主，β_2 仅占 20%～35%，故肾上腺素兴奋心脏作用较强。在皮肤、肾脏和胃肠道的血管平滑肌上 α_1 受体密度较高，肾上腺素能引起上述血管收缩，外周阻力增大；在体内骨骼肌和肝脏血管上，β_2 受体密度较高，肾上腺素能引起上述血管舒张，外周阻力下降。去甲肾上腺素主要与 α_1 受体结合，也可与 β_1 受体结合，与 β_2 受体结合的能力较弱。静脉注射去甲肾上腺素可使全身血管广泛收缩，动脉血压升高，因此临床上将去甲肾上腺素用作升压药。血压升高又使压力感受性反射活动加强，压力感受性反射引起的心率减慢效应超过去甲肾上腺素对心脏的直接兴奋效应，故心率减慢。

（三）血管升压素

血管升压素（vasopressin）是由下丘脑视上核（supraoptic nucleus）和室旁核（paraventricular nucleus）神经元合成的一种激素。血管升压素于合成后经下丘脑垂体束运输到神经垂体储存，当机体需要时释放入血液循环。

血管升压素通过激活细胞膜上的 V_1 和 V_2 两种受体发挥作用。血管升压素与肾脏远曲小管和集合管上皮的 V_2 受体结合后可促进水的重吸收，使尿液浓缩，尿量减少，故又称抗利尿激素（antidiuretic hormone，ADH）。血管升压素作用于血管平滑肌的 V_1 受体，则能引起血管平滑肌收缩，使血压升高，故得其名。血浆中血管升压素在生理浓度时主要表现为抗利尿的作用；只有当其血浆浓度明显增加时，才引起血管收缩，血压升高。在生理情况下，血管升压素对血压水平的调节作用虽不明显，但能提高压力感受性反射的敏感性，使之纠正血压波动的能力增强。在血浆渗透压升高，禁水、脱水、失血等情况下，血管升压素的合成和释放增加，进而促进肾脏对水的重吸收。可见，血管升压素在维持体内细胞外液量和动脉血压的相对稳定中具有重要调节作用。

（四）血管内皮生成的血管活性物质

血管内皮是衬在血管腔面的一层单层细胞，内皮细胞可以合成并释放多种血管活性物质，引起血管平滑肌舒张或收缩。

1. 血管内皮生成的舒血管物质　血管内皮合成和释放的舒血管物质主要有一氧化氮（nitric oxide，NO）、前列环素（prostacyclin，或 prostaglandin I_2，PGI_2）和内皮超极化因子（endothelium-derived hyperpolarizing factor，EDHF）。

NO 前体是 L-精氨酸。L-精氨酸在一氧化氮合酶的作用下生成 NO。NO 可使血管平滑肌细胞内的鸟苷酸环化酶激活，cGMP 浓度升高，胞内 Ca^{2+} 外流增加，胞质内游离 Ca^{2+} 浓度降低，故血管舒张。血流对血管内皮产生的切应力、低氧可使内皮释放 NO。内皮细胞表面存在着一些受体，如 P 物质受体、5-羟色胺受体、ATP 受体、M 型胆碱能受体等，这些受体被相应的物质激活后，可导致内皮细胞合成和释放 NO。在离体器官实验中可看到，将乙酰胆碱作用于内皮完整的血管，引起血管舒张，而将血管内皮去除后，则乙酰胆碱引起血管收缩。这个实验结果说明乙酰胆碱的舒血管作用是通过内皮实现的。同样，缓激肽的舒血管作用也是通过内皮实现的。雌激素可通过激活血管内皮细胞上的一氧化氮合酶，促进 NO 合成增多，发挥舒张血管的作用。

血管内皮细胞在基础状态下能向血管腔内释放 NO，使血管处于一定程度的舒张状态，对正常血压的维持起到一定的作用。当血流量升高导致血管内皮受压刺激增加，或受到缓激肽、乙酰胆碱等化学物质的刺激时，NO 可大量释放，NO 以旁分泌的形式引起局部血管平滑肌舒张。研究发现，一氧化氮合酶功能缺陷可导致高血压。

内皮细胞内的前列腺素 H_2 在前列环素合成酶作用下可以合成前列环素。血管内的脉冲性血流对内皮产生的切应力可促使内皮释放前列环素，后者使血管舒张。

内皮细胞还能产生一种通过使血管平滑肌细胞膜超极化而引起血管舒张的因子，被命名为内皮超极化因子，后者可通过促进 Ca^{2+} 依赖的钾通道开放，引起血管平滑肌细胞超极化，从而使血管舒张。

2. 血管内皮生成的缩血管物质 血管内皮细胞也可产生多种缩血管物质，称为内皮缩血管因子(endothelium-derived vasoconstrictor factor，EDCF)。近年来研究得较深入的是内皮素。内皮素(endothelin，ET)是内皮细胞合成和释放的由 21 个氨基酸残基构成的多肽，具有强烈而持久的缩血管效应，还可促进细胞增殖及肥大，并参与心血管细胞的凋亡、分化和表型转化等多种病理过程。内皮素家族中目前确定的成员有 ET-1、ET-2、ET-3 和血管肠收缩肽，内皮素受体有 ET-A、ET-B、ET-C 3 类。在生理情况下，血管内血流对内皮产生的切应力可使内皮细胞合成和释放内皮素。

（五）激肽释放酶-激肽系统

激肽释放酶(kallikrein)是体内的一类蛋白酶，可使蛋白质底物激肽原(kininogen)分解为激肽(kinin)。激肽具有较强的舒血管活性，包括缓激肽(bradykinin)和赖氨酰缓激肽(lysylbradykinin)两类。

激肽释放酶可分为两大类，即血浆激肽释放酶和组织激肽释放酶。血浆中激肽原分为高分子量激肽原和低分子量激肽原两类。血浆中的激肽释放酶水解高分子量激肽原，产生九肽的缓激肽。在肾、唾液腺、胰腺、汗腺以及胃肠黏膜等组织中，组织激肽释放酶作用于血浆中的低分子量激肽原，产生十肽的赖氨酰缓激肽，也称胰激肽或血管舒张素(kallidin)，后者在氨基肽酶的作用下失去赖氨酸残基，成为缓激肽。激肽系统与肾素-血管紧张素系统关系密切。血管紧张素转换酶既能使血管紧张素Ⅰ水解生成血管紧张素Ⅱ，又能使缓激肽和赖氨酰缓激肽降解为无活性的片段。血浆激肽释放酶在离体条件下可将肾素原转化为有活性的肾素。

激肽可通过内皮释放 NO，使血管平滑肌强烈舒张，但却能引起其他平滑肌如内脏平滑肌的收缩。循环血液中的激肽也参与对动脉血压的调节，使血管舒张，血压降低。在一些腺体器官中生成的激肽，可以使器官局部血管舒张，血流量增加。

（六）心房钠尿肽

心房钠尿肽(atrial natriuretic peptide)是由心房肌细胞合成和释放的一种多肽。心房钠尿肽可使血管舒张，外周阻力降低；也可使心脏每搏输出量减少，心率减慢，故心输出量减少。心房钠尿肽还可以抑制血管内皮细胞、平滑肌细胞和心肌成纤维细胞等多种细胞的增殖。心房钠尿肽作用于肾脏内相应的受体，可以使肾脏排水和排钠增多。钠尿肽的名称也就是从它的这一功能而来的。此外，心房钠尿肽还能抑制肾素释放，因而减少 AngⅡ的形成和醛固酮的分泌；在脑内，心房钠尿肽可以抑制血管升压素的释放。心房钠尿肽具有对抗肾素-血管紧张素系统、内皮素和去甲肾上腺素等缩血管物质的作用。这些作用最终导致机体细胞外液量减少，血压降低。

当心房壁受到牵拉时，可使心房肌释放心房钠尿肽。在生理情况下，当血容量增多时血浆心房钠尿肽浓度会升高，并引起利尿和尿钠排出增多等效应。因此，心房钠尿肽是体内调节血压和水盐平衡的一种重要的体液因素。心房钠尿肽和另外一些体液因素在血压和水盐平衡的调节中起相互制约的作用。

（七）肾上腺髓质素

肾上腺髓质素（adrenomedullin）是最初从人的肾上腺嗜铬细胞瘤提取物中分离出的一种由52个氨基酸残基组成的活性肽。后来知道它分布在体内的几乎所有组织，在肾上腺、肺和心房等组织中最多，血管内皮可能是合成和分泌肾上腺髓质素的主要部位，血管的内皮和平滑肌细胞上也都有肾上腺髓质素受体的分布。肾上腺髓质素的生物学作用和心房钠尿肽相似，能使血管舒张，外周阻力降低，血压降低，并使肾脏排水和排钠增多。肾上腺髓质素能使血管内皮细胞合成和释放NO，后者再使血管舒张。在心脏，肾上腺髓质素能产生正性肌力作用，并通过增加冠脉血流，抑制炎症反应，提高钙泵活性等多种途径，发挥对心脏的保护作用。

（八）其他因素

前列腺素（prostaglandin，PG）是一族二十碳不饱和脂肪酸，全身的各种组织细胞几乎都含有生成前列腺素的前体及酶，因此都能产生前列腺素。前列腺素按其分子结构的差别，可分为多种类型。各种前列腺素对血管平滑肌的作用是不同的。例如，前列腺素E_2（PGE_2）和前列腺素I_2（PGI_2，即前列环素），具有强烈的舒血管作用；前列腺素$F_{2\alpha}$（$PGF_{2\alpha}$）则使静脉收缩。

气体信号分子除NO外，还有一氧化碳（carbon monoxide，CO）和硫化氢（hydrogen sulfide，H_2S），它们都具有舒张血管，维持血压稳定的作用。另外，生理浓度的H_2S对心脏功能还具有抑制作用和降低中心静脉压的作用。

三、自身调节

体内各器官的血流量一般取决于器官组织的代谢活动，代谢活动愈强，耗氧愈多，血流量也就愈多。机体对各器官血流量的调节主要是通过控制器官的阻力血管的口径来实现的，神经和体液调节是调节血管口径的重要因素，但在某些器官组织，自身调节也起重要调节作用。实验证明，如果将调节血管活动的外部神经和体液因素都去除，则在一定的血压变动范围内，器官、组织的血流量仍能通过局部的机制得到适当的调节，这种调节称为自身调节（autoregulation）。心脏泵血功能的自身调节已在本章前面叙述，关于其他器官组织血流量的自身调节机制，一般认为与代谢产物以及血管平滑肌本身的特性有关。

（一）代谢性自身调节机制

组织细胞的代谢活动需要氧，并产生各种代谢产物。当组织的代谢活动增强时，局部组织中氧分压降低，多种代谢产物，如CO_2、H^+、腺苷、乳酸、ATP、K^+等积聚；组织中代谢产物积聚可使局部的微动脉和毛细血管前括约肌舒张，因此局部血流量增多，能向组织提供更多的氧，并带走代谢产物。这种代谢性局部舒血管效应有时相当明显，即使同时在发生交感缩血管神经活动增强的情况下，该局部组织的血管仍舒张。

前文已述，有一些体液因素也可在组织中形成，并对局部的血流量起调节作用，如激肽、前列腺素、组胺等，由于这些物质都是特殊的体液因素，故在生理学中将它们归在体液调节中。

（二）肌源性自身调节机制

许多血管平滑肌本身经常保持一定的紧张性收缩，称为肌源性活动（myogenic activity）。当供应某一器官的血管的灌注压突然升高时，由于血管跨壁压增大，血管平滑肌受到的牵张刺激增加，于是肌源性活动加强。这种现象在毛细血管前阻力血管特别明显；其结果是器官的血流阻力增大，器官的血流量不致因灌注压升高而增多，故器官血流量能保持相对稳定。当器官血管的灌注压突然降低时，则发生相反的变化，即阻力血管舒张，血流量仍保持相对稳定。这种调节现象在肾血管表现特别明显，在脑、心、肝、肠系膜和骨骼肌的血管也能看到，但皮肤血管一般没有这种表现。在实验中用罂粟碱、水合氯醛或氰化钠等药物抑制血管平滑肌的活动后，肌源性自身调节现象也随之消失。

四、动脉血压的长期调节

动脉血压的神经调节主要对短时（数秒至数分钟）内发生的血压变化起调节作用，如压力感受性反射、化学感受性反射都是一种短期的血压调节机制。对血压在较长时间内（数小时，数天，数月或更长）的调节，需要体液因素和神经因素的共同作用。动脉血压的长期调节主要是通过肾脏调节细胞外液量来实现的，这种机制称为肾-体液控制机制（renal-body fluid mechanism）。

（一）血压与体液的关系

血压稳定与体液平衡存在十分密切的关系。一方面，血压的高低与循环血量和血管系统容量之间比例有关。当机体细胞外液量增多时，循环血量也就增多，血量和血管系统容量之间的相对关系发生改变，使动脉血压升高。因此，从长期观点来看，血压稳定的基础是液体摄入量与排出量之间的平衡，使体液和循环血量维持在正常水平。另一方面，血压的改变又可影响循环血量。当动脉血压明显升高时，可导致肾血流量增多和肾小球滤过率升高，因此肾在单位时间内排出的钠和水增多（尿量增多），从而使循环血量和血压下降恢复至正常，上述现象称肾的压力性利尿（pressure diuresis）。反之，在动脉血压明显降低时，尿量减少，循环血量增多，血压回升恢复到正常水平。

（二）影响肾-体液控制机制的因素

肾-体液控制机制受体内多种因素的影响，其中较重要的是肾素-血管紧张素-醛固酮系统、血管升压素、心房钠尿肽等。当循环血量增多，动脉血压升高时，可通过抑制肾素-血管紧张素-醛固酮系统、减少血管升压素释放、增加心房钠尿肽释放等使肾排钠和排水增多（尿量增多），从而使循环血量和血压下降恢复至接近正常。当循环血量减少时，则发生与上述相反的变化，使肾排钠和排水减少（尿量减少），从而使循环血量和血压升高恢复至接近正常。

总之，血压的调节是复杂的过程，有许多机制参与。每一种机制都在一个方面发挥调节作用，但不能完成全部的、复杂的调节。神经调节一般是快速的、短期的调节，主要是通过对阻力血管口径及心脏活动的调节来实现的；而长期调节则主要是通过肾对细胞外液量的调节实现的。

第五节 器官循环

体内每一器官的血流量不仅取决于该器官的动脉压和静脉压之间的压力差，还取决于该器官阻力血管的舒缩状态。由于各器官的结构和功能都不相同，器官内部的血管分布又各有特征，因此其血流量的调节除服从前面叙述的一般规律外，还有其本身的特点。本节叙述心、肺、脑几个重要器官的血液循环特征。

一、冠脉循环

（一）冠脉循环的解剖特点

心脏通过其泵血功能向全身各器官输送血液，而其自身的血供则主要来自冠脉循环(coronary circulation)。心肌的血液供应来自左、右冠状动脉。左、右冠状动脉及其分支的走向可有多种变异。在多数人，左冠状动脉主要供应左心室的前壁、侧壁和后壁的一部分，右冠状动脉主要供应右心室和左心室后壁的一部分。冠状动脉的血液流经毛细血管和静脉后，主要经由冠状窦、心前静脉回流入右心房。

冠状动脉的主干行走于心脏的表面，其小分支常以垂直于心脏表面的方向穿入心肌，并在心内膜下层分支成网。这种分支方式使冠脉血管容易在心肌收缩时受到压迫。

心肌的毛细血管网分布极为丰富，毛细血管数和心肌纤维数的比例为 1∶1。在心肌横截面上，每平方毫米面积内有 2 500～3 000 根毛细血管。因此，心肌和冠脉血液之间的物质交换可很快地进行。

冠状动脉同一分支的近端与远端之间或不同分支之间有侧支互相吻合，但侧支较细小，血流量很少。因此，当冠状动脉突然阻塞时不易很快建立侧支循环，常可导致心肌梗死。但是，如果冠脉阻塞是缓慢地形成的，则侧支可逐渐扩张，并可建立新的侧支循环，起代偿作用。

（二）冠脉循环的生理特点

1. 灌注压高、血流量大 冠状动脉直接开口于主动脉根部，灌注压高，且整个冠脉循环血流途径短(只需几秒钟)，因此，血流速度快，血流量大。心脏的重量只占体重的 0.5%左右，而在安静时，人的冠脉血流量约 225 ml/min，占心输出量的 4%～5%，剧烈运动时，随心脏活动的加强，冠脉血流量可增加 4～5 倍。

2. 摄氧率高，耗氧量大 由于心肌收缩的能量来源几乎完全依靠有氧氧化，而且心肌连续不断地进行收缩舒张活动，因此，耗氧量在全身器官中占首位。即使在安静状态下，血液流经心脏后，其中 65%～70%的 O_2 被心肌摄取，远高于其他器官组织摄氧率(25%～30%)。由于心脏的动脉血和静脉血含氧量相差很大，所以，当机体运动引起耗氧量增加时，心肌再提高从血液中摄取 O_2 的潜力就很小，只能通过增加冠脉血流量才能满足心肌对 O_2 的需求。

3. 冠脉血流呈周期性变化 从冠脉血管的分布和走行特点可以看出,心肌的节律性收缩对冠脉血流量有很大的影响,尤其是左冠脉血流。因为左心室肌层厚,心肌收缩对其血流量的影响远较右心室明显。

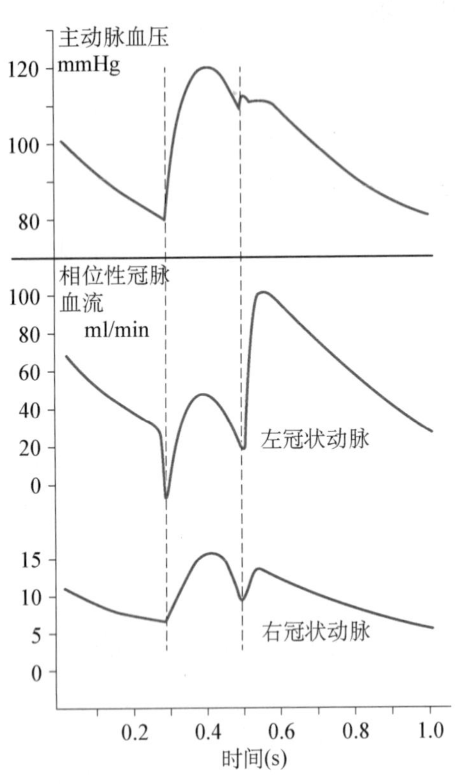

图 4-28 犬左、右冠状动脉血流量在一个心动周期中的变化

在左心室等容收缩期,由于心肌收缩的强烈压迫,左冠状动脉血流量急剧减少,甚至发生倒流(图4-28)。在左心室射血期,主动脉压升高,冠状动脉血压也随着升高,冠脉血流量有所增加。进入慢速射血期后,冠脉血流量又复下降。心肌舒张时,对冠脉血管的压迫解除,故冠脉血流阻力显著减小,血流量增加。在等容舒张期,冠脉血流量突然增加,在舒张期的早期达到最高峰,然后随动脉血压的下降逐渐回降。左心房收缩时对冠脉血流量也可产生一定的影响,但并不显著。一般说来,在心室收缩期,左冠状动脉的血流量只有舒张期的20%~30%。当心肌收缩加强时,心缩期血流量所占的比例更小。由此可见,动脉舒张压的高低和心舒期的长短是影响冠脉血流量的主要因素。体循环外周阻力增大时,动脉舒张压升高,冠脉血流量增多。心率加快时,由于心动周期的缩短主要是心舒期缩短,故冠脉血流量减少。右心室肌肉比左心室的薄弱,收缩时对血流量的影响不如左心室明显。在安静情况下,右心室收缩期的血流量和舒张期的血流量相差不多。

(三) 冠脉血流量的调节

对冠脉血流量进行调节的各种因素中,最重要的是心肌本身的代谢水平。交感和副交感神经也支配冠脉血管平滑肌,但它们的调节作用是次要的。

1. 心肌代谢水平对冠脉血流量的影响 由于心肌细胞摄氧率高,耗氧量大,所以,当机体运动引起耗氧量增加时,必须通过增加冠脉血流量才能满足心肌对 O_2 的需求。实验证明,冠脉血流量是和心肌代谢水平成正比的。在去除神经支配和循环激素作用的情况下,这种关系仍旧存在。目前认为,心肌代谢增强引起冠脉血管舒张的原因并非低氧本身,而是由于某些心肌代谢产物的增加。在各种代谢产物中,腺苷(adenosine)起最重要的作用。当心肌代谢增强而使局部组织中氧分压降低时,心肌细胞中的 ATP 分解为 ADP 和 AMP。存在于冠脉血管周围间质细胞中的 5′-核苷酸酶可使 AMP 分解产生腺苷,腺苷具有强烈的舒张小动脉的作用。腺苷生成后,在几秒钟内即被破坏,因此不会引起其他器官的血管舒张。心肌的其他代谢产物如 H^+、CO_2、乳酸、缓激肽和前列腺素 E 等,虽也能使冠脉舒张,但作用较弱。

2. 神经调节 冠状动脉受交感神经和迷走神经支配。刺激心交感神经时，可激活冠脉平滑肌的 α_1 肾上腺素能受体，使血管收缩。但是，交感神经兴奋又同时激活心肌的 β_1 肾上腺素能受体，使心率加快，心肌收缩加强，耗氧量增加，通过增加心肌代谢产物，从而使冠脉舒张。给予 β_1 肾上腺素能受体拮抗剂后，刺激交感神经只表现出直接的冠脉收缩反应。迷走神经兴奋对冠状动脉的直接作用是引起舒张。但是，迷走神经兴奋时又使心率减慢，心肌代谢率降低，这些因素可抵消迷走神经对冠状动脉的直接舒张作用。在动物实验中，如果使心率保持不变，则刺激迷走神经时引起冠脉舒张。

总之，在整体条件下，冠脉血流量主要是由心肌本身的代谢水平来调节的。神经因素对冠脉血流的影响在很短时间内就被心肌代谢改变所引起的血流变化所抵消或掩盖。

3. 体液调节 肾上腺素和去甲肾上腺素可通过增强心肌的代谢活动和耗氧量使冠脉血流量增加；也可直接作用于冠脉血管的 α 或 β_2 肾上腺素能受体，引起冠脉血管收缩或舒张，但其作用不如对代谢作用强。甲状腺素增多时，心肌代谢加强，耗氧量增加，使冠状动脉舒张，血流量增加。血管紧张素Ⅱ和大剂量血管升压素可使冠状动脉收缩，冠脉血流量减少。NO、前列环素、组胺等能使冠状动脉舒张，冠脉血流量增加。

二、肺循环

肺循环(pulmonary circulation)的功能是使血液在流经肺泡时和肺泡气之间进行气体交换。呼吸性小支气管以上的呼吸道组织所需要的营养物质由体循环的支气管动脉供应。肺循环和支气管血管的末梢之间有吻合支沟通。因此，有一部分支气管静脉血液可经过这些吻合支进入肺静脉和左心房，使主动脉血液中掺入1%～2%的静脉血。

（一）肺循环的生理特点

1. 血流阻力小，血压低 右心室输出量和左心室输出量基本相同。肺动脉及其分支都较粗短，管壁较主动脉薄，肺动脉的顺应性较高，对血流的阻力较小。肺循环的全部血管都在胸腔内，而胸膜腔内的压力低于大气压，因此肺循环压力较体循环低。在正常人，右心室收缩压平均约22 mmHg，舒张压为0～1 mmHg。肺动脉的收缩压和右心室收缩压相同，舒张压平均为8 mmHg，平均压约13 mmHg。肺循环毛细血管平均压约7 mmHg，肺静脉压和左心房内压为1～4 mmHg。

2. 肺的血容量大，并随呼吸运动呈现周期性变化 肺部的血容量约为450 ml，占全身血量约9%。由于肺组织和肺血管的顺应性大，故肺部血容量的变动范围较大。在用力呼气时，肺部血容量可减少到200 ml；而在深吸气时可增加到1 000 ml。由于肺的血容量较多，且变动范围较大，故肺循环血管也起储血库的作用。当机体失血时，肺循环可将一部分血液转移至体循环，起代偿作用。在每一个呼吸周期中，肺循环的血容量发生周期性的变化，并对左心室输出量和动脉血压发生影响。在吸气时，由腔静脉回流入右心房的血量增多，右心室射出的血量也随之增加；此时由于肺扩张时可使肺循环的血管受到牵拉而扩张，能容纳较多的血液，因而由肺静脉回流入左心房的血液则减少，左心室输出血量减少。随后，扩张的肺循环血管很快被充盈，故由肺静脉回流入左心房的血量逐渐回升。在呼气时则发生相反的过程。因此，在吸气相的前半期动脉血压下降，到吸气相的后半期开始逐渐回升；呼气相的前半期血压继续升高，到呼气相的后半期开始下降。呼吸周期中出现的这种血压波动，称为动脉血压的呼吸波(respiratory waves of arterial blood pressure)。在一般情况下，呼吸引起的动脉血压波动范围在 4～6 mmHg；在做深呼吸时，血压的波动范围可达 20 mmHg。

3. 毛细血管有效滤过压低 肺循环毛细血管平均压约 7 mmHg，血浆胶体渗透压平均为 25 mmHg，肺部组织液的静水压－5 mmHg，胶体渗透压平均为 14 mmHg，因此毛细血管有效滤过压＝(7＋14)－(25－5)＝1 mmHg。因此，与体循环相比，肺循环毛细血管有效滤过压低得多。在某些病理情况下，如左心衰竭时，肺静脉压力升高，肺循环毛细血管压也随着升高，就可使液体积聚在肺的组织间隙甚至肺泡内，形成肺水肿(pulmonary edema)。

(二) 肺循环血流量的调节

由于肺循环血管的口径大、管壁薄，可扩张性大，因而其口径变化在多数情况下是被动的，但正常人肺循环血管仍保持较低水平的收缩状态，故肺循环血流量在一定程度上仍受神经和体液调节。

1. 神经调节 肺循环血管受交感神经和迷走神经支配。刺激交感神经对肺血管的直接作用是引起收缩和血流阻力增大。在整体情况下，交感神经兴奋时体循环的血管收缩，将一部分血液挤入肺循环，使肺循环内血容量增加。刺激迷走神经可使肺血管舒张。

2. 肺泡气的氧分压 肺泡气的氧分压对肺部血管的舒缩活动有明显的影响。急性或慢性的低氧都能使肺部血管收缩，血流阻力增大。在肺泡气的 CO_2 分压升高时，低氧引起的肺部微动脉收缩更加显著。可见肺循环血管对局部低氧发生的反应和体循环血管不同。肺部血管对低氧发生血管收缩反应的机制，目前还不完全清楚。肺泡气低氧引起局部血管收缩反应，具有重要的生理意义。当一部分肺泡因通气不足而氧分压降低时，这些肺泡周围的血管收缩，血流减少，可使较多的血液流经通气充足、肺泡气氧分压高的肺泡。假如没有这种血管收缩反应，血液流经通气不足的肺泡时，血液不能充分氧合，这部分含氧较低的血液回流入左心房，就会使体循环血液的含氧量降低。当吸入气氧分压过低时，可引起肺循环微动脉广泛收缩，血流阻力增大，故肺动脉压显著升高。平时居住在低海拔地区的人，如果以较快的速度登上高海拔地区，常会发生肺动脉高压，甚至发生肺水肿；长期居住在高海拔地区的人，常可因肺动脉高压使右心室负荷长期加重而导致右心室肥厚。

3. 血管活性物质对肺血管的影响 肾上腺素、去甲肾上腺素、血管紧张素Ⅱ、组胺、5-羟色胺、前列腺素 $F_{2\alpha}$ 等，都能使肺血管收缩，血流量减少，乙酰胆碱、缓激肽、前列环素、NO 等能使肺血管舒张，血流量增加。

三、脑循环

(一) 脑循环(cerebral circulation)的特点

1. 脑血流量大，耗氧量大 脑组织的代谢水平高，血流量较多。在安静情况下，每百克脑的血流量为 50～60 ml/min。整个脑的血流量约为 750 ml/min。可见，脑的重量虽仅占体重的 2%左右，但血流量却占心输出量的 15%左右。脑组织的耗氧量也较大。在安静情况下，每百克脑组织每分钟耗氧 3～3.5 ml，整个脑的耗氧量约占全身耗氧量的 20%。

2. 脑血流量变化小 脑位于颅腔内，颅腔的壁是骨性的，因此颅腔的容积是固定的。颅腔内为脑、脑血管和脑脊液所充满，三者容积的总和也是固定的。由于脑组织和脑脊液都是不可压缩的，故脑血管的舒缩程度受到相当的限制，其血流量的可变化范围较其他器官为小。

3. 脑内存在血-脑脊液屏障和血-脑屏障 详见后文。

（二）脑血流量的调节

脑血流量取决于脑动、静脉的压力差和脑血管的血流阻力。在调节脑血流量的各种因素中，自身调节是主要因素。

1. 脑血管的自身调节 在正常情况下，颈内静脉压接近于右心房压，且变化不大，故影响脑血流量的主要因素是颈动脉压。当平均动脉压在 60～140 mmHg 的范围内变动时，脑血管可通过自身调节的机制，改变脑血管的血流阻力使脑血流量保持恒定。平均动脉压降低到 60 mmHg 以下时，脑血流量就会显著减少，引起脑的功能障碍。反之，当平均动脉压超过脑血管自身调节的上限时，脑血流量显著增加，严重时可因脑毛细血管压过高而引起脑水肿(brain edema)。

2. CO_2 和 O_2 分压对脑血流量的影响 血液 CO_2 分压升高时，脑血管舒张，血流量增加。过度通气时，CO_2 呼出过多，动脉血 CO_2 分压过低，脑血流量减少，可引起头晕等症状。血液 O_2 分压降低时，也能使脑血管舒张。

3. 脑组织代谢对脑血流的影响 脑各部分的血流量与该部分脑组织的代谢活动程度有关。当脑的某一部分活动加强时，该部分的血流量就增多。代谢活动加强引起局部脑血流量增加的机制，可能是由于代谢产物如 H^+、K^+、腺苷、CO_2 增加和氧分压降低，引起脑血管舒张所致。

4. NO 在正常情况下，血液中的许多活性物质，如乙酰胆碱、缓激肽、组胺、ATP 等，可以使脑血管的内皮产生 NO，从而引起脑血管舒张。

5. 神经调节 脑血管受交感神经、副交感神经及肽能神经纤维支配，但神经末梢分布密度小，对脑血流的调节作用也不明显。多种心血管反射活动对脑血流的影响也不大。

（三）血-脑脊液屏障和血-脑屏障

脑脊液(cerebrospinal fluid)存在于脑室系统和蛛网膜下腔中，相当于脑和脊髓的组织液和淋巴。成年人的脑脊液总量约 150 ml，大部分由脑室的脉络丛上皮和室管膜细胞分泌而生成，小部分由软脑膜血管和脑的毛细血管滤过而产生。脑脊液压力的高低取决于其生成和吸收之间的平衡关系。正常人在取卧位时，脑脊液压平均为 10 mmHg。当脑脊液的吸收受到阻碍时，脑脊液压就会升高，并影响脑血流和脑的功能。

脑脊液的主要功能是在脑、脊髓和颅腔、椎管之间起缓冲作用，有保护脑和脊髓的意义。脑浸浴于脑脊液中，由于浮力的作用，使脑的重量减轻到仅 50 g 左右。另外，脑脊液还作为脑和血液之间进行物质交换的中介。脑组织中没有淋巴管，由毛细血管壁漏出的少量蛋白质，主要经血管周围间隙进入蛛网膜下腔的脑脊液中，然后通过蛛网膜绒毛回入血液。

脑脊液成分和血浆的成分不同，其蛋白质的含量极微，葡萄糖含量以及 K^+、HCO_3^- 和

Ca^{2+}的浓度也较低,但Na^{+}和Mg^{2+}的浓度则较高。可见,血液和脑脊液之间物质的交换并不是被动的过程,而是主动转运过程。另外,一些大分子物质较难从血液进入脑脊液,表明在血液和脑脊液之间存在着屏障,这一屏障称为血-脑脊液屏障(blood-cerebrospinal fluid barrier)。这种屏障对不同物质的通透性是不同的。O_2、CO_2 等脂溶性物质可很容易地通过屏障,但许多离子的通透性则较低。血-脑脊液屏障的形态学基础是无孔的毛细血管壁和脉络从细胞上运输各种物质的特殊载体系统。

血液和脑组织之间也存在着类似的屏障,可限制物质在血液和脑组织之间的自由交换,称为血-脑屏障(blood-brain barrier)。水和脂溶性物质如O_2、CO_2、某些麻醉药以及乙醇等,很容易通过血-脑屏障。对于不同的水溶性物质来说,其通透性并不一定和分子的大小相关。例如,葡萄糖和氨基酸的通透性较高,而甘露醇、蔗糖和许多离子的通透性则很低,甚至不能通透。毛细血管内皮、基膜和星状胶质细胞的血管周足等结构是血-脑屏障的形态学基础。

血-脑脊液屏障和血-脑屏障的存在,对于保持神经元周围稳定的化学环境和防止血液中有害物质侵入脑内具有重要的生理意义。例如,脑脊液中K^{+}浓度较低,即使在实验中使血浆K^{+}浓度加倍,脑脊液的K^{+}浓度仍能保持在正常范围内。因此,脑内神经元的兴奋性不会因血浆K^{+}浓度的变化而发生明显的改变。由于血-脑屏障的存在,循环血液中的乙酰胆碱、去甲肾上腺素、多巴胺、甘氨酸等物质不易进入脑内;否则,血浆中这些物质浓度的改变将会明显地扰乱脑内神经元的正常功能活动。

脑的某些部分,如下丘脑第三脑室周围和延髓后缘区等处的室周器(circumventricular organs),血-脑屏障比较薄弱,毛细血管壁对许多物质的通透性高于脑的其他部分。因此,循环血液中的有些物质,如血管紧张素Ⅱ和其他肽类物质,可以进入脑内这些部位,作用于相应的受体,引起各种效应。另外,当脑组织发生缺氧、损伤等情况以及脑发生肿瘤的部位,毛细血管壁的通透性增加,故平时不易透过血-脑屏障的物质此时较易进入受损部位的脑组织。另外,在用药物治疗神经系统疾病时,必须明确所用的药物是否容易通过血-脑屏障。

在脑室系统,脑脊液和脑组织之间为室管膜所分隔;在脑和脊髓的表面,脑脊液和脑、脊髓组织之间分别为软脑膜、软脊膜所分隔。室管膜、软脑膜和软脊膜的通透性都很高,脑脊液中的物质很容易通过室管膜、软脑膜和软脊膜进入脑、脊髓组织。因此,在临床上可将不易通过血-脑屏障的药物直接注入蛛网膜下腔的脑脊液内,使之能较快地进入脑、脊髓组织。

(陆利民,陶蓓蓓,王　锦)

第五章　呼　　吸

呼吸(respiration)是机体与外界环境之间的气体交换过程。在人和高等动物,其呼吸过程包括 3 个环节：①外呼吸(external respiration)：肺毛细血管血液与外界环境之间的气体交换过程,包括肺通气(pulmonary ventilation)和肺换气(gas exchange in lungs),前者是指肺与外界环境之间的气体交换过程,后者则为肺泡与肺毛细血管血液之间的气体交换过程；②气体运输：O_2 和 CO_2 在血液中的运输,这是衔接外呼吸和内呼吸的中间环节；③内呼吸(internal respiration)：组织毛细血管血液与组织、细胞之间的气体交换过程,所以也称组织换气(gas exchange in tissues),有时也将细胞内的生物氧化过程包括在内。这 3 个环节是相互衔接且同时进行的(图 5-1)。由于肺通气是整个呼吸过程的基础,而肺通气的动力来源于呼吸运动,因此,狭义的呼吸通常仅指呼吸运动。

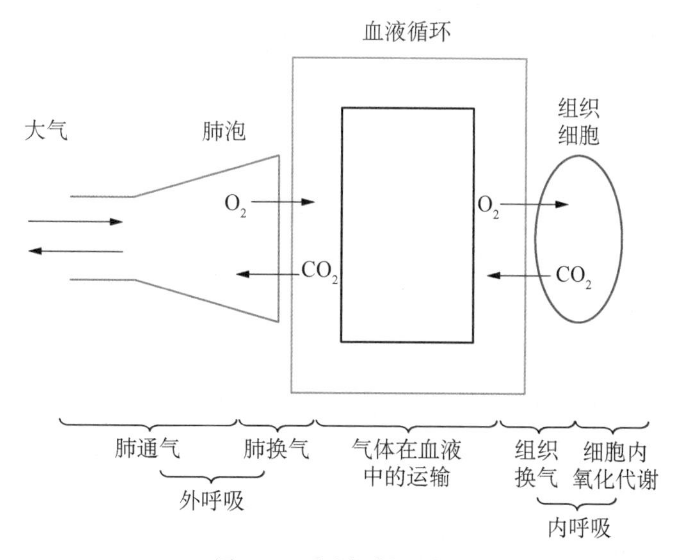

图 5-1　呼吸全过程示意图

呼吸系统的主要功能是从外界环境摄取机体新陈代谢所需要的 O_2,并向外界排出代谢所产生的 CO_2。呼吸是机体维持正常代谢和生命活动所必需的基本功能之一,呼吸一旦停止,生命便将终止。呼吸系统的功能与血液循环系统的功能紧密相连,气体在肺部与外界环境之间进行交换依赖于肺循环,而在全身器官组织与细胞进行交换则依赖于体循环。另外,呼吸系统的正常功能还有助于体内酸碱平衡的维持。

第一节　肺　通　气

肺通气是气体在外界大气和肺泡之间的流通。实现肺通气的器官包括呼吸道、肺泡、胸膜腔、膈和胸廓等。

一、呼吸系统的结构和功能

（一）呼吸道

呼吸道由鼻、咽、喉、气管、支气管组成，整个呼吸道好像一颗倒置的树，所以称为气管-支气管树。若以气管为 0 级，左、右主支气管为 1 级，每分叉一次就增加一级，从气管至肺泡囊共分支 23 级。因为各级气道相通串联，故在单位时间内通过各级气道的总横截面上的气流量相等，所以大气道因总横截面小而气流的线速度快，摩擦阻力大；而小气道相反，因总横截面较大，气流的线速度较慢，摩擦阻力小。气道的前部被 U 型软骨包绕，软骨坚固，可保持气道通畅。由 0 级向下软骨逐渐减少，最后消失，没有软骨支撑的支气管由管壁中的弹性纤维、胶原纤维和螺旋状排列的平滑肌组成，像帐篷的拉线一样对气道壁发挥牵引作用，以保持这些没有软骨支持的细支气管的通畅。呼吸道是肺通气时气体进出肺的通道，还具有加温、加湿、过滤和清洁吸入气体的作用以及引起防御反射（咳嗽反射和喷嚏反射）等保护功能。

（二）肺和肺泡

肺位于胸腔内，左、右各一。左肺分成上、下 2 叶，右肺分成上、中、下 3 叶。左、右主支气管分别经各自肺门入肺分成肺叶支气管，然后再分为肺段支气管，每个肺段均可视为一个独立的形态和功能单位，临床上作为定位诊断或作肺段切除术，如右肺上叶后段和下叶背段为吸入性肺炎和肺脓肿的好发部位。肺组织分为实质和间质：实质为支气管各级分支及其终末的大量肺泡；间质为结缔组织，含毛细血管、淋巴管、神经末梢、弹性纤维、胶原纤维和少量巨噬细胞等。

肺泡是支气管树终末盲端的膜性囊状结构，呈半球形小囊，开口于呼吸性细支气管、肺泡管和肺泡囊。肺泡壁很薄，以单层肺泡上皮细胞覆盖腔面。肺泡上皮细胞分Ⅰ型和Ⅱ型两种：Ⅰ型细胞扁平，高度分化，不能进行有丝分裂，损伤后由Ⅱ型细胞增生修复后转化成Ⅰ型细胞。虽然Ⅰ型细胞数量少，但其覆盖肺泡表面的绝大部分。Ⅱ型细胞呈圆形或立方形，表面有少量微绒毛，细胞内含各种细胞器，可合成磷脂、蛋白质和多糖等。合成肺表面活性物质以胞吐方式分泌，在肺泡腔面形成薄膜。虽然Ⅱ型细胞数量多，但其覆盖肺泡表面仅占极小部分。正常成年人两肺的肺泡总数约 7 亿个，总面积约 70 m^2。肺泡之间存在肺泡相互依存（alveolar interdependence），即一个肺泡与肺泡周围的结构支持称为肺泡的相互依存关系（图 5 - 2）。邻近

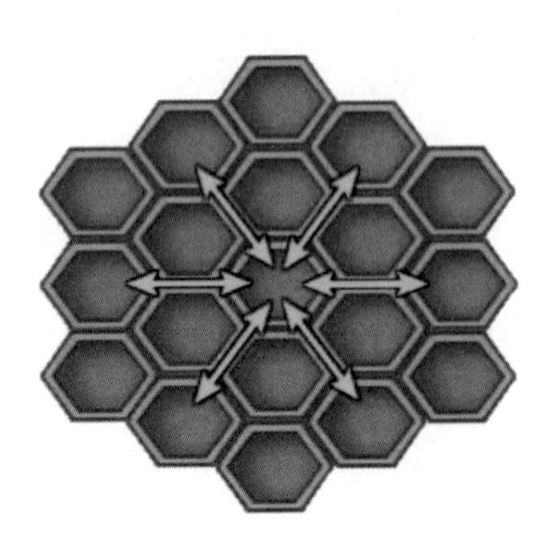

图 5 - 2　肺泡相互依存示意图

的肺泡通过小孔相连，当其中一个肺泡趋于塌陷时，周围肺泡壁的张力增加，以限制肺泡的进一步塌陷。通过肺泡的相互依存增加了肺泡的稳定性。肺泡是肺换气的主要场所。

（三）胸膜腔和胸廓

胸膜腔是连接肺和胸廓的重要结构，使肺在呼吸过程中能随胸廓的张缩而张缩；膈和胸廓中的胸壁肌则是产生呼吸运动的动力器官。

（四）气-血屏障

肺泡-毛细血管膜是肺泡与血液进行气体交换的气-血屏障，又称呼吸膜（respiratory membrance），电镜下有6层结构：含肺表面活性物质的液体层、肺泡上皮细胞层、上皮基底膜层、上皮基底膜和毛细血管基膜之间的间隙（基质层）、毛细血管基膜层和毛细血管内皮细胞层（图5-3）。呼吸膜的总厚度<1 μm，最薄处只有0.2 μm，气体易于扩散通过。

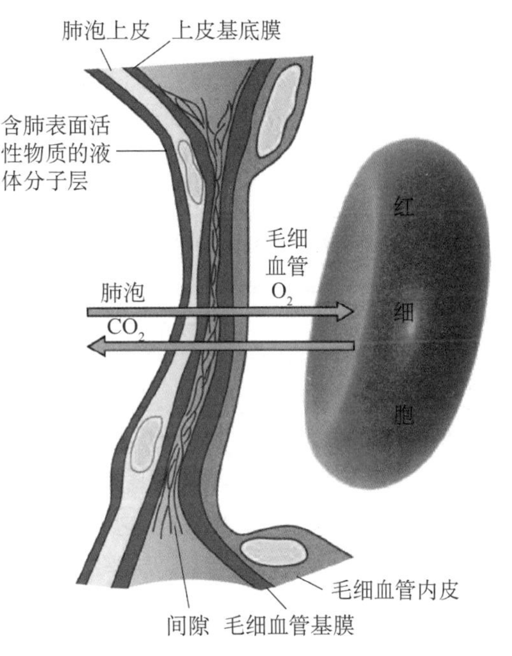

图5-3 呼吸膜（气-血屏障）结构示意图

（五）黏液纤毛转移系统

在哺乳动物的气道上存在黏液纤毛转移系统（mucociliary transport system），由气道内的上皮细胞的纤毛表面、黏液细胞、黏膜下腺体以及覆盖在上皮表面的液体构成，起清除呼吸道异物的作用。

（六）肺的神经支配和血液循环

肺接受迷走神经和交感神经纤维支配，以迷走神经为主。神经纤维在肺门处形成前后肺丛，随支气管、肺动脉和肺静脉伸入肺实质。肺内感受器兴奋时，主要通过迷走神经传入纤维引起多种反射，如咳嗽反射；交感神经的传入纤维功能尚不清楚，可能与感受伤害性刺激有关。迷走神经的传出冲动可引起腺体分泌，支气管平滑肌收缩；交感神经的传出冲动引起支气管平滑肌舒张和肺动脉收缩。

进入肺的血管包括肺循环血管和支气管血管两部分。肺循环是指右心室射出的血液流经肺动脉及其分支到达肺毛细血管，然后由肺静脉回到左心房的血液循环。肺循环的主要功能是使血液在流经肺毛细血管时与肺泡进行气体交换。支气管血管属体循环，支气管动脉对肺和支气管起营养作用，支气管静脉与动脉伴行，收纳各级支气管的静脉血，最后经上腔静脉回到右心房。支气管静脉又与肺静脉的末梢之间有吻合支沟通，因此体循环中少量的静脉血流入肺静脉的动脉血（见第四章肺循环）。

二、肺通气的原理

通气是一个机械的过程，按照物理学原理，气体或液体总是从压力高处向压力低处流动；所以，气体进出肺必须在肺泡气与外界大气之间存在一定的压力差，才能实现肺通气。

（一）肺通气的动力

气体进出肺取决于肺通气动力和肺通气阻力的相互作用。肺泡气与大气之间的压力差是实现肺通气的直接动力(direct force)。但是,肺本身不具有主动缩小和舒张的能力,必须依赖于胸廓的节律性扩张和缩小,而胸廓的张缩是由呼吸肌运动实现的,因此,呼吸肌舒缩引起的节律性呼吸运动则是肺通气的原动力(primary force)。主要的吸气肌为膈肌和肋间外肌,辅助吸气肌有斜角肌、胸锁乳突肌等。主要的呼气肌为肋间内肌和腹肌。

1. 呼吸运动　呼吸肌的收缩和舒张所引起的胸廓节律性扩大和缩小称为呼吸运动(respiratory movement),包括吸气运动和呼气运动,前者引起胸廓扩大,后者则使胸廓缩小。

(1) 呼吸运动的过程:平静呼吸时,吸气运动是一个主动过程,呼气运动是一个被动过程。膈肌是最重要的吸气肌,其形似穹隆,收缩时使隆起的穹隆顶中心下移,增大胸腔的上下径。肋间外肌是另一重要吸气肌,起自上一肋骨的下缘,斜向前下方走行,止于下一肋骨的上缘。当肋间外肌收缩时,肋骨和胸骨上提,同时肋骨下缘向外侧偏转,从而增大胸腔的前后径和左右径。因胸腔的上下径、前后径和左右径都增大,引起胸腔扩大,肺的容积随之增大,肺内压降低。当肺内压低于大气压时,外界气体流入肺内,这一过程称为吸气(inspiration)。平静呼气时,呼气肌不参与活动,因膈肌和肋间外肌舒张,肺因其自身的回缩力而弹性回位,并牵引胸廓使之缩小,引起胸腔和肺的容积减小,肺内压升高。当肺内压高于大气压时,气体由肺内流出,这一过程称为呼气(expiration)。

(2) 呼吸运动的形式:根据参与活动的呼吸肌的主次、多少和用力程度可将呼吸运动分为:①腹式呼吸(abdominal breathing),是以膈肌舒缩活动为主的呼吸运动,腹部的起伏明显;②胸式呼吸(thoracic breathing),是以肋间外肌舒缩活动为主的呼吸运动,胸部的起伏明显;③平静呼吸(eupnea),是安静状态下的呼吸运动,即吸气主动而呼气被动的平稳呼吸,频率为12～18次/分;④用力呼吸(forced breathing),是在劳动或运动、呼吸道不通畅时,或者当吸入气中CO_2含量增加或O_2含量减少时,呼吸运动加深加快。用力吸气时,除了膈肌和肋间外肌收缩外,还有斜角肌和胸锁乳突肌等辅助吸气肌收缩,胸廓和肺的容积进一步扩大,更多的气体被吸入肺内。用力呼气时,除吸气肌舒张外,还有肋间内肌和腹肌等呼气肌收缩,使胸腔和肺容积进一步缩小,肺内压升高,呼出更多的气体,此时呼气运动也是一个主动过程。

一般情况下,正常成年人的呼吸运动都呈胸腹式混合呼吸。在婴幼儿,因其肋骨的排列基本上与脊柱垂直,倾斜度小,肋骨运动不易扩大胸腔容量,因而主要依靠膈肌舒缩而呈腹式呼吸。在胸部或腹部活动受限时会出现某种单一形式的呼吸运动:如在妊娠后期的女性,腹腔巨大肿块、腹水、胃肠道胀气或腹膜炎等患者,因其膈肌运动受限,主要依靠肋间外肌舒缩而呈胸式呼吸;如胸腔积液、胸膜炎等患者因胸廓活动受限,表现出膈肌舒缩而呈腹式呼吸。机体在缺O_2或CO_2增多较严重的情况下,可发生呼吸困难(dyspnea),这时,不仅表现为呼吸明显加深,而且可出现鼻翼扇动,同时还会产生胸部困压的感觉。

2. 肺内压　肺内压(intrapulmonary pressure)是指肺泡内气体的压力。吸气时,胸廓扩大使肺容积增大，肺内压随之降低，当低于大气压时，外界气体进入肺；随着肺内气体量的增加，肺内压升高，至吸气末，肺内压升高到与大气压相等，气流便暂停。呼气时，肺容积随胸廓缩小而减小，肺内压随之升高，当高于大气压时，气体流出肺；随着肺内气体量的减少，肺内压也逐渐降低，至呼气末，肺内压又降到与大气压相等，气流再次暂停（图 5－4）。临床上对一些呼吸暂停患者施行人工呼吸（artificial respiration），就是根据这一原理，在保持呼吸道通畅的前提下，通过人工的方法使胸廓被动地节律性扩张或缩小，建立肺内压和大气压之间的压力差，维持肺的通气。

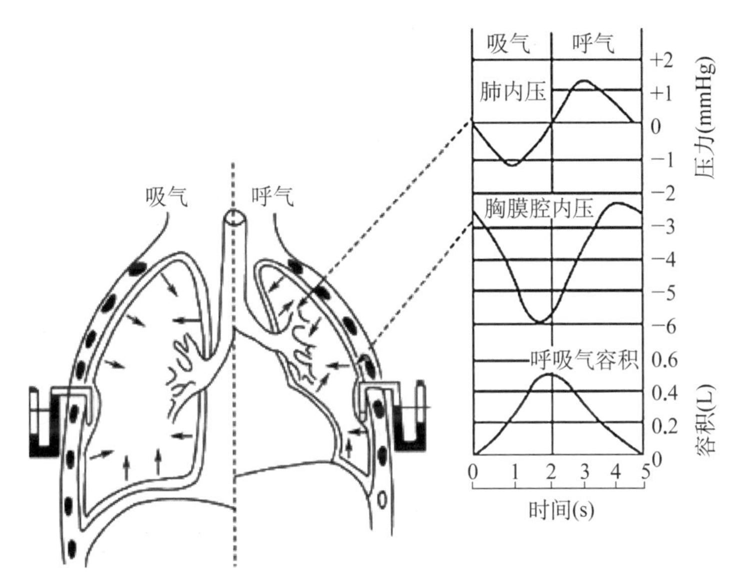

图 5－4 吸气和呼气时，肺内压、胸膜腔内压及呼吸气容积的变化（右）和胸膜腔内压直接测量（左）示意图

3. 胸膜腔内压 胸膜腔（pleural cavity）是存在于肺表面的脏层胸膜与衬于胸廓内壁的壁层胸膜之间的密闭的、潜在的、无气体和仅有少量浆液的腔隙，在两层胸膜间的浆液约 10 μm 厚，不仅起润滑作用，减小呼吸运动时两层胸膜间的摩擦，同时浆液分子的内聚力又使两层胸膜紧贴在一起，因而使肺可随胸廓的运动而张缩。

胸膜腔内的压力称为胸膜腔内压（intrapleural pressure），简称胸内压。其数值可直接测定，即将与检压计相连接的注射针头斜刺入胸膜腔内，直接测定胸膜腔内压（图 5－4 左），其缺点是有刺破胸膜脏层和肺的危险。另一种是间接测定，让受试者吞下带有薄壁气囊的导管至下胸段食管内，因为位于胸腔段的食管壁薄而软，因而在呼吸过程中食管与胸膜腔的压力变化值基本一致，所以食管内压可以间接反映胸膜腔内压的变化。测量表明，胸膜腔内压通常比大气压低。平静呼气末胸膜腔内压较大气压低 3～5 mmHg，吸气末较大气压低 5～10 mmHg（图 5－4 右）；可见，胸膜腔内压在平静呼吸过程中始终低于大气压，若以大气压为 0 计，则胸膜腔内压为负压，所以称胸膜腔负压或胸内负压。而在用力呼吸时，胸膜腔内压波动将大幅度增加。例如，在关闭声门用力吸气时，胸膜腔内压可降至低于大气压 90 mmHg；而当关闭声门用力呼气时，胸膜腔内压可高于大气压 110 mmHg。

胸膜腔负压的形成与肺和胸廓的自然容积不同有关。在人的生长发育过程中，胸廓的发育较肺快，因此胸廓的自然容积大于肺的自然容积。由于两层胸膜紧贴在一起，肺被牵引而始终处于扩张状态。被扩张的肺所产生的回位力向内牵引胸廓使之容积缩小。当胸廓的容积小于其自然容积时，胸廓将产生向外扩展的回位力。在肺的内向回位力和胸廓的外向回位力的作用下，胸膜腔内压便降低而低于大气压，即形成负压。婴儿期由于胸廓和肺的容积差小，故胸膜腔负压很小；随着个体的生长发育，胸廓和肺的容积差变大，胸膜腔负压也逐渐增大。肺之所以能维持扩张状态主要取决于跨肺压(transpulmonary pressure)，它是指肺泡壁内外的压力差，由于肺组织间隙内压与胸膜腔内压几乎相等，所以

$$\text{跨肺压} = \text{肺内压} - \text{胸膜腔内压}$$

在吸气末或呼气末，由于呼吸道内气流停止流动，且呼吸道与外界大气相通，此时肺内压等于大气压，上式可改写为

$$\text{跨肺压} = \text{大气压} - \text{胸膜腔内压}$$

若以大气压为 0 计，则

$$\text{跨肺压} = -\text{胸膜腔内压}$$

可见，使肺维持扩张状态的主要因素实际上是胸膜腔负压。

另一方面，肺之所以能维持扩张状态是由于肺内压与肺回缩压之间平衡的结果，而胸膜腔内压就是这两种方向相反的压力的代数和，即

$$\text{胸膜腔内压} = \text{肺内压} + (-\text{肺回缩压})$$

同理，在吸气末或呼气末，由于肺内压等于大气压，上式可改写为

$$\text{胸膜腔内压} = \text{大气压} + (-\text{肺回缩压})$$

若以大气压为 0 计，则

$$\text{胸膜腔内压} = -\text{肺回缩压}$$

可见，胸膜腔内压的大小主要是由肺回缩压所决定的。

胸膜腔内保持负压具有重要意义，它不仅作用于肺，有利于肺的扩张；也加大胸腔内腔静脉和胸导管的跨壁压，使之扩张，有利于静脉血和淋巴的回流。因此，临床上一旦胸膜破裂，密闭的胸膜腔与大气相通，空气将立即进入胸膜腔内而形成开放性气胸(pneumothorax)，肺将因其本身的弹性而回缩，造成肺不张，不仅影响肺通气，也阻碍静脉和淋巴的回流。气胸严重时，肺的通气功能明显障碍，也将累及循环功能，因而必须紧急处理，否则将危及生命。

（二）肺通气的阻力

肺通气过程中所遇到的阻力称为肺通气阻力，可分为两种：一是弹性阻力，包括肺弹性阻力和胸廓弹性阻力。弹性阻力因在气流停止的静止状态下仍然存在，所以又属静态阻力；

二是非弹性阻力，包括气道阻力、惯性阻力和组织的黏滞阻力，其中以气道阻力为主。非弹性阻力只有在气体流动时才有，所以又属动态阻力。平静呼吸时，弹性阻力约占70％，非弹性阻力约占30％。

1. 弹性阻力和顺应性 弹性阻力(elastic resistance, R)是弹性组织对抗外力作用所引起的变形的力。因弹性阻力难以被直接测量，所以一般用顺应性来度量。顺应性(compliance, C)是指弹性组织在外力作用下发生变形的难易程度。肺和胸廓均为弹性组织，都具有弹性阻力。在这些空腔器官，顺应性的大小可用单位跨壁压的变化(ΔP)所引起的腔内容积的变化(ΔV)来表示，即

$$C = \frac{\Delta V}{\Delta P}(\mathrm{L/cmH_2O})$$

如图5－5A所示，两个大小相同的橡皮囊，左侧为薄壁囊，右侧为厚壁囊，在相同的跨壁压(ΔP)作用下，薄壁囊的容积变化(ΔV_1)大于厚壁囊的容积变化(ΔV_2)，因而薄壁囊的顺应性($\Delta V_1/\Delta P$)大于厚壁囊的顺应性($\Delta V_2/\Delta P$)。可见，顺应性与弹性阻力成反比关系，即顺应性越大，表示弹性阻力越小；反之亦然。

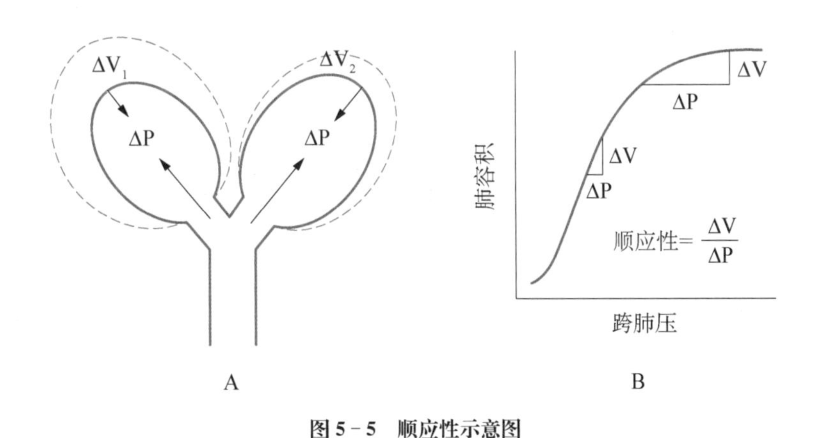

图5－5 顺应性示意图

A：橡皮囊的顺应性 实线为扩张前，虚线为扩张后；B：离体猫肺静态顺应性曲线

(1) 肺的弹性阻力和顺应性：肺在被扩张时产生弹性回缩力，回缩力的方向与肺扩张的方向相反，因而是吸气的阻力，呼气的动力。肺的弹性阻力可用肺顺应性(compliance of lung, C_L)表示，即

$$\text{肺顺应性}(C_L) = \frac{\text{肺容积的变化}(\Delta V)}{\text{跨肺压的变化}(\Delta P)}(\mathrm{L/cmH_2O})$$

式中跨肺压是指肺内压与胸膜腔内压之差。

1) 肺顺应性：测定肺顺应性时需保持气道通畅，一般采用分步吸气(或向肺内充气)或分步呼气(或从肺内抽气)，在被测者屏气时测定肺容积和胸膜腔内压，因此时呼吸道内没有气体流动，肺内压等于大气压，所以只需测定胸膜腔内压，就可算出跨肺压。根据每次测得的数据绘制而成的压力-容积曲线(pressure-volume curve)就是肺的顺应性曲线。在呼吸道无

气流情况下所测得的肺顺应性称为肺的静态顺应性(static compliance)。图 5－5B 所示为猫离体肺的静态顺应性曲线,曲线呈"S",曲线的斜率反映不同肺容量下的肺顺应性的大小。曲线斜率大,表示肺顺应性大,弹性阻力小;反之亦然。正常成年人在平静呼吸时,肺顺应性约为 0.2 L/cmH_2O,位于曲线斜率最大的中段部分,故平静呼吸时肺的弹性阻力较小,呼吸较为省力。

2) 肺总量对肺顺应性的影响:肺总量是指肺所能容纳的最大气体量。不同个体可因身材(主要是胸腔容积)的不同而有不同的肺总量,因增量所占背景容量的比例不同,所产生的跨壁压也不同,根据上面公式可得出如下结论,即肺总量较大者的肺顺应性较大,而肺总量较小者的肺顺应性较小。临床上也测得男性的肺顺应性大于同龄女性,成年人的肺顺应性大于儿童,其实不然。为了排除背景容量即肺总量的影响,将肺顺应性除以肺总量得到比顺应性(specific compliance),即单位肺容量的顺应性,它可用以比较不同肺总量个体的肺弹性阻力。由于平静吸气是从功能余气量(见后文)开始的,所以肺的比顺应性可用下式计算获得

$$\text{比顺应性} = \frac{\text{平静呼吸时的肺顺应性}(L/cmH_2O)}{\text{功能余气量}(L)}$$

3) 肺弹性阻力的来源:肺的弹性阻力来自肺的弹性成分和肺泡表面张力(surface tension)。

肺的弹性成分主要包括肺自身的弹力纤维和胶原纤维等。当肺被扩张时,这些纤维被牵拉而倾向于回缩。肺扩张越大,其牵拉作用越强,肺的回缩力和弹性阻力便越大;反之亦然。

肺泡表面张力源于肺泡内表面液-气界面的能使液体表面积缩小的力。由于液-气界面的液体分子之间的引力远大于液体与气体分子之间的引力,所以液体表面有尽可能缩小的倾向,近似于球形的肺泡内表面液层每一点上的合力方向朝向肺泡中心,故肺泡表面张力有助于肺的回缩。如图 5－6 所示,向动物离体肺充气比充生理盐水所需的跨肺压大得多。这是因为充气时肺泡内表面存在液-气界面及由此产生的表面张力。而充生理盐水时没有液-气界面,因此没有表面张力的作用,只有肺组织本身的弹性成分所产生的弹性阻力起作用。因此,肺泡表面张力对肺的顺应性起着重要的作用,约占肺总弹性阻力 2/3,而肺组织本身的弹性成分所产生的弹性阻力约占 1/3。此外,由图 5－6 还可以看出,向动物离体肺充气与抽气时肺顺应性曲线并不重叠,这一现象称为滞后现象(hysteresis);而注入生理盐水时,滞后现象不明显。因此,滞后现象的产生主要与肺泡表面张力有关。

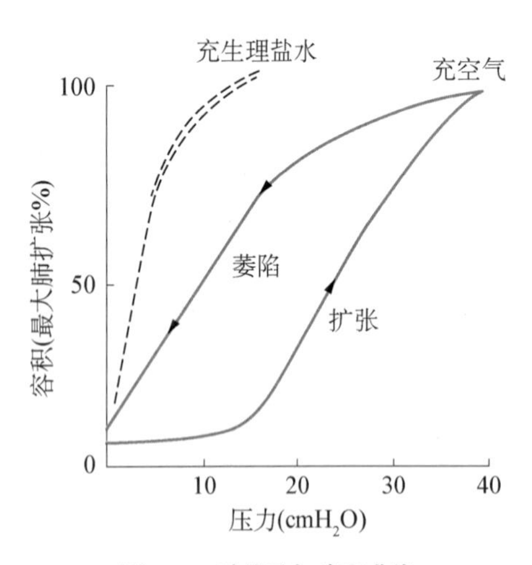

图 5－6 肺的压力-容积曲线

向肺内首次注入空气时有明显的滞后现象,滞后程度可以充气(向上箭头)与抽气(向下箭头)两条曲线之间的最大横距表示。注入生理盐水时气-液界面消失

根据 Laplace 定律,即

$$P = \frac{2T}{r}$$

式中，P 为肺泡内液-气界面的压强（N/m^2），引起肺泡回缩；T 为肺泡内液-气界面的表面张力系数，即单位长度的表面张力（N/m）；r 为肺泡半径（m）。若表面张力系数不变，则肺泡的回缩力与肺泡半径成反比，即小肺泡的回缩力大，大肺泡的回缩力小。正常成年人每侧肺有3亿～4亿个大小不等的肺泡，其半径可相差3～4倍。若不同大小的肺泡之间彼此连通，则小肺泡内的气体将流入大肺泡内，引起小肺泡萎陷关闭而大肺泡则过度膨胀，肺泡将失去稳定性（图5-7）。此外，如果表面张力过大，还会降低肺顺应性，增加吸气阻力，甚至会造成肺水肿（见后文）。由于肺泡内液-气界面存在肺表面活性物质，所以，上述情况实际不会发生。

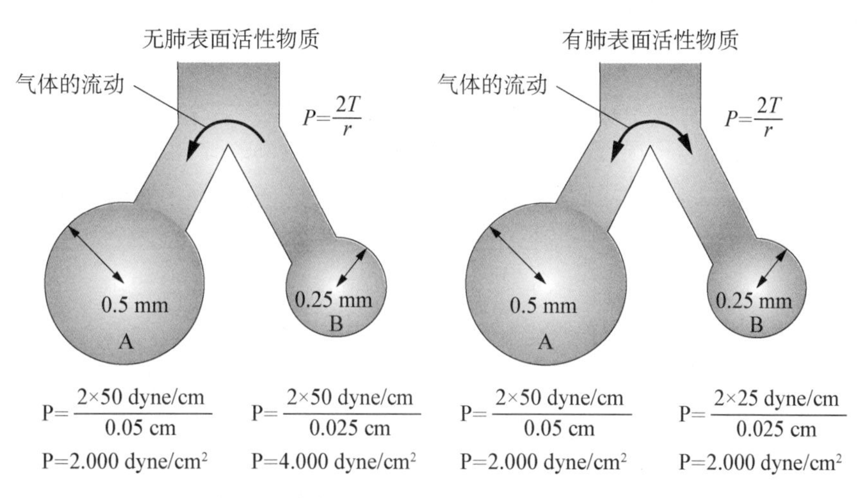

图5-7 肺泡表面张力和肺内压及气流方向示意图

P 为压力，T 为张力，r 为肺泡的半径，箭头的方向表示气体流动的方向。A肺泡的半径是B肺泡的2倍。左：在张力相等，无肺表面活性物质时，根据Laplace公式得到B肺泡的压力是A肺泡的2倍，因此气体从B肺泡流向A肺泡，B肺泡将变得更小，而A肺泡将变得更大。右：有肺表面活性物质时，A肺泡和B肺泡的压力相等，气体有双向流动，使肺泡内压力和容积保持相对稳定

肺表面活性物质（pulmonary surfactant）是由肺泡Ⅱ型上皮细胞合成和分泌的含脂质与蛋白质的混合物，其中脂质成分约占90%，表面活性物质结合蛋白（surfactant-associated protein, SP）约占10%。脂质中60%以上是二棕榈酰卵磷脂（dipalmitoylphosphatidyl choline, DPPC），它是双极性分子，一端是不溶于水的非极性疏水脂肪酸，另一端是可溶于水的极性端。DPPC分子以单分子层垂直排列于肺泡内液-气界面，极性端插入液体层，非极性端朝向肺泡腔。表面活性物质结合蛋白至少有SP-A、SP-B、SP-C和SP-D 4种，它们对维持DPPC的功能以及在DPPC的分泌、清除和再利用等过程中有重要作用。

肺表面活性物质可使肺泡表面张力系数下降到$(5\sim30)\times10^{-3}$ N/m，比血浆的表面张力（5×10^{-2} N/m）低得多，其重要的生理意义有3个：①减小吸气阻力，减少吸气做功。②维持不同大小肺泡的稳定性。因为肺表面活性物质的密度可随肺泡半径的变小而增大，也可随肺泡半径的增大而减小，所以在肺泡缩小（或呼气）时，肺泡内表面的表面活性物质密度增大，降低表面张力的作用加强，肺泡表面张力减小，因而可以防止肺泡萎陷。而在肺泡扩大

(或吸气)时,肺泡内表面的表面活性物质密度减小,肺泡表面张力增加,因而可以防止肺泡过度膨胀。③防止肺水肿。由于肺表面活性物质可降低肺泡表面张力,减弱对肺毛细血管血浆和肺组织间液的"抽吸"作用,从而防止肺水肿的发生。

胎儿在6～7个月或更后,肺泡Ⅱ型上皮细胞才开始合成和分泌肺表面活性物质,因此,早产儿可因肺泡Ⅱ型细胞尚未成熟,缺乏肺表面活性物质而引起肺泡极度缩小,发生肺不张,且由于肺泡表面张力过高,吸引肺毛细血管血浆进入肺泡,在肺泡内壁形成一层"透明膜"阻碍气体交换,出现新生儿呼吸窘迫综合征(neonatal respiratory distress syndrome, NRDS),严重时可致死亡。临床上可通过羊水检查肺表面活性物质的含量和成分,如果检测出肺表面活性物质含量过低时,可适当延长妊娠时间或用药物(糖皮质激素)促进其合成,以防呼吸窘迫综合征的发生。出生后也可给予外源性肺表面活性物质替代。成年人患肺炎、肺血栓等疾病时,也可因肺表面活性物质减少而发生肺不张。

(2) 胸廓的弹性阻力和顺应性:胸廓的弹性阻力源于胸廓的弹性成分。胸廓处于自然位置时,肺容量为肺总量的67%左右(相当于平静吸气末的肺容量),此时胸廓无变形,不表现出弹性阻力。当肺容量小于肺总量的67%(如平静呼气或深呼气)时,胸廓被牵引向内而缩小,其弹性阻力向外,是吸气的动力,呼气的阻力;当肺容量大于肺总量的67%(如深吸气)时,胸廓被牵引向外而扩大,其弹性阻力向内,成为吸气的阻力,呼气的动力。所以,胸廓的弹性阻力与肺的情况不同,既可能是吸气或呼气的阻力,也可能是动力,应视胸廓的位置而定。胸廓的弹性阻力可用胸廓的顺应性(compliance of chest wall, C_{chw})表示,即

$$\text{胸廓的顺应性}(C_{chw}) = \frac{\text{胸腔容积的变化}(\Delta V)}{\text{跨胸壁压的变化}(\Delta P)}(\mathrm{L/cmH_2O})$$

式中,跨胸壁压为胸膜腔内压与胸壁外大气压之差。正常人的胸廓顺应性是0.2 $\mathrm{L/cmH_2O}$。在肥胖、胸廓畸形、胸膜增厚和腹腔内占位性病变等情况下,胸廓顺应性降低,但因此而引起肺通气障碍的情况较少,所以临床意义相对较小。

(3) 肺和胸廓的总弹性阻力和顺应性:因为肺和胸廓呈串联排列,所以肺和胸廓的总弹性阻力是两者弹性阻力之和。因为弹性阻力是顺应性的倒数,所以可用下式计算,即

$$\frac{1}{C_{L+chw}} = \frac{1}{C_L} + \frac{1}{C_{chw}} = \frac{1}{0.2} + \frac{1}{0.2}$$

如以顺应性来表示,则肺和胸廓的总顺应性(C_{L+chw})为0.1 $\mathrm{L/cmH_2O}$。

2. 非弹性阻力 非弹性阻力(inelastic resistance)包括惯性阻力、黏滞阻力和气道阻力。惯性阻力(inertial resistance)是气流在发动、变速、换向时因气流和组织的惯性所产生的阻止肺通气的力。黏滞阻力(viscous resistance)来自呼吸时组织相对位移所发生的摩擦。平静呼吸时,呼吸频率较低、气流速度较慢,惯性阻力和黏滞阻力都很小。气道阻力(airway resistance)是气体流经呼吸道时气体分子之间和气体分子与气道壁之间的摩擦产生的阻力,占非弹性阻力的80%～90%,下面仅讨论气道阻力。

气道阻力的大小可用维持单位时间内气体流量所需的压力差来表示,即

$$气道阻力=\frac{大气压与肺内压之差(cmH_2O)}{单位时间内气体流量(L/s)}$$

健康人平静呼吸时，总气道阻力为 1～3 $cmH_2O \cdot s/L$，主要发生在鼻(约占总阻力的50%)、声门(约占25%)、气管和支气管(约占15%)等部位，仅约10%发生在口径小于2 mm的细支气管。气道阻力越小，呼吸越省力；当气道阻力增大时，则呼吸较费劲。

气道阻力受气流速度、气流形式和气道口径等因素的影响。气流速度快、气流呈湍流、气道口径减小等都能使气道阻力增大而影响肺通气，其中以气道口径最为重要，因为在层流时，流体的阻力与管道半径的4次方成反比，而在湍流时，气道阻力将变得更大，所以管径缩小时，气道阻力将明显增加。影响气道口径的主要因素有以下4个方面。

(1) 跨壁压：呼吸道内外的压力差。在吸气时因胸膜腔内压下降，呼吸道内压力高，则跨壁压大，气道管径被动扩大，气道阻力变小；呼气时则相反，气道阻力增加。

(2) 肺实质对气道壁的牵引：小气道的弹力纤维和胶原纤维与肺泡壁的纤维彼此穿插，对气道壁发挥牵引作用，以保持那些没有软骨支持的细支气管的通畅。在吸气时因肺的扩张而使弹性成分对小气道的牵引作用增强，气道阻力减小；呼气时则相反，气道阻力增加。这也是支气管哮喘患者呼气比吸气更困难的主要原因。

(3) 自主神经系统的调节：呼吸道平滑肌受交感和迷走神经的双重支配，二者均有紧张性作用。迷走神经使气道平滑肌收缩，管径变小，气道阻力增加；而交感神经则使之舒张，管径变大，气道阻力减小。临床上常用拟肾上腺素类药物解除支气管痉挛，缓解呼吸困难。

(4) 化学因素的影响：儿茶酚胺可使气道平滑肌舒张；前列腺素(prostaglandin, PG)中，$PGF_{2\alpha}$可使气道平滑肌收缩，而 PGE_2 却使之舒张；呼吸道平滑肌还受血管活性肠肽、神经肽Y、速激肽等调制；过敏反应时，由肥大细胞释放的组胺和白三烯等物质可使支气管收缩；吸入气中 CO_2 含量增加可刺激支气管和肺的C类纤维，反射性引起支气管收缩，气道阻力增加；气道上皮细胞还可合成、释放内皮素，使气道平滑肌收缩。哮喘(asthma)患者的病理生理过程可能与内皮素的合成和释放增加有关。

三、肺通气功能的评价

肺通气过程受呼吸肌的收缩活动、肺和胸廓的弹性特征以及气道阻力等多种因素的影响。呼吸肌麻痹、肺和胸廓的弹性变化，以及气胸等可引起肺的扩张受限，发生限制性通气不足(restrictive hypoventilation)；而支气管平滑肌痉挛、气道内异物、气管和支气管等黏膜腺体分泌过多，以及气道外肿瘤压迫引起气道口径减小或呼吸道阻塞时，则可出现阻塞性通气不足(obstructive hypoventilation)。对患者肺通气功能的测定不仅可明确是否存在肺通气功能障碍及其障碍程度，还能鉴别肺通气功能降低的类型。

(一) 肺容积和肺容量

在呼吸运动中，吸入和呼出的气体容积可以用肺量计(肺功能仪)进行测量和记录。肺容积和肺容量是评价肺通气功能的基本数据。

1. 肺容积(pulmonary volume) 是指不同状态下肺所能容纳的气体量。有4种基本肺容积(图 5－8),它们互不重叠,全部相加后等于肺总量。

(1) 潮气量(tidal volume, TV):是指每次吸入或呼出的气体量,因呼吸交替似潮水涨落而得其名。正常成年人平静呼吸时的潮气量为 400～600 ml。运动时潮气量增大,最大可达肺活量大小。

(2) 补吸气量(inspiratory reserve volume, IRV):是指平静吸气末,再尽力吸气所能吸入的气体量。在正常成年人,补吸气量为 1 500～2 000 ml。它反映吸气的储备量。

(3) 补呼气量(expiratory reserve volume, ERV):是指平静呼气末,再尽力呼气所能呼出的气体量。在正常成年人,补呼气量为 900～1 200 ml。它反映呼气的储备量。

(4) 余气量(residual volume, RV):是指最大呼气末尚存留于肺内不能再呼出的气体量。在正常成年人,余气量为 1 000～1 500 ml。它的存在可避免肺泡在低肺容积条件下发生萎陷。若肺泡萎陷,则需要极大的跨肺压才能实现肺泡的再扩张。支气管哮喘和肺气肿患者因呼气困难而使余气量增加。

2. 肺容量(pulmonary capacity) 是指肺容积中两项或两项以上的联合气体量(图 5－8)。

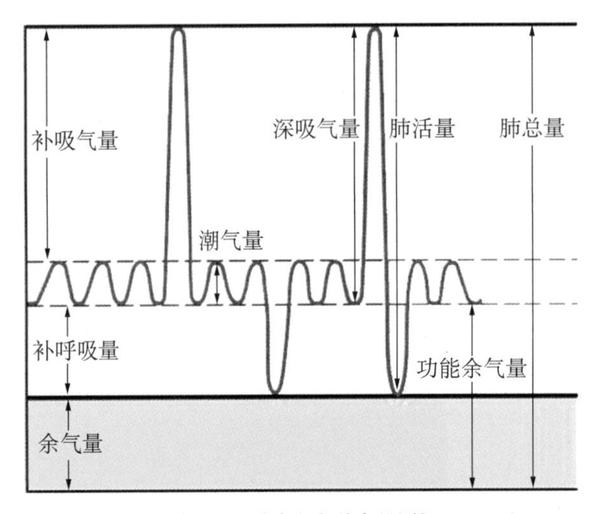

图 5－8 肺容积和肺容量图解

(1) 深吸气量(inspiratory capacity, IC):是指从平静呼气末作最大吸气时所能吸入的气体量。它是潮气量与补吸气量之和,是衡量最大通气潜力的一个重要指标。胸廓、胸膜、肺组织和呼吸肌等发生病变时,均可使深吸气量减少而最大通气潜力降低。

(2) 功能余气量(functional residual capacity, FRC):是指平静呼气末尚存留于肺内的气体量。它是余气量与补呼气量之和,在正常成年人约为 2 500 ml。肺气肿患者的功能余气量增多,而肺实质性病变时则减小。由于功能余气量的稀释作用,使得吸气时肺内 O_2 分压(PO_2)不致突然升得太高,CO_2 分压(PCO_2)不致降得太低;反之,呼气时 PO_2 不会降得太低,PCO_2 不会升得太高。因此,功能余气量的生理意义是缓冲呼吸过程中肺泡气 PO_2 和 PCO_2 的变化幅度,有利于肺换气。

(3) 肺活量、用力肺活量和用力呼气量：尽力吸气后，从肺内所能呼出的最大气体量称为肺活量(vital capacity, VC)。它是潮气量、补吸气量与补呼气量之和。肺活量与身材、性别、年龄、体位和呼吸肌强弱等有关。正常成年男性的肺活量平均约为 3 500 ml，女性约为 2 500 ml。因测定方法简单，重复性好，肺活量是肺功能测定的常用指标，它反映一次通气的最大能力。

由于测定肺活量时不限制呼气的时间，在某些肺组织弹性降低或呼吸道狭窄的患者所测得的肺活量仍可正常。用力肺活量和用力呼气量能更好地反映肺组织的弹性状态和气道通畅程度等变化。用力肺活量(forced vital capacity, FVC)是指一次最大吸气后，尽力尽快呼气所能呼出的最大气体量。正常时，用力肺活量略小于在没有时间限制条件下测得的肺活量。用力呼气量(forced expiratory volume, FEV)是指一次最大吸气后尽力尽快呼气，在一定时间内所能呼出的气体量。为排除背景肺容量的影响，通常以第 1、2、3 s 末的 FEV 所占 FVC 的百分数来表示，正常人分别约为 83%、96%和 99%，其中以 FEV_1/FVC 的应用价值最大，是临床上鉴别阻塞性肺疾病和限制性肺疾病最常用的指标(图 5-9)。在哮喘等阻塞性肺疾病患者，FEV_1 的降低比 FVC 更明显，因而 FEV_1/FVC 变小，要呼出相当于 FVC 的气体量往往需要较长时间，此外还显示余气量增大；而在肺纤维化等限制性肺疾病患者，FEV_1 和 FVC 均下降，但 FEV_1/FVC 仍可基本正常，此外还显示余气量减少。

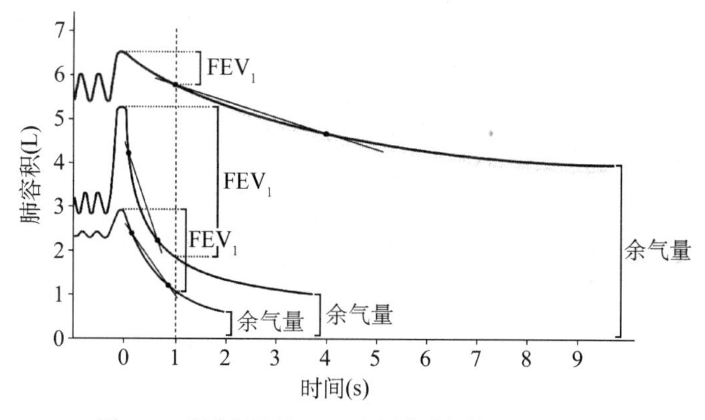

图 5-9 用力肺活量(FVC)和用力呼气量(FEV)示意图

上、中、下线分别为阻塞性肺疾病患者、正常人和限制性肺疾病患者的 FVC 和 FEV，曲线顶点位置降低(或补吸气幅度减小)表示 FVC 减小，FEV_1 为第 1 s 内的 FEV，曲线斜率降低表示 FEV_1/FVC 减小

(4) 肺总量(total lung capacity, TLC)：是指肺所能容纳的最大气体量，它是肺活量与余气量之和，其大小因性别、年龄、身材、运动量和体位改变而异，成年男性平均约为 5 000 ml，女性约为 3 500 ml。在限制性通气不足时肺总量降低。

（二）肺通气量和肺泡通气量

1. 肺通气量（pulmonary ventilation） 每分钟吸入或呼出的气体总量，它是潮气量与呼吸频率的乘积。正常成年人平静呼吸时，潮气量约 500 ml，呼吸频率为 12～18 次/分，则肺通气量为 6～9 L/min。肺通气量随性别、年龄、身材和活动量的不同而异。为便于在不同个体之间进行比较，肺通气量应在基础条件下测定(见第七章)，并以每平方米体表面积的通气量为单位来计算。

劳动或运动时，肺通气量增大。在尽力做深、快呼吸时，每分钟所能吸入或呼出的最大气体量称为最大随意通气量(maximal voluntary ventilation)，它反映单位时间内充分发挥全部通气能力所能达到的通气量，是估计机体能进行最大运动量的生理指标之一。测定时计10 s或15 s的呼出或吸入气量，再换算成每分钟的最大通气量。正常成年人一般可达150 L，为平静呼吸时肺通气量的25倍。比较平静呼吸时的每分通气量与最大通气量，可了解通气功能的贮备能力，通常用通气储量百分比表示，即

$$通气储量百分比=\frac{最大通气量-每分平静通气量}{最大通气量}\times 100\%$$

其正常值等于或大于93%。肺或胸廓顺应性降低、呼吸肌收缩力量减弱或气道阻力增大等因素均可使最大随意通气量减小。

2. 肺泡通气量 每次吸入的气体中，有一部分将留在鼻或口与终末细支气管之间的呼吸道内，不参与肺泡与血液之间的气体交换，这部分传导性呼吸道的容积称为解剖无效腔(anatomical dead space)，解剖无效腔与体重相关，约2.2 ml/kg。体重为70 kg的成年人，其解剖无效腔约为150 ml。进入肺泡的气体中，也可因血流在肺内分布不均而不能全部与血液进行气体交换，未能进行气体交换的这部分肺泡容积称为肺泡无效腔(alveolar dead space)。正常人肺泡无效腔接近于零；但在病理情况下，有些肺泡虽有通气但无血流，故未能进行气体交换而成为肺泡无效腔(图5-10)。肺泡无效腔与解剖无效腔一起合称为生理无效腔(physiological dead space)。健康人平卧时，生理无效腔等于或接近于解剖无效腔。

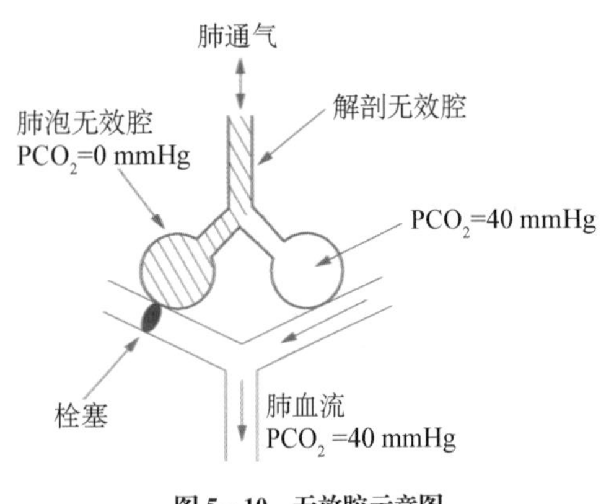

图5-10 无效腔示意图

由于无效腔的存在，每次吸入的新鲜空气不能都到达肺泡与血液进行气体交换，因而肺通气量不能全面反映气体交换的状况。为了计算真正有效的气体交换量，应以肺泡通气量(alveolar ventilation)为准，它是指每分钟吸入肺泡的新鲜空气量，等于潮气量和无效腔气量之差与呼吸频率的乘积。由表5-1可见，对肺换气而言，在一定的呼吸频率范围内，与浅而快的呼吸相比，深而慢的呼吸可以增加肺泡通气量，气体更新率更高，呼吸更加有效，但需注意同时也会增加呼吸做功。

表5-1 不同呼吸频率和潮气量时的肺通气量和肺泡通气量

呼吸频率(次/分)	潮气量(ml)	肺通气量(ml/min)	肺泡通气量(ml/min)
16	500	8 000	5 600
8	1 000	8 000	6 800
32	250	8 000	3 200

（三）呼吸功

呼吸功(work of breathing)是指呼吸肌在呼吸运动中克服通气阻力而实现肺通气所做的功。通常以跨壁压(单位是 cmH_2O)变化乘以肺容积(潮气量或肺通气量，单位是 L)变化来计算，单位是焦耳(J)，则 1 J＝10.2 L・cmH_2O。正常人平静呼吸时，呼吸功主要用于吸气运动，一次呼吸所做的功很小，仅约 0.25 J，其耗能仅占全身总耗能的 3％～5％。当呼吸加深，潮气量增大时，呼吸做功量将增加。在病理情况下，弹性阻力或非弹性阻力增大时，呼吸功也增大。在剧烈运动时，呼吸耗能可升高 25～50 倍，但由于全身总耗能也增大数十倍，所以呼吸耗能仍只占总耗能的很小一部分。

第二节 肺换气和组织换气

一、气体的物理特性和气体交换的基本原理

（一）气体的物理特性

在大气层中，主要气体成分及其容积百分比为 N_2 78.62％、O_2 20.84％、水 0.50％和 CO_2 0.04％。

1. 气体的特性 气体分子具有质量(mass, m)和运动速度(velocity, v)，因此具有动能($1/2\ mv^2$)。气体分子总是不停地在进行无定向的直线运动，当它们碰撞到容器时就形成了压力。根据 Boyle 定律，在密闭容器中的定量气体，在恒温条件下，气体的压力(pressure, P)和容积(volume, V)是一常数 ($PV = K$)。若容积减小，则压力增加，而如果容积增加，则压力减小，它们之间的关系为

$$P_1 \times V_1 = P_2 \times V_2$$

2. 呼吸商(respiratory quotient, RQ) 机体在同一时间内释放的 CO_2 量和所吸入的 O_2 量的比值，即

$$RQ = \frac{CO_2\ \text{产生量(ml)}}{O_2\ \text{消耗量(ml)}}$$

这种在新陈代谢过程中产生 CO_2 与消耗 O_2 的速率构成了代谢率(见第七章)。

（二）气体交换的基本原理

1. 气体的扩散 当不同区域存在气压差时，不停运动的气体分子将从压力高处向压力低处发生净转移，这一过程称为气体扩散(diffusion)。混合气体中各种气体都按其各自的分压差由分压高处向分压低处扩散，直到取得动态平衡。肺换气和组织换气均以扩散方式进行。单位时间内气体扩散的容积称为气体扩散速率(diffusion rate, D)。根据 Fick 定律，气体通过薄层组织时，扩散速率与组织两侧的气体压力差(ΔP)、温度(T)、扩散面积(A)和气体分子溶解度(S)成正比，而与扩散的距离(d)和气体相对分子质量(MW)的平方根成反

比,即

$$D \propto \frac{\Delta P \cdot T \cdot A \cdot S}{d \cdot \sqrt{MW}}$$

(1) 气体的分压差:气体的分压(partial pressure)是指混合气体中各气体组分所产生的压力。空气中各气体的容积百分比一般不因地域不同而异,但分压却因总大气压的变动而改变。高原大气压较低,各气体的分压也低。在温度恒定时,某种气体的分压等于混合气体的总压力与该气体在混合气体中所占容积百分比的乘积。如 O_2 在空气中的容积百分比约为 21%,则空气中的 O_2 分压=760 mmHg×21%=159 mmHg。气体的分压差是指两个区域之间某气体分压的差值,是气体扩散的动力,分压差越大,扩散越快,扩散速率也越大;反之,分压差越小则扩散速率越小。

(2) 气体的对分子量和溶解度:根据 Graham 定律,在相同条件下,气体分子的相对扩散速率与气体相对分子质量(molecular weight)的平方根成反比,因此质量小的气体扩散速率较快。如果扩散发生于气相和液相之间,扩散速率还与气体在溶液中的溶解度成正比。溶解度(solubility)是单位分压下溶解于单位容积溶液中的气体量。一般以 1 个大气压下、38℃时、100 ml 液体中溶解的气体毫升数来表示。气体分子的溶解度与相对分子质量的平方根之比($S/\sqrt{MW}$)称为扩散系数(diffusion coefficient),它取决于气体分子本身的特性。因为 CO_2 在血浆中的溶解度(51.5)约为 O_2 的(2.14)24 倍,CO_2 的相对分子质量(44)略大于 O_2 的分子量(32),所以 CO_2 的扩散系数是 O_2 的 20 倍。

2. 呼吸气体和人体不同部位气体的分压

(1) 呼吸气和肺泡气的成分:人体吸入的气体是空气。空气成分中有生理意义的是 O_2 和 CO_2。吸入的空气在呼吸道内被水蒸气饱和,所以呼吸道内吸入气的成分已不同于大气,各种气体成分的分压也发生相应的改变。呼出气是无效腔内的吸入气和部分肺泡气的混合气体。

(2) 血液气体和组织气体的分压:液体中的气体分压也称为气体的张力(tension)。表 5-2 示安静状态下血液和组织中的 PO_2 和 PCO_2 大致数值。不同组织中的 PO_2 和 PCO_2 不同,在同一组织,它们还受组织活动水平的影响。

表 5-2 血液和组织中气体的分压(mmHg)

	动脉血	混合静脉血	组织
PO_2	97~100	40	30
PCO_2	40	46	50

二、肺换气

(一) 肺换气过程

如图 5-11 所示,混合静脉血流经肺毛细血管时,血液 PO_2 为 40 mmHg,比肺泡气

102 mmHg 低，O_2 就在分压差的作用下由肺泡气向血液净扩散，使血液的 PO_2 逐渐上升，最后接近肺泡气的 PO_2；混合静脉血的 PCO_2 为46 mmHg，肺泡气 PCO_2 为 40 mmHg，所以，CO_2 向相反的方向净扩散，即从血液向肺泡扩散。O_2 和 CO_2 在血液和肺泡间的扩散都极为迅速，不到 0.3 s 即可达到平衡。通常，血液流经肺毛细血管的时间约为 0.7 s，所以当血液流经肺毛细血管全长约 1/3 时，肺换气过程已基本完成。可见，肺换气有很大的储备能力。

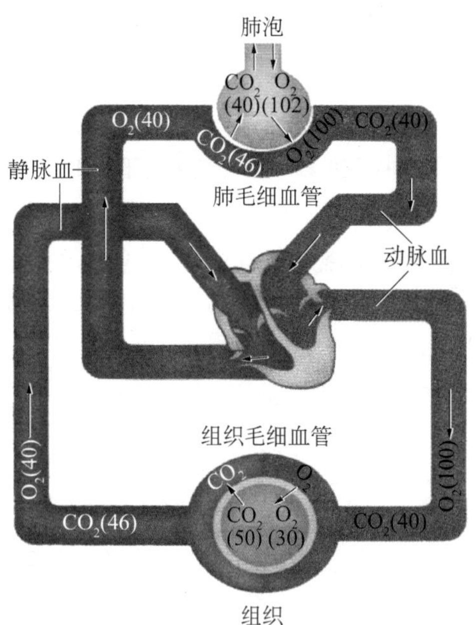

图 5-11 肺换气和组织换气示意图(图中数字为气体分压 mmHg)

（二）影响肺换气的因素

前已述及，气体分压差、扩散面积、扩散距离、温度和扩散系数等因素均可影响气体的扩散速率。这里进一步讨论扩散距离、扩散面积以及通气/血流比值对肺换气的影响。

1. 呼吸膜的厚度 肺泡与血液进行气体交换必须通过呼吸膜(肺泡-毛细血管膜)，又称气-血屏障，由 6 层结构组成(见图 5-3)。气体扩散速率与呼吸膜厚度成反比，呼吸膜越厚，单位时间内交换的气体量就越少。人体呼吸膜不仅薄，而且整个肺的呼吸膜面积很大(见下文)，而肺毛细血管总血量只有 60～140 ml，因而血液层很薄，非常有利于气体交换。肺毛细血管直径平均约 5 μm，红细胞需要挤过肺毛细血管。因此，红细胞膜通常能接触到毛细血管壁，O_2 和 CO_2 不必经过大量的血浆层就可到达红细胞或进入肺泡，扩散距离短，交换速度快。任何使呼吸膜增厚或扩散距离增加的疾病(如肺纤维化、肺水肿等)都会降低气体扩散速率，减少气体扩散量；在运动时，由于血流加速，气体在肺部的交换时间缩短，这时呼吸膜的厚度或扩散距离的改变对肺换气的影响就更显突出。

2. 呼吸膜的面积 气体扩散速率与扩散面积成正比。正常成年人两肺约有 7 亿个肺泡，总扩散面积约 70 m^2。在安静状态下，仅需 40 m^2 的呼吸膜面积即可完成气体交换，因此有相当大的储备面积。劳动或运动时，由于肺毛细血管开放的数量和开放程度增加，扩散面积也大大增加。肺不张、肺实变、肺气肿、肺叶切除或肺毛细血管关闭和阻塞，均可使呼吸膜扩散面积减小而影响肺换气。

3. 通气/血流比值(ventilation/perfusion ratio) 每分钟肺泡通气量($\dot{V}_A$)和每分钟肺血流量($\dot{Q}$)之间的比值($\dot{V}_A/\dot{Q}$)称通气/血流比值。正常成年人安静时，$\dot{V}_A$ 约为 4.2 L/min，$\dot{Q}$ 约为 5 L/min，因此，$\dot{V}_A/\dot{Q}$ 为 0.84，意味着两者比例适宜，气体交换率高。如果该比值增大意味着通气过度或血流相对不足，部分肺泡气体未能与血液进行充分的气体交换，致使肺泡无效腔增大。反之，该比值减小则意味着通气不足或血流相对过多，部分血液流经通气不良的肺泡，混合静脉血中的气体不能得到充分更新，犹如发生了功能性动-静脉短路。因此，该比值无论增大或减小，都表示两者匹配不佳，气体交换的效率均会降低，导致机体缺 O_2 或 CO_2 潴留，尤其是缺 O_2。因此，$\dot{V}_A/\dot{Q}$ 可作为衡量肺换气功能的指标。当 $\dot{V}_A/\dot{Q}$ 异常时，主要表现为缺 O_2 的原因在于：①动、静脉血液之间 O_2 分压差远大于 CO_2 分压差，所以当发生动-静脉短路时，动脉血 PO_2 下降的程度大于 PCO_2 升高的程度；②CO_2 的扩散系数是 O_2 的 20 倍，所以 CO_2 扩散比 O_2 快，不易潴留；③动脉血 PO_2 下降和 PCO_2 升高时，可以刺激呼吸，增加肺泡通气量，有助于 CO_2 的排出，却几乎无助于 O_2 的摄取，这是由 O_2 解离曲线和 CO_2 解离曲线的特点所决定的(见本章第三节)。

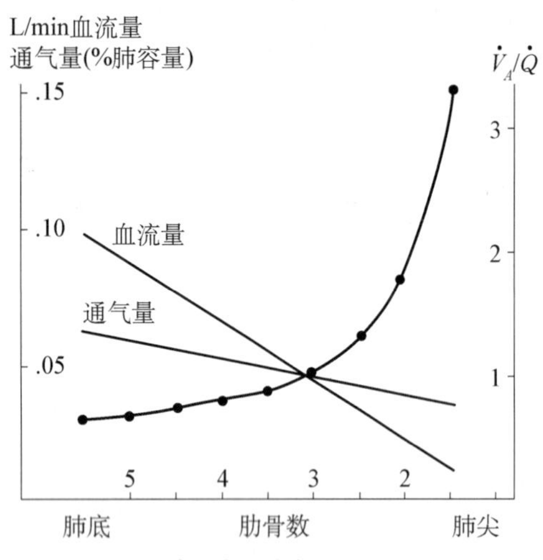

图 5-12 正常人直立时肺通气和血流量的分布

健康成年人安静时的 $\dot{V}_A/\dot{Q}$ 为 0.84 是指全肺的平均水平，但肺泡通气量和肺毛细血管血流量在肺内的分布是不均匀的，因此，各个局部的 $\dot{V}_A/\dot{Q}$ 并不相同。当人取直立位时，由于重力的作用，从肺底部到肺尖部，肺泡通气量和肺毛细血管血流量都逐渐减少，但血流量的减少更为显著，所以肺尖部的 $\dot{V}_A/\dot{Q}$ 较大，可高达 3.3，而肺底部的 $\dot{V}_A/\dot{Q}$ 较小，可低至 0.63(图 5-12)。虽然正常情况下存在肺泡通气和血流的不均匀分布，但总体上来说，由于呼吸膜面积远超过肺换气的实际需要，所以并不明显影响 O_2 的摄取和 CO_2 的排出。

(三) 肺扩散容量

气体在单位分压差(1 mmHg)的作用下，每分钟通过呼吸膜扩散的气体的毫升数称为肺扩散容量(diffusing capacity of lung, D_L)，即：

$$D_L = \frac{V}{|\bar{P}_A - \bar{P}_C|}$$

式中，V 代表每分钟通过呼吸膜扩散的气体量(ml/min)，$\bar{P}_A$ 代表肺泡气中某种气体的平均分压，$\bar{P}_C$ 代表肺毛细血管血液内该气体的平均分压。肺扩散容量是衡量呼吸气体通过呼吸膜能力的一种指标。正常成年人安静时，O_2 的肺扩散容量平均约为 20 ml/(min·mmHg)，CO_2 的肺扩散容量约为 O_2 的 20 倍。运动时肺扩散容量增大，这是因为参与肺换气的呼吸膜面积和肺毛细血管血流量的增加，以及通气与血流的不均匀分布得到改善所致。肺部疾病时，肺扩散容量可因有效扩散面积减少或扩散距离增加而减小。

三、组织换气

组织换气是体循环毛细血管中的血液与组织细胞之间的气体交换。其发生的机制和影响因素与肺换气相似，不同的是气体的交换发生于液相(血液、组织液、细胞内液)介质之间，

且扩散膜两侧 O_2 和 CO_2 的分压差随细胞内氧化代谢的强度和组织血流量的多少而改变。由于组织细胞不断利用 O_2，并产生 CO_2，所以组织细胞内的 PO_2 可低至 30 mmHg 以下，而 PCO_2 可高达 50 mmHg 以上。动脉血液流经组织毛细血管时，O_2 顺着分压差从血液通过组织液向细胞扩散，CO_2 则由细胞通过组织液向血液扩散(图 5-11)，动脉血因失去 O_2 和得到 CO_2 而变成静脉血。

第三节 气体在血液中的运输

一、氧和二氧化碳在血液中的存在形式

血液是运输 O_2 和 CO_2 的媒介，经肺换气摄取的 O_2 通过血液循环运输到机体各器官和组织供细胞利用；细胞代谢产生的 CO_2 经组织换气进入血液循环，运输到肺排出体外。

O_2 和 CO_2 在血液中均以物理溶解和化学结合两种形式进行运输。根据 Henry 定律，气体在溶液中溶解的量与其分压和溶解度成正比，与温度成反比。在 1 个大气压(760 mmHg)下，温度为 38℃时，O_2 和 CO_2 在 100 ml 血液中溶解的量分别是 2.36 ml 和 48 ml。按此计算，动脉血 PO_2 为 100 mmHg，每 100 ml 血液含溶解的 O_2 为 0.31 ml；静脉血 PCO_2 为 46 mmHg，每 100 ml 血液含溶解的 CO_2 为 2.9 ml。然而，即使在安静状态下，机体耗 O_2 量约 250 ml/min，CO_2 生成量约 200 ml/min；运动时机体耗 O_2 量和 CO_2 生成量更多。显然，单靠物理溶解的形式来运输 O_2 和 CO_2 是远不能适应机体的需要。实际上，机体在进化过程中形成了非常有效的 O_2 和 CO_2 的化学结合运输形式。由表 5-3 可见，血液中 O_2 和 CO_2 的化学结合形式比物理溶解形式多得多。

表 5-3 血液中 O_2 和 CO_2 的含量(ml/100 ml 血液)

	动脉血			混合静脉血		
	物理溶解	化学结合	合计	物理溶解	化学结合	合计
O_2	0.31	20.0	20.31	0.11	15.2	15.31
CO_2	2.53	46.4	48.93	2.91	50.0	52.91

虽然血液中以物理溶解形式存在的 O_2 和 CO_2 很少，但却很重要，起着“桥梁”作用。在肺换气或组织换气时，进入血液的 O_2 或 CO_2 都是先溶解在血浆中，提高其分压，再发生化学结合；O_2 或 CO_2 从血液释放时，也是溶解的先逸出，降低各自的分压，然后化学结合的 O_2 或 CO_2 再解离出来，溶解到血浆中。物理溶解和化学结合两者之间处于动态平衡。下面主要讨论 O_2 和 CO_2 的化学结合形式的运输。

二、氧的运输

血液中以物理溶解形式运输的 O_2 量约为 1.5%，而以化学结合形式运输的 O_2 量达 98.5%。红细胞内的血红蛋白(hemoglobin, Hb)是有效的运 O_2 的工具，也参与 CO_2 的运输，

所以 Hb 在血液气体运输中具有极为重要的作用。

（一）Hb 与 O_2 结合的特征

Hb 分子由 1 个珠蛋白和 4 个血红素（又称亚铁原卟啉）组成。珠蛋白有 4 条多肽链，每条多肽链与 1 个血红素结合构成一个亚单位。每个血红素又由 4 个吡咯基组成一个环，环中心为一个 Fe^{2+}。Hb 中的 Fe^{2+} 可与 O_2 结合形成氧合血红蛋白（oxyhemoglobin，HbO_2）。因此，1 分子的 Hb 能结合 4 分子的 O_2。Hb 的 4 个亚单位之间和亚单位内部由盐键连接。Hb 与 O_2 的结合或解离将影响盐键的形成或断裂，使 Hb 发生变构效应，并使之与 O_2 的亲和力也随之而发生变化，这是 Hb 氧解离曲线呈 S 形和波尔效应的基础（见下文）。

1. 结合反应快而可逆 Hb 与 O_2 的结合或解离均迅速而可逆，反应过程不需要酶的催化，但受 PO_2 的影响。当血液流经 PO_2 高的肺部时，Hb 与 O_2 结合，形成 HbO_2；当血液流经 PO_2 低的组织时，HbO_2 迅速解离，释出 O_2，成为 Hb，可用下式表示，即

$$Hb + O_2 \underset{PO_2\text{低(组织)}}{\overset{PO_2\text{高(肺部)}}{\rightleftharpoons}} HbO_2$$

2. 结合反应是氧合而非氧化 Hb 与 O_2 的结合不伴有铁离子价的改变，即 Fe^{2+} 与 O_2 结合后仍是二价铁，所以此结合反应是氧合（oxygenation），而不是氧化（oxidation）。

3. Hb 结合 O_2 的量 根据 Avogadro 定律，在标准的温度（0℃）、压力（760 mmHg）和水气压为零的干燥条件下（standard temperature pressure dry，STPD），每摩尔气体所占的空间为 22 400 ml。已知 1 个 Hb 能与 4 个 O_2 结合，成年人每摩尔 Hb 重量为 64 458 g，因此在 100% O_2 饱和状态下，1 g Hb 可以结合的最大 O_2 量为 $4 \times 22400/64458 = 1.39$ ml（STPD）。由于正常时红细胞中含有少量不能结合 O_2 的高铁 Hb，因此 1 g Hb 实际结合的 O_2 量低于 1.39 ml，通常按 1.34 ml 计算。评价 Hb 结合 O_2 的量包括氧容量、氧含量和氧饱和度。

（1）Hb 氧容量（oxygen capacity of Hb）：是指在 100 ml 血液中，Hb 所能结合的最大 O_2 量。前文已述，1 g Hb 实际能够结合的氧量为 1.34 ml。若以健康成年人的血液中 Hb 浓度为 15 g/100 ml 为计，则 Hb 氧容量为 $1.34 \times 15 = 20.1$ ml/100 ml（血液）。

（2）Hb 氧含量（oxygen content of Hb）：是指在 100 ml 血液中，Hb 实际结合的 O_2 量。当动脉血 PO_2 为 100 mmHg 时，Hb 氧含量为 19.4/100 ml，而当静脉血 PO_2 为 40 mmHg 时，Hb 氧含量约为 14.4 ml/100 ml。

（3）Hb 的氧饱和度（oxygen saturation of Hb）：是指 Hb 氧含量与氧容量的百分比。如果 PO_2 达 150 mmHg，动脉血的 Hb 氧含量也可达 20.1 ml/100 ml，与氧容量相等，则 Hb 氧饱和度是 100%，也称氧饱和；如果静脉血的 Hb 氧含量是 15 ml，则 Hb 氧饱和度约为 75%。

通常情况下，血浆中溶解的 O_2 极少，可忽略不计，因此，Hb 氧容量，Hb 氧含量和 Hb 氧饱和度可分别视为血氧容量（oxygen capacity of blood）、血氧含量（oxygen content of blood）和血氧饱和度（oxygen content of blood）。HbO_2 呈鲜红色，去氧 Hb 呈紫蓝色。当血液中去氧 Hb 含量达 5 g/100 ml（血液）以上时，皮肤、黏膜呈暗紫色，这种现象称为发绀（cyanosis）。出现发绀常表示机体缺氧，但也有例外。例如，红细胞增多时（如高原性红细胞增多症），Hb 含量可达 5 g/100 ml（血液）以上，机体可出现发绀但并不一定缺氧；相反，严重贫血或 CO 中

毒时，机体有缺氧但并不出现发绀。

4. 氧解离曲线呈S形 氧解离曲线（见下述）呈S形（sigmoid shape）与Hb的变构效应有关。Hb有两种构象：Hb为紧密型（tense form，T型），HbO_2为疏松型（relaxed form，R型），两者可相互转换。当Hb与O_2结合时盐键逐步断裂，其分子构象由T型变为R型，对O_2的亲和力增加；反之，当HbO_2释出O_2时，其分子构象由R型变为T型，对O_2的亲和力降低。R型Hb对O_2的亲和力为T型的500倍。Hb的4个亚单位彼此之间有协同效应，即1个亚单位与O_2结合后，因变构效应，其他亚单位更易与O_2结合；反之，当HbO_2的1个亚单位释出O_2后，其他亚单位更易释放O_2。因此，氧解离曲线呈S形。

（二）氧解离曲线

氧解离曲线（oxygen dissociation curve）是表示血液PO_2与Hb氧饱和度关系的曲线（图5-13），也称为氧合血红蛋白解离曲线（oxyhemoglobin dissociation curve）。该曲线既表示在不同PO_2下O_2与Hb的解离情况，也反映在不同PO_2时O_2与Hb的结合情况。根据氧解离曲线的S形变化趋势和功能意义，可人为将曲线分为以下3段。

1. 氧解离曲线的上段 相当于PO_2在60～100 mmHg之间时的Hb氧饱和度（右段），其特点是比较平坦，表明在此范围内PO_2对Hb氧饱和度或血氧含量影响不大。例如，当PO_2为100 mmHg时（动脉血），Hb氧饱和度为97.4%，血氧含量约为19.4 ml/100 ml。如果将吸入气的PO_2提高到150 mmHg，Hb氧饱和度最多为100%，只增加了2.6%，物理溶解的O_2量也只增加约0.5 ml/100 ml，此时血氧含量约为20.1 ml/100 ml，增加不到1 ml。这就是为何$\dot{V}_A/\dot{Q}$不匹配时，肺泡通气量的增加几乎无助于O_2摄取的道理。反之，当PO_2从100 mmHg下降到60 mmHg时，Hb氧饱和度为90%（图5-13，红色向上箭头），血氧含量下降并不多。因此，即使在高原、高空或某些呼吸系统疾病时，吸入气PO_2有所下降，只要动脉血PO_2不低于60 mmHg，Hb氧饱和度仍能维持在90%以上，血液仍可携带足够量的O_2，不致发生明显的低氧血症。

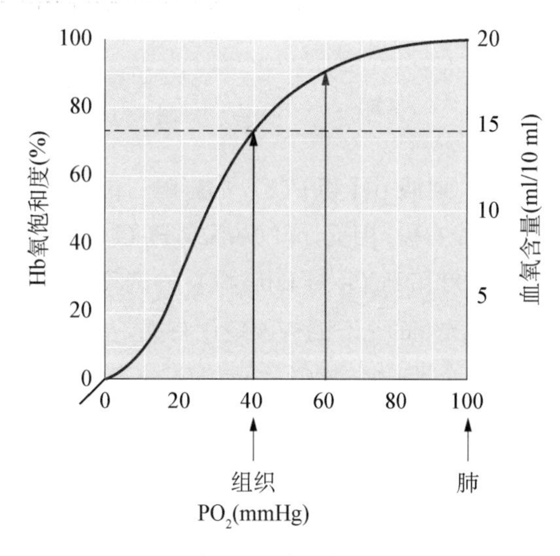

图5-13 氧解离曲线

在血液中pH7.4、PCO_2为40 mmHg、温度为37℃、Hb浓度为15 g/100 ml血液时的测定值

图中红色向上箭头为PO_2=60 mmHg时，Hb氧饱和度约为90%；黑色向上箭头为PO_2=40 mmHg时，Hb氧饱和度约为75%

2. 氧解离曲线的中段 相当于PO_2在40～60 mmHg之间时的Hb氧饱和度（中段），其特点是比较陡，反映HbO_2释放O_2的部分。当PO_2为40 mmHg（混合静脉血）时，Hb氧饱和度约75%（图5-13，黑色向上箭头），血氧含量约14.4 ml/100 ml，即每100 ml血液流经组织时释放了5 ml O_2。

3. 氧解离曲线的下段 相当于PO_2在15～40 mmHg之间时的Hb氧饱和度（左段），其特点是最为陡直，也是反映HbO_2与

O_2 解离的部分。在组织活动加强时，组织中的 PO_2 可降至 15 mmHg，HbO_2 进一步解离，Hb 氧饱和度降至更低的水平，血氧含量仅约 4.4 ml/100 ml。这样，每 100 ml 血液能供给组织 15 ml O_2（包括曲线中段释放的 O_2 在内）。可见，该段曲线也可反映血液中 O_2 的贮备。

（三）影响氧解离曲线的因素

多种因素可影响 Hb 与 O_2 的结合或解离，如果 O_2 的运输障碍可导致机体缺氧。氧解离曲线的位置发生偏移提示 Hb 对 O_2 的亲和力发生了变化。通常用 P_{50} 来表示 Hb 对 O_2 的亲和力。P_{50} 是使 Hb 氧饱和度达 50％时的 PO_2，正常时约为 26.5 mmHg。P_{50} 增大时氧解离曲线右移，表示 Hb 对 O_2 的亲和力降低，需要更高的 PO_2 才能使 Hb 氧饱和度达到 50％；P_{50} 降低时氧解离曲线左移，表示 Hb 对 O_2 的亲和力增加，Hb 氧饱和度达 50％所需要 PO_2 降低。影响 P_{50} 的因素有血液 pH、PCO_2、温度、有机磷化合物、CO 和 Hb 的质和量等（图 5－14）。

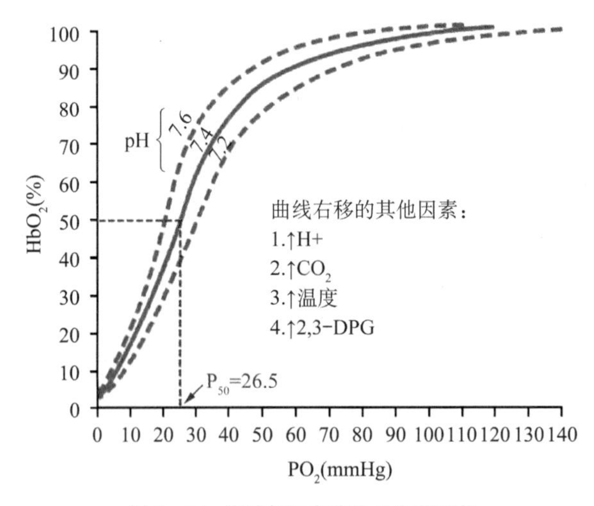

图 5－14　影响氧解离曲线的主要因素

1. 血液 pH 和 PCO_2 的影响　pH 降低或 PCO_2 升高时，Hb 对 O_2 的亲和力降低，P_{50} 增大，曲线右移；相反，pH 升高或 PCO_2 降低时，Hb 对 O_2 的亲和力增加，P_{50} 降低，曲线左移。血液酸度和 PCO_2 对 Hb 对 O_2 的亲和力的这种影响称为波尔效应（Bohr effect），其机制主要与 pH 改变时 Hb 的构象变化有关。当血液酸度增加时，H^+ 与 Hb 多肽链中的某些氨基酸残基结合，促进盐键形成，使 Hb 分子向 T 型转变，对 O_2 的亲和力降低；而当血液酸度降低时，则促使盐键断裂并释放出 H^+，使 Hb 向 R 型转变，对 O_2 的亲和力增加。当 PCO_2 改变时，可通过 pH 的改变产生间接效应；同时，CO_2 可与 Hb 结合而直接降低 Hb 对 O_2 的亲和力，不过这种效应作用很小。

波尔效应具有重要的生理意义，它既可促进肺毛细血管血液摄取 O_2，又有利于组织毛细血管血液释放 O_2。当血液流经肺时，CO_2 从血液向肺泡净扩散，血液 PCO_2 随之下降，H^+ 浓度也降低，二者均使 Hb 对 O_2 的亲和力增大，使血氧含量增加。当血液流经组织时，CO_2 从组织向血液净扩散，血液 PCO_2 和 H^+ 浓度随之升高，Hb 对 O_2 的亲和力降低，促进 HbO_2 解离，为组织提供 O_2。

2. 温度的影响 温度升高时，Hb 对 O_2 的亲和力降低，使氧解离曲线右移，促进 O_2 的释放；反之，温度降低时，Hb 对 O_2 的亲和力增大，曲线左移，不利于 O_2 的释放。温度对氧解离曲线的影响可能与 H^+ 的活度变化有关。温度升高时，H^+ 的活度增加，可降低 Hb 对 O_2 的亲和力；反之，则增加其亲和力。临床上进行低温麻醉手术时，应注意温度的下降可增加 Hb 对 O_2 的亲和力，尽管此时的血液因氧含量较高而呈红色，但组织可因 O_2 释放的减少出现组织缺氧。

3. 红细胞内 2,3-二磷酸甘油酸（2,3-diphosphoglycerate, 2,3-DPG） 红细胞中含有很多有机磷化合物，如 2,3-DPG、ATP 等，其中 2,3-DPG 在调节 Hb 对 O_2 的亲和力中具有重要作用。2,3-DPG 浓度升高时，Hb 对 O_2 的亲和力降低，P_{50} 增大，氧解离曲线右移；反之，曲线左移。其作用可能是 2,3-DPG 与 Hb 的 β 链形成盐键，促使 Hb 向 T 型转变；也可能是 2,3-DPG 提高了细胞内 H^+ 浓度，通过波尔效应降低 Hb 对 O_2 的亲和力。

2,3-DPG 是红细胞糖酵解的产物。在慢性缺氧、贫血、高原低氧等情况下，糖酵解加强，红细胞内 2,3-DPG 增加，氧解离曲线右移，有利于 HbO_2 释放较多的 O_2，改善组织的缺氧状态；但此时也会降低 Hb 在肺部对 O_2 的结合。

在血库中用抗凝剂柠檬酸-葡萄糖液保存 3 周以上的血液，因糖酵解停止，红细胞内 2,3-DPG 浓度降低，使 Hb 对 O_2 的亲和力增大，O_2 不易解离而影响对组织供氧。所以，临床上需大量储存血液给患者输血时，医护人员应考虑到这种血液对组织供氧较少的影响。

4. CO 的影响 由于 CO 与 Hb 结合后可占据 Hb 分子中 O_2 的结合位点，形成一氧化碳血红蛋白（carbon monoxide hemoglobin, HbCO），导致血液中 HbO_2 含量减少。尤其是 CO 与 Hb 的亲和力约为 O_2 的 250 倍，这一方面意味着在极低的 PCO 下，CO 即可从 HbO_2 中取代 O_2，严重影响血液对 O_2 的运输；另一方面，当 CO 与 Hb 分子中一个血红素结合后，可增加其余 3 个血红素对 O_2 的亲和力，结果使氧解离曲线左移，从而妨碍 O_2 的解离。可见，CO 中毒既妨碍 Hb 对 O_2 的结合，又妨碍 Hb 对 O_2 的解离，所以危害极大。

5. 其他因素 Hb 对 O_2 的结合力还受其自身质和量的影响。如果 Hb 分子中的 Fe^{2+} 被氧化成 Fe^{3+}，Hb 便失去运 O_2 的能力。胎儿的 Hb 对 O_2 的亲和力较高，有助于胎儿血液流经胎盘时从母体摄取 O_2。异常 Hb 的运 O_2 功能则较低；Hb 含量减少（如贫血）也会降低血液对 O_2 的运输。

三、二氧化碳的运输

（一）CO_2 的运输形式

血液中 CO_2 的运输形式约 5%为物理溶解，95%为化学结合。化学结合的形式有两种，分别是碳酸氢盐（bicarbonate，HCO_3^-，88%）和氨基甲酰血红蛋白（carbaminohemoglobin，HHbNHCOOH，或 $HbCO_2$，7%）。

1. 碳酸氢盐（HCO_3^-） 在血浆或红细胞内，溶解的 CO_2 与水结合生成 H_2CO_3，H_2CO_3 又解离成 HCO_3^- 和 H^+（见下面公式），该反应过程是可逆的，并且都需要碳酸酐酶（carbonic anhydrase）。其反应方向取决于 PCO_2 的浓度，在组织，PCO_2 高，反应向右进行；

在肺部，PCO_2 低，反应向左进行。

$$CO_2 + H_2O \xrightleftharpoons{\text{碳酸酐酶}} H_2CO_3 \xrightleftharpoons{\text{碳酸酐酶}} H^+ + HCO_3^-$$

CO_2 经组织换气扩散入血，溶解于血浆的小部分 CO_2 经上述反应生成 HCO_3^- 和 H^+，HCO_3^- 与血浆中的 Na^+ 结合，以 $NaHCO_3$ 的形式运输 CO_2，而 H^+ 被血浆缓冲系统所缓冲，血液 pH 可无明显变化。因血浆缺少碳酸酐酶，所以反应过程缓慢，需要数分钟才能达到平衡。溶解于血浆的 CO_2 绝大部分扩散进入红细胞，因红细胞内含有较高浓度的碳酸酐酶，可使上述反应速率增加 5 000 倍，在其催化下，不到 1 秒钟即达平衡。在红细胞内，生成 HCO_3^- 可与 K^+ 结合，以 $KHCO_3$ 的形式运输 CO_2；也可顺着浓度梯度通过红细胞膜扩散进入血浆，红细胞内的负离子因此减少。因红细胞膜不允许正离子自由通过，而允许小的负离子通过，所以 Cl^- 便由血浆扩散进入红细胞，这一现象称为氯转移(chloride shift)(图 5 - 15)。红细胞膜中有特异的 HCO_3^- - Cl^- 交换体，运载这两种离子进行跨膜交换。这样，HCO_3^- 便不会在红细胞内堆积，也有利于更多的 CO_2 转变成 HCO_3^- 的形式在血液中运输(见上面公式)。随着 CO_2 的进入，红细胞内的渗透压由于 HCO_3^- 或 Cl^- 的增多而升高，H_2O 便进入红细胞以保持其渗透压平衡，使静脉血中的红细胞轻度"肿胀"。同时，因为动脉血中的一部分液体经淋巴而不是经静脉回流，所以血细胞比容在静脉血中要比动脉血中高约 3%。红细胞内产生的 H^+，大部分与 Hb 结合而被缓冲。

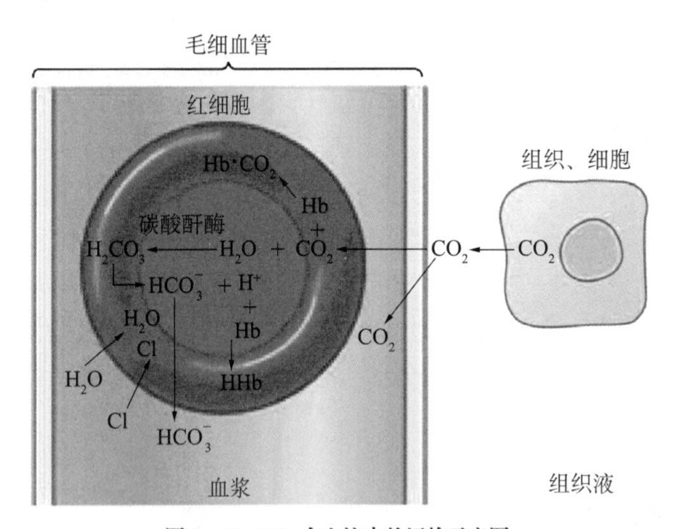

图 5 - 15　CO_2 在血液中的运输示意图

在肺部，上述反应向相反方向(见上面化学式，向左)进行。因为肺泡气的 PCO_2 比静脉血的低，所以血浆中溶解的 CO_2 扩散入肺泡，而血浆中的 $NaHCO_3$ 则不断产生 CO_2，溶解于血浆中。红细胞内的 $KHCO_3$ 解离为 HCO_3^-，与 H^+ 生成 H_2CO_3，后者又经碳酸酐酶的作用而加速分解为 CO_2 和 H_2O，CO_2 从红细胞扩散入血浆，而血浆中的 HCO_3^- 便进入红细胞以补充消耗了的 HCO_3^-，Cl^- 则扩散出红细胞。这样，以 HCO_3^- 形式运输的 CO_2 便在肺部被释放出来。

2. 氨基甲酰血红蛋白（HHbNHCOOH） CO_2 在红细胞内除与水结合生成碳酸和碳酸氢盐外，还与血红蛋白结合形成氨基甲酰血红蛋白，并以此形式运输。溶解的 CO_2 与 Hb 的氨基结合，生成 HHbNHCOOH(图 5－15)，这一反应无需酶的催化，而且迅速、可逆。如下式所示

$$HbNH_2O_2 + H^+ + CO_2 \underset{\text{肺部}}{\overset{\text{组织}}{\rightleftharpoons}} HHbNHCOOH + O_2$$

调节这一反应的主要因素是氧合作用。HbO_2 与 CO_2 结合形成 HHbNHCOOH 的能力比去氧 Hb 小。在组织，部分 HbO_2 解离释出 O_2，变成去氧 Hb，与 CO_2 结合生成 HHbNHCOOH。此外，去氧 Hb 的酸性比 HbO_2 弱，易与 H^+ 结合，同时促进生成 HHbNHCOOH 和释放 O_2，缓冲血液 pH 的变化。在肺部，HbO_2 生成增多，促使 HHbNHCOOH 解离，释放 CO_2 和 H^+，反应向左进行。氧合作用的调节有重要的意义，虽然以氨基甲酰血红蛋白形式运输的 CO_2 仅占 CO_2 总运输量的 7%，但占肺部 CO_2 释出量的 17.5%，提示这种运输形式的高效性。

（二）CO_2 解离曲线

CO_2 解离曲线(carbon dioxide dissociation curve)是表示血液中 CO_2 含量与 PCO_2 关系的曲线(图 5－16)。血液中 CO_2 含量可随 PCO_2 的升高而增加。与氧解离曲线不同的是，CO_2 解离曲线接近线性而不是呈 S 形，无饱和点，所以 CO_2 解离曲线的纵坐标不用饱和度而用浓度表示。

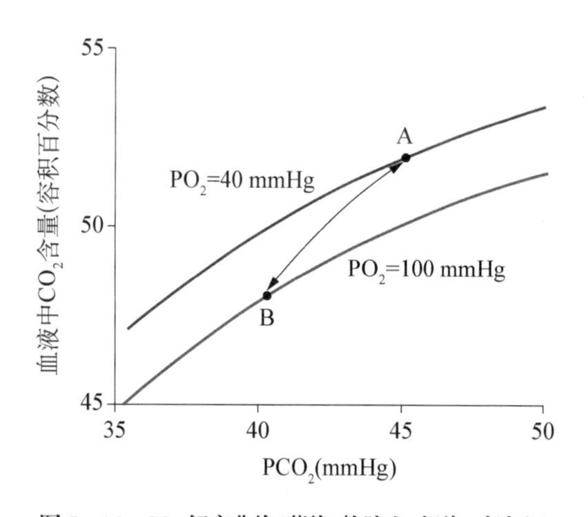

图 5－16 CO_2 解离曲线(蓝线：静脉血；红线：动脉血)

图 5－16 中的蓝线是静脉血，当 PO_2 为 40 mmHg、PCO_2 为 45 mmHg 时(A 点)，血液中 CO_2 的含量约为 52 ml/100 ml；红线是动脉血，当 PO_2 为 100 mmHg、PCO_2 为 40 mmHg 时(B 点)，血液中 CO_2 的含量约为 48 ml/100 ml。比较 A、B 两点得知，血液流经肺部时，每 100 ml 血液释出 4 ml CO_2。

（三）影响 CO_2 运输的因素

影响 CO_2 运输的主要因素是 Hb。O_2 与 Hb 结合可促使 CO_2 释放，而释放 O_2 后的去氧 Hb 则容易与 CO_2 结合，这一现象称为何尔登效应(Haldane effect)。从图 5－16 可见，在相同的 PCO_2 下，动脉血(HbO_2 多)携带的 CO_2 比静脉血少。因为 HbO_2 酸性较强，而去氧 Hb 酸性较弱，所以去氧 Hb 容易与 CO_2 结合，生成 HHbNHCOOH，也容易与 H^+ 结合，使 H_2CO_3 解离过程中产生的 H^+ 能被及时中和，有利于提高血液运输 CO_2 的量。因此，在组织中，由于 HbO_2 释出 O_2 而成为去氧 Hb，通过何尔登效应促使血液摄取并结合 CO_2；反之，在肺部，则因 Hb 与 O_2 结合，何尔登效应促进 CO_2 释放。综上所述，O_2 和 CO_2 的运输是相互影响的。CO_2 通过波尔效应影响 O_2 的运输，O_2 又通过何尔登效应影响 CO_2 的运输。

第四节 呼吸运动的调节

呼吸运动是整个呼吸过程的基础，呼吸肌的节律性舒缩活动受到中枢神经系统的自主性(automatically)和随意性(voluntarily)双重控制。如在一定限度内的随意屏气或加深加快呼吸就是靠大脑皮质随意控制实现的，虽然人们可以随意屏气，但是随着时间增加低位脑干自主调节的呼吸驱动就会增加，最后自主呼吸控制系统就产生吸气。因此，机体是在自主性和随意性双重控制下，使呼吸运动的深度和频率随体内外环境的改变而改变，提供必要的肺通气以适应机体代谢的需要。

一、呼吸中枢与呼吸节律的形成

(一) 呼吸中枢

呼吸中枢(respiratory center)是指中枢神经系统内产生呼吸节律和调节呼吸运动的神经细胞群。呼吸中枢广泛分布在脊髓、延髓、脑桥、间脑和大脑皮质等各级水平。它们在呼吸节律(respiratory rhythm)的产生和呼吸运动调节中所起的作用不同，但通过各级中枢之间的相互协调和相互制约，共同完成机体的正常呼吸运动。在对呼吸中枢定位的研究中，以英国生理学家 Lumsden 和美国神经生理学家 Smith 的研究最具代表性。

1. 脊髓 脊髓中有支配呼吸肌的运动神经元，其胞体位于第 3～5 颈段脊髓灰质前角(支配膈肌)和胸段脊髓灰质前角(支配肋间肌和腹肌等)。1923 年 Lumsden 对猫的脑干进行横切实验，在脊髓与延髓之间(图 5－17，D 平面)横断，呼吸运动停止，提示脊髓本身和呼吸肌不能产生自动的节律性呼吸，脊髓呼吸神经元是呼吸运动的最后公路。

2. 低位脑干 低位脑干是指延髓和脑桥。Lumsden 对猫的脑干横切实验发现，在不同平面横断脑干，可使呼吸运动发生不同的变化。在延髓与脑桥之间(图 5－17，C 平面)横断脑干，则不论迷走神经是否完整，出现喘息样呼吸(gasping)，表现为不规则的呼吸运动，提示延髓为喘息中枢(gasping center)，即可产生最基本的呼吸节律。1991 年 Smith 在新生大鼠脑干-脊髓离体标本上，以连续 75 μm 厚的精确微切从头端到尾端去除部分延髓，发现延髓腹外侧区的前包钦格复合体(pre-Bötzinger Complex, pre-Böt C)被去除后，膈神经放电活动消失。这一实验不仅证实了 Lumsden 认为延髓是基本呼吸中枢的观点，并进一步提出呼吸节律主要产生于延髓的前包钦格复合体。脑桥上部为呼吸调整中枢(pneumotaxic center)，主要为臂旁内侧核(nucleus parabronchial medialis, NPBM)和相邻的 Kölliker-Fuse (KF)核，合称为 PBKF 核。在脑桥的上、中部之间(图 5－17，B 平面)横断脑干，呼吸将变深变慢；如果再切断双侧迷走神经，吸气便大大延长，仅偶尔出现短暂的呼气，这种形式的呼吸称为长吸式呼吸(apneusis)。提示脑桥下部为长吸中枢(apneusis center)，对吸气活动产生紧张性易化作用，使吸气延长；PBKF 核对长吸中枢产生抑制作用；来自肺部的迷走神经传入冲动也有抑制吸气和促进吸气转为呼气的作用；当脑桥下部失去来自脑桥上部和迷走神经传入这两方面的作用后，吸气便不能及时被中断而转为呼气，于是出现长吸式呼吸。在中脑和脑桥之间(图 5－17，A 平面)横断脑干，呼吸节律则无明显变化。这些实验结果表明，呼吸节律产生于低位脑干，即高位脑对节律性呼吸运动的产生不是必需的。后来的深入研究肯定了关于延髓有呼吸节律基本中枢和脑桥上部有呼吸调整中枢的结论，但未能证实脑桥中下部存在长吸中枢。

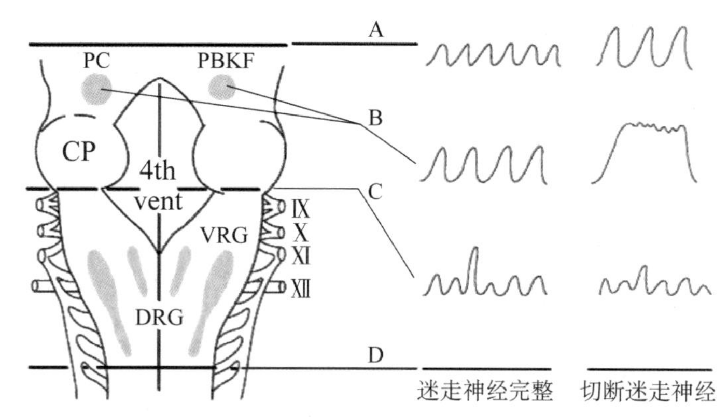

图 5－17 脑干呼吸相关核团(左)和在不同平面横切脑干后呼吸的变化(右)示意图

PC：呼吸调整中枢；PBKF：臂旁内侧核和 KF 核；CP：中脑小脚；4th vent：第四脑室；VRG：腹侧呼吸组；DRG：背侧呼吸组；Ⅸ、Ⅹ、Ⅺ、Ⅻ：分别为第 9、10、11、12 对脑神经；A、B、C、D：横切脑干的不同平面

3. 高位脑 呼吸节律产生于低位脑干，但呼吸运动还受脑桥以上中枢，如下丘脑、边缘系统、大脑皮质的影响。大脑皮质可分别通过皮质脊髓束和皮质脑干束随意控制低位脑干和脊髓呼吸神经元的活动，以保证与呼吸相关的其他活动，如说话、唱歌、哭笑、咳嗽、吞咽和排便等活动的完成。

呼吸运动受到大脑皮质随意性和低位脑干自主性的双重调节，这两个系统的下行通路是分开的，临床上有时可以观察到自主呼吸和随意呼吸分离的现象。例如，在脊髓前外侧索下行的自主呼吸通路受损时，自主节律性呼吸运动异常甚至停止，而患者仍可进行随意呼吸，但一旦患者入睡，呼吸运动就会停止，所以这种患者常需依靠人工呼吸机来维持肺通气。另外，如果大脑皮质运动区或皮质脊髓束受损时，患者可以进行自主呼吸，但不能完成对呼吸运动的随意调控。

(二) 呼吸节律的产生机制

关于正常呼吸节律的形成机制尚不完全清楚，目前有两种学说，一是起搏细胞(pacemaker)学说，另一是神经元网络(neuronal network)学说。起搏细胞学说认为，呼吸节律是延髓内某些神经元的固有特性，这些起搏神经元自发性的节律活动驱动了其他呼吸神经元的活动(如同心脏窦房结起搏细胞的作用一样)，前包钦格复合体可能就是呼吸驱动的起搏神经元所在部位。神经元网络学说认为，呼吸节律的产生是由于中枢不同的呼吸神经元之间有广泛而复杂连接所致，包括兴奋性和抑制性突触联系，因此提出了多种模型，其中最有影响的是 20 世纪 70 年代提出的中枢吸气活动发生器(central inspiratory activity generator)和吸气切断机制(inspiratory off-switch mechanism)模型,但到目前为止,还没有哪一种模型得到公认。

上述两种学说中,起搏细胞学说多来自于新生动物实验,而神经元网络学说主要来自于成年动物实验。因此,哪一种是正确的或者哪一种起主导作用,至今尚无定论,但是其共同之处是两者都需要来自于化学感受器的紧张性传入。

二、呼吸的反射性调节

虽然呼吸节律起源于脑,但是呼吸运动的频率、深度、吸气时间和呼吸类型等都受到来自呼吸器官自身以及血液循环等其他器官感受器传入冲动的反射性调节,如化学感受性呼吸反射、肺牵张反射、呼吸肌本体感受性反射和防御性呼吸反射。下面讨论 5 种重要的呼吸反射。

(一)化学感受性呼吸反射

化学因素对呼吸运动的调节是一种反射性调节,称为化学感受性反射(chemoreceptor reflex)。化学因素是指动脉血液、组织液或脑脊液中的 O_2、CO_2 和 H^+,它们通过各自的感受性反射调节呼吸运动,机体通过呼吸运动调节血液中 O_2、CO_2 和 H^+ 的水平,从而维持内环境的相对稳定。

1. 化学感受器(chemoreceptor) 是指其适宜刺激为 O_2、CO_2 和 H^+ 的感受器。根据其所在部位的不同,可分为外周化学感受器(peripheral chemoreceptor)和中枢化学感受器(central chemoreceptor)。

(1) 外周化学感受器:位于颈动脉体和主动脉体的外周化学感受器(图 5-18A),在动脉血 PO_2 降低、PCO_2 或 H^+ 浓度升高时受到刺激,冲动分别经窦神经(舌咽神经的分支,分布于颈动脉体)和迷走神经(分支分布于主动脉体)传入延髓孤束核,反射性地引起呼吸加深加快和血液循环功能的变化(后者见第四章)。颈动脉体和主动脉体虽然都参与呼吸和循环的调节,但颈动脉体主要参与呼吸调节,而主动脉体在循环调节方面较为重要。因颈动脉体的

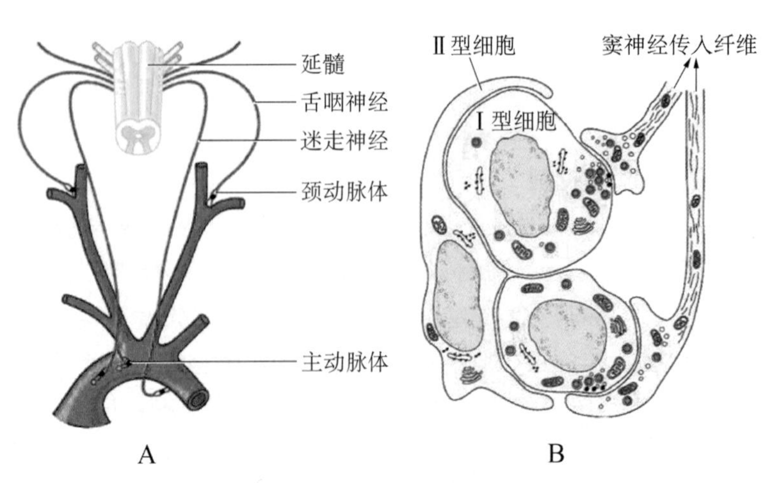

图 5-18 外周化学感受器的位置(A)和颈动脉体的组织结构(B)示意图

解剖位置便于研究，所以对外周化学感受器的研究主要集中在颈动脉体(图 5－18B)。

颈动脉体和主动脉体的血液供应非常丰富，其每分钟血流量约为其重量的 20 倍，100 g 该组织的血流量约为 2 000 ml/min(每 100 g 脑组织血流量约为 55 ml/min)。一般情况下，其动、静脉 PO_2 差几乎为零，即始终处于动脉血液的环境中，表明其丰富的血供与其敏感的化学感受功能有关，而非自身高代谢率的需要。

实验证明，外周化学感受器敏感的是动脉血中的 PO_2 下降、PCO_2 升高或 H^+ 浓度增加，而对动脉血中 O_2 含量的降低不敏感。因此，临床上贫血或 CO 中毒时，血 O_2 含量虽然下降，但其 PO_2 仍正常，只要血流量不减少，则化学感受器传入神经放电频率并不增加。CO_2 较容易扩散进入外周化学感受器细胞，使细胞内 H^+ 浓度升高；而血液中 H^+ 则不易进入细胞。因此，相对而言，CO_2 对外周化学感受器的刺激作用较 H^+ 强。

在实验中还观察到，上述 3 种因素对化学感受器的刺激作用有相互增强的现象，两种因素同时作用比单一因素的作用强。这种协同作用的意义在于，当机体发生呼吸或循环衰竭时，PCO_2 升高和 PO_2 降低往往同时存在，它们协同外周化学感受器，共同促进代偿性呼吸增强反应。

(2) 中枢化学感受器：摘除动物外周化学感受器或切断其传入神经后，吸入 CO_2 仍能增加肺通气量；增加脑脊液 CO_2 和 H^+ 浓度，也能刺激呼吸。这提示在脑内还存在着一些不同于呼吸中枢但可影响呼吸活动的化学感受区，尽管其重要性不言而喻，但由于中枢化学感受器没有非常明确的形态结构，长期以来困扰了对其的深入研究。目前动物实验证明延髓腹外侧部的浅表部位是影响呼吸活动的化学敏感区，提示这些区域存在中枢化学感受器，所以有时也把这些化学敏感区称为中枢化学感受器，但是否有外周化学感受器类似的特异形态结构，以及如何定义中枢化学感受器都需深入研究。

延髓的中枢化学敏感区(中枢化学感受器)左右对称，可以分为头、中、尾 3 个区(图 5－19A)。头区和尾区都有化学感受性；中区不具有化学感受性，但局部阻滞或损伤中区，动物的通气量降低，并使头、尾区受刺激时的通气反应消失，提示中区可能是头区和尾区传入冲动向脑干呼吸中枢投射的中继站。近年来，从神经解剖学和神经生理学的研究发现，中枢化学敏感区的分布远较我们已认识的更为广泛，它们不仅存在于脑干，而且还涉及脑内其他区域，如斜方体后核、孤束核、蓝斑、下丘脑等部位也有化学敏感神经元。

中枢化学感受器的生理性刺激是脑脊液和局部细胞外液中的 H^+，而不是 CO_2；但血液中的 CO_2 能迅速通过血-脑屏障，使化学感受器周围细胞外液中的 H^+ 浓度升高，从而刺激中枢化学感受器(图 5－19B)，引起呼吸中枢兴奋，使呼吸运动加深加快，肺通气量增加。由于脑脊液中碳酸酐酶含量很少，CO_2 与水的水合反应很慢，所以对 CO_2 的通气反应有一定的时间延迟。另外，血液中的 H^+ 不易透过血-脑屏障，故血液 pH 的变化对中枢化学感受器的作用较弱，也较缓慢。

当机体 PCO_2 持续增多时，在最初数小时内，呼吸兴奋反应很明显，但在随后 1～2 天内，呼吸兴奋反应逐渐减弱到原先的 1/5 左右，即存在适应现象。原因有两个：①肾对血液 pH 的调节；②血液中的 HCO_3^- 也可缓慢透过血-脑屏障和血-脑脊液屏障，使脑脊液和局部细

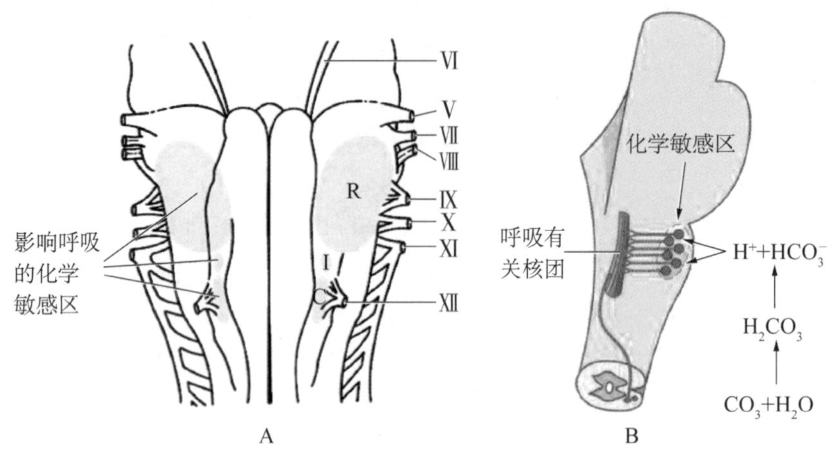

图 5-19 中枢化学感受器示意图

A. 延髓腹外侧浅表部位的中枢化学感受区；B. 血液或脑脊液 PCO_2 升高刺激呼吸运动的中枢机制

R：头区；I：中区；C：尾区；Ⅴ～Ⅻ分别为第 5～12 对脑神经

胞外液 pH 回升，减弱 H^+ 的刺激作用。所以，血液中 CO_2 对呼吸运动的急性驱动作用较强，而慢性作用则较弱。

中枢化学感受器与外周化学感受器不同的是，它不感受低 O_2 的刺激，但对 H^+ 的敏感性比外周化学感受器高，反应潜伏期较长。中枢化学感受器的生理功能可能是通过影响肺通气来调节脑脊液的 H^+ 浓度，使中枢神经系统有一稳定的 pH 环境；而外周化学感受器的作用主要是在机体低 O_2 时维持对呼吸的驱动。

2. CO_2、H^+ 和 O_2 对呼吸运动的调节

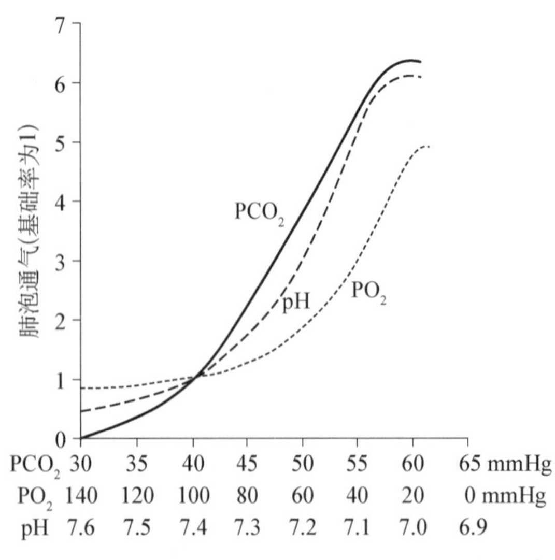

图 5-20 改变动脉血液 PCO_2、PO_2、pH 三者之一而维持另两个因素正常时的肺泡通气反应

（1）CO_2 水平：已知 CO_2 是调节呼吸运动最重要的生理性化学因素。无论在麻醉动物或人类，当动脉血液 PCO_2 降到很低水平时，可出现呼吸暂停，因此一定水平的 PCO_2 对维持呼吸中枢的基本活动是必需的；若过度通气因 CO_2 排出增加也可抑制呼吸运动。

吸入气中 CO_2 浓度增加，以及肺通气/换气功能障碍时血液中 PCO_2 都将升高（称为高碳酸血症），代谢活动增强（如运动/劳动）也可使血液中 PCO_2 升高，反射性使呼吸运动加深加快，肺通气量增加（图 5-20）。肺通气的增加可使 CO_2 排出增多，从而使血液中 PCO_2 恢复正常水平。但如果血液中 PCO_2 过高可抑制中枢神经系统包括呼吸中

枢的活动，引起呼吸困难、头痛、头昏，甚至昏迷，出现 CO_2 麻醉。总之，CO_2 对呼吸运动起经常性调节作用，血液中的 PCO_2 在一定范围内升高可加强呼吸运动，但超过一定限度则起抑制效应。

CO_2 刺激呼吸有两条途径：一是通过刺激中枢化学感受器再兴奋呼吸中枢，去除外周化学感受器的作用之后，CO_2 引起的通气反应仅下降约 20%；动脉血 PCO_2 只需升高 2 mmHg 就可刺激中枢化学感受器，出现肺通气增强的反应；二是刺激外周化学感受器，冲动经窦神经和迷走神经传入延髓，反射性地使呼吸加深、加快，肺通气量增加。而刺激外周化学感受器，则动脉血 PCO_2 需升高 10 mmHg。可见，中枢化学感受器在 CO_2 引起的通气反应中起主要的作用。但因中枢化学感受器的反应较慢，所以当动脉血 PCO_2 突然增高时，外周化学感受器在引起快速呼吸反应中可起重要作用。另外，当中枢化学感受器对 CO_2 的敏感性降低或产生适应时，外周化学感受器的调节作用就显得很重要。

（2）H^+ 浓度：当动脉血的 H^+ 浓度升高，可导致呼吸运动加深加快，肺通气量增加；相反，当 H^+ 浓度降低时，呼吸运动受到抑制，肺通气量降低（图 5－20）。H^+ 对呼吸的调节也是通过外周化学感受器和中枢化学感受器实现的。中枢化学感受器对 H^+ 的敏感性较外周化学感受器高，约为后者的 25 倍。但 H^+ 通过血-脑屏障的速度较慢，限制了它对中枢化学感受器的作用。因此，血液中的 H^+ 主要通过刺激外周化学感受器而起作用，而脑脊液中的 H^+ 才是中枢化学感受器最有效的刺激物。

（3）O_2 水平：当吸入气 PO_2 降低，以及肺通气/换气功能障碍时血液中 PO_2 都将降低，反射性使呼吸运动加深、加快，肺通气量增加；反之，肺通气量减少（图 5－20）。通常在动脉血 PO_2 下降到 80 mmHg 以下时，肺通气量才出现可觉察到的增加。可见，动脉血 PO_2 的改变对正常呼吸运动的调节作用不大，仅在机体严重缺 O_2 时才有重要意义。此外，在严重肺气肿、肺心病患者，由于肺换气功能障碍，导致机体慢性缺 O_2 和 CO_2 潴留，长时间 CO_2 潴留能使中枢化学感受器对 CO_2 的刺激作用发生适应，而外周化学感受器对低 O_2 刺激的适应很慢，在这种情况下，低 O_2 对外周化学感受器的刺激就成为驱动呼吸运动的主要刺激因素。因此，如果在慢性肺通气或肺换气功能障碍引起机体缺 O_2 的情况下给患者吸入纯 O_2 时，则可能由于解除了低 O_2 的刺激作用而引起呼吸抑制，所以在临床应用氧疗时应给予高度注意。

低 O_2 对呼吸运动的刺激作用完全是通过外周化学感受器实现的。切断动物外周化学感受器的传入神经后，急性低 O_2 对呼吸运动的刺激效应便完全消失。低 O_2 对中枢的直接作用是抑制。低 O_2 通过外周化学感受器对呼吸中枢的兴奋作用可对抗其对中枢的直接抑制作用，但在机体严重缺 O_2 时，外周化学感受器的反射效应不足以克服低 O_2 对中枢的直接抑制作用，将导致呼吸运动的减弱。

3. CO_2、H^+ 和 O_2 在呼吸运动调节中的相互作用 图 5－20 显示的是 CO_2、H^+ 和 O_2 3 个因素中只改变一个因素而保持其他两个因素不变时的通气效应。由图可见，三者引起的肺通气反应的程度大致接近。然而，在自然呼吸情况下，一种因素的改变往往会引起另一种或两种因素相继改变或几种因素同时改变。三者之间具有相互作用，对肺通气的影响既可

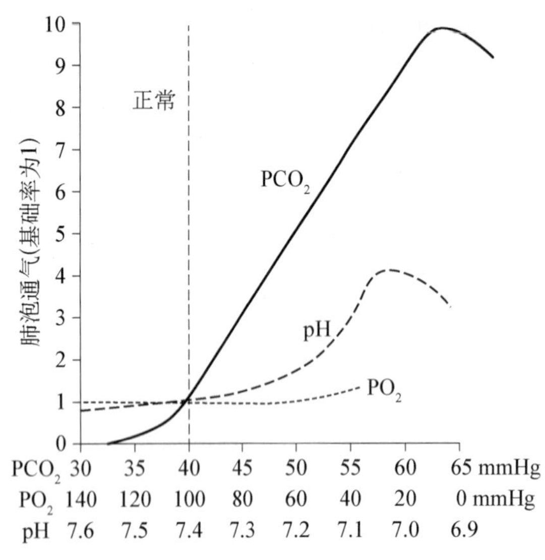

图 5-21 改变动脉血液 PCO_2、PO_2、pH 三者之一而不控制另两个因素时的肺泡通气反应

增强，也可减弱。图 5-21 所示为一种因素改变而对另两种因素不加控制时的情况。可见 CO_2 对呼吸的刺激作用最强，且比其单因素作用（图 5-20）更明显；H^+ 的作用次之；低 O_2 的作用最弱。PCO_2 升高时，H^+ 浓度也随之升高，两者的协同作用使肺通气反应比单纯 PCO_2 升高时更强。H^+ 浓度增加时，因肺通气增加而使 CO_2 排出增加，导致 PCO_2 下降，H^+ 浓度也有所降低，因此可部分抵消 H^+ 的刺激作用，使肺通气量的增加比单因素 H^+ 浓度升高时小。PO_2 降低时，也因肺通气量增加，呼出较多的 CO_2，使 PCO_2 和 H^+ 浓度降低，从而减弱低 O_2 的刺激作用。

（二）肺牵张反射

肺牵张反射（pulmonary stretch reflex）由 Hering 和 Breuer 在 1868 年首次报道，因此又称为黑-伯反射（Hering-Breuer reflex），其实，该反射包括以下两个反射。

1. 肺扩张反射（pulmonary inflation reflex） 是指肺扩张时抑制吸气活动的反射。其感受器位于从气管到细支气管的平滑肌中，属于牵张感受器，其阈值低，适应慢。当肺扩张时，牵拉呼吸道使牵张感受器兴奋，冲动增加，经迷走神经传入延髓，通过延髓和脑桥呼吸中枢的作用，促使吸气转换为呼气。肺扩张反射的生理意义在于加速吸气向呼气的转换，使呼吸频率增加。在动物实验中，切断两侧颈迷走神经后，动物的吸气过程将延长，吸气加深，呼吸变得深而慢。有人比较了 8 种动物的肺扩张反射，发现该反射的敏感性有种属差异，兔的最明显，而人的最弱。人出生 4～5 天后，该反射的敏感性显著减弱。在成年人，潮气量要超过 1 500 ml 时才能引起肺扩张反射，所以在平静呼吸时，肺扩张反射一般不参与呼吸运动的调节。在病理情况下，如肺顺应性降低，肺扩张时对气道的牵张刺激较强，可引起该反射，使呼吸变浅变快。

2. 肺萎陷反射（pulmonary deflation reflex） 是指在肺萎陷时增强吸气活动或促进呼气转换为吸气的反射。感受器同样位于气道平滑肌内，但其性质尚不清楚，要在较大程度的肺萎陷时才出现该反射，所以它在平静呼吸不重要，但对防止呼气过深以及在肺不张等情况下可能起一定的作用。

（三）防御性呼吸反射

1. 咳嗽反射（cough reflex） 当喉、气管和支气管黏膜受到机械性或化学性刺激时，位于这些部位的呼吸道黏膜上皮内的感受器兴奋，冲动经迷走神经传入延髓，触发咳嗽反射，将呼吸道内的异物或分泌物排出。

2. 喷嚏反射（sneeze reflex） 类似于咳嗽的反射，不同的是刺激作用于鼻黏膜的感受器，传入神经是三叉神经，反射效应是腭垂下降、舌压向软腭，而不是声门关闭，呼出气主要从鼻腔喷出，以清除鼻腔中的刺激物。

（四）呼吸肌本体感受性反射

肌梭和腱器官是骨骼肌的本体感受器。当呼吸肌内的肌梭受到牵张刺激时，可反射性引起呼吸运动加强，属本体感受性反射（proprioceptive reflex）（参见第九章）。在人类，该反射也参与正常呼吸运动的调节，在呼吸肌负荷增加时能发挥较明显的作用。

（五）肺毛细血管旁感受器引起的呼吸反射

在肺毛细血管旁和肺泡壁间质中存在肺毛细血管旁感受器（juxtacapillary receptor，J 感受器），受到刺激时，其冲动经迷走神经传入延髓，反射性引起呼吸暂停，继以浅快的呼吸，血压降低，心率减慢。J 感受器在呼吸调节中的作用尚不清楚，生理意义有限。

（沈霖霖）

第六章　消化和吸收

第一节　消化生理概述

机体赖以生存的新陈代谢过程中，需要从外界环境摄取各种营养物质，为机体的生长和发育提供原料，也为机体的代谢过程提供能量。人体所需的营养物质包括糖、蛋白质和脂肪，都来自食物，多为结构复杂且难溶于水的大分子物质，不能直接被人体吸收与利用，必须经过消化系统的加工、处理，即将大块的、难溶于水和大分子的食物分解成可被肠黏膜吸收的小分子物质，这一分解过程称为消化(digestion)。经过消化后的小分子物质，以及维生素、无机盐和水透过消化道黏膜而进入血液和淋巴的过程，称为吸收(absorption)。消化和吸收是两个紧密联系的过程。

食物经口腔进入消化道后，消化系统一方面使食物以适宜的速度沿消化道不断移动，同时进行研磨、与消化液混合和搅拌，使食物从大块变为小块，并向消化道远端推送，此过程由消化道各种形式的运动来完成，称为机械性消化(mechanical digestion)。另一方面，通过消化腺所分泌的各种消化酶，对食物中的大分子物质(主要是糖、蛋白质和脂肪)进行分解，分解为可吸收的小分子物质，这一过程称为化学性消化(chemical digestion)。通常这两种方式的消化是同时进行、互相配合的。化学性消化是食物彻底分解成小分子物质的根本手段，但机械性消化也必不可少，它可加大食物与消化酶的接触面积，起到加速化学分解的作用。此外，靠消化道运动对食物的推进作用，使食物沿着消化道逐段、分次地进行化学性消化，以达到彻底分解、充分吸收的目的，并将食物残渣排出体外。

一、消化道平滑肌的生理特性

在整个消化道中，除口、咽和食管上段的肌组织以及肛门外括约肌属骨骼肌外，其余部位的肌组织均为平滑肌。消化道平滑肌除具有肌组织的共同特性(兴奋性、传导性和收缩性)外，还表现出自身的功能特点。

(一) 消化道平滑肌的一般生理特性

1. 电兴奋性低、收缩缓慢　消化道平滑肌电兴奋性较骨骼肌为低。它收缩的时程也比骨骼肌的长得多，而且变异较大。

2. 自动节律性　消化道平滑肌在离体后，置入适宜的人工环境内，仍能进行自动而缓慢的收缩，但这种自动节律性活动的节律远不如心肌那样规则。

3. 具有紧张性　所谓消化道平滑肌的紧张性，是指它们在平时能保持一定程度的收缩状态。消化道平滑肌的紧张性对于消化道各部分保持一定的形状和位置、消化道管腔内保持一定的基础压力和平滑肌各种舒缩活动的发生具有重要意义。

4. 富有伸展性　消化道平滑肌能适应接纳食物的需要而作很大的伸展。作为中空的容纳器官，这一特性具有重要生理意义，它保证消化道在容纳食物的同时，压力并不明显升高。

5. 对机械牵拉、温度和化学性刺激较为敏感　消化道平滑肌对电刺激不敏感，而对机械牵拉、温度和化学性刺激特别敏感，这一特性是与它所处的生理环境分不开的，消化道内物质对平滑肌的刺激是引起内容物推进或排空的自然刺激因素。

（二）消化道平滑肌的电生理特性

1. 静息电位　胃肠平滑肌细胞的静息电位较小，且存在一定波动，为－50～－60 mV。它的形成主要是 K^+ 由膜内向膜外扩散所致的 K^+ 平衡电位，生电性钠泵的活动也起一定作用。许多因素可影响静息电位的水平，例如，肾上腺素、去甲肾上腺素和交感神经兴奋可使静息电位水平下移；而机械牵张、迷走神经兴奋以及某些胃肠激素可使静息电位水平上移。

2. 慢波电位　在安静状态下，用微电极可以自胃或小肠的肌细胞内记录到去极化波，这种在静息电位的基础上自发产生的周期性去极化和复极化波动，由于其频率较慢，因而称为慢波（slow wave），又称基本电节律（basic electrical rhythm，BER）。其波幅变动在 5～15 mV 之间，持续时间由数秒至十几秒。频率随消化道部位的不同而变动，一般在 3～12 次/分之间：人类的胃为 3 次/分，十二指肠为 11～12 次/分，回肠末端为 8～9 次/分。

慢波由存在于纵行肌与环行肌之间的 Cajal 间质细胞（interstitial Cajal cell，ICC）产生，ICC 被认为是胃肠运动的起搏细胞。慢波的产生不依赖于外来神经的支配，但慢波的幅度和频率受自主神经调节。当慢波使平滑肌细胞膜去极化达到或超过机械阈时，细胞内钙浓度增加，可引起肌细胞收缩（慢波越大则收缩幅度越大），而此时不伴随动作电位；当平滑肌细胞膜去极化达到或超过电阈时，可引发动作电位，从而使更多的钙进入胞内，收缩进一步加强，产生的动作电位数目越多，肌细胞收缩越强（图 6－1）。慢波产生的离子机制可能与细胞膜中钠泵活性的周期性减弱有关。

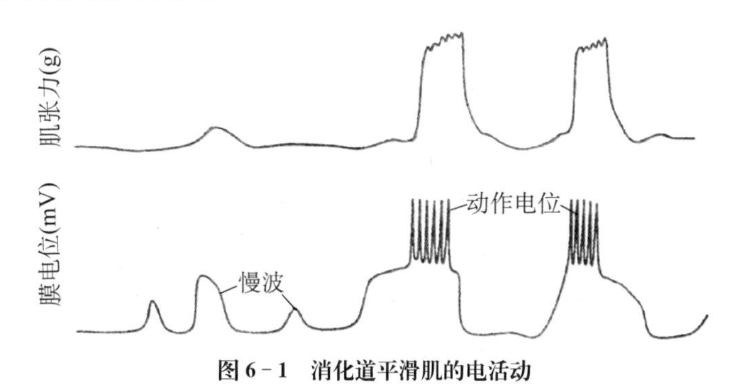

图 6－1　消化道平滑肌的电活动

上线为肌收缩时的张力变化曲线，当慢波去极化达到或超过机械阈时，平滑肌出现收缩；下线为平滑肌细胞膜电位，当慢波去极化达到或超过电阈时，动作电位产生，平滑肌收缩增强，产生的动作电位数目越多，收缩的张力也越大

3. 动作电位 胃肠道平滑肌细胞动作电位又称快波，与骨骼肌细胞动作电位相比，时程较长(10～20 ms)，幅度较低(60～70 mV)，常叠加于慢波之上。动作电位的去极化主要由慢钙通道开放，Ca^{2+} 内流造成。发生动作电位时内流的 Ca^{2+} 量远大于慢波去极化达机械阈时内流的 Ca^{2+} 量，所以动作电位可引起幅度明显增大的平滑肌收缩，动作电位频率越高，收缩的张力越大(图 6－1)。复极化也由 K^+ 外流所致，不同的是平滑肌细胞 K^+ 的外向电流与 Ca^{2+} 的内向电流在时程上几乎相同，因此峰电位的幅度较低，且大小不等。

慢波、动作电位和平滑肌收缩三者的关系可归纳为：收缩主要继动作电位之后产生，而动作电位则在慢波去极化的基础上发生。因此，慢波被认为是平滑肌收缩的起步电位，慢波的频率、传播速度和方向是决定平滑肌收缩频率、传播速度和方向的重要因素。

二、 消化腺的分泌功能

消化腺包括存在于消化道黏膜的许多腺体(如胃腺、肠腺)和附属于消化道的唾液腺、胰腺和肝脏。每天分泌的消化液总量达 6～8 L，主要由水、无机物和有机物(各种消化酶、黏液等)组成。消化液的功能主要有：①分解食物中的大分子营养物质，使之便于被吸收；②为各种消化酶提供适宜的 pH 环境；③稀释食物，使消化道内容物的渗透压与血浆渗透压接近，有利于营养物质的吸收；④所含的黏液、抗体等能保护消化道黏膜，防止物理性和化学性损伤。

三、 消化道的神经支配及其作用

消化道除口腔、咽、食管上段及肛门外括约肌外，都受交感和副交感神经(外来神经)的双重支配。外来神经与消化道内在神经丛一起，共同调节消化道的平滑肌运动、腺体分泌和血管活动。

(一) 外来神经

1. 副交感神经 支配消化道的副交感神经纤维主要行走在迷走神经(横结肠及以上的消化道)和盆神经(降结肠及以下的消化道)中。副交感神经的节前纤维进入消化道管壁后，主要与壁内神经丛的神经元发生突触联系，然后发出节后纤维支配胃肠平滑肌、血管平滑肌及分泌细胞。副交感节后纤维主要为胆碱能纤维(末梢释放的递质为乙酰胆碱)，对胃肠运动和腺体分泌起兴奋作用，但抑制消化道括约肌收缩。少量为肽能纤维，参与胃的容受性舒张等过程。

2. 交感神经 支配消化道的交感节前神经元位于胸腰段脊髓侧角，发出的节前纤维经腹腔神经节和肠系膜神经节更换神经元后，节后纤维分布到胃肠道各部分。节后纤维末梢释放的递质主要为去甲肾上腺素。一般情况下，交感神经兴奋可抑制胃肠运动和腺体分泌，但可使消化道括约肌收缩；使血管平滑肌收缩，血流量减少。

(二) 内在神经丛

消化道的内在神经丛也称壁内神经丛(intramural plexuses)或肠神经系统(enteric nervous system)，分布在食管中段到肛门的绝大部分消化道壁内。主要由两层神经纤维网交织而成：位于纵行肌与环行肌之间的肌间神经丛（myenteric plexus 或 Auerbach plexus）和位于环行肌与黏膜层之间的黏膜下神经丛（submucosal plexus 或 Meissner plexus）（图 6－2）。这些神经丛含有运动神经元（支配平滑肌）、感觉神经元（感受消化道内的机械、化学和温度等刺激）以及中间神经元。每一神经丛内部以及两种神经丛之间都有神经纤维互相联系，共同组成一个消化道内在的、相对独立的神经系统。黏膜下神经丛主要参与消化道腺体和内分泌细胞的分泌，肠内物质的吸收以及对局部血流的控制；肌间神经丛主要参与对消化道运动的控制。在没有外来神经冲动影响时，内在神经丛可以单独起作用，完成局部反射，调节胃肠道的运动和分泌；在整体情况下，外来神经对内在神经丛具有调制作用。

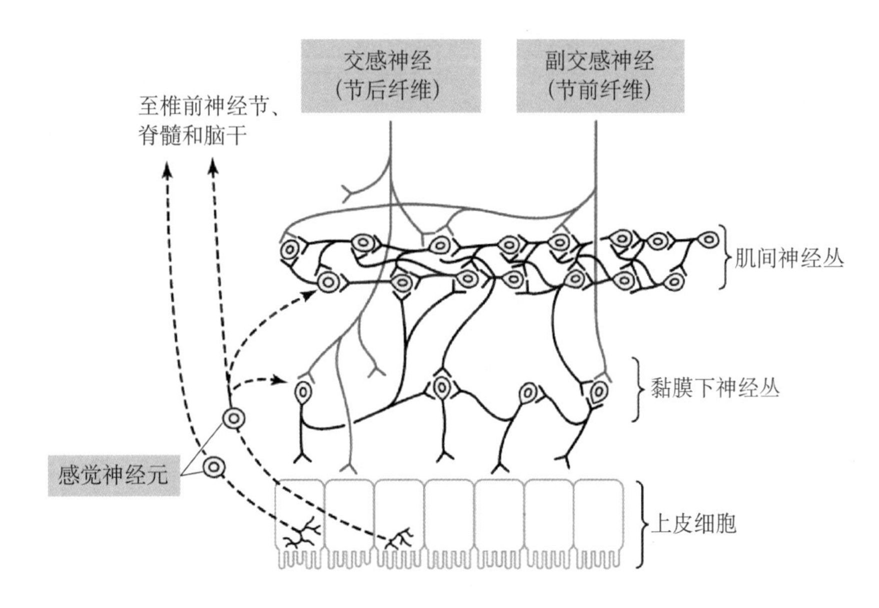

图 6－2 消化道壁内神经丛与外来神经关系示意图

四、消化系统的内分泌功能

从胃到结肠的黏膜内，包含 40 多种内分泌细胞，分散分布在胃肠道的非内分泌细胞之间。这些细胞都具有摄取胺前体，进行脱羧继而产生肽类或活性胺的能力，属于 APUD（amine precursor uptake decarboxylation，APUD）细胞。胃肠内分泌细胞总数很多，使消化系统成为人体内最大、最复杂的内分泌器官。由这些内分泌细胞合成和释放、主要在消化道内发挥作用的内分泌激素，统称为胃肠激素（gastrointestinal hormones）。多数胃肠激素也存在于中枢神经系统中，而原来认为只存在于中枢神经系统的神经肽也在消化道中被发现。在消化道和中枢神经系统内双重分布的肽类物质总称为脑-肠肽（brain-gut peptides），如促胃液素、缩胆囊素、胃动素、生长抑素、血管活性肠肽、脑啡肽和 P 物质等。脑-肠肽的双重分布提示神经和胃肠之间在功能上存在着密切的关系。此外，在胰岛内也有胃肠激素，如生长抑素、胰多肽等的分布。

胃肠道的内分泌细胞大多为开放型细胞，顶端有微绒毛突起伸入胃肠腔内，直接感受食物成分和 pH 刺激，触发细胞的分泌活动。少数为闭合型细胞，主要位于胃的泌酸区和胰腺，无微绒毛，分泌受神经和周围体液环境变化的调节。

胃肠激素在化学结构上几乎都是肽类，在消化道功能调节中起重要作用的主要有四种（表 6-1）。

表 6-1　4 种主要胃肠激素的分布、生理作用及引起释放的因素

激素名称	在消化道的分布		主要生理作用		引起释放的主要因素
	部位	细胞	促进作用	抑制作用	
促胃液素	胃窦、十二指肠	G 细胞	胃液分泌 幽门括约肌收缩 胃肠运动 胃肠上皮生长	胃排空	蛋白质分解产物、迷走神经递质、扩张胃
缩胆囊素	十二指肠、空肠	I 细胞	胰液(酶)分泌 胆囊收缩 小肠和结肠运动 胰腺外分泌部生长	胃排空 Oddi 括约肌松弛	蛋白质分解产物、脂肪酸
促胰液素	十二指肠、空肠	S 细胞	胰液、胆汁中水和 HCO_3^- 分泌 幽门括约肌收缩 胰腺外分泌部生长	胃酸分泌 胃肠运动 胃排空	盐酸、脂肪酸
抑胃肽	十二指肠、空肠	K 细胞	胰岛素分泌	胃液分泌 胃排空	葡萄糖、脂肪酸、氨基酸

（一）胃肠激素的作用方式

1. **作为循环激素起作用**　通过血液循环作用于靶细胞。如促胃液素、促胰液素。

2. **作为旁分泌物质在局部起作用**　通过细胞间液扩散至邻近的靶细胞，传递局部信息。如胃黏膜中 D 细胞释放的生长抑素。

3. **作为外分泌物质进入胃肠腔内起作用**　由内分泌细胞释放后，沿着细胞间的缝隙，弥散入胃肠腔内而起作用。如促胃液素、促胰液素。

4. **由神经末梢释放**　由神经末梢释放，调节胃肠平滑肌和腺细胞的活动。这又有两种方式：一是作为神经递质释放，选择性作用于接受神经冲动的细胞上（神经分泌），如血管活性肠肽、P 物质；二是作为神经激素起作用，进入血液循环后，被带到靶细胞发挥作用（神经内分泌），多数是脑-肠肽，如缩胆囊素、促胰液素。

（二）胃肠激素的生理作用

胃肠激素的生理作用极为广泛，主要有以下 3 个方面。

1. **调节消化腺分泌和消化道运动**　这是胃肠激素的主要作用。

2. **调节其他激素的释放**　例如，抑胃肽有很强的刺激胰岛素分泌的作用，对防止餐后血糖升高具有重要的意义。

3. **营养性作用**　刺激消化道组织的代谢和促进生长，如促胃液素和缩胆囊素分别能促进胃黏膜上皮和胰腺外分泌部组织的生长。

第二节 口腔内消化和吞咽

消化过程是从口腔开始的。食物在口腔内停留的时间很短，一般只有15～20s。食物在此通过咀嚼被磨碎，并经咀嚼运动和舌的搅拌，食物与唾液混合形成食团而便于吞咽。唾液中含有淀粉酶，食物中的糖类在口腔内开始分解。

一、唾液的性质、成分和作用

（一）唾液的性质和成分

唾液(saliva)是三对大唾液腺(腮腺、颌下腺、舌下腺)及为数众多的口腔黏膜小唾液腺分泌的混合液。人的唾液为无色、近中性(pH 6.7～7.1)、低渗的黏稠液，分泌量为1～1.5 L/天，水分占99%以上，其余为无机物、有机物和一些气体分子。有机物主要有黏蛋白、唾液淀粉酶、溶菌酶、免疫球蛋白A(IgA)、乳铁蛋白(lactoferrin)、激肽释放酶以及血型物质等。无机物有Na^+、K^+、Ca^{2+}、Cl^-、HCO_3^-、硫氰酸盐等，这些离子的浓度随唾液分泌速度的变化而变化。在腺泡初分泌的唾液中，离子浓度接近于血浆中的浓度。当唾液通过唾液腺的导管时，导管重吸收Na^+、Cl^-，并分泌K^+和HCO_3^-，对水则相对不通透。

（二）唾液的作用

1. 消化作用 唾液淀粉酶可使糖类水解为麦芽糖。其最适pH为6.8～7.0，当食团被吞入胃后，食团内部的唾液淀粉酶不久便失去作用，当pH低于4.5时该酶完全失活。

2. 稀释和溶解作用 稀释、溶解食物，并不断移走味蕾上的食物微粒，从而能不断尝到食物的味道。

3. 润滑作用 湿润口腔和食物，便于说话和吞咽。

4. 清洁和保护口腔 唾液可溶解和冲洗牙缝里的食物碎屑，冲洗和稀释进入口腔的有害物质。

5. 抗菌作用 唾液中的溶菌酶、IgA、硫氰酸盐、乳铁蛋白等具有杀菌或抑菌作用。唾液缺乏(口干燥症)的人，龋齿及颊黏膜慢性感染的发生率较高。

6. 其他作用 排泄某些药物及重金属(如铅、汞)。在某些缺乏汗腺的动物(如犬)，唾液还具有调节体温的作用。

二、唾液的分泌及其调节

人的唾液在空腹时有少量的基础分泌，以湿润口腔；人在进食后唾液分泌大增，完全属于神经反射性调节，包括条件反射和非条件反射。在进食之前和进食过程中，食物的形状、颜色、气味，以及进食的环境刺激，对食物的联想等，都能引起唾液的条件反射性分泌，“望梅止渴”就是一个极好的例子。进食过程中，食物对口腔黏膜的机械、温度和化学性刺激所引起的唾液分泌，是非条件反射性分泌。唾液分泌的初级中枢为延髓的上涎核和下涎核，高级中枢分布于下丘脑和大脑皮质的味觉与嗅觉感受区。支配唾液腺的传出神经包括副交感神经和交感神经，以前者的作用为主。副交感神经，包括面神经和舌咽神经，兴奋时可引起含水量多而含有机物较少的稀薄唾液分泌，同时伴有唾液腺的血管扩张。交感神经兴奋时，引起含酶及黏液蛋白较多的黏稠唾液分泌。

三、咀嚼和吞咽

（一）咀嚼

咀嚼(mastication)是咀嚼肌顺序收缩所组成的复杂的节律性动作。它的作用主要是：①磨碎、混合和润滑食物，使之易于吞咽；减少大块、粗糙食物对胃肠黏膜的机械性损伤；②使食物与唾液淀粉酶接触，开始糖类的化学性消化；③反射性地引起胃、胰、肝和胆囊的活动，为食物的下一步消化和吸收做好准备。

（二）吞咽

吞咽(deglutition)是指食团从口腔进入胃内的过程。根据食团在吞咽时所经过的解剖部位，可将吞咽过程分为以下 3 期。

1. 口腔期 食团从口腔进入咽，是在大脑皮质活动影响下的随意动作。主要通过舌的运动把食团推入咽部，并自动地进入下一期。

2. 咽期 由咽到食管上段，通过一系列急速的反射动作而实现。食团刺激咽部的触觉感受器，冲动传到吞咽中枢，立刻发动一系列快速的反射动作，即软腭上举，咽后壁向前突出，以封闭鼻、口、喉通路，防止食物进入气管或逆流入鼻腔，而食管上括约肌舒张，食团被推入食管上段。

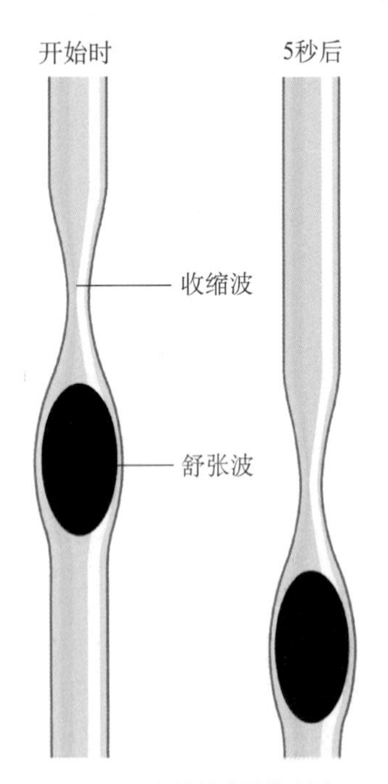

图 6-3 食管蠕动的模式图

3. 食管期 食团沿食管下移入胃，由食管肌的顺序收缩(蠕动)来完成。蠕动(peristalsis)是指空腔器官平滑肌的顺序收缩形成的一种向前推进的波形运动。食管蠕动时，在食团的前方为舒张波，后方为收缩波，这样食团就很自然地被推送前进(图 6-3)。食管上 2/3 的蠕动要通过迷走神经反射活动才能实现，而食管下 1/3 的蠕动，在壁内神经丛的参与下就可完成。

食管下端近胃贲门处虽在解剖上不存在括约肌，但此处有一段长 3～5 cm 的高压区，在未进行吞咽的静息状态下，管腔内压高出胃内压 5～10 mmHg，在正常情况下阻止胃内容物逆流进入食管，起类似括约肌的作用，称为食管下括约肌(lower esophageal sphincter，LES)。当食管蠕动波到达时，食管下括约肌舒张，允许食物进入胃内。

食管下括约肌受迷走神经兴奋性和抑制性纤维的双重支配。食物刺激食管壁，反射性引起抑制性纤维末梢释放血管活性肠肽和一氧化氮，引起括约肌舒张。食团进入胃后，迷走神经兴奋性纤维末梢释放乙酰胆碱，使括约肌收缩。食管下括约肌的活动还受体液因素影响。食团入胃后，刺激幽门部黏膜释放的促胃液素能引起它的收缩，恢复静息时的张力，从而防止胃内容物反流入食管；促胰液素、缩胆囊素则使其舒张。

当食管下 2/3 的肌间神经丛受损时，食管下括约肌不能松弛，出现吞咽困难、食物反流的症状，称为食管失弛缓症。

第三节 胃内消化

胃是消化道中最膨大的部分，在成年人，胃的容量一般为 1～2 L，有暂时贮存和消化食物两方面的功能。食物入胃后，将受到胃壁平滑肌的机械消化和胃液的化学消化作用，食物中的蛋白质将在此处被初步分解。此后胃内容物即以粥样的食糜(chyme)状态，少量逐次地通过幽门向十二指肠推进。

胃黏膜中有 3 种外分泌腺：①贲门腺，属黏液腺；②泌酸腺(图 6-4)，腺体主要有壁细胞(parietal cell)、主细胞(chief cell)和颈黏液细胞(neck mucous cell)，分别分泌盐酸、胃蛋白酶原和黏液，壁细胞还分泌内因子；③幽门腺，属黏液腺。胃黏膜内还含有多种内分泌细胞，常见的有：胃窦部的 G 细胞，分泌促胃液素；胃窦部的 D 细胞，分泌生长抑素；泌酸区的肠嗜铬样细胞，分泌组胺。

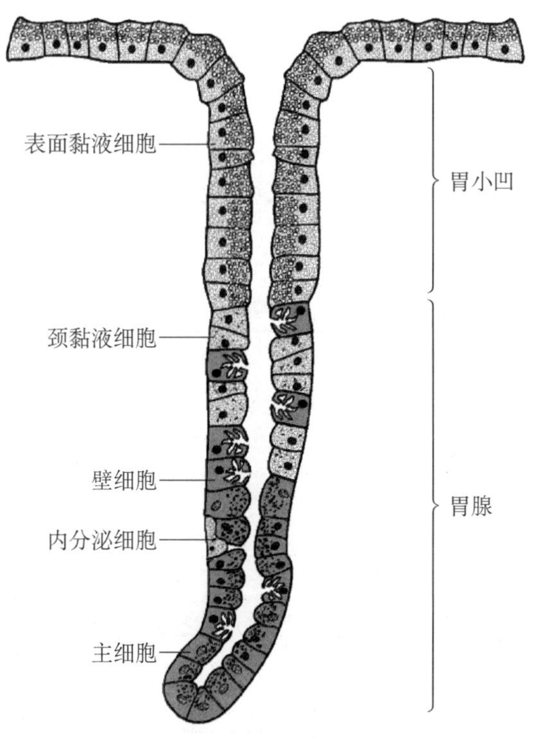

图 6-4 胃泌酸腺模式图

一、胃液的性质、成分和作用

纯净的胃液(gastric juice)是一种无色酸性液体,pH 为 0.9～1.5,正常成年人每日分泌量为 1.5～2.5 L。胃液中除水分外,其主要成分有盐酸、胃蛋白酶原、黏液、碳酸氢盐和内因子。

(一) 盐酸

胃液中的盐酸(hydrochloric acid)也称胃酸(gastric acid),由胃腺的壁细胞分泌。胃酸包括游离酸和与蛋白质结合的结合酸两种形式,但大部分为游离酸,两者在胃液中的总浓度称为胃液的总酸度,为 150～170 mmol/L。正常人空腹时盐酸排出量(基础酸排出量)为 0～5 mmol/h。在食物或药物的刺激下,胃酸排出量明显增加,最大排出量可达 20～25 mmol/h。胃酸排出量取决于壁细胞的数目和功能状态。

胃液中 H^+ 的最大浓度可比血浆中高 3×10^6 倍,因此壁细胞分泌 H^+ 是逆着巨大的浓度梯度进行的主动过程,需消耗大量能量。分泌 H^+ 是依靠壁细胞顶端分泌小管膜上的质子泵(proton pump,即 H^+-K^+-ATP 酶)实现的,它可被质子泵抑制剂如奥美拉唑(omeprazole)抑制,临床上可用这类药物治疗胃酸分泌过多引起的消化性溃疡。

壁细胞分泌盐酸的基本过程如图 6-5 所示:H^+ 的来源为壁细胞内水的解离,Cl^- 来自血浆。细胞内的 H^+ 逆着浓度梯度被分泌小管膜上的质子泵泵入小管腔内,小管腔中的 K^+ 则与之交换而进入细胞内。壁细胞主动分泌 H^+ 的同时,顶端膜中的钾通道和氯通道也开放。进入细胞内的 K^+ 可经钾通道再回到小管腔内,细胞内的 Cl^- 通过氯通道被排入小管腔,与 H^+ 形成 HCl。需要时,HCl 由壁细胞分泌小管腔进入胃腔。壁细胞内含有丰富的碳酸酐酶(carbonic anhydrase, CA),可促使分泌 H^+ 后留在胞内的 OH^- 与细胞代谢产生的 CO_2 结合,形成 HCO_3^-,HCO_3^- 在基底侧膜上通过 Cl^--HCO_3^- 反向转运体与 Cl^- 交换,被转运出细胞,并经细胞间隙进入血液,Cl^- 则被转运入细胞内,补充被分泌入分泌小管腔的 Cl^-。壁细胞基底侧膜上的钠泵将细胞内的 Na^+ 泵出,维持细胞内的低 Na^+ 浓度。在消化期,由于胃

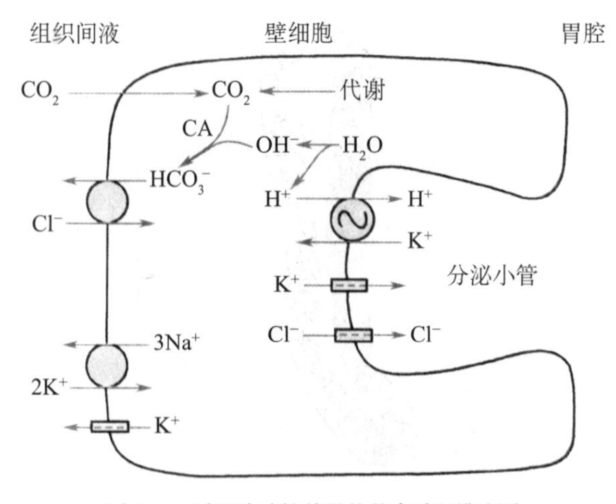

图 6-5 壁细胞分泌盐酸的基本过程模式图

CA:碳酸酐酶

酸大量分泌的同时有大量 HCO_3^- 进入血液，使血液暂时碱化，形成所谓餐后碱潮(postprandial alkaline tide)。

胃内的盐酸具有多种生理作用：①激活胃蛋白酶原，使之转变成有活性的胃蛋白酶，并为胃蛋白酶提供适宜的酸性环境；②使食物中的蛋白质变性，有利于蛋白质的分解；③抑制和杀死随食物入胃的细菌；④胃酸进入小肠后可促进促胰液素和缩胆囊素的分泌，进而引起胰液、胆汁和小肠液的分泌。⑤盐酸造成的酸性环境有利于小肠对铁和钙的吸收；但是过多的胃酸对胃和十二指肠黏膜有侵蚀作用，是十二指肠溃疡的病因之一。

（二）胃蛋白酶原

胃蛋白酶原(pepsinogen)主要由主细胞合成，颈黏液细胞、贲门腺和幽门腺的黏液细胞以及近端十二指肠腺也能分泌。胃蛋白酶原以不具有活性的酶原颗粒形式储存在细胞内。分泌入胃腔内的胃蛋白酶原，在胃酸作用下，切除掉一小段多肽，转变为有活性的胃蛋白酶(pepsin)。已激活的胃蛋白酶对胃蛋白酶原也有激活作用，即自身催化(正反馈)。

胃蛋白酶能水解蛋白质，主要产物是胨，还能产生少量的多肽或氨基酸。胃蛋白酶只有在酸性较强的环境中才能发挥蛋白质水解作用，其最适 pH 为 1.8～3.5。

（三）内因子

内因子(intrinsic factor)是由壁细胞分泌的相对分子质量为 55 000 的一种糖蛋白。内因子有两个活性部位：一个部位可与维生素 B_{12}结合，形成复合物，保护维生素 B_{12}免遭肠内水解酶的破坏；另一部位则可与远端回肠上皮细胞膜上的受体结合而促进回肠主动吸收维生素 B_{12}。胃大部切除患者由于壁细胞数量大减而缺乏内因子，可影响维生素 B_{12}的吸收，进而影响红细胞生成，出现巨幼红细胞性贫血(见第三章)。

（四）黏液和 HCO_3^-

胃液中含有大量的黏液(mucus)，由胃黏膜表面上皮细胞、泌酸腺、贲门腺和幽门腺的黏液细胞共同分泌。有较高的黏滞性和形成凝胶的特性，覆盖于胃黏膜表面，形成一层 0.5 mm 厚的保护层。另外，由非泌酸细胞分泌和组织液中的 HCO_3^- 进入胃腔，与黏液联合形成一个抗胃黏膜损伤的屏障，称为黏液-碳酸氢盐屏障(mucus bicarbonate barrier)(图 6－6)。这层滑润的屏障可保护胃黏膜免受食物的摩擦损伤，有助于食物在胃内移动，其高度黏稠的特性可延缓胃液中 H^+ 渗入到黏膜上皮表面，阻止胃黏膜细胞与胃蛋白酶及高浓度的酸直接接触。当 H^+ 从黏液表面向其深层缓慢扩散时，将与从黏液下面的上皮细胞分泌而逐渐向表面扩散的 HCO_3^- 相遇，H^+ 和 HCO_3^- 发生中和，在黏液层中便形成一个 pH 梯度。因此，虽然胃腔内 pH＜2，但胃黏膜上皮表面的 pH 可接近中性，胃蛋白酶的活性大大降低。黏液凝胶分子还以共价结合方式与脂肪酸链构成一道有效屏障，可阻止胃蛋白酶通过。因此，胃黏膜表面的黏液层可有效防止胃内的 H^+ 对胃黏膜的直接侵蚀作用以及胃蛋白酶对胃黏膜的消化作用。

正常时，胃酸和胃蛋白酶不会消化胃黏膜本身，除了上述的黏液-碳酸氢盐屏障外，还有如下 3 种机制。

(1) 胃上皮细胞的顶端膜和相邻细胞侧膜之间存在的紧密连接(tight junction)，对脂溶

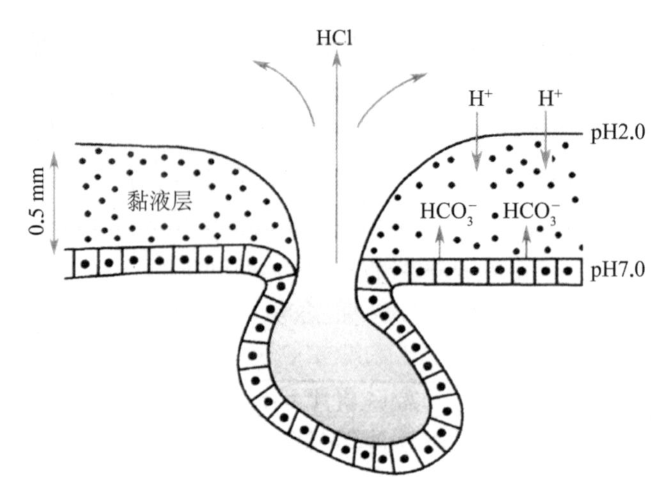

图 6-6 胃黏液-碳酸氢盐屏障模式图

性物质易通透，而对离子化物质如 H^+ 和 Na^+ 则相对不通透，因此可阻止胃腔内的 H^+ 进入黏膜层内，称为胃黏膜屏障(gastric mucosal barrier)。

(2) 胃黏膜能合成和释放大量的前列腺素和表皮生长因子，可抑制胃酸、胃蛋白酶原的分泌，刺激黏液和碳酸氢盐分泌，使胃黏膜微血管扩张，增加胃黏膜血流，因此有助于维持胃黏膜的完整和促进受损胃黏膜的修复。

(3) 胃黏膜上皮细胞处于不断的生长、迁移和脱落状态，因此胃黏膜上皮是不断更新的。损伤的上皮细胞脱落，被由干细胞分化的新细胞所代替，这给胃黏膜提供了进一步的保护作用。

许多因素如乙醇、阿司匹林类药物以及幽门螺杆菌感染等，均可破坏或削弱胃黏膜屏障，易造成胃黏膜损伤，引起胃炎或溃疡。乙醇和阿司匹林类药物不但可抑制黏液及碳酸氢盐的分泌，破坏黏液-碳酸氢盐屏障，还能抑制胃黏膜合成前列腺素，降低细胞保护作用。幽门螺杆菌能产生大量活性很高的尿素酶，将尿素分解为氨和 CO_2。氨能中和胃酸，从而使幽门螺杆菌能在酸度很高的胃内生存。尿素酶和氨的积聚还能损伤胃黏液层和黏膜细胞，破坏黏液-碳酸氢盐屏障和胃黏膜屏障，致使 H^+ 向黏膜反流，从而导致消化性溃疡的发生。

二、胃液分泌的调节

在空腹时，胃腺仅分泌少量(每小时数毫升)含黏液和少量胃蛋白酶原以及几乎无酸的胃液。进食是胃液分泌的自然刺激物，它通过神经和体液因素调节胃液的分泌。

(一) 调节胃酸分泌的主要内源性物质

在胃和小肠，许多内源性物质可直接或间接地作用于壁细胞，促进或抑制其分泌胃酸。

1. 促进胃酸分泌的物质

(1) 乙酰胆碱：大部分支配胃腺的迷走神经节后纤维末梢和部分肠壁内在神经末梢都释放乙酰胆碱。乙酰胆碱可与壁细胞膜上的胆碱能 M_3 受体结合，刺激壁细胞分泌盐酸，其作用可被 M 受体拮抗剂阿托品(atropine)阻断。迷走神经胆碱能纤维也支配胃黏膜泌酸区内的肠嗜铬样细胞,促进其分泌组胺,后者作用于壁细胞膜上的 H_2 受体,间接地引起壁细胞分泌盐酸。

(2) 促胃液素(gastrin):促胃液素是由胃及上段小肠黏膜的 G 细胞分泌的一种多肽,主要经血液循环到达壁细胞,通过与膜上的促胃液素受体/胆囊收缩素 B 受体结合而强烈刺激胃酸分泌。促胃液素也能作用于肠嗜铬样细胞,通过促进组胺的释放,间接引起壁细胞分泌盐酸(图 6-7)。促胃液素的分泌受其他胃肠激素的影响:如生长抑素、促胰液素、抑胃肽等均可抑制促胃液素的分泌。促胃液素也是泌酸腺黏膜生长的一个不可缺少的调节物,此外它还可刺激胃肠上皮的生长。

(3) 组胺(histamine):组胺是由胃黏膜固有层内的肠嗜铬样细胞(enterochromaffin-like cell, ECL cell)释放的一种活性胺化合物,以旁分泌的形式作用于邻近壁细胞膜上的组胺 H_2 受体,强烈刺激胃酸分泌。肠嗜铬样细胞膜上具有胆囊收缩素 B 受体和 M_3 型胆碱能受体,因此,促胃液素及乙酰胆碱都能刺激组胺释放。D 细胞分泌的生长抑素通过激活肠嗜铬样细胞膜上的生长抑素受体而抑制组胺的释放。乙酰胆碱、促胃液素和组胺与壁细胞膜上相应的受体结合后,通过不同的信号转导途径,刺激壁细胞分泌盐酸。当联合使用促胃液素和组胺,或者联合使用乙酰胆碱和组胺,胃酸的分泌将比单独使用的代数和要大得多,说明组胺对促胃液素和乙酰胆碱均有加强作用(图 6-7)。H_2 受体阻断剂西咪替丁(cimetidine)不但能有效地抑制组胺引起的胃酸分泌,而且通过消除组胺的加强作用,还能部分抑制或削弱促胃液素、乙酰胆碱以及食物消化产物引起的壁细胞分泌。

2. 抑制胃酸分泌的物质

(1) 生长抑素(somatostatin):生长抑素由 D 细胞释放,对胃酸分泌有很强的抑制作用。抑制壁细胞的腺苷酸环化酶,降低胞质内的 cAMP 水平,从而抑制胃酸分泌。生长抑素可通过直接抑制壁细胞分泌盐酸、抑制 G 细胞分泌促胃液素、抑制 ECL 细胞释放组胺等多种途径使胃酸分泌减少。

(2) 促胰液素:促胰液素由小肠上部黏膜的 S 细胞释放,促进胰液中碳酸氢盐和水的分泌,也具有明显的抑制促胃液素和胃酸分泌的作用。

(3) 5-羟色胺:5-羟色胺是存在于肌间神经丛中的神经递质,能抑制促胃液素引起的胃酸分泌,但对基础胃酸分泌无抑制作用。

(4) 前列腺素:前列腺素存在于胃黏膜和肌层中。迷走神经兴奋和促胃液素均可引起前列腺素分泌增多。前列腺素对进食、促胃液素、组胺等引起的胃液分泌具有显著的抑制作用,参与了胃液分泌的负反馈调节。

(二) 消化期胃液分泌的调节

进食后胃液分泌的调节,一般按感受食物刺激的部位,分成 3 个时相来分析,即头期、胃期和肠期胃液分泌调节(图 6-8)。这 3 个时期的划分完全是人为的,消化过程中,这 3 个时期几乎同时开始、互相重叠。

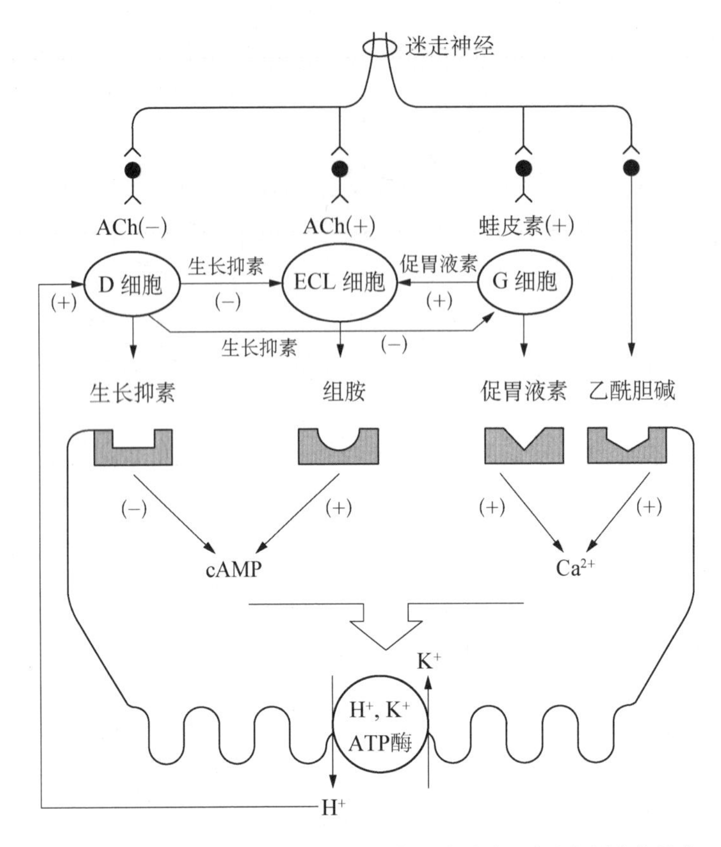

图 6-7 乙酰胆碱、组胺、促胃液素和生长抑素等壁细胞分泌胃酸的促进及抑制作用机制示意图

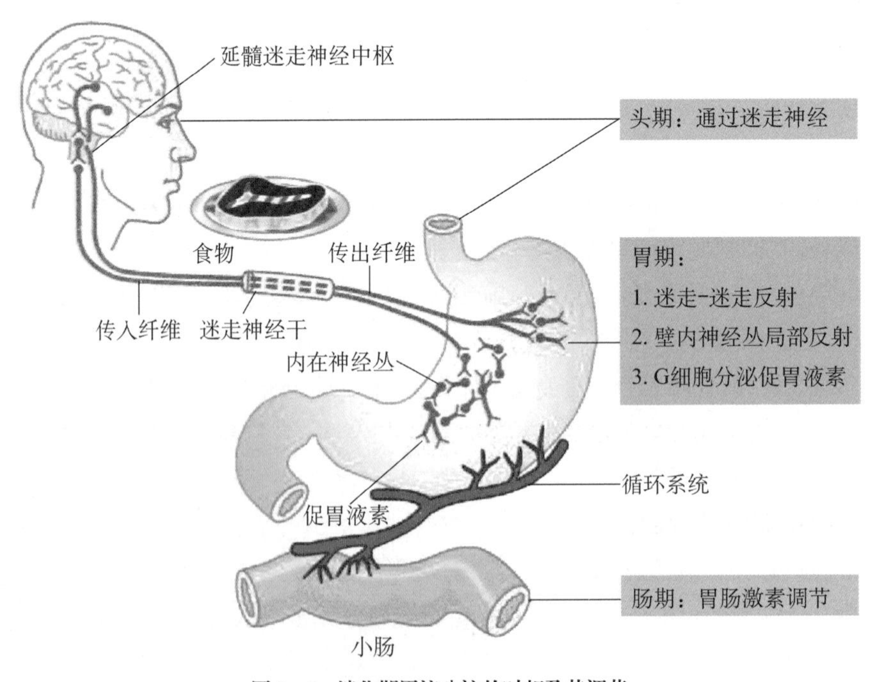

图 6-8 消化期胃液分泌的时相及其调节

1. 头期胃液分泌 头期胃液分泌由进食引起，传入冲动均来自头面部感受器。这可用假饲（sham feeding）的实验方法加以证实。实验观察前，通过手术给犬造一个食管瘘和一个胃瘘，当食物经过口腔进入食管后，随即从食管瘘处流出体外，食物并未进入胃内（故称为假饲），却能引起胃液分泌。

由进食引起的头期胃液分泌，主要通过神经反射进行调节，包括条件反射和非条件反射两种机制。条件反射引起的胃液分泌是由食物的气味、形象、有关声音等刺激了嗅、视、听等感受器，分别经由第Ⅰ、Ⅱ、Ⅷ对脑神经传入中枢。在人类，还可以通过对可口食物的想象而引起胃液分泌。非条件反射是当咀嚼和吞咽食物时，刺激了口腔和咽部等处的化学和机械感受器，经由第Ⅴ、Ⅶ、Ⅸ、Ⅹ对脑神经传入中枢而引起的反射性胃液分泌。反射中枢包括延髓、下丘脑、边缘系统和大脑皮质。迷走神经是条件反射和非条件反射共同的传出神经。当切断支配胃的迷走神经后，假饲不再引起胃液分泌。迷走传出通过两条途径影响胃液分泌：一是节后纤维末梢释放乙酰胆碱，直接支配胃腺；二是节后纤维末梢释放促胃液素释放肽（gastrin-releasing peptide，又称蛙皮素或铃蟾肽 bombesin），作用于幽门部G细胞膜上的相应受体，促进促胃液素的释放，间接促进胃腺分泌（图6-7）。在头期胃液分泌中，迷走神经的作用以前者为主，后者则属于体液调节。

头期胃液分泌的特点是量和酸度都很高，其分泌量占整个消化期分泌量的约30%，消化力（胃蛋白酶含量）尤其高，而且分泌持续的时间较长。头期胃液分泌受情绪和食欲的影响很大。

2. 胃期胃液分泌 当把食糜直接由胃瘘放入主胃内，可引起大量的胃液分泌，并持续数小时。食物刺激胃所引起的胃液分泌，称为胃期胃液分泌。

入胃的食物刺激胃壁上的机械和化学感受器，通过以下4种机制继续引起胃液分泌：①食物机械性扩张刺激胃底、胃体部的感受器，冲动沿迷走神经传入纤维传至中枢，再通过迷走神经传出纤维引起胃液分泌，这一反射称为迷走-迷走反射（vagovagal reflex）；②扩张刺激胃底、胃体部感受器，通过壁内神经丛的局部反射，直接或通过促胃液素间接引起胃液分泌；③扩张刺激幽门部，通过壁内神经丛，作用于幽门部G细胞，释放促胃液素；④食物的化学成分（主要是蛋白质消化产物）直接作用于G细胞，使后者释放促胃液素。

胃期的胃液分泌量占整个消化期分泌量的约60%，酸度和胃蛋白酶的含量也很高，但消化力不如头期胃液分泌强。

3. 肠期胃液分泌 将食糜、肉的提取物或蛋白胨液由瘘管直接注入十二指肠内，也可引起胃液分泌的轻度增加，这种食物直接刺激小肠所引起的胃液分泌称为肠期胃液分泌。主要是食物的机械扩张刺激以及消化产物作用于十二指肠黏膜，使后者释放促胃液素、肠泌酸素（entero-oxyntin），通过血液循环作用于胃，促进胃液分泌。

肠期胃液分泌的量不大，只占整个消化期胃液分泌量的约10%，酸度不高，消化力也不很强。可能与食物在小肠内同时还产生许多对胃液分泌起抑制作用的调节因素有关。

（三）在消化期抑制胃酸分泌的主要因素

正常消化期的胃液分泌还受到各种抑制性因素的调节。食糜进入小肠后对胃液分泌的刺激作用是短暂和间断的。盐酸、脂肪和高张溶液是胃肠道内抑制胃液分泌的 3 个重要因素。

1. 盐酸 盐酸是胃腺活动的产物，但过多的盐酸对胃腺的活动又具有抑制性作用，这是典型的负反馈调节。在胃液分泌的头期和胃期，随着胃液分泌的增加，胃内酸度增加，pH 降低。当胃窦 pH 降至 1.2～1.5 时，胃内的盐酸通过抑制 G 细胞释放促胃液素和刺激 D 细胞释放生长抑素，抑制胃酸分泌。这种负反馈机制有助于防止胃酸过度分泌，保护胃黏膜。

胃酸进入十二指肠后，当其内容物的 pH≤2.5 时，也能反馈抑制胃酸的分泌，其作用是通过刺激小肠黏膜释放促胰液素和球抑胃素（bulbogastrone）实现的。促胰液素通过血液循环作用于胃窦 G 细胞，可抑制促胃液素释放，并降低壁细胞对促分泌物质的反应。目前对球抑胃素的化学结构和成分尚不清楚。

2. 脂肪 脂肪及其消化产物抑制胃液分泌的作用发生在脂肪进入十二指肠后。我国生理学家林可胜在 20 世纪 30 年代首先发现，从小肠黏膜中可提取出一种物质，由静脉注射后，可使胃液分泌量、酸度和消化力均降低，并抑制胃的运动。这个物质主要是由上段小肠释放，曾被认为是脂肪在小肠内抑制胃液分泌的体液因素，故称为肠抑胃素（enterogastrone）。目前认为，肠抑胃素并不是一个独立的激素，而是包含数种存在于小肠内的、具有抑制胃酸分泌作用的胃肠激素，如促胰液素、抑胃肽、缩胆囊素等。

3. 高张溶液 当高张食糜进入十二指肠后，可使肠腔内出现高张溶液。高张溶液对胃液分泌的抑制作用，可能通过两条途径抑制胃液分泌：①刺激小肠内渗透压感受器，通过肠-胃反射抑制胃液分泌；②刺激小肠黏膜释放肠抑胃素，通过血液循环抑制胃液分泌。

随着消化产物被吸收，以及肠内盐酸被胰液、胆汁中和，高张溶液被稀释，肠内抑制胃液分泌的因素又被消除。正常消化期的胃液分泌是促进因素和抑制因素共同作用的结果。

三、胃的运动和排空

根据胃壁肌层的结构和功能特点，可将胃分为头区和尾区。头区包括胃底和胃体的上 1/3，运动较弱，主要功能是储存食物。尾区为胃体的下 2/3 和胃窦，运动较强，主要功能是磨碎食物、使食物与胃液充分混合以形成食糜，以及逐步将食糜排至十二指肠。

（一）胃运动的形式及其调节

1. 紧张性收缩 胃壁平滑肌经常处于一定程度的缓慢持续收缩状态，称紧张性收缩（tonic contraction）。这种运动使胃保持一定的形状、位置和压力，是其他运动形式的基础。

2. 容受性舒张 当咀嚼和吞咽时，食物对口腔、咽、食管等处感受器的刺激可反射性地引起胃底和胃体（头区为主）肌的舒张，称为胃的容受性舒张（receptive relaxation）。它可使胃腔容量由空腹时的 50 ml 增加到进食后的 1.5 L，以适应大量食物的涌入而胃内压力却不至于大幅度升高，以完成容纳和储存食物的功能。容受性舒张是通过迷走-迷走反射实现的，其节后神经纤维释放的递质可能是血管活性肠肽。

3. 蠕动 食物进入胃约 5 min 后，胃开始出现明显的蠕动。蠕动从胃的中部开始，有节律地向幽门方向推进（图 6－9）。在人，胃蠕动波的频率约 3 次/分，每次蠕动约需 1 min 到达幽门。因此在整个胃上，通常是一波未平，一波又起。蠕动波在初起时较小，在向幽门方向推进的过程中，幅度和速度都逐步增加，当接近幽门时明显加强。由于幽门处腔很窄，约只有 5 ml 食糜被推入十二指肠。终末胃窦收缩使幽门闭合，胃窦内压力升高，食糜被反向推回到近侧胃窦或胃体。食糜的这种后退有助于块状食物在胃内进一步被磨碎。胃的蠕动受胃平滑肌的基本电节律控制，也受神经和体液因素的影响。迷走神经胆碱能纤维冲动增加时，可使基本电节律的频率和传播速度加快，进而使胃蠕动加快、加强。交感神经兴奋的作用则相反（正常情况下交感神经对胃运动的影响很小）。促胃液素可使胃的基本电节律的频率以及动作电位的频率增加，胃蠕动加强。促胰液素和抑胃肽则使胃蠕动减弱。食物对胃壁的机械和化学刺激，可通过壁内神经丛局部反射，使胃肌的紧张性收缩加强，蠕动波传播加快。

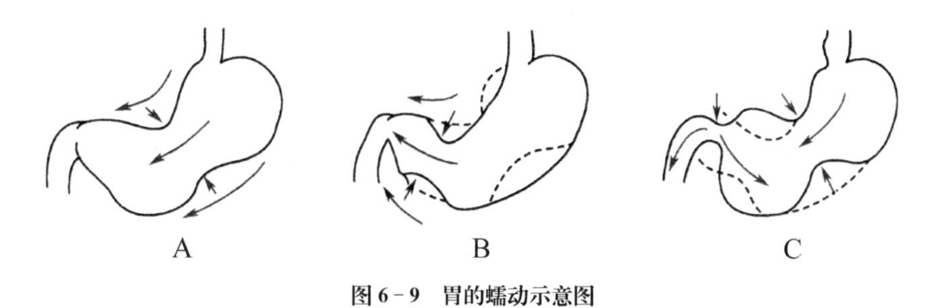

图 6－9　胃的蠕动示意图

A. 蠕动起始于胃的中部，向幽门方向推进；B. 胃蠕动可将少量食糜推入十二指肠；C. 终末胃窦处强有力的蠕动波可将部分食糜反向推回

（二）胃排空

食糜由胃排入十二指肠的过程称为胃排空（gastric emptying）。一般在食物入胃后 5 min 就开始发生。不同食物的排空速度是不同的，和食物的物理性状、化学组成有关。一般来说，稀的流体食物比稠的或固体食物排空快；等张液体比高张或低张液体排空快；小颗粒食物比大块食物排空快。在三大营养物质中，糖类排空最快，蛋白质次之，脂肪最慢。对于混合食物，从胃内完全排空通常需要 4～6 h。

胃排空的动力是胃收缩运动造成的胃内压与十二指肠内压之差。因此，胃排空的速度受来自胃和十二指肠两方面因素的控制。

1. 胃内因素　胃的运动是产生胃内压的根源，也是促进胃排空的动力。当幽门括约肌松弛，胃的运动加强，胃内压大于十二指肠内压时，食糜即可排入十二指肠。

（1）胃内食物量：胃内容物扩张胃壁的机械刺激通过迷走-迷走反射和壁内神经丛反射使胃的运动增强，胃排空加快。胃迷走神经切断术后的患者，胃的收缩减弱，对固体食物的排空减慢。

（2）促胃液素：扩张刺激以及食物的某些化学成分（主要是蛋白质消化产物），可引起胃幽门部 G 细胞释放促胃液素，后者能增强胃的运动，但同时也增强幽门括约肌的收缩，所以净作用是延缓胃排空。

2. 十二指肠因素

(1) 肠-胃反射(enterogastric reflex):食糜进入十二指肠后,其中的盐酸、脂肪、高张溶液以及机械性扩张因素可刺激十二指肠壁的感受器,反射性抑制胃运动,使胃排空减慢,这个反射称为肠-胃反射。肠-胃反射对酸的刺激特别敏感,当十二指肠内 pH 降到 3.5～4.0 时,反射即可引起,从而阻止酸性食糜进入十二指肠。

(2) 十二指肠产生的激素:当过量的食糜,特别是酸或脂肪由胃进入十二指肠后,可刺激小肠上段黏膜释放缩胆囊素、促胃液素、促胰液素、抑胃肽等,抑制胃运动,延缓胃排空。

上述在十二指肠内抑制胃的运动的各项因素并不是经常存在的。随着进入十二指肠的酸性食糜被中和,渗透压降低以及食物的消化产物被吸收,对胃的运动的抑制性影响便渐渐消失,胃的运动便又逐渐增强起来,胃排空再次发生,于是胃又推送另一部分食糜进入十二指肠。可见,胃的排空是间断性进行的,而且是与上段小肠内的消化、吸收过程相适应的。

(三) 呕吐

胃内容物(有时还有上段小肠的内容物)逆向通过食管、口腔被猛力驱出的动作,称为呕吐(vomiting)。它是一个复杂的反射过程,可由机械和化学刺激作用于舌根、咽部、胃、大小肠、胆总管、泌尿生殖器官等处的感受器而引起。呕吐中枢位于延髓网状结构的背外侧缘,来自身体许多部位感受器的传入冲动都可到达呕吐中枢,发动呕吐反射,颅内压增高可直接刺激呕吐中枢。由中枢发出的冲动,经迷走神经、交感神经、膈神经和脊神经到达上消化道、膈肌和腹肌等。

在延髓呕吐中枢附近,还存在一个特殊的化学感受区,体内代谢改变产生的内源性催吐物质,某些中枢催吐药(如阿扑吗啡)都可刺激此化学感受区,通过它再兴奋呕吐中枢,引起呕吐。

呕吐是一种具有保护意义的防御反射,它能排出摄入胃内的有害物质。呕吐对人体也有其不利的一面,剧烈而频繁的呕吐会影响进食和正常的消化活动,并丢失大量消化液,造成体内水、电解质和酸碱平衡的紊乱。

第四节　小肠内消化

食糜由胃进入十二指肠后,开始小肠内消化。食糜在受到胰液、胆汁和小肠液的化学性消化作用,以及小肠运动的机械性消化作用后,消化过程才基本完成。经过消化的营养物质大部分在小肠被吸收,剩余的食物残渣进入大肠。因此,小肠是消化与吸收最重要的部位。食物在小肠内停留的时间依食物的性质而有不同,混合性食物一般在小肠内停留 3～8 h。

一、胰液的分泌

胰腺兼有内分泌和外分泌两种功能。胰腺的内分泌功能主要与糖代谢的调节有关(详见内分泌部分)。胰腺的外分泌物是胰液,是由胰腺的腺泡细胞和小导管细胞合成和分泌的，具有很强的消化作用。

（一）胰液的性质、成分和作用

胰液(pancreatic juice)是无色无臭的碱性液体，pH 为 7.8～8.4，人每日分泌量为 1～2 L，渗透压与血浆大致相等。成分包括水、无机物和有机物。无机物包括 Na^{+}、K^{+}、Ca^{2+}、Cl^{-} 和 HCO_3^{-} 等离子。胰液中 HCO_3^{-} 的含量很高(可比血浆中的浓度高 5 倍)，由小导管上皮细胞分泌，分泌速率高时，HCO_3^{-} 的含量也高。HCO_3^{-} 的主要作用是中和进入十二指肠的胃酸，使肠黏膜免受强酸的侵蚀；并提供小肠内多种消化酶活动适宜的 pH 环境(pH 7～8)。含量占第二位的负离子是 Cl^{-}，当 HCO_3^{-} 浓度升高时，Cl^{-} 浓度下降。Na^{+}、K^{+} 的浓度接近它们在血浆中的浓度，不随分泌速率的改变而改变。

胰液中的有机物主要是消化酶，胰液中所含的消化酶是种类最多也是最齐全的，包含能分解三大类营养物质和核酸等大分子物质的多种酶，由腺泡细胞分泌。

1. 胰淀粉酶 胰淀粉酶(pancreatic amylase)以活性形式分泌，不需激活就可发挥作用。可将糖类水解为糊精和麦芽糖，其最适 pH 为 6.7～7.0。

2. 胰脂肪酶 胰脂肪酶(pancreatic lipase)是三酰甘油水解酶，以活性形式分泌，可将中性脂肪水解为脂肪酸、一酰甘油及甘油，最适 pH 为 7.5～8.5。胰腺分泌的另一种小分子蛋白质，辅脂酶(colipase)，对胆盐微胶粒(乳化的脂滴)有较高的亲和力，可把胰脂肪酶紧密附着于脂肪微滴表面，因而可使胰脂肪酶持续发挥其水解脂肪的作用。胰液中还含有胆固醇酯酶和磷脂酶 A_2，前者能水解胆固醇酯，生成胆固醇和脂肪酸，后者则水解磷脂，生成溶血磷脂和脂肪酸。

3. 蛋白水解酶 主要有胰蛋白酶(trypsin)、糜蛋白酶(chymotrypsin)、弹性蛋白酶(elastase)和羧基肽酶(carboxypeptidase)等，均以无活性的酶原形式贮存于腺泡细胞内。胰蛋白酶原(trypsinogen)在小肠液中肠激酶(enterokinase)的作用下，转变为有活性的胰蛋白酶。酸、组织液等也能使胰蛋白酶原活化。活化后产生的胰蛋白酶也能激活胰蛋白酶原，形成正反馈。胰蛋白酶还能激活糜蛋白酶原、弹性蛋白酶原及羧基肽酶原，使它们分别转化为有活性的糜蛋白酶、弹性蛋白酶及羧基肽酶。胰蛋白酶和糜蛋白酶都能水解蛋白质为脲和胨，当两者一同作用于蛋白质时，可消化蛋白质为小分子的多肽和游离氨基酸。多肽可被羧基肽酶、弹性蛋白酶进一步分解。

此外，胰液中还含有 RNA 酶、DNA 酶，它们也以酶原的形式分泌。在活化的胰蛋白酶作用下激活，可使相应的核酸部分地水解为单核苷酸。

由于胰液中含有三大营养物质的消化酶，因而胰液是一种最重要的消化液。当胰液缺乏时，即使其他消化液分泌正常，食物中的脂肪和蛋白质仍不能完全消化，从而也影响其吸收，常可引起脂肪泻，而糖的消化吸收则一般不受影响。

在正常情况下，胰液中的蛋白水解酶不会消化胰腺本身，这是由于它们是以酶原的形式存在于腺泡细胞及通过导管分泌的。此外，胰腺的腺泡细胞还能分泌少量胰蛋白酶抑制物(trypsin inhibitor)，后者在 pH 3～7 的环境中可与胰蛋白酶结合，使少量被激活的胰蛋白酶丧失活性。当胰导管梗阻或胰液分泌急剧增加时，胰管内压力升高，胰腺腺泡破裂，胰蛋白酶原可渗入胰腺间质而被组织液激活，产生危害自身组织的作用。但是，由于胰蛋白酶抑制物的含量少，作用有限，不能阻止胰蛋白酶的正反馈激活以及其他的蛋白水解酶和磷脂酶 A_2 的激活，结果在短时间内出现大量胰腺组织被破坏，发生急性胰腺炎。

（二）胰液分泌的调节

在非消化期，胰液的分泌量很少。进食后，胰液分泌增加，可见食物是刺激胰液分泌的自然因素。胰液的分泌受神经和体液双重控制，以体液调节为主。胰液分泌的调节也可分为头期、胃期和肠期（图 6-10）。

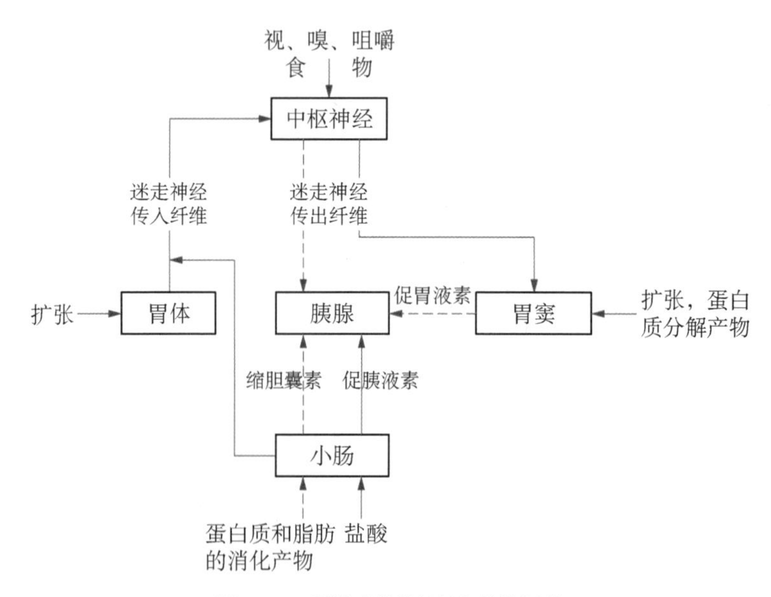

图 6-10　胰液分泌的神经和体液调节

实线表示引起水样分泌；虚线表示引起酶的分泌

1. 头期胰液分泌　假饲可引起含酶多但液体量少的胰液分泌。这是由于条件反射或食物直接刺激口咽部的感受器引起的，传出神经为迷走神经，递质为乙酰胆碱。主要作用于胰腺的腺泡细胞，对小导管细胞的作用较弱。因此，迷走神经兴奋时引起的胰液分泌特点是水分和 HCO_3^- 含量较少，而酶的含量很丰富。迷走神经还可通过促进胃窦黏膜释放促胃液素，后者通过血液循环作用于胰腺，间接引起胰液分泌，但这一作用较小，所以头期胰液分泌主要受神经调节。头期胰液的分泌量约占消化期胰液分泌总量的 20%。

2. 胃期胰液分泌　食物扩张胃，通过迷走-迷走反射引起含酶多但水和 HCO_3^- 量少的胰液分泌。扩张胃以及蛋白质的消化产物也可刺激胃窦黏膜释放促胃液素，间接引起含酶多而水和 HCO_3^- 量少的胰液分泌。胃期胰液的分泌量只占消化期胰液分泌总量的约 10%。

3. 肠期胰液分泌　食糜进入十二指肠和上段空肠后，食糜的一些成分可刺激小肠黏膜释放促胰液素和缩胆囊素，引起胰液分泌。此期的胰液分泌量最多，约占整个消化期胰液分泌量的 70%，HCO_3^- 和酶含量也高。

（1）促胰液素（secretin）：小肠黏膜S细胞分泌的一种多肽激素。引起促胰液素释放的因素有（由强至弱顺序排列）盐酸、蛋白质分解产物、脂肪酸钠。引起促胰液素释放的pH在4.5以下。促胰液素通过血液循环，主要作用于胰腺导管上皮细胞，引起水多、富含HCO_3^-的胰液分泌（酶的含量很低），因而可中和进入十二指肠的HCl，保护小肠黏膜不被HCl侵蚀，并为胰酶充分发挥作用提供适宜的pH环境。促胰液素的释放不依赖于肠管的外来神经，迷走神经兴奋不引起促胰液素的释放。

（2）缩胆囊素（cholecystokinin，CCK）：十二指肠及上段小肠黏膜I细胞释放的一种多肽激素。引起缩胆囊素释放的因素有（由强至弱顺序排列）蛋白质分解产物、脂肪酸钠、盐酸、脂肪。缩胆囊素通过血液循环作用于胰腺的腺泡细胞，使胰腺分泌含酶多的胰液，而对胰液的排出量（水和HCO_3^-的排出）则仅有较弱的作用，故又称为促胰酶素。缩胆囊素对胰腺组织还有营养性作用，能促进胰腺组织蛋白质和核糖核酸的合成。

对于胰腺的外分泌活动，促胰液素和缩胆囊素之间具有协同作用。缩胆囊素可加强促胰液素对胰腺导管的作用，促胰液素也可加强缩胆囊素对胰腺腺泡细胞的作用。

二、胆汁的分泌和排出

肝细胞持续生成和分泌胆汁，胆汁经肝内的胆小管、胆管，最后由肝管出肝。胆管上皮细胞可分泌大量含水和HCO_3^-多的胆汁入胆管。胆汁可直接经胆总管进入十二指肠；在消化间期，大部分胆汁经胆囊管进入胆囊贮存，于消化期再排入十二指肠。胆汁对于脂肪的消化和吸收具有重要作用。

（一）胆汁的性质、成分和作用

胆汁（bile）是一种具有苦味的有色液汁，颜色决定于其中胆色素的种类和浓度。人的肝胆汁呈金黄色，弱碱性（pH 7.4）；胆囊胆汁因被浓缩而颜色加深成深棕色，因HCO_3^-被吸收而呈弱酸性（pH 6.8）。正常成年人每天分泌胆汁0.8～1.0 L。胆汁中除97%是水外，还含有胆盐、卵磷脂、胆固醇、胆色素等有机物及Na^+、Cl^-、K^+、HCO_3^-等无机物。胆汁是唯一不含消化酶的消化液。弱碱性的胆汁有中和部分进入十二指肠内的胃酸的作用。

1. 胆盐 胆汁中最重要的成分是胆盐（bile salts），可促进脂肪的消化和吸收。肝细胞利用胆固醇合成胆汁酸，与甘氨酸或牛磺酸结合后形成甘氨胆酸、牛磺胆酸、甘氨鹅脱氧胆酸和牛磺鹅脱氧胆酸。在碱性的胆汁中，再与Na^+或K^+结合，形成胆盐。胆盐随胆汁排到小肠后，约有95%在回肠末端被肠黏膜吸收入血，经门静脉回到肝脏，再形成胆汁排入肠内，这个过程称为胆盐的肠肝循环（enterohepatic circulation of bile salt）（图6－11）。每次餐后可进行2～3次胆盐的肠肝循环。通过肠肝循环进入肝脏的胆盐可刺激胆汁分泌，是一种重要的利胆剂。

胆盐是双嗜性分子，当其在水溶液中达到一定浓度时，便可聚合形成疏水面朝向内部、亲水面朝向外表的微胶粒（micelle）。食物中的脂肪酸和脂溶性维生素可渗入到微胶粒的内部，共同组成混合微胶粒（mixed micelles）。

胆盐对脂肪的消化和吸收起重要作用。在十二指肠，微胶粒降低了脂肪的表面张力，使

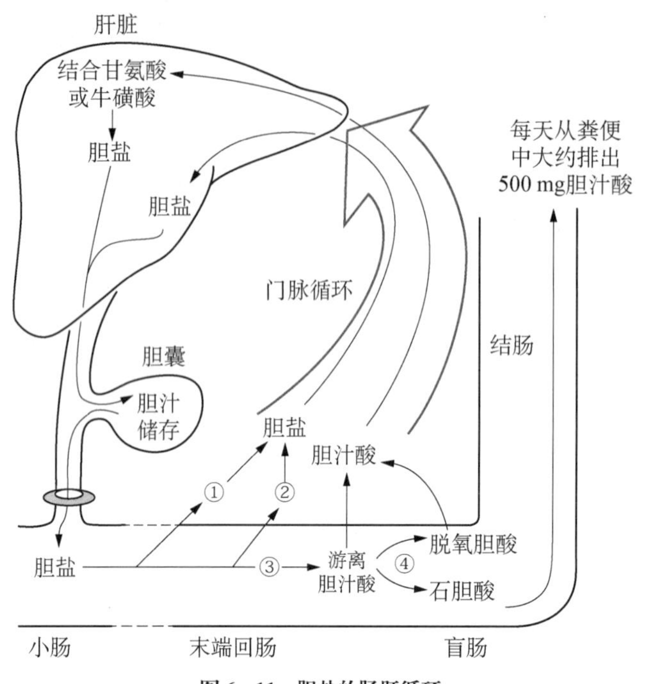

图 6-11　胆盐的肠肝循环

胆盐从小肠重吸收通过 4 条途径：①从小肠被动扩散吸收（次要）；②末端回肠载体介导的主动吸收（最重要）；③吸收前解离成游离胆汁酸；④在肠管中受细菌作用转化后以脱氧胆酸形式被吸收

之分散于水溶液中，形成混悬液（乳化作用），增加了胰脂肪酶与脂肪接触的面积，有利于脂肪的分解。不溶于水的脂肪酸、甘油一酯及脂溶性维生素渗入微胶粒，形成水溶性的混合微胶粒，很容易穿过小肠黏膜表面覆盖的静水层到达肠黏膜表面，有利于脂肪的吸收。

2. 磷脂　主要是卵磷脂，也是双嗜性分子，也有乳化脂肪的作用，并参与混合微胶粒的形成。卵磷脂是胆固醇的有效溶剂，胆固醇的溶解量取决于胆汁中它与卵磷脂的适当比例。如胆汁中的胆固醇含量超过微胶粒的溶解能力，即胆固醇过饱和（胆固醇含量过多或卵磷脂含量过少），胆固醇便从胆汁中析出而形成胆固醇结石。

3. 胆固醇　肝脏脂肪代谢的产物之一，本身也是乳化剂，它不溶于水而溶解于微胶粒中。胆固醇的含量与胆固醇的摄入量有关，长期高胆固醇饮食者较易发生胆结石。一些能阻止胆盐肠肝循环的药物，可使胆盐回收减少，肝脏需要利用更多的胆固醇合成新的胆汁酸，从而可降低血液胆固醇水平。

4. 胆色素　血红蛋白中血红素的代谢产物，胆色素的种类和浓度决定了胆汁的颜色。主要的胆色素是胆红素，呈金黄色。绝大部分胆红素被肝细胞主动摄取后，与葡糖醛酸结合，形成葡糖醛酸胆红素（即结合胆红素），并被分泌入胆汁。结合胆红素易溶于水，如肝脏不能形成足够的结合胆红素，就会导致胆汁中非结合的（即游离型）胆红素水平升高，后者不溶于胆汁中的水，且易与 Ca^{2+} 结合成胆红素钙而发生沉淀，游离胆红素在某些情况下生成增多就有可能形成胆红素结石。

（二）胆汁分泌和排出的调节

肝细胞分泌胆汁是持续进行的。在消化间期，由于胆囊易被扩张，且 Oddi 括约肌处于收缩状态，肝脏分泌的胆汁大部分进入胆囊贮存，仅少量间断地进入小肠。在消化期，肝胆汁可直接由肝脏，连同胆囊胆汁（通过胆囊节律性收缩），大量排出至十二指肠。因此，消化道内的食物是引起胆汁分泌和排出的自然刺激物。引起胆汁排放的因素有（由强至弱顺序排列）高蛋白食物、高脂肪或混合食物、糖类食物。胆汁的分泌和排出受神经和体液因素的调节，以体液调节为主。

1. 神经调节 进食动作或食物对胃、小肠黏膜的刺激均可通过迷走神经引起肝胆汁分泌少量增加、胆囊收缩和 Oddi 括约肌舒张。迷走神经也可通过促进促胃液素的释放，间接引起胆汁分泌和排放增加。

2. 体液调节

（1）促胃液素：可通过血液循环作用于肝细胞引起肝胆汁分泌；也可先引起胃酸分泌，然后由胃排空至十二指肠内的胃酸刺激促胰液素的释放，进而促进胆汁分泌。

（2）促胰液素：促使肝胆管上皮细胞分泌富含水和 HCO_3^- 的胆汁，刺激肝细胞分泌胆盐的作用不显著。

（3）缩胆囊素：经血液循环作用于胆囊和 Oddi 括约肌，引起胆囊强烈收缩和 Oddi 括约肌舒张，促进胆囊排空。也有较弱的促胆汁分泌的作用。

（4）胆盐：胆盐对肝细胞分泌胆汁有很强的刺激作用，通过肠肝循环从门静脉返回肝脏的胆盐能促进胆汁分泌，但对胆囊的运动无明显影响。

胆囊具有在消化间期贮存与浓缩胆汁的作用。胆囊黏膜可吸收胆汁中的 Na^+、Cl^-、HCO_3^- 和水，使胆汁浓缩 4～10 倍。消化期在神经、体液因素的作用下，胆囊收缩，将贮存的胆汁排放到十二指肠内。

三、小肠液的分泌

小肠内有十二指肠腺和小肠腺：前者分布于十二指肠上段，分泌碱性黏液，主要作用是保护十二指肠黏膜免受胃酸侵蚀；后者分布于整个小肠，分泌物构成小肠液的主要部分。

（一）小肠液的性质、成分和作用

小肠腺中的肠上皮细胞分泌含大量水和电解质的小肠液，弱碱性（pH 为 7.6），与血浆等渗。分泌量变动范围很大，成年人每天 1～3 L。可稀释消化产物，降低其渗透压从而有利于吸收。小肠液分泌后又被小肠绒毛再吸收，这种液体的循环为小肠内营养物质的吸收提供了便利。

真正由小肠腺分泌入肠腔内的消化酶只有肠激酶（enterokinase）一种，它能激活胰蛋白酶原为胰蛋白酶。在小肠黏膜上皮细胞表面含有多种非小肠腺分泌的消化酶，如分解寡肽成氨基酸的肽酶，分解二糖成单糖的蔗糖酶、麦芽糖酶和乳糖酶。这些酶对食物的消化是在小肠上皮细胞的纹状缘或上皮细胞内进行的。当这些酶随脱落细胞进入肠腔后，则对小肠内的消化不再起作用。

（二）小肠液分泌的调节

小肠液的分泌是经常性的，但在不同情况下，分泌的速率和量的变化可以很大。食糜对肠黏膜局部的机械性和化学性刺激通过肠壁内神经丛引起局部反射，这是调节小肠液分泌的主要机制。小肠黏膜对肠壁的扩张刺激最为敏感，小肠内食糜量越多，小肠液的分泌就越多。迷走神经兴奋可引起十二指肠腺分泌增加（对小肠腺作用并不明显）；交感神经兴奋则抑制其分泌。促胃液素、促胰液素、缩胆囊素和血管活性肠肽等都具有刺激小肠液分泌的作用。

四、小肠的运动

小肠的运动功能是靠肠壁的两层平滑肌（外层较薄的纵行肌和内层较厚的环行肌）来完成的。

（一）小肠运动的形式

1. 紧张性收缩 紧张性收缩是其他运动进行的基础，并使小肠保持一定的形状和位置。当小肠紧张性降低时，肠腔易于扩张，肠内容物的混合和转运减慢；相反，当紧张性升高时，食糜在小肠内的混合和转运速度加快。

2. 分节运动 分节运动（segmentation contraction）是一种以环行肌为主的、舒缩交替进行的节律性运动。当小肠被食糜充盈时，肠壁的牵张刺激可引起该段肠管一定间隔距离的环行肌同时收缩，将小肠分成许多邻接的小节段；随后，原来收缩的部位发生舒张，而原来舒张的部位发生收缩。如此反复进行，使小肠内的食糜不断地被分割，又不断地混合（图 6－12）。

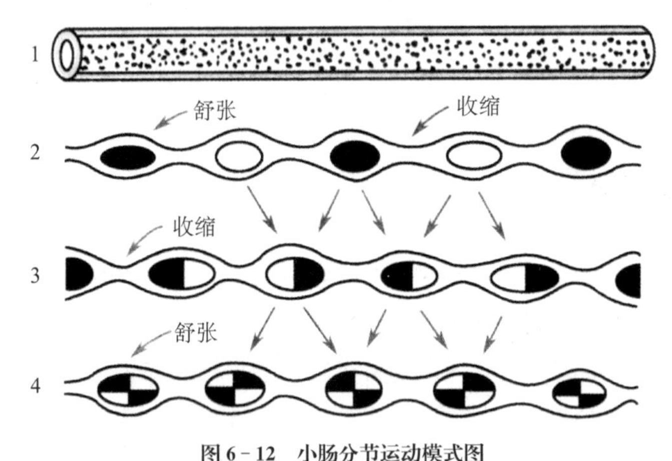

图 6－12　小肠分节运动模式图

1：肠管表面观；2～4：肠管纵切面观，显示不同阶段的食糜节段分割与合拢的情况

分节运动在空腹时几乎不存在，食糜进入小肠后逐渐变强。小肠各段分节运动的频率不同，上部较下部频率高，这种梯度现象与小肠平滑肌基本电节律频率的梯度有关。分节运动常在一段小肠内进行约 20 min，很少向前推进。过后由蠕动波把食糜推进一步，换一个新肠段又进行分节运动。分节运动的意义在于：①使食糜与消化液充分混合，便于化学性消

化；②使食糜与肠壁紧密接触，为吸收创造良好条件；③挤压肠壁有助于血液和淋巴的回流。分节运动的发生不需要外来神经的作用，但刺激迷走神经可使分节运动增强。

3. 蠕动 蠕动可把食糜向着大肠方向推送。蠕动可发生于小肠的任何部位，传播速度较慢，仅 0.5～2 cm/s。蠕动波在小肠上段传播较快，在下段较慢。小肠蠕动波较弱，通常只传播 3～5 cm 便消失。蠕动的意义在于使经过分节运动的食糜向前推进一步，到达一个新肠段，再开始分节运动。

吞咽动作、食糜进入十二指肠，或当肠黏膜受到强烈刺激时（如肠道感染），可引起一种进行速度很快（2～25 cm/s）、传播较远的蠕动，称为蠕动冲（peristaltic rush）。发生蠕动冲时，可在数分钟之内把食糜从小肠上段推送到末端，有时可推送到结肠，从而可迅速清除食糜中的有害刺激物或解除肠管的过度扩张。有时在回肠末段可出现逆蠕动（与一般蠕动方向相反），以防止食糜过早通过回盲瓣进入大肠。

（二）小肠运动的调节

1. 神经调节 肌间神经丛对小肠运动起主要的调节作用。机械性和化学性刺激作用于肠壁感受器时，通过局部神经丛反射可引起小肠运动加强。切断小肠的外来神经，小肠的运动仍可进行。

一般情况下，副交感神经兴奋时肠壁的紧张性升高，蠕动加强，交感神经兴奋则抑制小肠运动。但是，上述效果还依赖肠肌当时的状态而定。如果肠肌的紧张性高，则无论副交感神经或交感神经兴奋都使之抑制；反之亦然。外来神经的作用一般是通过小肠的壁内神经丛实现的。

2. 体液调节 促胃液素、缩胆囊素、促胃动素、胰岛素和 5-羟色胺可增强小肠运动；促胰液素、生长抑素和胰高血糖素则抑制小肠运动。

（三）回盲瓣的功能

回肠末端与盲肠交界处的环行肌显著加厚，起着括约肌的作用，称为回盲括约肌或回盲瓣。在平时保持轻度收缩状态（关闭），主要功能是防止小肠内容物过快地进入大肠，延长食糜在小肠内的停留时间，因而有利于小肠内容物的完全消化与吸收。另一方面，它还可阻止结肠内容物返流入小肠。食物入胃后，通过胃-回肠反射引起回肠蠕动加强；当蠕动波到达回肠末端时，回盲瓣舒张，有大约 4 ml 回肠内容物被驱入结肠。结肠以及盲肠充盈时，则通过壁内神经丛局部反射引起回盲瓣收缩加强和回肠蠕动减弱，延缓回肠内容物通过。

第五节 大肠的功能

人类的大肠内没有重要的消化活动，主要功能是吸收水分（每日可吸收 5～8 L 水）、无机盐及由大肠内细菌合成的复合维生素 B、K 等物质，暂时贮存食物残渣并形成粪便。

一、大肠液的分泌

大肠内含有许多大肠腺，分泌大量黏液。大肠液富含 HCO_3^-，是一种碱性(pH 8.3～8.4)而黏稠的液体。大肠黏液可滑润粪便，减少食物残渣对肠黏膜的摩擦；并通过其黏结作用，有助于粪便的形成。大肠液的分泌主要由食物残渣对肠壁的机械刺激或通过局部神经丛反射引起。

二、大肠内细菌的活动

大肠内有许多细菌，大多是大肠杆菌和葡萄球菌等，主要来自空气和食物。粪便中死的和活的细菌占粪便固体重量的 20%～30%。大肠内的酸碱度和温度，以及大肠内容物在大肠滞留的时间较长，适合于一般细菌的繁殖，这些细菌通常不致病。肠道细菌对人体的作用较复杂，包括有益的和有害的作用，细菌中含有的酶能分解食物残渣。细菌对糖及脂肪的分解称为发酵，对蛋白质的分解称为腐败。肠道细菌的主要作用有：①发酵碳水化合物(主要是纤维素)和脂类，产生短链脂肪酸和多种气体；②利用肠内较简单的物质，合成维生素 K、B_1、B_2、B_{12}和叶酸，由肠壁吸收后可被人体利用；③将胆红素转化为尿胆素原，分解胆固醇和药物等；④使某些氨基酸脱羧生成胺，包括组胺、酪胺、吲哚和粪臭素，其中有些成分由肠壁吸收后到肝脏解毒。

三、大肠的运动和排便

(一) 大肠的运动形式

正常时大肠的运动少而慢，主要有混合运动和推进运动两种。

1. 混合运动 空腹和安静时最常见的运动形式，类似小肠的分节运动，但在同一时间内参与收缩的结肠较长，收缩的环行肌较宽和有力，结果使邻近未收缩的结肠段形成许多呈袋状的节段，称为袋状收缩，结构基础是结肠环行肌间断性增厚。一段结肠发生袋状收缩，持续一段时间后消失，邻近部位的结肠段又发生袋状收缩，如此反复进行，形成袋状往返运动(haustral shuttling)，主要作用是将大肠内容物不断地混合，多见于近端结肠，使肠黏膜与肠内容物充分接触，有利于大肠对水和无机盐的吸收。

2. 推进运动 分节推进运动是指环行肌有规律的收缩，将一个结肠袋内容物推进到邻近肠段。如一段结肠上同时发生多个结肠袋的收缩，并且其内容物被推移到下一段，则称为多袋推进运动(multihaustral propulsion)。稳定向前的短距离蠕动常见于远端结肠，其传播速度很慢(约 5 cm/h)。大肠还有一种进行很快、向前推进距离很长的强烈蠕动，称为集团蠕动(mass peristalsis)。通常开始于横结肠，可将一部分大肠内容物推送至降结肠或乙状结肠。集团蠕动每日发生 1～3 次，常在进餐后发生，尤多见于早餐后 1 h 内，可能由于食糜扩张十二指肠，通过内在神经丛传递，引起十二指肠-结肠反射所致。

(二) 粪便的形成及排便反射

1. 粪便的形成 食物残渣在大肠内停留的时间较长，大部分水被吸收，同时经过大肠内细菌的发酵与腐败作用以及大肠黏液的粘结作用，形成粪便。正常粪便中水分占 3/4，固体物占 1/4。后者包括细菌、食物残渣、消化道脱落的上皮细胞碎片、黏液等。机体的某些代谢产物(如胆色素衍生物),以及某些金属盐类(钙、镁、汞等)也随粪便排出体外。

2. 排便反射　排便受大脑皮质有意识的和腰、骶段脊髓自主性的双重控制。人的直肠内通常没有粪便,当胃-结肠反射发动的集团蠕动将粪便推入直肠时,可扩张刺激直肠壁内的感受器,冲动经盆神经和腹下神经传至腰、骶段脊髓的初级排便中枢,并上传至大脑皮质,产生便意。如果环境许可,即可发生排便反射(defecation reflex)。皮质发出下行冲动在到达脊髓初级排便中枢后,传出冲动经盆神经引起降结肠、乙状结肠和直肠收缩,肛门内括约肌舒张;同时阴部神经传出冲动减少,肛门外括约肌舒张,于是粪便被排出体外。腹肌、膈肌收缩增加腹内压,有助于粪便的排出。如果环境不许可,阴部传出神经兴奋,外括约肌仍维持收缩,几分钟后排便反射便消失。人们如对便意经常予以制止,就使直肠渐渐地对粪便的机械扩张刺激失去正常的敏感性,即引起便意的感觉阈升高,加之粪便在大肠内停留过久,水分吸收过多而变得干硬,引起排便困难,这是产生功能性便秘最常见的原因。

第六节　吸　　收

一、吸收的部位

消化道的不同部位,吸收的能力和速度是不同的。这主要取决于消化道的组织结构,以及食物被消化的程度和停留的时间。

在口腔和食管内,没有营养物质被吸收。胃内吸收也很少,仅吸收少量水分和高度脂溶性的物质如乙醇及某些药物(如阿司匹林)。大肠主要吸收水分和无机盐。小肠吸收的物质种类多、量大,是吸收的主要部位(图 6-13)。糖类、蛋白质和脂肪的消化产物大部分在十二指肠和空肠上段被吸收。回肠具有独特的功能,即主动吸收胆盐和维生素 B_{12}。通常情况下,食物中大部分营养物质在到达回肠时已被吸收完毕,因此回肠还是吸收功能的储备部分。

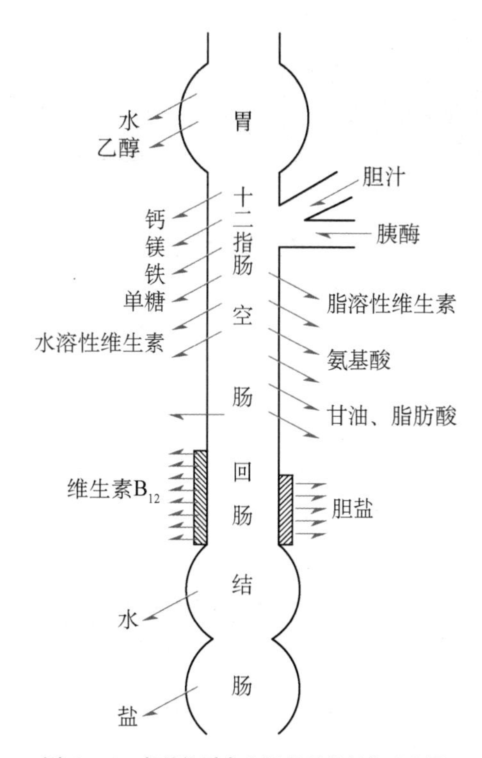

图 6-13　各种物质在小肠的吸收部位示意图

小肠有许多吸收的有利条件(图 6-14):①在小肠内,糖类、蛋白质和脂肪已消化为可吸收的小分子物质。②小肠的吸收面积大。人的小肠长 4～5 m,黏膜形成许多环行皱襞,皱襞上有大量指状突起的绒毛(长度为 0.5～1.5 mm),绒毛表面的柱状上皮细胞顶端膜上有许多微绒毛,使小肠黏膜的表面积比单纯管状增加 600 倍左右,达 200～250 m^2。③小

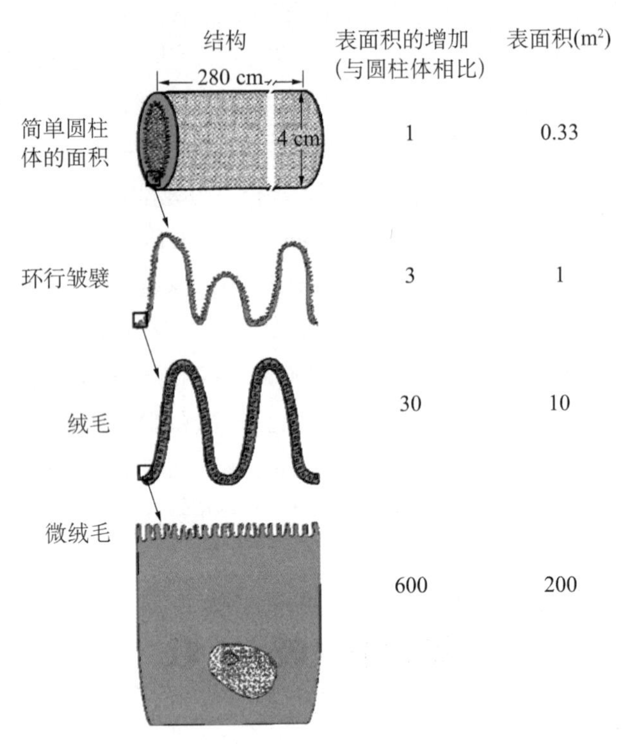

图 6-14　增加小肠表面积的机制示意图

肠绒毛的结构特殊,有利于吸收。绒毛内有毛细血管、毛细淋巴管(中央乳糜管)、平滑肌纤维及神经纤维网。消化期间小肠绒毛的节律性伸缩与摆动,可促进绒毛内血液和淋巴流动。④食物在小肠内停留时间较长(3～8 h),能被充分吸收。

二、吸收的途径与机制

1. 吸收的途径　小肠内营养物质和水的吸收主要通过跨细胞和细胞旁两种途径进入血液或淋巴(图 6-15)。一条是通过小肠绒毛上皮细胞的顶端膜进入细胞内,再通过基底侧膜进入细胞外间隙,最后进入血液或淋巴,称为跨细胞途径;另一条是通过小肠上皮细胞间的紧密连接进入细胞间隙,再进入血液或淋巴,称为细胞旁途径。

2. 吸收的机制　营养物质通过细胞膜的方式有 3 种,包括被动转运、主动转运、入胞和出胞(详见细胞章节)。

三、小肠内主要物质的吸收

小肠不仅吸收由口腔摄入的经过消化的物质和水,还吸收分泌入消化道的各种消化液本身所含的水分、无机盐和某些有机成分。通常小肠每日吸收约数百克糖、100 g 或更多的脂肪,50～100 g 氨基酸,50～100 g 各种离子和 8 L 水。如果这样大量的液体和电解质不被重吸收,势必严重影响内环境的相对稳定,于短期内即可危及生命。正常的小肠吸收潜力远比上述数值大。

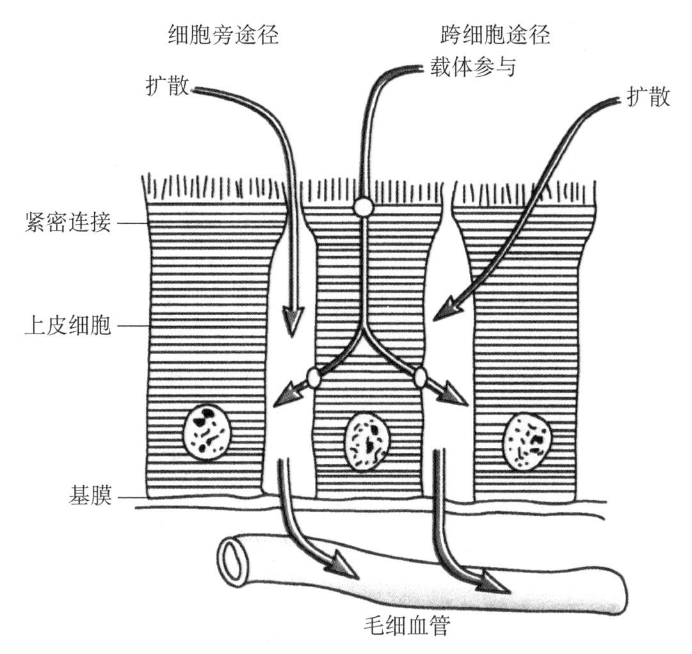

图 6-15 小肠黏膜吸收水和小的溶质的途径示意图

(一) 糖的吸收

糖类一般须被分解为单糖后才能被吸收。肠道中的单糖主要是葡萄糖、半乳糖和果糖。各种单糖的吸收速率差别很大,己糖远快于戊糖。己糖中半乳糖和葡萄糖最快,果糖次之,甘露糖最慢。

葡萄糖是通过继发性主动转运进行吸收的。在肠绒毛上皮细胞的基底侧膜上有钠泵,不断将细胞内的 Na^+ 泵入细胞间液,维持细胞内低的 Na^+ 浓度;在其顶端膜上存在有 Na^+-葡萄糖同向转运体,Na^+ 依靠细胞内、外 Na^+ 的浓度差进入细胞,同时将葡萄糖逆浓度差转运入细胞,然后经基底侧膜处的易化扩散进入细胞间液,再进入血液。半乳糖和葡萄糖的吸收过程相同。果糖不能逆浓度差转运,它以易化扩散的方式被吸收。

(二) 蛋白质的吸收

与单糖吸收机制相似,蛋白质分解产物,包括二肽、三肽以及氨基酸的吸收是也通过继发性主动转运在小肠上部被吸收的。在小肠绒毛上皮细胞的顶端膜上,存在多种 Na^+-氨基酸同向转运体和 H^+-肽同向转运体,前者转运中性、酸性和碱性氨基酸,后者转运二肽、三肽进入细胞。进入细胞的氨基酸经过基底侧膜上的转运体以易化扩散的方式进入细胞间液,然后进入血液。进入细胞的二肽和三肽可被细胞内的二肽酶和三肽酶进一步分解为氨基酸后进入血液。

婴儿的肠上皮细胞可通过入胞和出胞方式吸收适量的未经消化的蛋白质,母体初乳中的免疫球蛋白 A(IgA)可以以这种方式进入婴儿的血液循环,产生被动免疫。

(三) 脂类的吸收

脂类消化产物,包括一酰甘油、游离脂肪酸、胆固醇、溶血卵磷脂,以混合微胶粒的形式存在于肠腔内。混合微胶粒通过覆盖在小肠纹状缘表面的静水层到达微绒毛，释放出其内的脂类消化产物。脂类消化产物顺浓度梯度扩散入细胞，胆盐则留在肠腔内，形成新的混合微胶粒，反复转运脂类消化产物，最后在回肠被吸收。

在肠上皮细胞内，脂类消化产物在滑面内质网再发生酯化，重新合成三酰甘油、胆固醇酯及卵磷脂。然后，它们与肠上皮细胞合成的载脂蛋白结合，形成乳糜微粒（chylomicron）。乳糜微粒在高尔基复合体包装而形成囊泡，迁移到底侧膜，通过出胞方式释出其中的乳糜微粒，进入细胞间隙的乳糜微粒再进入绒毛内的乳糜管（图 6-16）。

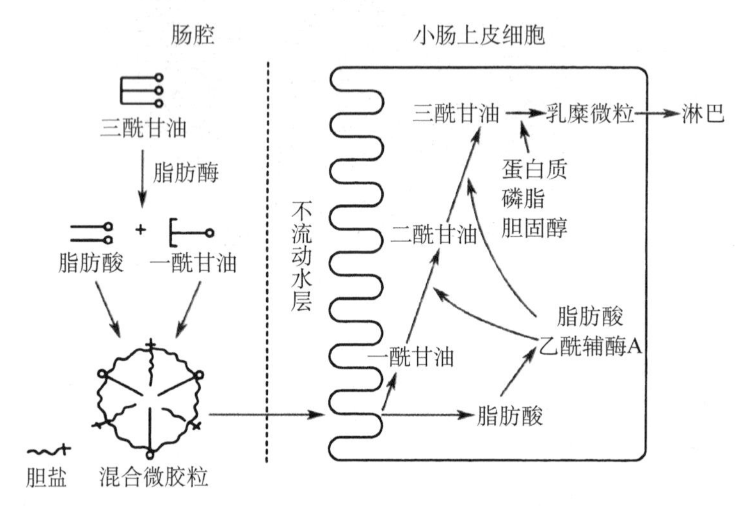

图 6-16　脂类在小肠内被消化和吸收的示意图

少于 10～12 个碳原子的中、短链脂肪酸水溶性较高，不需再酯化，可直接经肠上皮细胞扩散进入绒毛内的毛细血管，随后进入门静脉。由于膳食中的动植物油含 15 个以上碳原子的长链脂肪酸居多，所以脂肪的吸收途径以淋巴为主。

（四）水的吸收

水分的吸收均是被动的，各种溶质，尤其是 NaCl 的主动吸收所产生的渗透压梯度是水分吸收的主要动力。人由消化道吸收回体内的液体量为 8～9 L，绝大部分水是在回肠吸收的，十二指肠和空肠上部净吸收水很少。

（五）无机盐的吸收

一般来讲，单价碱性盐类如钠盐、钾盐、铵盐的吸收很快，多价碱性盐类则很慢。能形成沉淀的盐则不被吸收。

1. 钠的吸收　肠内容物中 95%～99%的钠被吸收，小肠每天吸收 25～30 g 钠，约等于体内总钠量的 1/7；其中摄入的钠为 5～8g，其余为消化液中的钠。一旦肠分泌的钠大量丢失（如严重腹泻），体内储存的钠在几小时内可降至很低甚至危及生命的水平。肠对钠的吸收是逆电化学梯度进行的主动转运过程，即由肠上皮细胞基底侧膜上钠泵的活动所造成的细胞内低 Na^+ 浓度，且肠上皮细胞内的电位较肠腔内负约 40 mV，故肠腔内的 Na^+ 顺电化学梯度易化扩散入细胞，再在基底侧膜经钠泵转运出细胞，进入组织间液，随后入血。

2. 负离子的吸收 小肠内吸收的负离子主要是 Cl^- 和 HCO_3^-。由钠泵活动和钠的吸收产生的电位差(上皮细胞间隙中的电位较肠腔内为正)可促进肠腔内的 Cl^- 向细胞内或细胞间隙移动。在上段小肠的胰液及胆汁中含有大量的 HCO_3^-,首先与通过 Na^+-H^+ 交换进入肠腔内的 H^+ 结合,形成 H_2CO_3,后者在碳酸酐酶的作用下解离为 H_2O 和 CO_2,H_2O 留在肠腔内,CO_2 则通过肠上皮细胞而被吸收入血。也就是说,HCO_3^- 以 CO_2 的形式吸收。

3. 铁的吸收 吸收量很有限,成人每日吸收铁约 1 mg,仅为每日摄入膳食铁的 10%左右。铁的吸收与机体对铁的需要量有关,孕妇、儿童及失血等情况下吸收量增加。食物中的铁主要是 Fe^{3+},易与小肠分泌液中的负离子形成不溶性盐,因此不易被吸收。Fe^{2+} 则在 pH 高达 8.0 的情况下仍是可溶性的,易被吸收。胃酸可促进铁的吸收,胃酸分泌缺乏时铁的吸收减少,易发生缺铁性贫血。维生素 C 可与铁形成可溶性复合物,并能使 Fe^{3+} 还原为 Fe^{2+},因此可促进铁的吸收。

铁主要在十二指肠及空肠内被主动吸收。上皮细胞顶端膜上存在二价金属转运体 DMT1,将铁转运入细胞内。细胞基底侧膜中存在铁转运蛋白 1(FP1),将铁从细胞内转出并进入血液。小部分被吸收入细胞的 Fe^{2+} 通过基底侧膜被主动转运出细胞并入血;其余大部分 Fe^{2+} 被氧化为 Fe^{3+},与胞内的脱铁铁蛋白结合成铁蛋白,暂存在胞内,以后缓慢向血中释放。

4. 钙的吸收 仅一小部分食物中的钙被吸收,大部分随粪便排出。钙的吸收受维生素 D 和机体对钙的需要状况影响。1,25-$(OH)_2$-D_3 促进钙的吸收。机体缺钙或对钙的需要增加时,如低钙饮食、儿童和哺乳期的妇女,钙的吸收增加。钙盐只有在水溶液状态(如氯化钙、葡萄糖酸钙溶液),而且在不被肠腔中任何其他物质沉淀的情况下才能被吸收。酸性环境可增加 Ca^{2+} 的吸收。十二指肠黏膜可通过跨上皮细胞途径主动吸收钙,小肠各段均可通过细胞旁途径被动吸收钙,以后一种途径吸收的总量更多,部位以空肠和回肠为主。

十二指肠黏膜主动吸收钙的跨上皮细胞途径包括以下 3 个步骤:①肠腔内的钙顺电-化学梯度通过顶端膜上特异的钙通道进入细胞;②进入胞内的钙迅速与钙结合蛋白结合,以维持胞内低水平的游离钙浓度;③在基底侧膜处,钙与钙结合蛋白分离,通过基底侧膜上的钙泵和 Na^+-Ca^{2+} 交换体被转运出细胞,然后进入血液。

(六) 维生素的吸收

大多数维生素在小肠上段吸收,但维生素 B_{12} 在回肠被吸收。大多数水溶性维生素是通过依赖于 Na^+ 的同向转运体被吸收的。维生素 B_{12} 须先与内因子结合成复合物后,再到回肠被主动吸收。脂溶性维生素 A、D、E、K 的吸收与脂类消化产物的吸收相同。

(王铭洁)

第七章 能量代谢与体温

第一节 能 量 代 谢

新陈代谢是机体生命活动的基本特征之一，包括分解代谢和合成代谢两个方面。分解代谢时伴有能量的释放，而合成代谢时则需要供给能量，因此，在新陈代谢过程中物质的变化与能量的转移是密切关联的。通常把物质代谢过程中所伴随发生的能量的释放、转移、贮存和利用称为能量代谢(energy metabolism)。

一、机体能量的来源和利用

糖、脂肪和蛋白质是机体的主要能量来源。糖是机体在正常情况下最重要供能物质。按照我国人的饮食习惯，人体所需要的能量约70%由糖类物质的氧化分解提供。食物中的糖类物质经过消化后，以单糖形式被吸收。在循环血液中最主要的糖是葡萄糖，体内葡萄糖的氧化利用可因氧供情况的不同而异。在氧供充足的情况下，通过有氧氧化，1 mol 葡萄糖完全氧化释放的能量可合成38 mol ATP。在氧供应不足时，通过无氧酵解，1 mol 葡萄糖分解释放的能量仅合成2 mol ATP。在一般情况下，绝大多数组织细胞有足够的氧供应，能够通过糖的有氧氧化获得能量。糖酵解虽然只能释放少量能量，但在人体处于缺氧状态时极为重要，因为这是人体的能源物质唯一不需氧的供能途径。人体内某些细胞(如成熟红细胞)由于缺乏有氧氧化酶系，只能依靠糖酵解来供能。脑组织所消耗的能量主要来自糖的有氧氧化，所以对缺氧非常敏感，对血糖的依赖性也较高。如果血糖水平低于正常值的1/3～1/2，即可出现脑的功能障碍，如发生低血糖休克等。脂肪在体内的主要功能是贮存和供给能量。需要时，贮存的脂肪分解为甘油和脂肪酸并进一步氧化供能。在一般生理情况下，人体主要利用体内的糖和脂肪供能，而不依靠蛋白质分解供能。但在某些特殊情况下，如长期不进食或消耗量极大而体内的糖原和贮存的脂肪大量消耗时，将依靠组织蛋白质分解产生氨基酸来取得能量，以维持必要的生理活动。

各种能量物质在体内氧化时所释放的能量，其总量的50%以上迅速转化为热能，其余部分则以化学能的形式储存于三磷酸腺苷(adenosine triphosphate, ATP)分子内。ATP既是体内重要的能量储存物质，又是直接的供能物质，它所释放的能量可供机体完成各种生理活动的需要。人体在生命活动过程中所消耗的ATP由营养物质在体内氧化分解所释放的能量不断地使ADP重新氧化磷酸化而得到补充。

除 ATP 外，体内含有高能磷酸键的分子还有磷酸肌酸（creatine phosphate，CP）等。磷酸肌酸是由肌酸和磷酸合成的，主要存在于肌和脑组织中。当物质氧化释放的能量过剩时，可通过 ATP 转给肌酸合成磷酸肌酸而贮存起来。反之，当 ATP 消耗过多，超过 ATP 的生成速度时，磷酸肌酸可将所贮存的能量转给 ADP，生成 ATP，以补充 ATP 的消耗。这种作用比直接由食物氧化释放能量快得多，只需数分之一秒，因此可以满足机体在发生应急生理活动时对能量的需求。所以，磷酸肌酸可被看作是 ATP 的贮存库。从能量代谢的整个过程来看，ATP 的合成与分解是体内能量转换和利用的关键环节。

机体需要保持能量摄入和消耗之间的平衡。若机体摄入的能量大于消耗的能量，将导致肥胖。临床上常用体质指数（body mass index）作为肥胖的建议诊断指标，体质指数是体重（kg）除以身高（m）的平方所得之商。在我国，成年人体质指数大于 24 可视为超重界限，大于 28 为肥胖界限。

二、能量代谢的测定

机体的能量代谢遵循能量守恒定律，即在整个能量转化过程中，机体所利用的蕴藏于食物中的化学能与最终转化成的热能和所做的外功，按能量来折算是完全相等的。因此，测定机体在一定时间内能源物质代谢所消耗的 O_2 量和产生的 CO_2 量推算出营养物质的消耗量，并计算出产热量。测定机体在单位时间内散发的总热量通常有两种方法：直接测热法和间接测热法。

（一）直接测热法

直接测热法（direct calorimetry）是将受试者居于一特殊的隔热小室内，收集受试者在一定时间内发散的总热量，然后换算成单位时间的代谢量，即能量代谢率。直接测热法的隔热材料昂贵，效果不理想，一般只用于实验研究。

（二）间接测热法

1. 间接测热法的原理　在一般化学反应中，反应物的量与产物的量之间呈一定的比例关系，即定比定律。例如，葡萄糖氧化并释放出一定热量的化学反应式为

$$C_6H_{12}O_6 + 6O_2 \longrightarrow 6CO_2 + 6H_2O + \Delta H$$

利用这样的比例关系，可推算出机体在一定时间内所消耗的各种营养物质的量，计算出它们所释放的热量。为此必须知道每种营养物质氧化分解时产生的能量有多少（即食物的热价），还要分清 3 种营养物质各氧化了多少。

（1）食物的热价：1 g 某种食物在体内氧化（或在体外燃烧）时所释放的能量称为该食物的热价（thermal equivalent of food）。食物的热价有生物热价和物理热价之分，分别是指食物在体内氧化和在体外燃烧时释放的能量。3 种主要营养物质的热价见表 7－1。从表中可以看出，糖和脂肪的生物热价和物理热价完全相等，但蛋白质的生物热价和物理热价不等，这是因为蛋白质在体内不能被完全氧化。

（2）食物的氧热价：某种食物氧化时消耗 1 L 氧所产生的能量称为该食物的氧热价

(thermal equivalent of oxygen)。利用氧热价的概念,可根据机体在一定时间内的氧耗量计算出能量代谢率。3 种营养物质的氧热价见表 7 - 1。

表 7 - 1　3 种营养物质氧化时的热价、氧热价和呼吸商

营养物质	产热量(kJ/g)		耗氧量(L/g)	CO_2 产量(L/g)	氧热价(kJ/L)	呼吸商
	物理热价	生物热价				
糖	17.15	17.15	0.83	0.83	20.66	1.00
脂肪	39.75	39.75	2.03	1.43	19.58	0.71
蛋白质	23.43	17.99	0.95	0.76	18.93	0.80

(3) 呼吸商:由于各种食物的氧热价不同,要根据耗氧量来推算机体的产热量,还必须知道各种食物在体内氧化的比例。呼吸商就是用来估计体内各种物质氧化时的比例。一定时间内机体呼出的 CO_2 的量与吸入的 O_2 量的比值,称为呼吸商(respiratory quotient, RQ)。营养物质在细胞内氧化供能,属于细胞呼吸的过程,因而可根据各种供能物质氧化时产生的 CO_2 量与消耗的 O_2 量计算出它们各自的呼吸商(表 7 - 1)。严格地说,应该以 CO_2 和 O_2 的摩尔数来计算呼吸商,但由于在同一温度和气压条件下,摩尔数相同的不同气体的容积是相等的,所以通常可以用 CO_2 与 O_2 的容积数(ml 或 L)来计算呼吸商,即

$$RQ = \frac{\text{产生 } CO_2 \text{ 的 mol 数}}{\text{消耗 } O_2 \text{ 的 mol 数}} = \frac{\text{产生 } CO_2 \text{ 的 ml 数}}{\text{消耗 } O_2 \text{ 的 ml 数}}$$

葡萄糖氧化时所产生的 CO_2 的量与所消耗的 O_2 量是相等的,所以糖的呼吸商等于 1。蛋白质和脂肪的呼吸商分别为 0.80 和 0.71。可以根据呼吸商的数值来推测机体利用能量的主要来源。如果某人的呼吸商接近于 1,说明该人在该段时间内利用的能量主要来自糖的氧化。如机体主要依靠脂肪代谢供能,呼吸商接近于 0.7;在长期饥饿的情况下,人体的能量主要来自自身蛋白质的分解时,则呼吸商接近于 0.8。正常人进食混合食物时,呼吸商一般在 0.85 左右。

一般情况下,呼吸商能比较准确地反映体内 3 种营养物质氧化分解的比例情况,但在某些特殊情况下,测得的数值会与实际情况不符。例如,机体长期摄取单一营养物质,会使所测得的呼吸商与机体实际代谢情况出现差异。这是因为机体不仅利用这一物质提供能量,还利用这一物质合成体内其他物质。物质在体内转化过程中,脂肪分子中氧的比例较糖低,糖在体内转化成脂肪时,呼吸商会超过 1;肌肉剧烈活动,氧供不足时,糖酵产生的乳酸进入血液,与体内缓冲系统反应后会促进机体排出大量 CO_2,从而使呼吸商变大。酸中毒时,刺激机体排出 CO_2,可导致呼吸商大于 1;相反,在肺通气不足、碱中毒等情况下,呼吸商将变小。总之,根据耗氧量和 CO_2 产生量计算出的呼吸商并不一定与实际代谢情况完全吻合,但在了解能量代谢时,仍是一个非常重要的指标。

更简便的方法是,认为国人受试者一般都吃混合膳食,基础状态下呼吸商定为 0.82,此时的氧热价是 20.20 kJ/L,因此只要测出一定时间内的耗氧量,再乘以 20.20 kJ/L,就得到该段时间内的产热量。

（三）测定机体耗氧量和 CO_2 产生量的方法

有开放式和闭合式两种。开放式的原理是，在机体呼吸空气的条件下，采集一定时间内的呼出气，测定呼出气量并分析呼出气中 O_2 和 CO_2 的容积百分比，比较吸入气（空气）中 O_2 和 CO_2 容积百分比的差数，就可以算出该时间内的耗氧量和 CO_2 产生量。闭合式的是受试者不断从闭合装置中摄取 O_2，而呼出的 CO_2 将由 CO_2 吸收剂（钠石灰）吸收。根据闭合装置内 O_2 容积的减少量，即可计算出单位时间内的耗氧量；再根据实验前后 CO_2 吸收剂的重量差，即可计算出单位时间内的 CO_2 产生量。

三、影响能量代谢的主要因素

影响能量代谢的主要因素有肌肉活动、精神活动、食物的特殊动力作用以及环境温度等。

（一）肌肉活动

肌肉活动对于能量代谢的影响最为显著。机体任何轻微的活动都可以提高代谢率。人在运动或劳动时耗氧量显著增加，最多可达安静时的 10～20 倍，而且在肌肉活动停止后的一段时间内，能量代谢仍然维持在较高水平。这是因为，运动开始时机体需氧量立即增加，但是机体的循环，呼吸机能有个适应过程，摄氧量暂时跟不上肌肉代谢的实际耗氧量的需要，通常把这部分亏欠的氧量称作氧债。机体耗氧量的增加同肌肉活动的强度呈正比关系，因此可以把能量代谢率作为评估肌肉活动强度的指标。

（二）精神活动

人在平静地思考问题时，对能量代谢的影响并不大，产热量增加一般不超过 4%。但在精神处于紧张状态，如烦恼、恐惧或情绪激动时，由于随之而出现的无意识的肌紧张，交感神经的紧张性加强，以及促进代谢的内分泌激素，如甲状腺激素等的释放增多原因，机体产热量可以显著增加。

（三）食物的特殊动力效应

人在进食后 1 h 左右开始，并在此后的 7～8 h 内，虽然同样处于安静状态，但所产生的热量比未进食时有所增加。这种进食能刺激机体产生额外能量消耗的作用，称为食物的特殊动力效应（specific dynamic action of food）。尽管有关食物特殊动力作用产生的确切机制尚未清楚，目前认为很可能与消化系统在处理食物时的能量消耗有关。实验表明，在 3 种主要营养物质中，蛋白质的特殊动力效应最为显著，额外增加的能量可达 30%；处理糖和脂肪额外增加的能量分别为 6%和 4%左右，混合性食物的约为 10%。

（四）环境温度

在环境温度为 20～30℃的情况下，人（裸体或只着薄衣）安静时的能量代谢水平最为稳定。当环境温度低于 20℃时，代谢率即开始增加；在 10℃以下时，则显著增加。冷环境下的代谢率增加主要是由于肌紧张的增强。当环境温度超过 30℃时，代谢率又会逐渐增加，这可能是因为体内化学反应速度加快，还有发汗功能旺盛以及呼吸、循环功能增强等因素的作用。

四、基础代谢

基础代谢(basal metabolism)是指基础状态下的能量代谢。所谓基础状态,是指满足以下条件的一种状态:清晨、清醒、静卧,未作肌肉活动;前夜睡眠良好,测定时无精神紧张;测定前至少禁食 12 h;室温保持在 20～25℃;体温正常。在这种状态下,体内能量的消耗只用于维持基本的生命活动,能量代谢比较稳定,所以把这种状态下单位时间内的能量代谢称为基础代谢率(basal metabolic rate, BMR)。应该指出,BMR 比一般安静时的代谢率要低些,但并不是最低的,因为熟睡时的代谢率更低(比安静时低 8%～10%,但在做梦时可增高)。

能量代谢率常以单位时间内单位体表面积的产热量来表示,其单位是 $kJ/(m^2 \cdot h)$,能量代谢率的高低与体重不成比例,而与体表面积基本上呈正比。除以体表面积后,在不同个体之间可以进行能量代谢率的比较,能判断不同个体的能量代谢是否正常。人体的体表面积的测定,一般可用下面的 Stevenson 公式,即

$$体表面积(m^2) = 0.0061 \times 身高(cm) + 0.0128 \times 体重(kg) - 0.1529$$

也可在体表面积测算图中直接读取(图 7－1),具体做法是在图中分别找出受试者的身高值和体重值在各自标尺上的对应点,这两点的连线与体表面积标尺交点的读数,就是该受试者的体表面积。

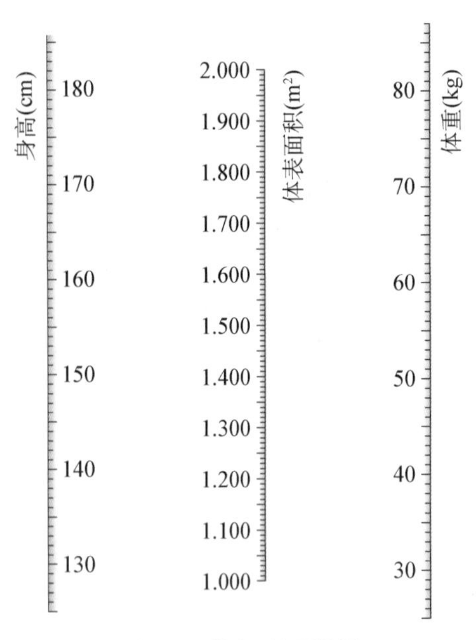

图 7－1 体表面积测算图

通常采用简略法来测定和计算 BMR。采用此方法时,一般将基础状态下的呼吸商设定为 0.82,其相对应的氧热价为 20.20 kJ/L,因此,只需测出一定时间内的耗氧量(O_2)和体表面积(S),即可进行 BMR 的计算。即

$$BMR = O_2 \times 20.20 \div S$$

实际测得的结果表明,BMR 随年龄和性别等不同而有生理变动。通常年龄越大,代谢率越低;在相同的年龄段内,男性的 BMR 平均值高于女性。但是,同一个体的 BMR,只要测定时的条件完全符合前述要求,则在不同时日重复测定的结果是很接近的,表明正常人的 BMR 值是相当稳定的。

关于我国人正常 BMR 的水平,男女各年龄组的平均值如表 7－2 所示。

表 7－2 我国人正常的 BMR 平均值($kJ/m^2 \cdot h$)

年龄(岁)	男性	女性	年龄(岁)	男性	女性
11～15	195.5	172.5	31～40	158.6	146.9
16～17	193.4	181.7	41～50	154.0	142.4
18～19	166.2	154.0	51 以上	149.0	138.6
20～30	157.8	146.5			

一般说来，BMR 的实际测定数值和上述正常平均值比较，如相差在±15%之内，则无论较高或较低，都不认为是病理性的。当相差超过±20%时，才有可能是病理性变化。在各种疾病中，甲状腺功能的改变总是伴有 BMR 的异常。在甲状腺功能减退患者，BMR 可比正常值低 20%～40%；而在甲状腺功能亢进患者，BMR 可比正常值高 25%～80%。因此，BMR 的测定是临床诊断甲状腺疾病的重要辅助方法。糖尿病、红细胞增多症、白血病以及伴有呼吸困难的心脏病等，也伴有 BMR 升高。其他如肾上腺功能低下、肾病综合征、脑垂体的功能低下以及机体处于病理性饥饿时等，则常伴有 BMR 降低。当人体发热时，BMR 将升高。一般说来，体温每升高 1℃，BMR 将升高 13%左右。

第二节　体温及其调节

人和动物的机体都具有一定的温度，这就是体温(body temperature)。体温又分为表层与深部温度两个层次。正常的体温是机体进行新陈代谢和生命活动的必要条件。

一、人体正常体温及其变动

(一) 人体各部的温度

体温可划分为核心温度与外壳温度两个层次，前者称为深部温度(core temperature)，后者称为表层温度(shelltemperature)。人体的深部温度是相对稳定的，身体深部各部位之间的温度差异很小；表层温度则不稳定，体表各部位之间的差异也较大(图 7-2)。

血液循环是体内传递热量的重要途径，使机体深部各个器官的温度能趋于一致。因此机体深部血液的温度可以代表内脏器官温度的平均值。

生理学中所说的体温是指身体深部的平均温度。由于深部温度特别是血液温度不易测试，所以临床上通常用直肠、口腔和腋窝等部位的温度来代表体温。直肠温度正常值为 36.9～37.9℃，更接近机体深部的温度。口腔温度(舌下部)的正常值为 36.7～37.7℃。腋窝温度最低，正常值为 36.0～37.4℃。

(二) 体温的生理变动

在生理情况下，体温可随昼夜、年龄、性别等因素而有所变化，但这种变化的幅度一般不超过 1℃。

1. 昼夜变化　体温在一昼夜之间常发生周期性的波动：清晨 2～6 时体温最低，午后 2～6 时最高。这种昼夜周期性波动称为昼夜节律。大量的研究结果表明，体温的日节律是由一种内在的生物节律所决定的。实验证明，将一切标志时间的外在因素(其中最重要的是昼夜明暗周期)都去除，此时受试者的体温仍表现出昼夜节律特性，但此种节律的周期要比地球的自转周期(24 h)略长。通常认为人体内下丘脑的视交叉上核可能存在着控制昼夜节律的生物钟。

2. 性别　通常，成年女性体温平均比男性高 0.3℃，而且育龄期女性的基础体温随月经

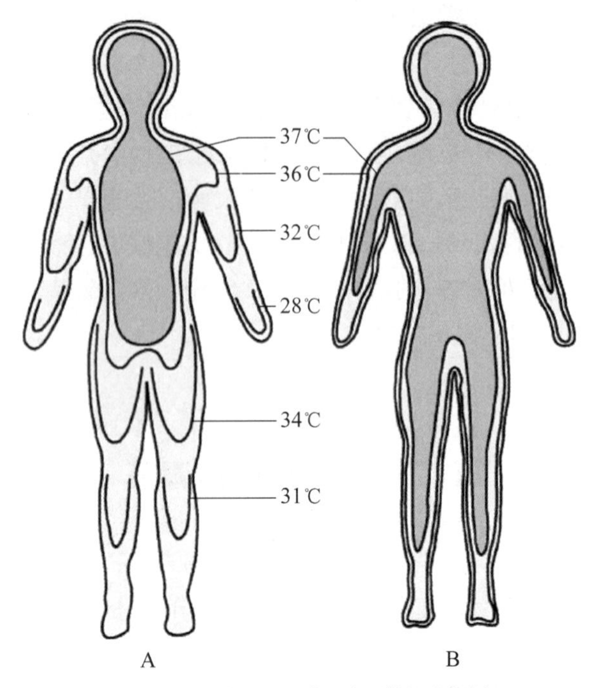

图 7-2 人在不同环境温度下体温分布图

A. 环境温度 20℃；B. 环境温度 35℃

周期而发生变动如图 7-3。女性基础体温在月经期和月经周期的前半期较低，排卵日或排卵前一日最低，排卵升高 0.3～0.6℃。因此，每天测定基础体温可有助于了解有无排卵和排卵的日期，排卵后体温升高，是孕激素作用的结果。

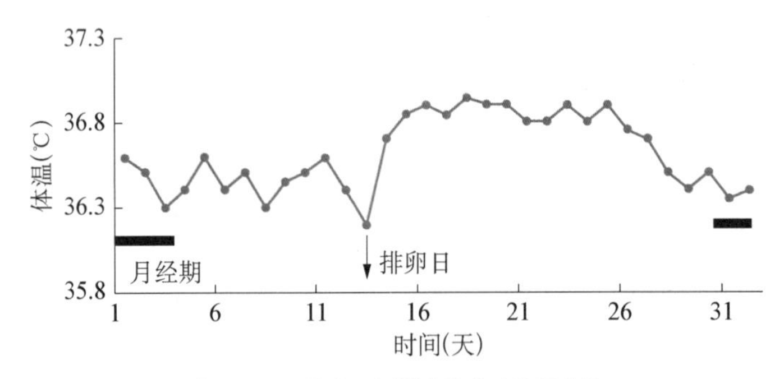

图 7-3 女性月经周期中的基础体温曲线

3. 年龄 总体而言，人体体温随年龄的增长而逐渐降低。在新生儿，特别是早产儿，由于其体温调节机构的发育还不完善，调节体温的能力差，因此体温容易受环境因素的影响而变动。如果不注意保温，洗澡时婴儿的体温可变化 2～4℃之多。因此，对婴幼儿应加强保温护理。老年人因基础代谢率低，体温也偏低，因而也应注意保温。

4. 肌肉活动 肌肉活动时，由于代谢增强，产热量增加，可导致体温升高。所以，临床上测量体温时应先让患者安静一段时间。

5. 其他因素　凡能影响能量代谢的因素都能影响体温。情绪激动、精神紧张、进食、气温变化及麻醉等情况对体温都会发生影响，在测定体温时，应该考虑到这些情况。

二、机体的产热与散热

恒温动物之所以能维持相对稳定的体温，是因为在体温调节机构的控制下，产热和散热两个生理过程能取得动态平衡的结果。

（一）产热过程

1. 主要的产热器官　体内的热量是能量物质在各组织器官中进行分解代谢时产生的。肝脏是人体内代谢最旺盛的器官，产热量最大。

2. 机体的产热形式

（1）战栗产热（shivering thermogenesis）：战栗是指在寒冷环境中骨骼肌发生不随意的节律性收缩。战栗的特点是屈肌和伸肌同时收缩，所以不做外功，但产热量很高。战栗时，机体的代谢率可增加 4～5 倍，这有利于维持机体在寒冷环境中的体热平衡。

（2）非战栗产热（non-shivering thermogenesis）：非战栗产热又称代谢产热。此种产热以褐色脂肪组织（brown fat tissue，BFT）的产热量为最大，约占非战栗产热总量的 70%。成年人体内只有少量褐色脂肪组织，新生儿体内较多。由于新生儿体温调节功能尚不完善，不能发生战栗，所以非战栗产热对新生儿来说意义尤为重要。

3. 产热活动的调节

（1）体液调节：甲状腺激素是调节产热活动的最重要的体液因素。甲状腺激素作用的特点是作用缓慢但持续时间长。肾上腺素、去甲肾上腺素以及生长激素等也可刺激产热，其特点是作用迅速，但维持时间短。

（2）神经调节：寒冷刺激可兴奋机体的交感神经系统，交感神经兴奋又进一步引起肾上腺髓质活动增强，导致肾上腺素和去甲肾上腺素等激素释放增多，使产热增加。寒冷对于甲状腺激素释放的影响也是通过神经系统实现的，即寒冷刺激引起下丘脑促甲状腺激素释放激素的释放，后者再刺激腺垂体释放促甲状腺激素，从而加强甲状腺的活动。

（二）散热过程

人体的主要散热部位是皮肤。当环境温度低于人的表层体温时，大部分体热可以通过皮肤的辐射、传导和对流等方式向外界发散，小部分体热则随呼出气、尿、粪等排泄物而散发。

1. 散热方式　机体散热的方式主要有辐射、传导、对流和蒸发 4 种。

（1）辐射散热：辐射散热（thermal radiation）是指人体以发射红外线的形式将体热传给外界的一种散热形式。在 21℃环境中，机体安静状态下辐射散热所占比例较大，约占总散热量的 60%左右。辐射散热量的多少主要取决于皮肤与周围环境的温度差，以及机体的有效散热面积等因素。

（2）传导散热：传导散热（thermal conduction）是指机体的热量直接传给与机体接触的温度较低的物体的一种散热方式。机体深部的热量依靠血液循环传到体表，再由皮肤直接传给同它接触的物体，如衣物等。由于这些物体都是热的不良导体，所以体热因传导而散失的热量并不多。另外，人体脂肪的导热效能也不高，因而肥胖的人由深部传向皮肤的热量要少些，在炎热的天气里容易出汗。水的比热大，导热性能较好，因此临床上可利用冰帽、冰袋等给高热的患者降温。

（3）对流散热：对流散热（thermal convection）是指通过气体流动来实现热量交换的一种散热方式。体热总是先传导给空气，然后通过对流将热量带走。实际上是传导散热的一种特殊形式。通过对流所散失的热量的多少，受风速影响极大。风速越大，散热量也越多。相反，风速越小，散热量也越少。衣服覆盖的皮肤表层，不易实现对流；棉毛纤维间的空气不易流动，因此增加衣着有利于保温御寒。以上几种直接散热方式，只有在皮肤温度高于环境温度时才有意义。当环境温度高于皮肤温度时，蒸发便成了唯一有效的散热形式。

（4）蒸发散热：这是机体通过体表水分的蒸发而散失体热的一种形式。每蒸发 1 g 水可使机体散发 2.43 kJ 的热量。因此，体表水分的蒸发是一种有效的散热途径。蒸发散热分为不感蒸发（insensible perspiration）和发汗（sweating）两种形式。

1）不感蒸发：人即使处在低温环境中，皮肤和呼吸道也不断有水分渗出而被蒸发掉，这种水分蒸发称为不感蒸发，其中皮肤的水分蒸发又称不显汗，即这种水分蒸发不被觉察，并与汗腺的活动无关。一般情况下，人体 24 h 的不感蒸发量约为 1 000 ml，故给患者补液时，应当考虑到有不显汗丧失的液体量。不感蒸发在有些动物是一种很有效的散热途径，如在犬，在高温下不能分泌汗液，而必须通过热喘呼吸（panting）来增加蒸发散热。

2）发汗：发汗是指汗腺主动分泌汗液的过程。通过汗液蒸发可以带走身体的热量。发汗是可以意识到的，故又称可感蒸发（sensible evaporation）。人在安静状态下，当环境温度达 30℃左右时便开始发汗。如果空气湿度高，而且衣着较多时，气温达 25℃便可引起发汗。人在进行劳动或运动时，气温虽在 20℃以下，也可出现发汗。发汗速度受环境温度和湿度的影响。环境温度越高，发汗速度越快。人若在高温环境中停留时间过久，发汗速度可因汗腺疲劳而明显减慢。环境中湿度高时，汗液不易蒸发，体热就不易散失，结果会反射性地引起大量出汗。

汗液中水分占 99%，固体成分则不到 1%。在固体成分中，大部分为 NaCl，也有少量 KCl 以及尿素等。汗液不是简单的血浆滤出物，而是由汗腺细胞主动分泌的。刚刚从汗腺分泌出来的汗液与血浆是等渗的，但在流经汗腺管腔时，在醛固酮的作用下，汗液中的 Na^+ 和 Cl^- 被重吸收，因此最后排出的汗液是低渗的。当机体因大量发汗而造成体液丧失时，失水多于失盐，常表现为高渗性脱水，此时，要补充大量的水分和适量的 NaCl。

2. 散热活动的调节

（1）皮肤循环的调节：皮肤温度的高低取决于皮肤的血流量。机体可以通过改变皮肤血管的舒缩状态来调节体热的散失量。机体可以通过交感神经控制皮肤血管的口径，调节皮肤血流量，使散热量能符合当时条件下体热平衡的要求。

在炎热的环境中，交感神经紧张活动降低，皮肤小动脉舒张，动-静脉吻合支开放，皮肤血流量因而大大增加。皮肤血流量增多时，较多的体热从机体深部被带到机体表层，使皮肤温度升高，故散热量增加。此时汗腺的活动也是增强的，因为皮肤血流量的增加也给汗腺分泌提供水分。此外，四肢的皮下浅表静脉也有一定的散热作用。

总之，在炎热环境中，机体的代谢率并不降低，可通过增加皮肤血流量和发汗量来增加散热量，减少热储，维持体热平衡。在寒冷环境中，交感神经紧张性增强，皮肤血管收缩，动-静脉吻合支关闭，血流量减少，散热随之减少。

（2）发汗的调节：人体分布有两种汗腺：大汗腺（apocrine gland）和小汗腺（eccrinegland）。大汗腺局限于腋窝和阴部等处，开口于毛根附近。它由青春期开始活动，所以可能和性功能有关。小汗腺则见于全身皮肤，但其分布密度因部位而异：手掌、足跖最多，其次为额部、手背、四肢，躯干最少。然而分泌能力却以躯干最强。

发汗是一种反射性活动。在中枢神经系统中有管理发汗的反射中枢，最主要的中枢是位于下丘脑的发汗中枢，它很可能在体温调节中枢或其附近。人体的汗腺主要接受交感胆碱能纤维支配，故乙酰胆碱有促进汗腺分泌的作用。手掌、足跖及前额等处的汗腺也有一些是受肾上腺素能纤维支配的。所以，温热刺激和精神紧张都能引起发汗，分别称为温热性发汗（thermal sweating）和精神性发汗（mental sweating）。温热性发汗见于全身各处，主要参与体温调节；精神性发汗主要发生在手掌、足跖和前额等部位，与体温调节关系不大。这两种形式的发汗并不是截然分开的，常以混合形式出现。

三、体温调节

人和其他恒温动物的体温，在体温调节中枢的控制下，通过增减皮肤的血流量、发汗、战栗等生理调节反应，能维持在一个相对稳定的水平。这是体温调节的基本过程，称为自主性体温调节（autonomic thermoregulation）。另一方面，机体（包括变温动物）在不同环境中采取的姿势和行为改变，特别是人为了保温或降温所采取的措施，如增减衣着等，则称为行为性体温调节（behavioral thermoregulation）。显然，后者是以前者为基础的，而且两者不能截然分开。例如，人在严寒环境中，如果衣着不暖，则在发生肌肉战栗的同时，还会采取拱肩缩背的姿势和踏步或跑步等御寒行为。以下主要讨论自主性体温调节。

自主性体温调节中，下丘脑的体温调节中枢是控制系统，它发出的传出信息控制产热器官如肝脏、骨骼肌以及散热器官如皮肤、汗腺等受控系统的活动，使机体产热量和散热量保持平衡，机体深部温度维持在一个相对稳定的水平。体温总是会因内外环境，如肌肉活动、代谢率、气温、湿度、风速等因素的变化而受到干扰。这些干扰通过温度检测器，即皮肤及机体深部的温度感受器，将干扰信息反馈至体温调节中枢。经过中枢的整合，再调整受控系统的活动，建立起当时条件的体热平衡，使体温保持稳定。

（一）温度感受器

温度感受器包括外周温度感受器（peripheral thermoreceptor）和中枢温度感受器（central thermoreceptor），前者为游离的神经末梢，后者是神经元。温度感受器又可分为冷感受器和热感受器两种。

1. 外周温度感受器　此种感受器存在于皮肤、黏膜和内脏。当局部温度升高时，热感受器兴奋；反之，温度降低时冷感受器兴奋。这两种感受器各自对一定范围的温度敏感。例如，大鼠阴囊的冷感受器在28℃时发放冲动的频率最高，而热感受器则在43℃时发放冲动频率最高。当温度偏离这两个数值时，两种感受器发放冲动的频率都将减少。此外，皮肤温度感受器对温度的变化速率更为敏感。

2. 中枢温度感受器 中枢温度感受器是指存在于中枢神经系统内的对温度变化敏感的神经元。脊髓、脑干网状结构以及下丘脑等处都含有这样的温度敏感神经元。其中有些神经元在局部组织温度升高时冲动发放频率增加，称为热敏神经元(warm-sensitive neuron)；另一些神经元在局部组织温度降低时冲动发放频率增加，称为冷敏神经元(cold-sensitive neuron)。动物实验研究表明，在脑干网状结构和下丘脑的弓状核中以冷敏神经元居多，而在视前区-下丘脑前部(preoptic-anterior hypothalamus area，PO/AH)中，热敏神经元比较多见。实验证明，局部脑组织温度变动0.1℃，这两种神经元的放电频率就会发生变化，而且不出现适应现象。

（二）体温调节中枢

虽然从脊髓到大脑皮质的整个中枢神经系统中都存在参与调节体温的神经元，而在多种恒温动物中进行横断脑干的实验证明，只要保持下丘脑及其以下的神经结构完整，动物虽然在行为方面可能出现障碍，但仍具有维持体温相对恒定的能力。这说明调节体温的中枢主要位于下丘脑。

实验证明，PO/AH的活动在体温调节的中枢整合中占有非常重要的地位。PO/AH中的某些温度敏感神经元除能感受局部脑温度的变化外，尚能对下丘脑以外的部位，如中脑、延髓、脊髓，以及皮肤、内脏等处的温度变化发生反应。也就是说，来自中枢和外周的温度信息可汇聚于这类神经元。此外，这类神经元能直接对致热原(pyrogen)、5-羟色胺、去甲肾上腺素以及多种肽类物质等发生反应，并导致体温的改变。

（三）体温调定点学说

体温调定点学说认为，体温的调节类似于恒温器的调节，下丘脑PO/AH是机体最重要的体温调节中枢。按照调定点(set point)进行调节活动。正常调定点为37℃。PO/AH的体温调节中枢就是按照这个设定温度来调整体温的。也就是说，当体温与调定点的水平一致时，机体的产热与散热取得平衡；当中枢的局部温度稍高于调定点的水平时，中枢的调节活动立即使产热活动降低，散热活动加强；反之，当中枢的局部温度稍低于调定点水平时，产热活动就加强，散热活动降低，直到体温回到调定点水平。关于调定点的设置过程，目前有多种说法，但诸多学说都归结到一点，即调定点是由PO/AH温度敏感神经元的工作特性决定的。例如，由细菌所致的发热(fever)，是由于在致热原作用下体温调节的调定点被重新设置，称为重调定(resetting)。具体地说，PO/AH热敏神经元的温度反应阈值升高，而冷敏神经元的阈值则下降，调定点因而上移(如上移到39℃)(图7-4)。在发热开始前，先出现战栗等产热反应，直到体温升高到39℃以上时才出现散热反应。只要致热因素不消除，产热和散热过程就继续在此新的体温水平上保持平衡。这就是说，发热时体温调节机制仍在工作，但由于调定点上移，体温升高到高于正常的水平。由于环境温度过高而引起机体中暑时，体温

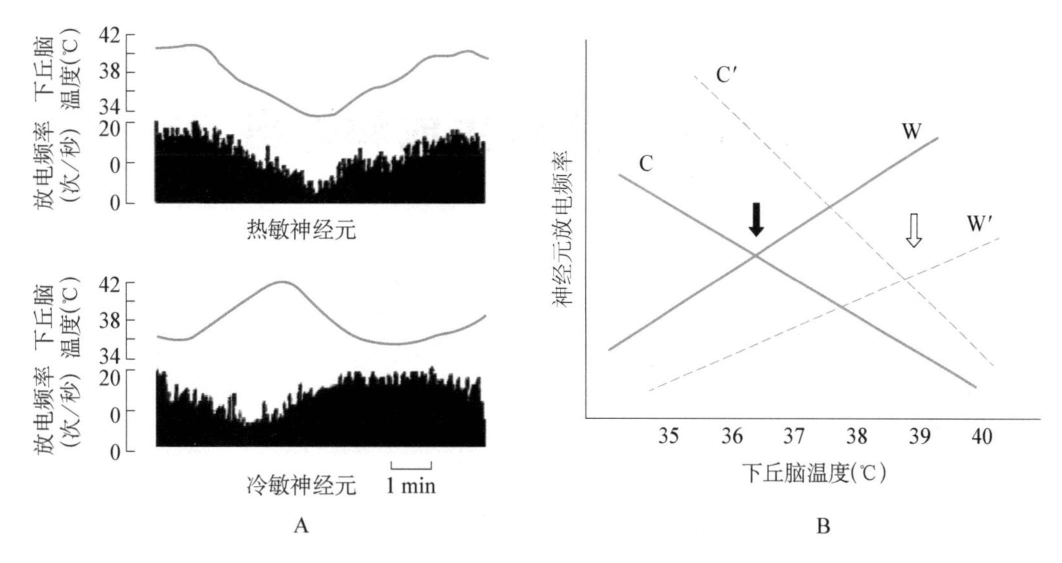

图 7-4　下丘脑温度变化与温度敏感神经元放电频率关系示意图

A. 下丘脑温度变化及温度敏感神经元放电活动实时记录曲线；B. 下丘脑温度敏感神经元放电频率决定调定点水平模式图。其中实线和虚线分别表示正常及发热时热敏神经元(W、W′)和冷敏神经元(C、C′)的放电频率随下丘脑温度的变化而改变；箭头表示体温调定点水平

也升高，但这并不是因为体温中枢调定点的上移，而是由于体温调节中枢本身的功能障碍所致。

（王文伟）

第八章　尿的生成和排出

机体新陈代谢过程中产生的终产物以及进入机体过剩的物质和异物，经过血液循环由某些器官排出体外的过程称为排泄(excretion)。人体排泄的途径有 4 条：①由呼吸器官排出 CO_2 和少量水分；②由消化器官排出经肝代谢产生的胆色素和经肠黏膜排出一些无机盐，如钙、镁、铁等；③由皮肤以不显汗和发汗的形式排出部分水分，并随汗液排出少量 NaCl 和尿素等代谢产物；④由肾以尿生成和排出形式排出过多的水、代谢终产物和异物等。

在这 4 条排泄途径中，经肾通过尿的生成和排出，排出的物质种类最多、量最大，而且通过尿的生成和排出，还起到调节体液量、体液渗透压，维持电解质平衡、酸碱平衡和机体内环境稳态等功能。

尿的生成包括血浆在肾小球毛细血管处的滤过(filtration)、超滤液在流经肾小管和集合管过程中被选择性重吸收(selective reabsorption)及分泌(secretion)3 个基本过程。

肾脏不仅是机体主要的排泄器官，而且还是一个内分泌器官，可合成和释放多种生物活性物质，如肾素、促红细胞生成素等。此外，肾脏还是糖异生的场所之一。可见，肾脏具有多种功能，本章主要阐述肾的尿生成过程及其调节机制，以及尿液的排放。

第一节　肾的功能解剖基础

肾是实质性器官，位于腹腔后上方，脊柱两旁，左右各一。肾实质可分为皮质和髓质两部分。

一、肾单位

人类每个肾中约有一百万个肾单位(nephron)。肾单位是尿生成的基本结构和功能单位，它与集合管一起共同完成尿的生成过程。人在出生后，肾脏不能再生成新的肾单位。肾单位由肾小体及与之相连接的肾小管构成。肾小体由肾小球和肾小囊组成(图 8－1)。肾小球是位于入球小动脉和出球小动脉之间的一团彼此之间分支又再吻合的毛细血管网。肾小囊的脏层和壁层之间的间隙为肾小囊，脏层和肾小球毛细血管共同构成滤过膜，壁层则移行为肾小管。肾小管包括近端小管，髓袢细段和远端小管。髓袢按其走行方向又分为降支和升支，降支包括降支粗段和降支细段；升支包括升支细段和升支粗段。远曲小管最终汇集到集合管。集合管不属于肾单位的组成成分，但在功能上与肾小管的远曲小管有许多相似之处。

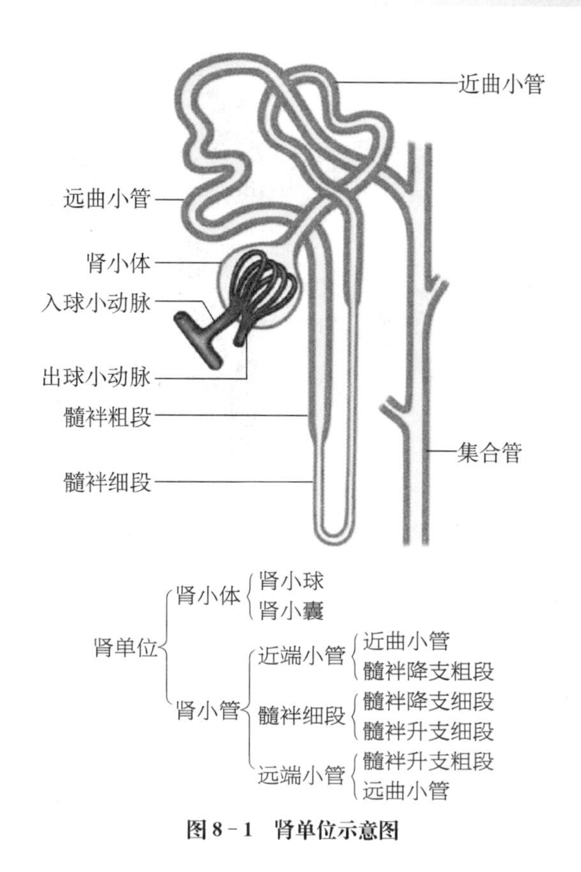

图 8-1 肾单位示意图

肾单位按其所在的部位可分为皮质肾单位和近髓肾单位两类。肾小体位于外皮质和中皮质层的肾单位称为皮质肾单位(cortical nephron),占肾单位总数的 80%～90%。这类肾单位的特点为:①肾小体相对较小;②髓袢较短,只达外髓质层,有的甚至不到髓质;③入球小动脉的口径比出球小动脉的大,二者的比例约为 2:1,有利于肾小球的滤过;④出球小动脉分支形成小管周围毛细血管网,包绕在肾小管的周围,有利于肾小管完成物质的重吸收。近髓肾单位(juxtamedullary nephron)的肾小体位于靠近髓质的内皮质层,占肾单位总数的 10%～20%,其特点是:①肾小体较大;②髓袢长,可深入到内髓质层,有的甚至可到达肾乳头部;③入球小动脉和出球小动脉口径无明显差异;④出球小动脉进一步分支形成两种小血管,一种为网状毛细血管,缠绕于邻近的近曲小管和远曲小管周围;另一种是细而长的 U 型直小血管(vasa recta)。近髓肾单位的功能,主要侧重于尿液的浓缩与稀释。

二、球旁器

球旁器(juxtaglomerular apparatus)由近球细胞、致密斑和球外系膜细胞 3 个部分组成(图 8-2),主要分布于皮质肾单位。近球细胞(juxtaglomerular cell)又称球旁细胞,是入球小动脉和出球小动脉中一些特殊分化的平滑肌细胞,细胞内含分泌颗粒,能合成、储存和释放肾素(renin)。

致密斑(macula densa)是远曲小管起始部一群特殊分化的高柱状上皮细胞构成的组织。致密斑穿过由同一肾单位入球小动脉和出球小动脉间的夹角并与近球细胞及球外系膜细胞

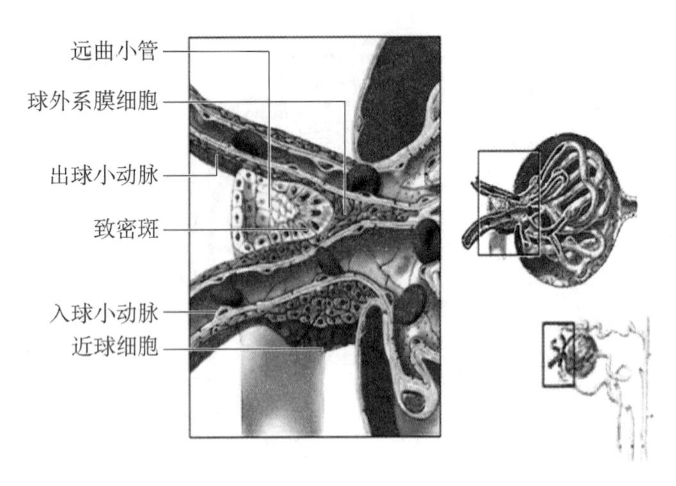

图 8-2　球旁器示意图(方框示球旁器)

相接触。它能感受小管液中 NaCl 含量的变化,并通过某种形式的信息传递,调节近球细胞对肾素的分泌和该单位肾小球的滤过率,这一调节过程称为管-球反馈(见后文)。

球外系膜细胞(extraglomerular mesangial cell)属于间质细胞,是位于入球小动脉、出球小动脉和致密斑之间的一群细胞,细胞聚集成一锥形体,其底面朝向致密斑。该细胞具有吞噬和收缩等功能。

三、肾脏的神经支配

肾交感神经节前神经元胞体位于胸 12 至腰 2 节段脊髓灰质的中间外侧柱,其纤维进入腹腔神经节和位于主动脉、肾动脉部的神经节。节后纤维与肾动脉伴行,支配肾动脉(尤其是入球小动脉和出球小动脉的平滑肌)、肾小管和近球细胞。肾交感神经节后纤维末梢释放的递质是去甲肾上腺素,参与肾血流量、肾小球滤过率、肾小管的重吸收和肾素释放的调节。一般认为肾脏无副交感神经末梢分布。

四、肾血流量及其调节

在安静状态下,健康成年人每分钟两肾的血流量约 1 200 ml,相当于心输出量的 20%～25%,而肾脏仅占体重的 0.5%左右,因此肾脏是机体供血量最丰富的器官(400 ml/100 g · min)。但是,肾脏从血液中摄氧很少,其动-静脉氧含量差仅为一般组织的 1/3～1/4,说明流经肾的血液,并非肾脏本身代谢所需要,而是功能性的需要。肾血流量的特点是不同部位的供血不均,约 94%的血流供应肾皮质,约 5%供应外髓质,剩余不到 1%供应内髓质,因此肾乳头部最易缺血、坏死。

肾动脉由腹主动脉垂直分出,入肾后依次分支形成叶间动脉、弓状动脉、小叶间动脉、入球小动脉。入球小动脉分支形成肾小球毛细血管网,然后再汇集形成出球小动脉。离开肾小体后,出球小动脉再次分支形成肾小管周围毛细血管网或直小血管,最后汇入静脉。肾脏血管分布的特点是有两套相互串联的毛细血管网。肾小球毛细血管网位于入球小动脉和出球小动脉之间，毛细血管血压较高，为主动脉平均压的40%～60%，故有利于肾小球的滤过。出球小动脉口径小，阻力大，故肾小管周围毛细血管血压较低，且胶体渗透压高，有利于重吸收。直小血管的分布呈U形，与髓袢并行，有利于肾髓质高渗状态的维持。

（一）肾血流量的自身调节

肾脏血液循环有一个重要特性，即当肾动脉灌注压在80～180 mmHg(10.7～24.0 kPa)范围内发生变化时(图8－3)，肾血流量能保持相对稳定，即使在离体实验中也是如此。在没有外来神经和体液因素参与的情况下，动脉血压一定范围的变动，肾血流量能保持稳定的现象，称为肾血流量的自身调节。然而，当动脉血压低于80 mmHg时，肾血流量随灌注压的降低而减少；当随灌注压高于180 mmHg时，肾血流量随灌注压的升高而增加。关于肾血流量自身调节的机制，通常用以下两种学说加以解释。

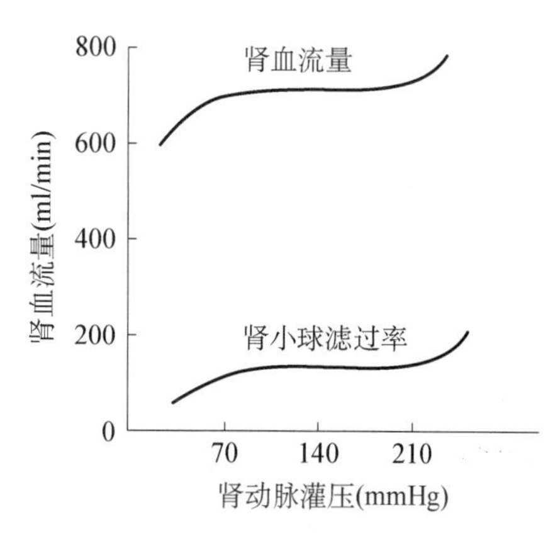

图8－3　肾血流量的自身调节

1. 肌源学说　肌源学说(myogenic theory)认为，当肾血管的灌注压升高时，肾入球小动脉血管壁因跨壁压升高而受到的牵张刺激加大，引起血管平滑肌收缩，血流阻力加大，故肾血流量不会因灌注压升高而增多。反之，当动脉血压降低时，肾入球小动脉血管壁因跨壁压降低而受到的牵张刺激减小，引起血管平滑肌舒张，血流阻力降低，故肾血流量也不会因灌注压降低而减少，从而维持肾血流量相对稳定。当动脉血压低于80 mmHg时，平滑肌舒张达到极限；当动脉血压高于180 mmHg，平滑肌收缩达到极限，故肾血流量将随血压改变而改变。用罂粟碱或水合氯醛等药物抑制血管平滑肌活动后，这种调节作用便随之消失。

2. 管-球反馈　管-球反馈(tubuloglomerular feedback, TGF)是一种在单个肾单位水平上对肾小球滤过率进行自身调节的机制。当肾小球滤过率增加时，到达远曲小管致密斑的小管液的流量增加，Na^+、K^+、Cl^-的转运速率也就增加，致密斑将信息反馈至肾小球，然后可能通过局部产生的腺苷与ATP，使入球小动脉收缩，结果是使该肾小球滤过率相应减少而恢复正常。反之，当肾小球滤过率减少时，流经致密斑NaCl浓度降低，近球细胞分泌肾素增加，通过肾素-血管紧张素系统使血管紧张素Ⅱ增加。血管紧张素Ⅱ收缩出球小动脉比入球小动脉的作用更明显，结果使该肾小球滤过率增加至正常水平。这种小管液流量变化反过来影响肾小球滤过率的现象称为管-球反馈。通过这种负反馈调节，使流经肾小管远端部分的小管液保持相对稳定的状态。

（二）肾血流量的神经和体液调节

入球小动脉和出球小动脉血管平滑肌受肾交感神经支配。安静时，肾交感神经的紧张度较低，使血管平滑肌保持微弱的收缩。在剧烈运动时，肾交感神经兴奋加强，同时还使肾上腺髓质释放肾上腺素和去甲肾上腺素增多，它们共同作用于入球小动脉血管平滑肌上的α_1受体，引起肾血管强烈收缩，肾血流量减少，使全身血液发生重新分配。在中毒性或失血性休克的情况下，除交感神经兴奋，肾上腺髓质激素释放增多外，循环血液中的血管升压素、血管紧张素Ⅱ和内皮素的生成和释放都增多，使肾血管强烈收缩，肾血流量明显减少，以保证心、脑等重要脏器的血液供应。此外，肾组织中生成的前列环素、前列腺素 E_2、NO 和缓激肽等，可引起肾血管舒张，肾血流量增加。

总之，在安静情况下，机体主要依靠肾的自身调节来保持肾血流量的稳定，以维持正常的泌尿功能；在紧急情况下，机体通过神经和体液调节使全身血液重新分配，肾血流量减少，以确保心、脑等重要脏器仍能获得相对充足的血液供应。

第二节　肾小球的滤过功能

尿的生成包括肾小球的滤过和肾小管、集合管的重吸收与分泌过程(图 8－4)。

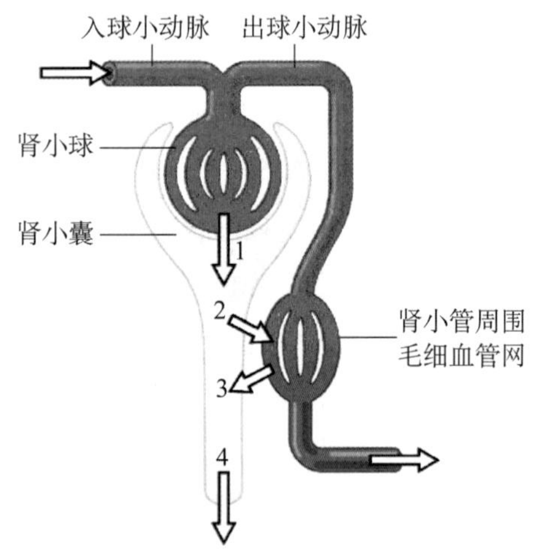

图 8－4　尿生成基本过程示意图

1：代表肾小球的滤过，2、3：分别代表肾小管和集合管的重吸收与分泌，4：代表终尿的排泄

一、肾小球的滤过作用和滤过率

（一）肾小球的滤过作用

循环血液流经肾小球毛细血管时，血浆中的水和小分子溶质经滤过膜进入肾小囊的囊腔中形成超滤液（ultrafiltrate）的过程，称为肾小球的滤过(glumerular filtratetion)，肾小球的滤过是尿生成的第一步。

用微穿刺方法获取肾小囊腔内的超滤液，并进行分析。结果表明，其中除蛋白质含量极少外，各种晶体物质的成分和浓度与血浆基本相似，而且渗透压与酸碱度也与血浆相似，由此证明囊内液是血浆的超滤液而不是分泌物。

（二）肾小球滤过率

单位时间内(每分钟)两肾生成的超滤液(又称原尿)的量称为肾小球滤过率(glumerular filtratetion rate, GFR)。据测定，中等身材(体表面积为 1.73 m^2)的成年人其肾小球滤过率约为 125 ml/min，即每天两肾的肾小球生成超滤液的总量可达 180 L。

肾小球滤过率与肾血浆流量的比值称为滤过分数(filtration fraction, FF)。从肾的血流量和血细胞比容可计算肾血浆流量(renal plasma flow, RPF，1 200 ml/min×55％＝660 ml/min)。因肾小球滤过率约 125 ml/min，故滤过分数约为 19％。这表明当血液流经肾脏时，约有 1/5 的血浆经滤过进入肾小囊，形成超滤液。急性肾小球肾炎时，肾血浆流量正常，肾小球滤过率降低，故滤过分数降低。

肾小球滤过率的大小取决于滤过膜的滤过系数和有效滤过压。滤过系数与滤过膜的面积和通透性有关。

二、滤过膜及其通透性

滤过膜由毛细血管内皮细胞、基膜和肾小囊脏层上皮细胞 3 层结构组成(图 8-5)。肾小球毛细血管内皮细胞上有大量小孔,称窗孔(fenestration)。孔径 70～90 nm,可防止血细胞通过。基膜是 3 层结构中最厚的一层,是由水合凝胶构成的微纤维网,基膜上有多角形网孔,直径为 2～8 nm,这些网孔的大小是决定血浆溶质分子滤过的主要因素。滤过膜的外层是肾小囊脏层上皮细胞,上皮细胞有很多长突起,相互交错对插,在突起之间形成滤过裂隙膜(filtration slit membrane),膜上有直径 4～11 nm 的小孔,是滤过的最后一道屏障。滤过裂隙膜上的主要蛋白质成分是 nephrin,其作用是阻止蛋白质的漏出。缺乏 nephrin 时,尿中将出现蛋白尿。以上 3 层结构组成滤过膜的机械屏障。除机械屏障外,在滤过膜的各层,均含有带负电的物质,主要是糖蛋白,这些物质起着电学屏障的作用。

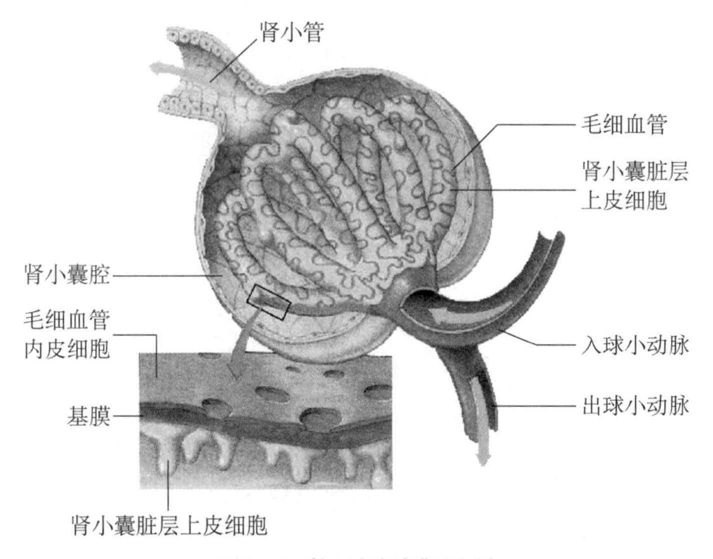

图 8-5 肾小球滤过膜示意图

正常人两侧肾脏全部肾小球的总滤过膜面积达 1.5 m^2 左右,一般情况下保持相对稳定。不同物质通过肾小球滤过膜的能力取决于被滤过物质的分子大小及其所带的电荷(图 8-6)。一般来说,分子有效直径小于 4.0 nm 的中性物质可以自由被滤过(如葡萄糖);有效直径大于 8.4nm 的物质则不能滤过;有效直径在 4.0～8.4nm 之间的各种物质,随有效直径增加,其滤过量逐渐降低。用带不同电荷的右旋糖酐进行实验可以观察到,即使有效直径相同,带正电荷的右旋糖酐较易通过,而带负电荷的右旋糖酐则较难通过。虽然血浆白蛋白(相对分子质

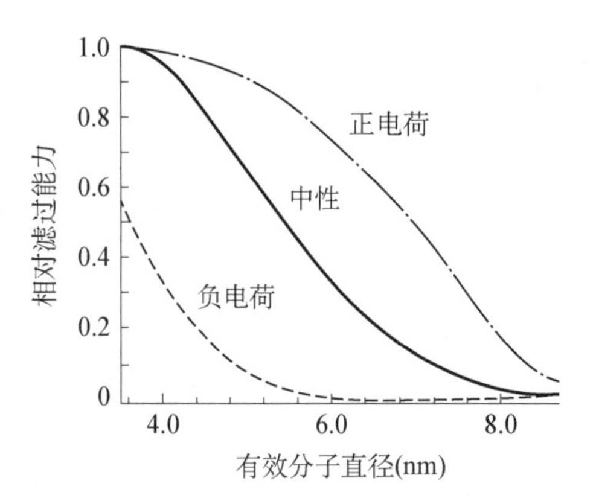

图 8-6 分子直径和所带电荷不同对右旋糖酐滤过能力的影响

纵坐标:1.0 代表自由滤过;0 代表不滤过

量为 69 000)的有效直径为 7.2 nm,但由于带负电荷,很难滤过。另外,Cl^-、HCO_3^-、HPO_4^{2-} 和 SO_4^{2-} 等带负电荷的小分子物质,因为其颗粒直径很小,它们与屏障网格的距离相对较远,静电阻挡作用很弱,故可顺利通过滤过膜。

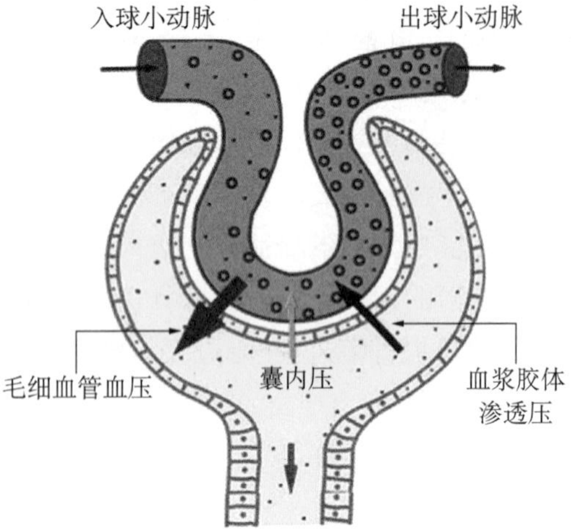

图 8-7 肾小球有效滤过压示意图

三、有效滤过压

与组织液的生成相似,肾小球滤过的动力是有效滤过压(effective filtration pressure)。有效滤过压是指促进滤过的动力与对抗滤过的阻力之间的差值。滤过的动力包括肾小球毛细血管血压和肾小囊内超滤液的胶体渗透压(图 8-7)。正常情况下,前者约为 45 mmHg,后者接近于 0 mmHg;滤过的阻力包括肾小囊内压和肾小球毛细血管内的血浆胶体渗透压。在正常情况下,肾小囊内压约为 10 mmHg,肾小球毛细血管始端胶体渗透压约为 25 mmHg。

$$\text{肾小球有效滤过压}=(\text{肾小球毛细血管血压}+\text{肾小囊内液胶体渗透压})-(\text{肾小囊内压}+\text{血浆胶体渗透压})$$

根据以上数据,肾小球毛细血管始端的有效滤过压:

$$\text{有效滤过压}=(45+0)-(10+25)=10\ \text{mmHg}$$

肾小球毛细血管不同部位的有效滤过压是不相同的,越靠近入球小动脉端,有效滤过压越大,这主要是因为肾小球毛细血管内的血浆胶体渗透压不是固定不变的,当毛细血管血液从入球小动脉端流向出球小动脉端时,由于不断生成超滤液,血浆中蛋白质浓度就会逐渐升高(图 8-7),使滤过的阻力逐渐增大,因而有效滤过压的值就逐渐减小。当滤过阻力等于滤过动力时,有效滤过压降低到零,即达到滤过平衡(filtration equilibrium)(图 8-8),滤过也就停止。

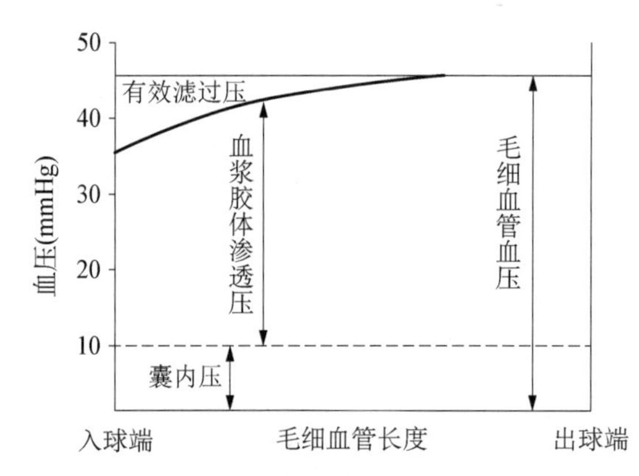

图 8-8 肾小球毛细血管血压、血浆胶体渗透压和囊内压对有效滤过压的影响

四、影响肾小球滤过的因素

肾小球滤过过程受许多因素的影响，如有效滤过压、有效滤过的血管长度、滤过膜的通透性和面积等。

（一）肾小球毛细血管血压

肾小球毛细血管血压较高，起始端血压约 45 mmHg，血液流经肾小球毛细血管全长时，血压下降不超过 3～4 mmHg。前已述及，在正常情况下，当动脉血压在 80～180 mmHg 范围内变动时，由于肾血流量的自身调节，肾小球毛细血管血压可保持稳定，故肾小球滤过率基本不变（图 8－3）。如超出此自身调节范围，肾小球毛细血管血压、有效滤过压和肾小球滤过率就会发生相应的改变。如在急性大出血、剧烈运动等情况下，可使交感神经活动加强，入球小动脉强烈收缩，导致肾血流量和肾小球毛细血管血压下降，于是肾小球滤过率下降。

（二）囊内压

在正常情况下，囊内压一般比较稳定。当肾盂或输尿管结石、肿瘤压迫或任何原因引起输尿管阻塞时，由于尿液的流出通路发生阻塞，可引起逆行性压力升高，最终导致囊内压升高，从而降低有效滤过压和肾小球滤过率。

（三）血浆胶体渗透压

在正常情况下，血浆胶体渗透压不会发生大幅度波动。快速静脉输入大量生理盐水，或病理情况下肝功能严重受损，血浆蛋白质合成减少，或因毛细血管通透性增大，血浆蛋白质丧失，都会导致血浆蛋白质浓度降低，血浆胶体渗透压下降，使有效滤过压和肾小球滤过率增加。但是，在临床上观察到，血浆蛋白质浓度显著降低时尿量并不见明显增多，这可能因为此时肾小球滤过膜的通透性也有所降低，且体循环组织液生成增多，因而在肝、肾疾病引起低蛋白质血症的患者，常出现腹水（肝硬化）和组织水肿（肾病）。

（四）肾血浆流量

肾血浆流量（renal plasma flow, RPF）对肾小球滤过率的影响是通过改变滤过平衡的位置实现的。如果肾血浆流量增大时，肾小球毛细血管中血浆胶体渗透压上升的速度减缓，滤过平衡位置向出球小动脉端移动，甚至不出现滤过平衡的情况，故肾小球滤过率增加；反之，当肾血浆流量减少时，滤过平衡位置则靠近入球小动脉端，故肾小球滤过率减少。当肾交感神经强烈兴奋引起入球小动脉阻力明显增加时（如剧烈运动、失血、缺氧和中毒性休克等），肾血流量和肾血浆流量明显减少，肾小球滤过率也显著降低。

（五）滤过系数

滤过系数（filtration coefficient, K_f）是指在单位有效滤过压的驱动下，单位时间内经过滤过膜滤过的液体量。它等于滤过膜的有效通透系数和滤过膜面积的乘积。凡能影响滤过膜通透系数和滤过面积的因素都将影响肾小球滤过率。在正常情况下，滤过膜的面积和通透性保持稳定；但在病理情况下，如急性肾小球肾炎时，由于肾小球毛细血管的管腔变窄或阻塞，使具有滤过功能的面积减少，肾小球滤过率亦减小。

与肾血流量一样，肾小球滤过率受许多因素的调节，在安静时通过自身调节维持相对稳定（图 8－3）；应急状态下通过神经、体液调节使肾小球滤过率明显降低，以维持心、脑等重要脏器的血供。

第三节 肾小管和集合管的物质转运功能

一、肾小管和集合管中物质转运的方式

正常人两肾生成的超滤液每天可达 180 L，而终尿量仅 1.5 L 左右，表明超滤液中 99% 的水被肾小管和集合管重吸收，小管液中的其他物质被选择性重吸收，还有一些物质被肾小管上皮细胞主动分泌进入小管液。如滤过的葡萄糖和氨基酸可全部被重吸收，Na^{+}、K^{+}、Ca^{2+}、Cl^{-}、HCO_3^{-} 和尿素等则根据机体需要不同程度地被重吸收，而肌酐、H^{+} 和 K^{+} 等则可被分泌到小管液中而排出体外。

肾小管和集合管的物质转运功能包括重吸收和分泌排泄。重吸收（reabsorption）是指肾小管上皮细胞将肾小管液中的物质转运至血液；分泌（secretion）是指肾小管上皮细胞将自身产生的物质转运至小管液（tubular fluid），排泄是指机体代谢终产物、过剩物质或异物经过血液循环排出体外的过程；肾的排泄还包括肾小球滤过但未被重吸收和肾小管分泌的物质从尿中的排出。

肾小管和集合管的物质转运方式主要有主动转运和被动转运两种形式。

主动转运包括原发性主动转运和继发性主动转运。前者包括钠泵、质子泵（proton pump）和钙泵（calcium pump）等；继发性主动转运包括 Na^{+}-葡萄糖、Na^{+}-氨基酸和 $1Na^{+}$-$1K^{+}$-$2Cl^{-}$ 等同向转运，以及 Na^{+}-H^{+} 和 Na^{+}-K^{+} 等逆向转运。此外，肾小管上皮细胞还可通过入胞方式重吸收少量小管液中的小分子蛋白质。

被动转运包括单纯扩散、易化扩散和渗透。此外，当水分子通过渗透被重吸收时，有些溶质可随水分子一起被转运，这一转运方式称为溶剂拖曳（solvent drag）。

各种转运体在肾小管上皮管腔面（称顶端膜 apical membrane）上的分布与在细胞基底面及侧面（称基底侧膜 basolateral membrane）上的分布是不同的，因此上皮细胞的顶端膜和基底侧膜对各种物质的转运情况是不同的。肾小管和集合管中物质转运的途径可分为两种。一种为跨细胞转运途径（transcellular pathway）重吸收。这一过程包括两个步骤：小管液中的溶质通过顶端膜进入小管上皮细胞内，进入细胞内的物质通过一定的方式跨过基底侧膜进入组织间隙液。另一途经为细胞旁转运途径（paracellular transport）重吸收。例如，小管液中的 Cl^{-}、Na^{+} 和水分子可直接通过小管上皮细胞间的紧密连接进入细胞间隙而被重吸收，有些物质如 K^{+} 和 Ca^{2+} 也可通过这一途径以溶剂拖曳的方式被重吸收。

二、各段肾小管和集合管的转运功能

（一）近端小管

肾小管和集合管各段上皮细胞形态不同，反映在功能上有相当大的差异。由于近端小管上皮细胞顶端膜上有大量密集的微绒毛形成的刷状缘（brush border），所以重吸收面积大

大增加。所以，近端小管吸收物质的种类多、数量大，是各段肾小管和集合管物质重吸收的主要部位。

原尿流至近端小管后，其中约 67% Na^{+}、Cl^{-}、K^{+}和水被重吸收，约 85%HCO_3^{-} 也被重吸收；葡萄糖、氨基酸全部被重吸收，H^{+} 和 NH_4^{+} 则大部分分泌到小管腔中。近端小管重吸收的原动力是钠泵。

1. Na^{+}、Cl^{-} 和水的重吸收　在近端小管前半段，由于基底侧膜上钠泵主动将细胞内的 Na^{+} 泵到细胞间隙，造成细胞内 Na^{+} 浓度降低，于是小管液中的 Na^{+} 顺浓度差通过顶端膜进入细胞(图 8－9A)。与此同时，葡萄糖或氨基酸依靠顶端膜上的同向转运体一起通过继发性主动转运进入细胞，然后细胞内的葡萄糖或氨基酸再通过易化扩散由小管上皮细胞基底侧膜回血。另一方面，细胞间隙 Na^{+} 等溶质浓度升高，渗透压升高，水随之进入细胞间隙。由于上皮细胞之间存在紧密连接，能阻碍细胞间隙的水和溶质回到小管，故细胞间隙内的静水压升高，促使 Na^{+} 和水进入相邻的毛细血管而被重吸收。小管上皮细胞顶端膜不但进行同向转运，同时小管液中的 Na^{+} 和细胞内的 H^{+} 还可通过逆向转运体进行 Na^{+}－H^{+} 交换，而分泌到小管液中的 H^{+} 又有利于小管液中 HCO_3^{-} 的重吸收。由于 HCO_3^{-} 的重吸收明显大于 Cl^{-} 的重吸收，其结果是小管液中 Cl^{-} 的浓度高于管周组织细胞间隙液中的浓度。

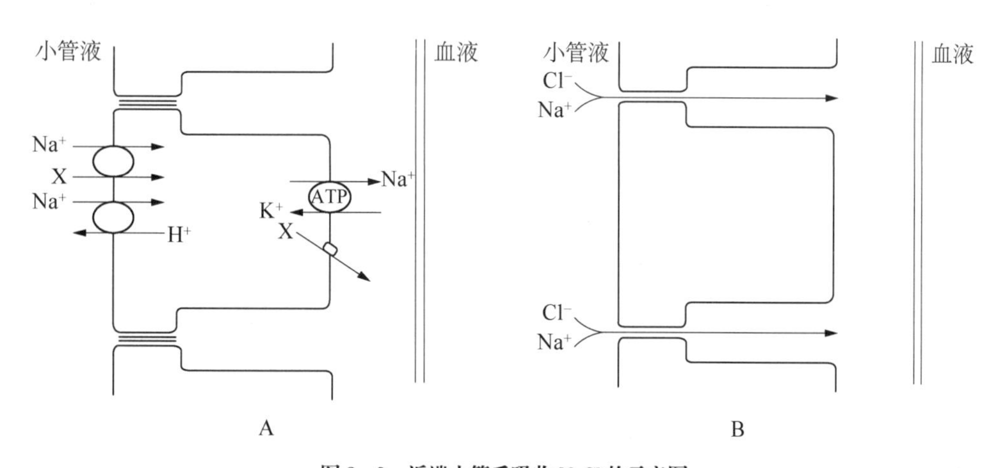

图 8－9　近端小管重吸收 NaCl 的示意图

A. 近端小管的前半段，X：葡萄糖、氨基酸、磷酸盐和 Cl^{-} 等；B. 近端小管的后半段，细胞旁途径转运

在近端小管后半段(图 8－9B)，由于绝大多数的葡萄糖、氨基酸已被重吸收，Cl^{-} 浓度比细胞间隙液中浓度高 20%～40%，Cl^{-} 顺浓度梯度经细胞旁途径，即经紧密连接处进入细胞间隙被重吸收。由于 Cl^{-} 被动扩散进入间隙后，小管液中正离子相对增多，造成管内外电位差，管腔内带正电荷，驱使小管液内的 Na^{+} 顺电势梯度通过细胞旁途径被动重吸收。Cl^{-} 为顺浓度差被动扩散，Na^{+} 为顺电势梯度扩散，因此，这部分的 NaCl 的重吸收是被动的。

总之，近端小管重吸收超滤液中约 67%的 NaCl，其中约 2/3 经跨细胞转运途径，主要发生在近端小管的前半段；约 1/3 经细胞旁转运途径，主要发生在近端小管的后半段。

近端小管对水的重吸收是通过渗透作用进行的。因为上皮细胞主动或被动重吸收的

Na^+、HCO_3^-、Cl^-、葡萄糖和氨基酸进入细胞间隙后，小管液的渗透压降低，细胞间隙液的渗透压升高。水在这一渗透压差的作用下通过跨细胞和细胞旁两条途径进入细胞间隙，然后进入管周毛细血管而被吸收。因此，近端小管中物质的重吸收为等渗性重吸收，小管液为等渗液。

2. HCO_3^- 的重吸收与 H^+ 的分泌 在一般膳食情况下，代谢的酸性产物多于碱性产物。机体产生的挥发性酸（CO_2）主要由呼吸道排出。肾脏通过重吸收 HCO_3^- 和分泌 H^+ 和 NH_3，对机体酸-碱平衡的维持起重要调节作用。

在正常情况下，从肾小球滤过的 HCO_3^- 几乎全部被肾小管和集合管重吸收，高达 85% 的 HCO_3^- 是由近端小管重吸收的。前已述及，近端小管上皮细胞通过 Na^+-H^+ 交换，进入小管液的 H^+ 与 HCO_3^- 结合生成 H_2CO_3，很快生成 CO_2 和水，这一反应由上皮细胞顶端膜表面的碳酸酐酶催化下完成（图 8-10）。CO_2 为高度脂溶性，很快以单纯扩散方式进入上皮细胞内，在细胞内，CO_2 和水又在碳酸酐酶的催化下形成 H_2CO_3，后者很快离解成 H^+ 和 HCO_3^-。H^+ 则通过顶端膜上的 Na^+-H^+ 逆向转运进入小管液，再次与 HCO_3^- 结合形成 H_2CO_3。细胞内的 HCO_3^- 大部分与其他离子以联合转运方式进入细胞间隙，小部分则以 Cl^--HCO_3^- 逆向交换的方式进入细胞间隙。两种方式均需基底侧膜上的钠泵提供能量。由此可见，近端小管重吸收 HCO_3^- 是以 CO_2 的形式被重吸收的。由于 CO_2 的高度脂溶性特点，使 HCO_3^- 的重吸收优先于 Cl^- 的重吸收。碳酸酐酶在 HCO_3^- 重吸收过程中起重要作用，临床上应用碳酸酐酶抑制剂（如乙酰唑胺）可减少 H^+ 的分泌和 Na^+-H^+ 交换，从而减少 $NaHCO_3$ 和水的重吸收，引起利尿。此外，小部分 H^+ 可由近端小管顶端膜上的质子泵（H^+-ATP 酶）主动分泌入管腔。总之，近端小管是 H^+ 分泌的主要场所，并以 Na^+-H^+ 交换的方式为主。

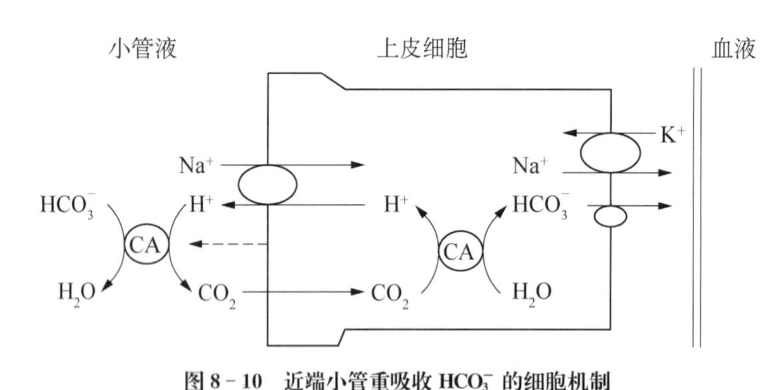

图 8-10 近端小管重吸收 HCO_3^- 的细胞机制

CA：碳酸酐酶；虚线表示碳酸酐酶来自上皮细胞顶端膜表面

3. K^+ 的重吸收 原尿中约 67% 的 K^+ 在近端小管被重吸收回血。终尿中的 K^+ 主要是远端小管和集合管分泌的。近端小管对 K^+ 的重吸收是一个主动转运过程，机制尚不明确。

4. 葡萄糖和氨基酸的重吸收 肾小囊超滤液中的葡萄糖浓度与血浆中的相等，但正常情况下，尿中几乎不含葡萄糖，表明葡萄糖全部被重吸收。微穿刺实验证明，滤过的葡萄糖均在近端小管，特别是近端小管的前半段被重吸收。

近端小管上皮细胞顶端膜上有 Na^+-葡萄糖同向转运，小管液中 Na^+ 和葡萄糖与转运体结合后，被转入细胞内。葡萄糖由管腔转入细胞属继发性主动转运，进入细胞内的葡萄糖由基底侧膜上的葡萄糖转运体(glucose transporter)通过易化扩散转运入细胞间隙。

近端小管对葡萄糖的重吸收是有一定限度的。当血糖浓度达 180 mg/100 ml 时(即肾小球葡萄糖滤过量为 225 mg/min)，有一部分肾小管对葡萄糖的吸收已达极限，尿中开始出现葡萄糖，此时的血浆葡萄糖浓度称为肾糖阈(renal threshold for glucose)。每一肾单位的肾糖阈并不完全一样。当血糖浓度继续升高时，葡萄糖吸收达极限的肾单位数量增加，随尿排出的葡萄糖随之增多。两侧肾脏全部近端小管在单位时间内能重吸收葡萄糖的最大量，称为葡萄糖的最大转运率(maximal rate of transport of glucose)。此时，全部近端小管上皮细胞对葡萄糖的吸收均已达极限(全部转运体均达到饱和)。在这种情况下，如果血糖进一步升高，尿中排出的葡萄糖呈平行性增加。人肾脏对葡萄糖的吸收极限量，男性为 375 mg/min，女性为 300 mg/min。

肾小球滤过的氨基酸和葡萄糖一样，全部在近端小管被重吸收，其吸收方式也是继发性主动重吸收，需 Na^+ 的存在，但有多种类型氨基酸转运体。

5. 钙的重吸收　约 50%的血浆钙呈游离状态，其余部分与血浆蛋白结合。经肾小球滤过的 Ca^{2+}，约 67%在近端小管被重吸收，与 Na^+ 的重吸收平行。

近端小管钙的重吸收，约 80%由溶剂拖曳方式经细胞旁途经进入细胞间隙，约 20%经跨细胞途径重吸收。上皮细胞内的 Ca^{2+} 浓度远低于小管液中的 Ca^{2+} 浓度，且细胞内电位相对小管液为负，此电化学梯度驱使 Ca^{2+} 从小管液扩散进入上皮细胞内，细胞内的 Ca^{2+} 则经基底侧膜上的 Ca^{2+}-ATP 酶和 Na^+-Ca^{2+} 交换机制逆电化学梯度转运出细胞。

6. 其他物质的重吸收　小管液中的 HPO_4^{2-}、SO_4^{2-} 的重吸收与葡萄糖的重吸收机制相同，但由不同的转运体介导。此外，正常原尿中的微量蛋白质可通过近端小管上皮细胞的入胞作用(吞饮)重吸收回血。

7. NH_3 的分泌　近端小管是泌氨的主要部位。近端小管上皮细胞内的谷氨酰胺在谷氨酰胺酶的作用下脱氨(图 8-11)，生成谷氨酸根和 NH_3；谷氨酸根又在谷氨酸脱氢酶作用

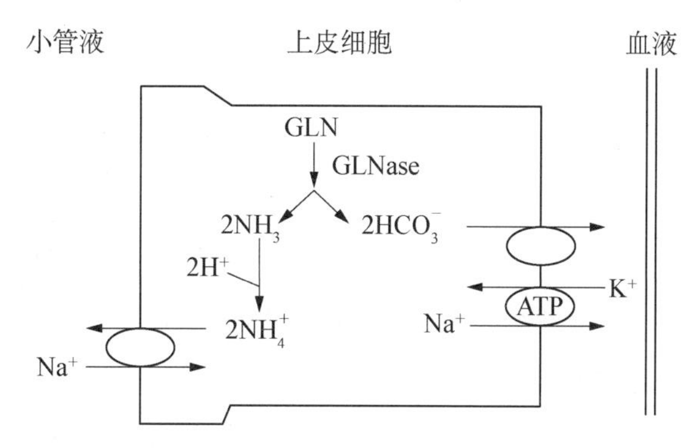

图 8-11　近端小管分泌 NH_3 的示意图

GLN：谷氨酰胺；GLNase：谷氨酰胺酶

下生成α 酮戊二酸和 NH_3；α-酮戊二酸又生成2分子 HCO_3^-。这一反应过程中，谷氨酰胺酶是 NH_3 生成的限速酶。在细胞内，NH_3、H^+ 与 NH_4^+ 之间可以互相转化，处于一定的平衡状态。NH_4^+ 通过上皮细胞顶端膜逆向转运体（Na^+-H^+ 转运体）进入小管液（由 NH_4^+ 代替 H^+，即 Na^+ 与 NH_4^+ 逆向转运）。NH_3 是脂溶性分子，可通过顶端膜单纯扩散进入小管腔，也可通过基底侧膜进入细胞间隙。HCO_3^- 与 Na^+ 通过同向转运体跨过基底侧膜进入组织间液。因此，1分子谷氨酰胺被代谢时，生成2个 NH_4^+ 进入小管液，同时回收入血2个新生成的 HCO_3^-。

其他物质，如青霉素、酚红和大部分利尿药，由于它们与血浆蛋白质结合在一起，所以不能被肾小球滤过，但可由近端小管主动分泌入小管液。

（二）髓袢降支细段和升支

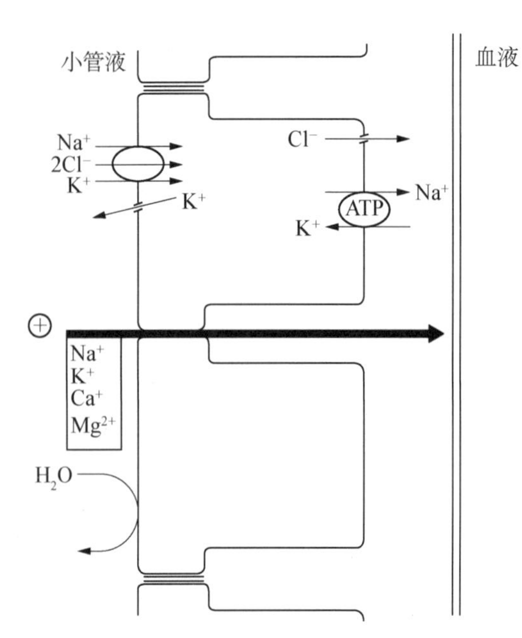

图8-12 髓袢升支粗段重吸收 Na^+、Cl^- 和 K^+ 的示意图

肾小球滤过的 Na^+、Cl^-、K^+ 和水约20%在髓袢被重吸收。升支粗段是 NaCl 在髓袢重吸收的主要部位，而且是继发性主动重吸收。髓袢升支粗段的顶端膜上有 Na^+-K^+-$2Cl^-$ 同向转运体，该转运体使小管液中1个 Na^+、1个 K^+ 和2个 Cl^- 同向转运进入上皮细胞内（图8-12）。Na^+ 进入细胞是顺电化学梯度，同时将 $2Cl^-$ 和 K^+ 一起同向转运至细胞内。进入细胞内的 Na^+ 则通过细胞基底侧膜的钠泵泵至组织间液，Cl^- 由浓度梯度经基底膜上的氯通道进入组织间液，而 K^+ 则顺浓度梯度经顶端膜返回小管液中，并使小管液呈正电位。用哇巴因抑制钠泵后，Na^+ 和 Cl^- 的重吸收明显减少；呋塞米（furosemide，也称速尿）可与转运体结合，抑制 Na^+、Cl^- 和 K^+ 同向转运，干扰肾髓质渗透压梯度的形成，阻止尿的浓缩而产生强利尿作用（详见后文）。

由于 K^+ 返回小管中造成正电位，这一电位差又使小管液中的 Na^+、K^+ 和 Ca^{2+} 等正离子经细胞旁途径而重吸收。这一部分重吸收属被动转运（图8-12）。

髓袢升支粗段对水不通透（图8-12），故小管液在流经升支粗段时，管内渗透压逐渐降低，但管外渗透压升高。

髓袢对 HCO_3^- 的重吸收主要发生在升支粗段，其机制与近端小管相同。

（三）远曲小管和集合管

远曲小管和集合管可根据体内水、电解质和酸碱平衡的动态变化，重吸收小管液中12%左右的 Na^+、Cl^- 和水，分泌不等量的 K^+、H^+ 和 NH_3。它们对 NaCl 和水的重吸收分别受醛固酮和血管升压素的调控。

1. Na^+、Cl^- 和水的重吸收　在远曲小管始段，上皮细胞对水仍不通透，但仍然能继发性主动重吸收 NaCl，使小管液渗透压继续降低。在远曲小管起始段的顶端膜，小管液中的 Na^+ 和 Cl^- 经 Na^+ - Cl^- 同向转运体进入细胞内，细胞内的 Na^+ 由钠泵泵出（图 8 - 13A）。噻嗪类（thiazide，如双氢克尿噻）利尿药物可抑制此处的 Na^+ - Cl^- 同向转运体而产生利尿作用。

远曲小管后段和集合管的上皮有两类不同的细胞，即主细胞（principal cell）和闰细胞（intercalated cell）（图 8 - 13B）。主细胞基底侧膜上的钠泵维持细胞内低的 Na^+ 浓度，并成为小管液中 Na^+ 经顶端膜钠通道进入细胞的动力源泉。而 Na^+ 的重吸收又造成小管液呈负电位，可驱使小管液中的 Cl^- 经细胞旁途径而被动重吸收，也成为 K^+ 从细胞内分泌入小管腔的动力。阿米洛利（amiloride）可抑制远曲小管和集合管上皮细胞顶端膜的钠通道，既减少了 Na^+ 的重吸收，又减少了 Cl^- 经细胞旁途径的被动重吸收。

远曲小管和集合管对水的重吸收量取决于远曲小管和集合管主细胞对水的通透性。而后者又取决于血管升压素的浓度。主细胞顶端膜侧胞质的囊泡内含水孔蛋白（aquaporin，AQP）- 2，而基底侧膜有 AQP - 3 和 AQP - 4 分布。插入上皮细胞顶端膜 AQP - 2 的数量，决定了上皮细胞对水的通透性，而 AQP - 2 的插入数量又受血管升压素的控制。

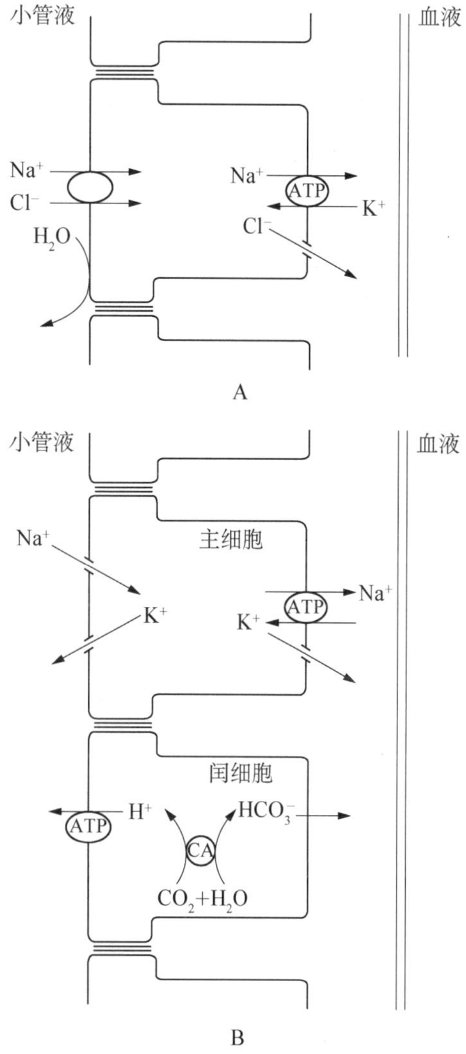

图 8 - 13　远曲小管和集合管重吸收 NaCl、分泌 K^+ 和 H^+ 的示意图

A. 远曲小管始段；B. 远曲小管后段和集合管；CA：碳酸酐酶

2. K^+ 的分泌　肾脏对 K^+ 的排出量取决于肾小球滤过量、肾小管和集合管对 K^+ 的重吸收量和对 K^+ 的分泌量，但决定尿 K^+ 排出量的最重要因素是远曲小管和集合管对 K^+ 的分泌量。与 Na^+"不吃不排"不同，K^+"不吃也排（分泌）"，所以临床上对严重呕吐等长期进食不足或使用呋塞米的患者需要及时补充 K^+。

远曲小管和集合管上皮细胞内 K^+ 浓度较高，顶端膜对 K^+ 有通透性，K^+ 可顺化学梯度通过钾通道进入小管液（即 K^+ 的分泌）（图 8 - 13B）。基底侧膜上的钠泵将细胞内的 Na^+ 泵出细胞，同时将细胞外液中的 K^+ 泵入细胞，这是形成细胞内高 K^+ 浓度的基础。由于远曲小管和集合管顶端膜有钠通道，小管液中的 Na^+ 顺电化学梯度扩散进入小管细胞内，造成小管液呈负电位，也构成 K^+ 向小管液扩散的电位梯度。阿米洛利由于抑制顶端膜的钠通道，既

减少了 Na^+ 的重吸收，又减少了 K^+ 的分泌，故称为保钾利尿剂。

由于肾脏对 K^+ 的排出量主要取决于远曲小管和集合管主细胞 K^+ 的分泌量，故凡能影响主细胞基底侧膜上钠泵活性和顶端膜对 Na^+、K^+ 通透性的因素，如醛固酮（后述），均可影响 K^+ 的排出量。

3. H^+ 的分泌 与近端小管分泌 H^+ 的机制不完全相同，远曲小管和集合管的闰细胞管腔膜上有 2 种质子泵：H^+ - ATP 酶和 H^+ - K^+ ATP 酶，均可主动分泌 H^+，可逆 1 000 倍左右的 H^+ 浓度差将细胞内的 H^+ 泵入小管液中。远曲小管和集合管仍有 Na^+ - H^+ 交换，且与 Na^+ - K^+ 交换存在相互竞争性抑制。当机体发生急性酸中毒时，Na^+ - H^+ 交换增强，Na^+ - K^+ 交换受抑制，造成血液中 K^+ 浓度升高；相反，当发生急性碱中毒时，则造成血液中 K^+ 浓度降低。另外，当机体血液中 K^+ 浓度升高时，Na^+ - K^+ 交换增强，Na^+ - H^+ 交换减弱，造成反常性碱性尿和血液代谢性酸中毒；当血液中 K^+ 浓度降低时，则造成血液代谢性碱中毒。闰细胞内存在丰富的碳酸酐酶，细胞内的 CO_2 与水在碳酸酐酶的催化下生成 H_2CO_3，H_2CO_3 再解离成 H^+ 和 HCO_3^-，H^+ 被泵入小管腔，而 HCO_3^- 则通过基侧膜重吸收回血。泵入小管液中的 H^+ 可与 HCO_3^- 结合，形成 H_2O 和 CO_2；可与 HPO_4^{2-} 反应生成 $H_2PO_4^-$；可与 NH_3 反应生成 NH_4^+，从而降低小管液中的 H^+ 浓度。肾小管和集合管 H^+ 的分泌量与小管液的酸碱度有关。小管液 pH 降低时，H^+ 的分泌减少。

4. NH_3 的分泌 集合管 NH_3 分泌的机制与近端小管有所不同。集合管细胞膜对 NH_3 能高度通透，而对 NH_4^+ 的通透性较低，故细胞内生成的 NH_3 通过扩散方式进入小管液（图 8 - 14），与分泌的 H^+ 结合形成 NH_4^+，并随尿排出体外。这一反应过程中，尿中每排出 1 个 NH_4^+ 就有 1 个 HCO_3^- 被重吸收回血液。

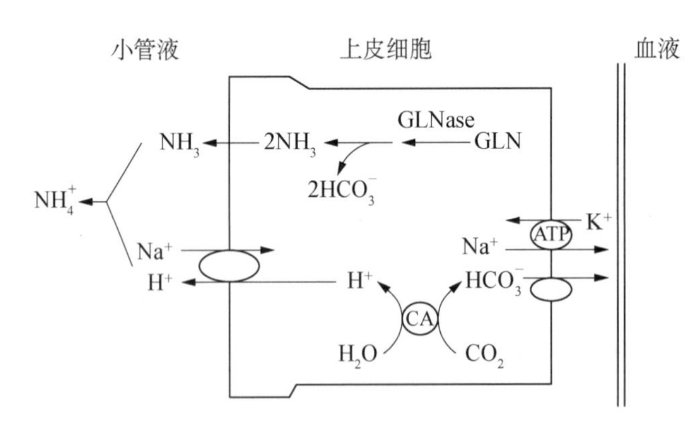

图 8 - 14 远曲小管和集合管分泌 NH_3 的示意图

GLN：谷氨酰胺；GLNase：谷氨酰胺酶；CA：碳酸酐酶

NH_3 的分泌与 H^+ 的分泌密切相关。如集合管 H^+ 的分泌被抑制，尿中 NH_4^+ 的排出也就减少。在生理情况下，肾脏分泌的 H^+，约 50% 由 NH_3 缓冲。慢性酸中毒时可刺激肾小管和集合管上皮细胞谷氨酰胺的代谢，增加 NH_4^+ 和 NH_3 的排泄和生成 HCO_3^-，故氨的分泌也是肾脏调节酸碱平衡的重要机制之一。

现将几种重要物质的重吸收及分泌概况归纳于表 8-1。

表 8-1 几种重要物质在肾小管和集合管的重吸收及分泌概况

重吸收物质	重吸收部位	重吸收主要机制	重吸收及分泌特点
Na^+、水	主要在近端小管	Na^+主动重吸收 水被动重吸收	重吸收量多 等渗性重吸收 不可调节性重吸收
	远曲小管 和集合管	Na^+主动重吸收 水被动重吸收	重吸收量较少 非等渗性重吸收 调节性重吸收(受醛固酮、血管升压素等调节)
Cl^-	主要在近端小管 髓袢升支粗段	被动重吸收 主动重吸收	与 Na^+、HCO_3^- 等的重吸收有关 Na^+-K^+-$2Cl^-$ 同向转运
K^+	主要在近端小管	主动重吸收	在远曲小管和集合管 Na^+-K^+ 交换与 Na^+-H^+ 交换相互竞争抑制
HCO_3^-	主要在近端小管		以 CO_2 的形式重吸收,伴有 H^+ 分泌
葡萄糖	只能在近端小管	主动重吸收	依赖于 Na^+ 的重吸收(借助钠泵),重吸收有一定限度(肾糖阈)
氨基酸	只能在近端小管	主动重吸收	依赖于 Na^+ 的重吸收(借助钠泵)

第四节 尿液的浓缩和稀释

尿的浓缩和稀释是以尿的渗透压和血浆的渗透压相比较而言。当机体缺水时,排尿减少,排出的尿渗透压比血浆的高,称为高渗尿(hyperosmotic urine),表明尿液在生成过程中被浓缩;反之,当体内水过剩,排尿增多,排出的尿渗透压比血浆的低,则称为低渗尿(hypoosmotic urine),表明尿液在生成过程中被稀释。正常血浆的渗透压为 280~290 mOsm/L,原尿的渗透压与血浆渗透压基本相同,但终尿的渗透压在 50~1 200 mOsm/L 之间波动。这表明肾脏对尿液的浓缩和稀释功能很强。肾脏对尿液的浓缩和稀释能力在维持机体体液平衡和渗透压稳定方面起重要的作用。如果肾浓缩和稀释尿液的能力受损,则不论体内缺水或水过剩,尿的渗透压始终等于血浆渗透压,这种尿液称为等渗尿(isoosmotic urine)。

尿量和尿的渗透压可受多种因素影响而发生变化。正常成年人每天(24 h)的尿量为 1~2 L。如果每天尿量超过 2.5 L,称为多尿(polyuria);每天尿量少于 400 ml,称为少尿(oliguria);每天尿量少于 100 ml,则称为无尿(anuria)。正常新鲜排出的尿液透明呈淡黄色,尿液一般为弱酸性,pH 在 5.0~7.0 之间,最大变动范围为 4.5~8.0。尿的 pH 主要取决于食物的成分:摄入富含蛋白质食物的尿呈酸性,摄入富含水果、蔬菜食物的尿呈弱碱性。比重在一般在 1.015~1.025 之间。

一、尿液浓缩和稀释的原理

(一)逆流倍增与逆流交换

尿液浓缩和稀释的原理与物理学中的逆流倍增(countercurrent multiplication)和逆流交

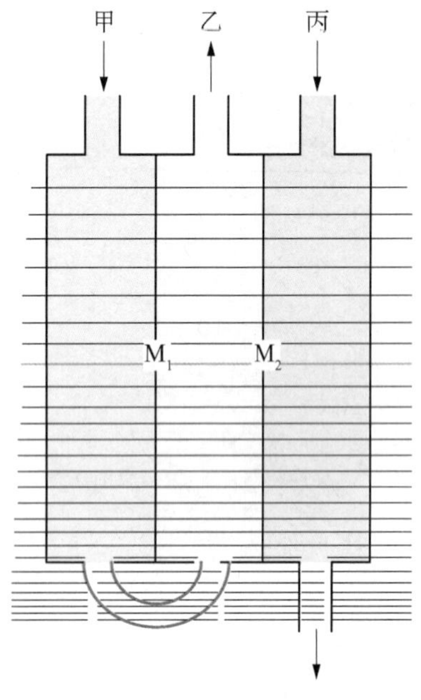

图 8-15 逆流倍增作用模型

甲管内液体向下流，乙管内液体向上流，丙管内液体向下流。M_1 膜能将液体中 NaCl 由乙管泵入甲管，且对水不通透；M_2 膜对水通透对 NaCl 不通透

换(countercurrent exchange)的原理相似。

"逆流"是指两个并列管道中液体流动方向相反。逆流倍增现象可由图 8-15 所示的模型来解释。有并列甲、乙、丙 3 个管，甲管下端与乙管相连。液体由甲管流进，通过甲、乙管的连接部后折返，经乙管流出，构成逆流系统。如果甲、乙管之间的膜 M_1 能主动从乙管中将 NaCl 不断泵入甲管，而 M_1 对水却不通透，当含 NaCl 溶液的液体在甲管中向下流动时，由于 M_1 膜不断将乙管中的 NaCl 泵入甲管，结果使甲管液体 NaCl 的浓度自上而下越来越高，至甲乙管连接的弯曲部达最大值。当液体折返从乙管下部向上流动时，NaCl 浓度越来越低。由此可见，不论是甲管还是乙管，从上而下，溶液的浓度都是逐渐升高的，形成浓度梯度，即出现了逆流倍增。丙管内的液体渗透浓度低于乙管的液体，由上向下流动，乙管与丙管之间的 M_2 膜对水通透而对 NaCl 却不通透，丙管液中的水可通过渗透作用不断进入乙管，液体在丙管内向下流动的过程中，溶质浓度从上至下逐渐增加。从丙管流出的液体浓度要比流入时高，其最大值取决于乙管液的渗透浓度和 M_2 膜对水通透性的大小。

逆流交换现象可用图 8-16 中的模型解释。图 8-16A 为一简单的线性液流图，无逆流交换现象。在图 8-16B 中，液体从一管流入(降支)，经 U 型管的折返处(有热源)由另一管流出(升支)。升降两管之间可进行热量交换，升支中的液体在流动过程中将热量不断传导

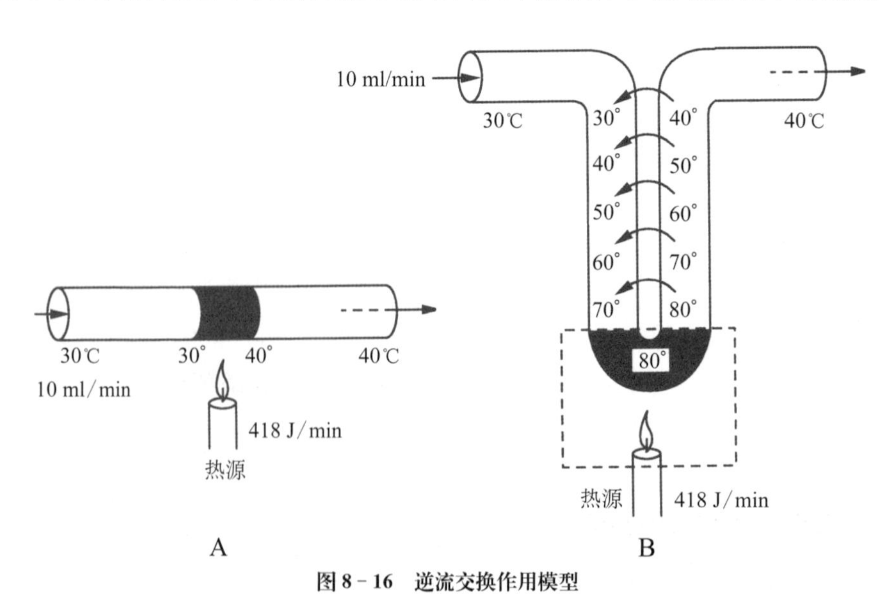

图 8-16 逆流交换作用模型

A. 简单的线性液流；B. 逆流交换器

给降支而逐渐降温，而降支中的液体因从升支获得热量而逐渐升温。由于U型管中的液体是在预先较高温度基础上加温的，所以液体经热源时带走的热量较少，热量消耗较少。

（二）肾髓质渗透浓度梯度的形成

用冰点降低法测定大鼠肾组织的渗透浓度，发现肾皮质部的渗透浓度与血浆的渗透浓度是相等的，由髓质外层向乳头部渗透压逐渐升高，内髓部的渗透浓度可达血浆渗透浓度的4～5倍（约1 200 mOsm/L）（图8－17）。

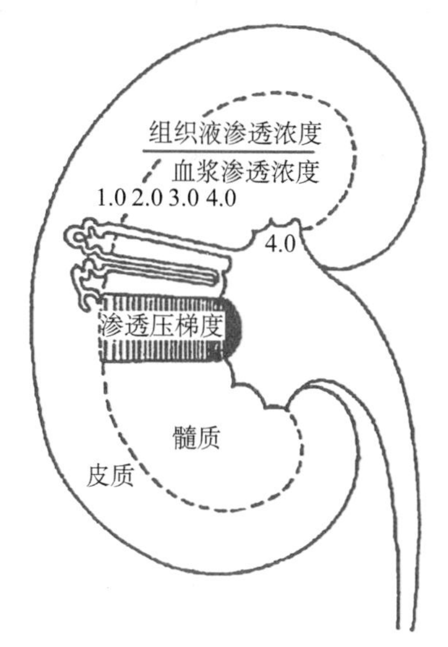

图8－17 肾髓质渗透浓度示意图

渗透压梯度处的线条越密，表示渗透浓度越高

髓袢的形态和功能特性是形成肾髓质渗透浓度梯度的重要基础。由于髓袢各段对水和溶质的通透性不同（表8－2），髓袢的U型结构和小管液的流动方向，可通过逆流倍增机制建立从外髓部至内髓部的渗透浓度梯度。

表8－2 兔肾小管与集合管不同部位的通透性

肾小管各部	水	NaCl	尿素
髓袢降支细段	易通透	不易通透	不易通透
髓袢升支细段	不通透	易通透	中等通透
髓袢升支粗段	不通透	主动重吸收	不易通透
远曲小管	有VP时易通透	主动重吸收	不易通透
集合管	有VP时易通透	主动重吸收	内髓易通透

VP：血管升压素。

髓袢和集合管的结构排列与上述逆流倍增模型很相似（图8－18）。超滤液从近端小管，经髓袢降支细段（与图8－15中甲管相似）向下流动，折返后经髓袢升支（与图8－15中乙管相似）向相反方向流动，再经远曲小管、集合管（与图8－15中丙管相似）向下流动，最后进入肾小盏。下面详细讨论肾髓质渗透梯度的形成过程及其机制。

1. 髓袢升支粗段 小管液经髓袢升支粗段向皮质方向流动时，由于髓袢升支粗段上皮细胞主动重吸收NaCl，而对水又不通透，其结果是小管液在向皮质方向流动时渗透浓度逐渐降低，而小管周围组织中由于NaCl的堆积，渗透浓度升高，形成髓质高渗。故外髓组织液高渗是由于NaCl在髓袢升支粗段主动重吸收而形成的。另外，该段膜对水不通透亦是形成外髓质高渗的重要条件。呋塞米可抑制髓袢升支粗段Na^+、Cl^-和K^+同向转运，故可降低外髓组织液的高渗程度，从而降低管内外渗透浓度梯度，使水重吸收减少，产生强利尿效应。

2. 髓袢降支细段 髓袢降支细段对水通透，而对NaCl和尿素相对不通透。由于髓质从外髓部向内髓部的渗透浓度梯度，降支中的水不断进入组织间液，使小管液从上至下形成一逐渐升高的浓度梯度，至髓袢折返处，渗透浓度达峰值。

3. 髓袢升支细段 髓袢升支细段对水不通透，而对NaCl能通透，对尿素（urea）为中等

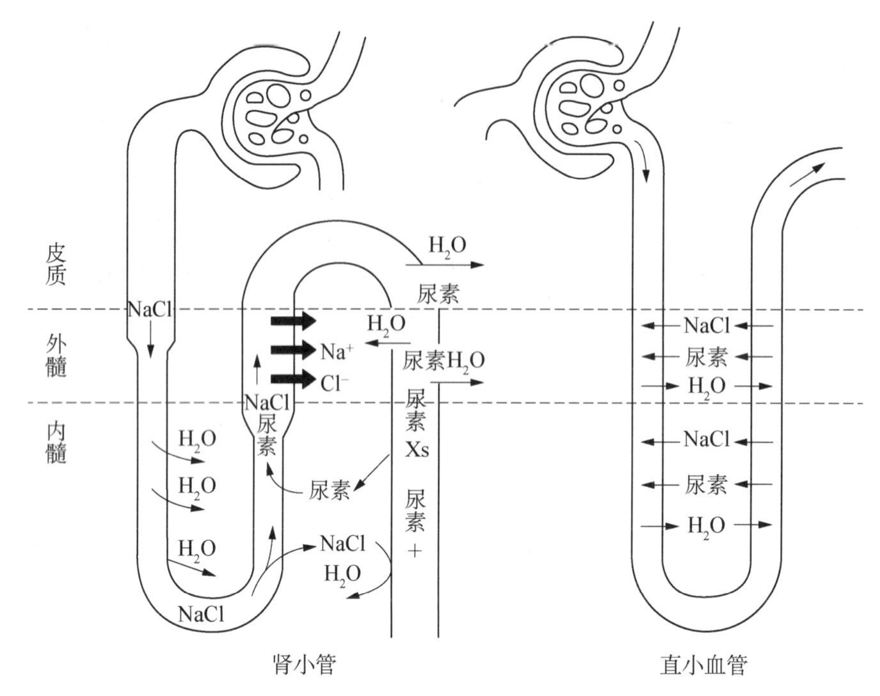

图 8-18 尿浓缩和稀释机制示意图

粗箭头表示髓袢升支粗段主动重吸收 Na^+ 和 Cl^-。髓袢升支粗段和远曲小管前段对水不通透。Xs:未被重吸收的溶质

度通透。当小管液从内髓部向皮质方向流动时,NaCl 不断向组织间液扩散,其结果是小管液的 NaCl 浓度越来越低,小管外组织间液 NaCl 浓度升高。由于髓袢升支粗段对 NaCl 主动重吸收,使等渗的近端小管液流入远曲小管时变为低渗,而髓质间质则形成高渗。

4. 髓质集合管 从肾小球滤过的尿素除在近端小管被吸收外,髓袢升支细段对尿素中等度通透,内髓部集合管对尿素高度通透,其他部位对尿素不通透或通透性很低(表 8-2)。当小管液流经远曲小管时,在血管升压素作用下,水被重吸收,使小管液内尿素浓度逐渐升高,到达内髓部集合管时,由于上皮细胞对尿素通透性增高,尿素从小管液向内髓部组织液扩散,使组织间液的尿素浓度升高,同时使内髓部的渗透浓度进一步增加。所以内髓部组织液的高渗是由 NaCl 和尿素共同构成的(据估计各占一半)。血管升压素可增加内髓部集合管对尿素的通透性,从而增高内髓部的渗透浓度。严重营养不良,尿素生成减少,可使内髓部高渗的程度降低,从而减弱尿的浓缩功能。由于升支细段对尿素有一定通透性,且小管液中尿素浓度比管外周围组织液低,故髓质组织液中的尿素扩散进入升支细段小管液,并随小管液重新进入内髓集合管,再扩散进入内髓部组织间液。这一尿素循环过程称为尿素再循环(urea recycling)。

(三)肾髓质渗透浓度梯度的维持

前面讨论了肾髓质高渗的建立主要是由于高浓度的 NaCl 和尿素积聚于小管外组织间液。这些物质能持续滞留在该部位而不被流经此处的循环血液带走,使得肾髓质的高渗环境得以维持,这与直小血管的结构特点和起着逆流交换器的作用密切相关。直小血管的降

支和升支是并行的血管,与髓袢相似,在髓质中形成袢(图 8-18)。直小血管壁对水和溶质都有高度通透性。在直小血管降支由皮质刚进入髓质处,直小血管中血浆的渗透压接近300 mOsm/L,当血液经直小血管降支向髓质深部流动时,组织间液中的溶质浓度不断升高,由于毛细血管对水分和晶体类物质高度通透,组织间液中的溶质不断向直小血管内扩散,而血液中的水则进入组织间液,使直小血管中血浆的渗透浓度越来越高,在折返处,其渗透浓度达最高值(约 1 200 mOsm/L)。当直小血管内血液在升支中向皮质方向流动时,血液中的溶质向组织液扩散,而水又从组织间液向血管中渗透。这一逆流交换过程的结果如图 8-18所示,直小血管仅将髓质中多余的溶质和水带回血液循环,使肾髓质的渗透梯度得以维持。如果直小管的血流量增加时,可以带走的肾髓质中的溶质增加,因而髓质部的渗透梯度将变小;当直小血管血流量减少时,肾髓质供氧量降低,肾小管特别是髓袢升支粗段主动重吸收NaCl 的功能减弱,髓质部的高渗梯度也不能很好地维持。

二、尿液浓缩和稀释的过程

当小管液在流经肾小管各段时,其渗透压发生变化,在近端小管和髓袢中,渗透压的变化是固定的。近端小管为等渗性重吸收,故在近端小管末端,小管液渗透压仍与血浆相等。髓袢降支细段对水有高度通透性,而对 NaCl 和尿素则不易通透,在小管外组织液高渗透压作用下,水被重吸收,故小管液在流经髓袢降支细段时,渗透浓度逐渐升高,直至与髓质组织液渗透浓度相近。髓袢升支细段对水不通透,对 NaCl 和尿素则能通透。由于小管液 NaCl 的浓度高于同一平面髓质间液中的浓度,故 NaCl 被重吸收;但尿素浓度则低于髓质间液,故尿素由组织间隙扩散进入小管。在升支细段小管液向上流动过程中,渗透浓度逐渐降低。髓袢升支粗段对水和尿素不通透,但能主动重吸收 NaCl,当小管液流经髓袢升支粗段时,由于 NaCl 不断被重吸收,渗透浓度逐渐下降,至升支粗段末端,小管液为低渗(与血浆渗透浓度相比)。

虽然升支粗段末端中的小管液为低渗,但终尿的渗透压则随机体内水和溶质的情况可发生较大幅度的变化。这一渗透压变化取决于小管中水与溶质重吸收的比例,主要由远曲小管和集合管控制。髓质高渗是对小管液中水重吸收的动力,但重吸收的量又取决于远曲小管和集合管对水的通透性。

如果机体内水过多而造成血浆晶体渗透压下降,可使血管升压素的释放被抑制,远曲小管和集合管对水的通透性降低,尽管周围髓质组织高渗,但水重吸收很少或不能被重吸收,而小管液中的 NaCl 等溶质继续被重吸收,由于水重吸收少于溶质重吸收,故小管液的渗透浓度进一步降低,最低可低至 50 mOsm/L,形成低渗尿。例如饮大量清水后,血浆晶体渗透压降低,血管升压素释放减少,引起尿量增加,尿液稀释。如血管升压素完全缺乏或远曲小管和集合管缺乏血管升压素受体时,可出现尿崩症(diabetes insipidus),每天可排出高达 20L的低渗尿。

相反,在失水、禁水等情况下,血浆晶体渗透压升高,血管升压素释放增多,远曲小管和集合管上皮细胞对水的通透性增加,水因周围髓质组织高渗而重吸收增加,由于水重吸收多于溶质重吸收，故小管液的渗透浓度升高，引起尿量减少，尿液浓缩，终尿的渗透浓度最高可高达 1 200 mOsm/L。

总之，任何能影响肾髓质高渗的形成与维持和影响远曲小管、集合管对水通透性的因素，都将影响肾脏对尿液的浓缩和稀释过程，使尿量和渗透浓度发生改变。

第五节　尿生成的调节

前已述及，尿生成的过程包括肾小球滤过、肾小管和集合管的重吸收和分泌。机体对尿生成的调节就是通过影响尿生成的这 3 个基本过程而实现的。有关肾小球滤过的调节在前文已经叙述，本节主要讨论影响肾小管和集合管重吸收和分泌的因素，包括神经调节、体液调节和自身调节。

一、肾内自身调节

（一）小管液中溶质的浓度对肾小管功能的调节

小管液中溶质形成的渗透压是对抗肾小管重吸收水的重要因素。如果小管液中溶质浓度升高，渗透压增高，会使肾小管对水的重吸收减少，使小管液中的 Na^+ 被稀释而浓度降低，因此小管液和上皮细胞内 Na^+ 的浓度梯度减小，从而使 Na^+ 的重吸收减少，结果使尿量和 NaCl 排出增多。这种现象称为渗透性利尿(osmotic diuresis)。

糖尿病患者出现的多尿，就是肾小球滤过的葡萄糖量超过了近端小管对糖的转运率，造成小管液溶质浓度和渗透压升高，结果阻碍了水的重吸收，不仅尿中出现葡萄糖，而且尿量也增加。临床上给患者静脉滴注可在肾小球自由滤过但不被肾小管重吸收的物质，如甘露醇(mannitol)等，也可产生渗透性利尿效应。

（二）球-管平衡

近端小管对溶质(特别是 Na^+)和水的重吸收随肾小球滤过率的变化而改变，即当肾小球滤过率增大时，近端小管对 Na^+ 和水的重吸收也增大；反之，肾小球滤过率减少时，近端小管对 Na^+ 和水的重吸收也减少。这种现象称为球-管平衡(glomerulotubular balance)。实验证明，近端小管中 Na^+ 和水的重吸收总是占肾小球滤过率的 65%～70%，即近端小管的定比重吸收(constant fraction reabsorption)。定比重吸收的机制主要与近端小管旁的毛细血管血压和血浆胶体渗透压的变化有关。如果肾血流量不变而肾小球滤过率增加(如出球小动脉阻力增加而入球小动脉阻力不变)，则进入近端小管旁毛细血管的血量就会减少，毛细血管血压下降，而血浆胶体渗透压升高，这些改变都有利于近端小管对 Na^+ 和水的重吸收；当肾小球滤过率减少时，近端小管旁毛细血管的血压和血浆胶体渗透压发生相反的变化，故 Na^+ 和水的重吸收量减少。因此，近端小管对 Na^+ 和水重吸收的百分率始终保持在 65%～70%之间。

球-管平衡的生理意义在于尿中排出的 Na^+ 和水不会随肾小球滤过率的增减而出现大

幅度的变化，从而保持尿钠和尿量的相对稳定。例如，当肾小球滤过率为 125 ml/min 时，终尿量约为 1 ml/min(即 1 天 1 440 ml)。假如没有球-管平衡，则当肾小球滤过率增至 126 ml/min 时，终尿量就会是 2 ml/min(即 1 天 2 880 ml)，尿 Na^+ 排出量也增加 1 倍。球-管平衡在某些情况下可被破坏，如发生渗透性利尿时，虽然肾小球滤过率不变，近端小管重吸收减少，尿量和尿 Na^+ 排出明显增多。

二、神经和体液调节

（一）肾交感神经的作用

肾交感神经不仅支配肾脏血管，还支配肾小管上皮细胞(以近端小管和远端小管为主)和球旁器。

肾交感神经末梢以去甲肾上腺素为递质。肾交感神经兴奋时，通过下列途径影响肾脏的功能：①递质作用于肾脏血管平滑肌的 α 受体，引起肾血管收缩而减少肾血流量。由于入球小动脉比出球小动脉收缩更明显，使肾小球毛细血管血流量减少，毛细血管血压下降，肾小球滤过率下降；②递质作用于激活近球细胞上的 β 受体，使肾素释放增多，进而增加循环血中的血管紧张素Ⅱ和醛固酮浓度，前者能直接促进近端小管重吸收 Na^+，水也随 Na^+ 而被重吸收，后者可促进远曲小管和集合管重吸收 Na^+ 和排出 K^+，水也随 Na^+ 而被重吸收；③递质作用于近端小管和髓袢(主要是近端小管)上的 α 受体，直接促进 Na^+、Cl^- 和水的重吸收。

肾交感神经活动受许多因素的影响，如循环血量和血压改变分别通过心肺感受器反射和压力感受器反射，引起肾交感神经活动改变，从而调节肾脏的功能。

（二）血管升压素

血管升压素(vasopressin, VP)也称抗利尿激素(antidiuretic hormone, ADH)，其组分是一种九肽的肽类激素。血管升压素在下丘脑视上核(supraoptic nucleus)和室旁核(paraventricular nucleus)的神经元胞体内合成，沿下丘脑-垂体束的轴突被运输到神经垂体(图 8-19)，需要时释放入血。

血管升压素的受体有两类，即 V_1 和 V_2 受体。V_1 受体分布在血管平滑肌，被激活后引起血管平滑肌收缩，血管阻力增加而使血压升高；V_2 受体主要分布在远曲小管和集合管上皮细胞，激活后通过兴奋性 G 蛋白激活腺苷酸环化酶，使胞内 cAMP 增加，进而激活蛋白激酶 A，使上皮细胞内含 AQP-2 的小泡镶嵌在上皮细胞的顶端膜上，形成水通道，从而增加顶端膜对水的通透性(图 8-20)。小管液中的水在管内外渗透浓度梯度的作用下，通过 AQP-2 进入细胞，进入上皮细胞内的水又经基底侧膜的 AQP-3 和 AQP-4 进入细胞间隙而被重吸收，从而使尿液浓缩，尿量减少(抗利尿)。高浓度的血管升压素还能促进 AQP-2 的合成。当缺乏血管升压素时，细胞内 cAMP 浓度下降，管腔膜上含水通道的小泡内移，进入上皮细胞胞质，上皮对水的通透性下降或不通透，水的重吸收就减少，尿液稀释，尿量明显增加。此外，血管升压素还能促进髓袢升支粗段对 NaCl 的主动重吸收和内髓部集合管对尿素的通透性，从而增加髓质组织间液的溶质浓度，提高肾髓质的渗透压，有利于尿液的浓缩。

室旁核
视上核
下丘脑-垂体束
神经垂体
腺垂体
VP
H_2O
H_2O

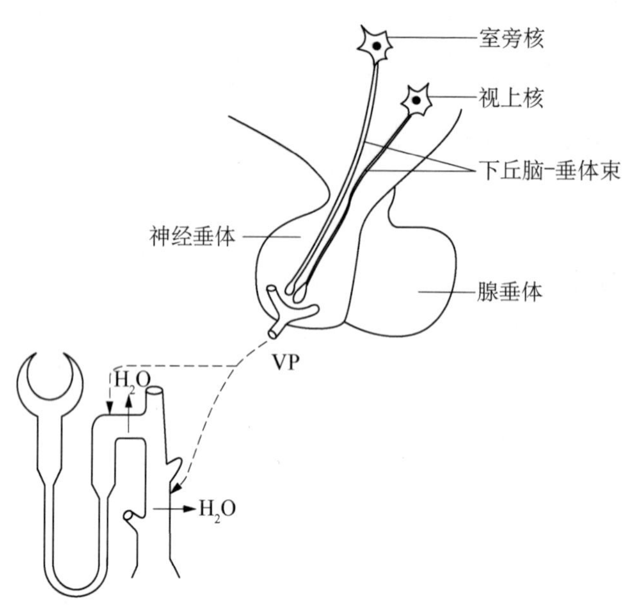

图 8-19　血管升压素的合成、释放及其作用部位

VP:血管升压素

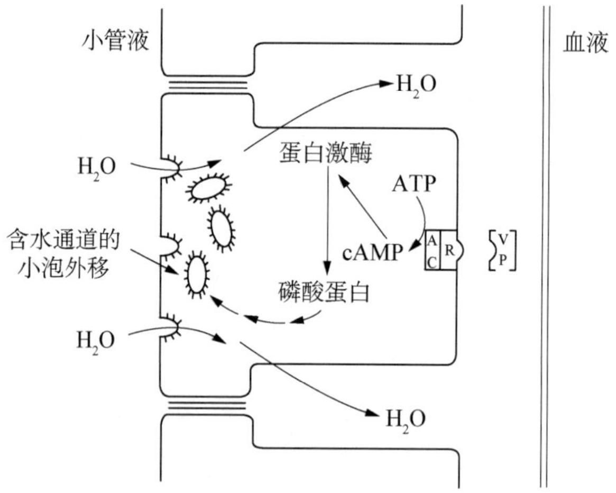

小管液
血液
H_2O
蛋白激酶
H_2O
ATP
含水通道的
小泡外移
cAMP
A
C
R
V
P
磷酸蛋白
H_2O
H_2O

图 8-20　血管升压素作用机制示意图

VP:血管升压素;R:受体;AC:腺苷酸环化酶;cAMP:环磷酸腺苷

体内血管升压素的释放受多种因素调节,其中最重要的调节因素是血浆晶体渗透压和循环血量。

1. 血浆晶体渗透压　血浆晶体渗透压的改变是调节血管升压素分泌的最重要因素。正常人血浆渗透压为 280～290 mOsm/L,引起血管升压素分泌的血浆渗透压阈值为 280 mOsm/L,血浆中的血管升压素浓度为 0～4 pg/ml。血浆渗透压低于引起血管升压素分泌的渗透压阈值时,血管升压素的分泌停止,血浆中血管升压素的浓度可接近于零;当血浆晶体渗透压升高达到引起血管升压素释放的阈值后，渗透压每升高 1%，则血管升压素浓度可升高 1 pg/ml。血浆的晶体渗透压升高还可引起渴觉。正常人引起渴觉的血浆渗透压阈值为 289～307 mOsm/L。

机体失水多于溶质丧失可使血浆晶体渗透压升高，刺激位于下丘脑前部室周器中的渗透压感受器(osmoreceptor)，引起神经垂体释放血管升压素，通过远曲小管和集合管增加对水的重吸收，使尿量减少，尿液浓缩；相反，大量饮水后，体液被稀释，血浆晶体渗透压降低，引起血管升压素释放减少或停止，肾小管和集合管对水的重吸收减少，尿量增加，尿液稀释。如饮用相等剂量的生理盐水，则排尿量不会出现饮清水后的那种变化。饮用大量清水引起尿量增多的现象，称为水利尿(water diuresis)。临床上可用这种方法来检测肾脏的稀释能力。

渗透压感受器对不同溶质引起的血浆晶体渗透压升高的敏感性是不同的。Na^+ 和 Cl^- 是刺激血管升压素释放的最有效的溶质，而葡萄糖和尿素刺激血管升压素释放的作用则较小。

2. 循环血量和动脉血压　当体内循环血量增多，回心血量增加时，可刺激心肺感受器，经迷走神经传入至下丘脑的冲动增加，血管升压素释放受到抑制，尿量增多；反之，当循环血量减少时，对心肺感受器的刺激减弱，对血管升压素释放的抑制作用减弱或取消，故血管升压素的释放增加，尿量减少。

动脉血压的改变也可通过压力感受器对血管升压素的释放进行调节。当动脉血压在正常范围时(平均压为 100 mmHg)，压力感受器传入冲动对血管升压素的释放起抑制作用，当动脉血压低于正常时，血管升压素的释放增加。

心肺感受器和压力感受器在调节血管升压素释放时，其敏感性比渗透压感受器要低，一般需循环血量或动脉血压降低 5%～10%时，才能刺激血管升压素的释放。但循环血量或动脉血压降低时，可降低引起血管升压素释放的血浆晶体渗透压阈值，即血管升压素释放的调定点下移；反之，当循环血量或动脉血压升高时，可使调定点上移。

3. 其他因素　恶心是引起血管升压素分泌的有效刺激；疼痛、窒息、应激刺激、血管紧张素Ⅱ和低血糖可刺激血管升压素分泌；某些药物，如烟碱和吗啡，也可刺激血管升压素分泌；乙醇则抑制血管升压素的分泌，故饮酒后尿量可增加。

（三）肾素-血管紧张素-醛固酮系统

肾素-血管紧张素系统的组成及其对心血管的作用已在循环系统中介绍，由于血管紧张素Ⅱ和血管紧张素Ⅲ均可刺激肾上腺皮质合成和分泌醛固酮(aldosterone, A)，所以这一系统可扩展为肾素-血管紧张素-醛固酮系统(renin-angiotensin-aldosterone system, RAAS)。

1. 肾素分泌的调节　肾素的分泌受多方面因素的调节，包括肾内机制、神经和体液机制。

(1) 肾内机制：肾内机制是指在肾脏内可以完成的调节。肾内有两种感受器与肾素分泌调节有关，一是入球小动脉处的牵张感受器，二是致密斑感受器。当动脉血压下降时，肾血流量减少，肾入球小动脉血压下降，对小动脉壁牵张刺激减弱，近球细胞分泌肾素增加；同时，由于肾入球小动脉血压下降，肾小球滤过率降低，流过致密斑的小管液中 Na^+ 量减少，也刺激近球细胞分泌肾素增加；反之，当动脉血压升高时则肾素分泌减少。

（2）神经机制：肾交感神经兴奋时释放去甲肾上腺素，作用于近球细胞的 β 受体，直接刺激肾素的释放。如急性失血，血压下降，可反射性地兴奋肾交感神经从而增加肾素的释放。

（3）体液机制：血液循环的肾上腺素和去甲肾上腺素，肾内生成的前列腺素 E_2 和前列环素，均可刺激近球细胞释放肾素。血管紧张素Ⅱ、血管升压素、心房钠尿肽和 NO 可抑制肾素的释放。

2. 血管紧张素的作用 血管紧张素Ⅱ和血管紧张素Ⅲ均可刺激肾上腺皮质球状带合成和分泌醛固酮，因而可通过醛固酮间接发挥其对尿生成的调节作用。血管紧张素Ⅱ还能直接刺激近端小管重吸收 NaCl，收缩血管减少肾血流量，以及刺激神经垂体释放血管升压素和作用于下丘脑引起渴觉、饮水行为而间接发挥其调节作用。

3. 醛固酮的作用 醛固酮主要作用于远曲小管和集合管，可增加 Na^+、水的重吸收和 K^+ 的排泄，起到"保 Na^+ 排 K^+"的作用。醛固酮进入远曲小管和集合管胞质后，与胞质内受体结合，形成激素-受体复合物。激素-受体复合物穿过核膜进入核内，通过基因调节机制，生成多种醛固酮诱导蛋白质。这些蛋白质是：①顶端膜钠通道蛋白，由于钠通道数目增加，所以 Na^+ 的重吸收增加；②线粒体中合成 ATP 的酶，这可使 ATP 的生成量增加，为基底侧膜钠泵提供生物能；③基底侧膜钠泵，钠泵的增加，可加速将胞内的钠泵出细胞和将 K^+ 泵入细胞的过程，利于 Na^+ 的重吸收和 K^+ 的分泌（图 8-21）。

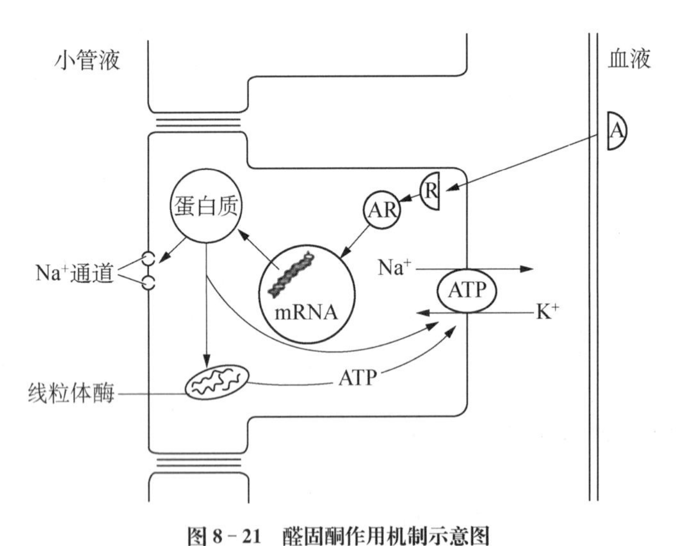

图 8-21 醛固酮作用机制示意图

A：醛固酮；R：受体

醛固酮的分泌除受血管紧张素调节外，还受血 K^+ 和血 Na^+ 浓度的负反馈调节。血 K^+ 浓度升高或血 Na^+ 浓度降低均可直接刺激肾上腺皮质球状带分泌醛固酮；反之，血 K^+ 浓度降低或血 Na^+ 浓度升高，则醛固酮分泌减少。肾上腺皮质球状带对血 K^+ 浓度的改变比血 Na^+ 浓度的改变更为敏感。

（四）心房钠尿肽

心房钠尿肽(atrial natriuretic peptide，ANP)是由心房肌细胞合成并释放的肽类激素。当心房壁受牵拉(如血量过多、中心静脉压升高等)时可刺激心房肌细胞释放 ANP，此外，乙酰胆碱、去甲肾上腺素、血管升压素和高血钾也可以刺激 ANP 的释放。

ANP 的主要作用是使血管平滑肌舒张和促进肾脏排 Na^+、排水。ANP 对肾脏的作用主要有以下几方面。

1. 对肾小球滤过率的影响　ANP 通过第二信使 cGMP 使血管平滑肌胞质 Ca^{2+} 浓度下降，使入球小动脉舒张，肾小球滤过率增大。

2. 对集合管的影响　ANP 通过 cGMP 使集合管上皮细胞顶端膜上的钠通道关闭，抑制 NaCl 的重吸收。

3. 对其他激素的影响　ANP 还抑制肾素、醛固酮和血管升压素的分泌。

（五）其他激素

肾脏自身可生成多种局部激素，影响肾血流动力学和肾小管的功能，如缓激肽可使肾小动脉舒张，抑制集合管对 Na^+ 和水的重吸收；前列腺素 E_2 和前列环素也可使肾小动脉舒张，抑制近端小管和髓袢升支粗段对 Na^+ 的重吸收，抑制近球细胞释放肾素，且对抗血管升压素作用最终使尿量增加；NO 可使入球小动脉舒张，肾小球滤过率增加。

第六节　清　除　率

一、清除率的定义和计算方法

两肾在 1 min 内能将多少毫升血浆中的某一物质完全清除(即排出体外)，这个被完全清除的该物质的血浆的毫升数，就是该物质的清除率(clearance，C)。

由于肾脏对各种物质的排出是通过肾小球滤过、肾小管和集合管重吸收及分泌完成的，而各种物质的重吸收量和分泌量也不尽相同，故不同物质的清除率是不同的。由清除率的定义可知，计算某物质 X 的清除率 C_X，需要测定 3 个数值：①尿中该物质的浓度，用 U_X 表示，单位为 mg/100 ml；②每分钟尿量，用 V 表示，单位为 ml/min；③血浆中该物质的浓度，用 P_X 表示，单位为 mg/100 ml。因为尿中的物质均来自血浆(滤过或分泌)，所以

$$U_X \times V = P_X \times C_X$$

亦即

$$C_X = \frac{U_X \times V}{P_X}$$

清除率将肾在一定时间内排出的物质的量，同该物质在血浆中浓度联系起来，因而能够更好地反映肾对不同物质的清除能力，所以它是一个较好的肾功能测定方法。需要指出的

是，清除率所指每分钟被完全清除了某物质的血浆的毫升数，只是一个推算的数值。肾脏并不可能只把这一部分血浆中的某一物质完全清除掉，而是指 1 分钟内所清除的该物质的量来自多少毫升血浆，或相当于多少毫升血浆中所含的该种物质。正常生理情况下，各种物质的清除率并不相同，葡萄糖、氨基酸的清除率为 0，NaCl 的清除率则根据机体盐负荷状态发生改变，NaCl 摄入高，机体盐负荷增加时，NaCl 的排除增加，此时的清除率就比较高，而在机体盐负荷低时，肾脏会尽量减少 NaCl 在尿中的流失，清除率较低，所以肾对 NaCl 排出的特点是“多吃多排，少吃少排，不吃不排。”

二、 测定清除率的意义

（一） 测定肾小球滤过率

已知每分钟排出的尿中某物质 X 的量为 $U_X \times V$，如果该物质可自由经肾小球滤过进入小管液，又可被肾小管和集合管重吸收和分泌，则 $U_X \times V$ 应是每分钟肾小球滤过量减去重吸收量（R_X）和加上分泌量（S_X）的量。每分钟内肾小球滤过该物质的量为肾小球滤过率（GFR）乘以该物质在血浆中的浓度（P_X），因此每分钟该物质的排出量为

$$U_X \times V = GFR \times P_X - R_X + S_X$$

1. 菊粉清除率 如果某物质可自由通过肾小球滤过膜，则该物质在肾小囊超滤液中的浓度与血浆浓度相同，同时，如果该物质在肾小管和集合管中既不被重吸收（$R_X = 0$）又不被分泌（$S_X = 0$），则单位时间内该物质在肾小球处滤过的量（$GFR \times P_X$）应等于从尿中排出该物质的量（$U_X \times V$）。菊粉（inulin）是符合上述条件的物质，即

$$U_{In} \times V = GFR \times P_{In}$$

$$GFR = \frac{U_{In} \times V}{P_{In}}$$

根据上述清除率的定义可以知道，$U_{In}V/P_{In}$ 就是菊粉的清除率（C_{In}），因此肾小球滤过率（GFR）等于 C_{In}。式中，U_{In} 和 P_{In} 分别代表尿中和血浆中菊粉的浓度。在进行菊粉清除率测定时，给被测者静脉滴注一定量菊粉以保持血浆中的浓度恒定，然后测定单位时间内的尿量和尿中的菊粉浓度。如果血浆菊粉浓度维持在 1 mg/100 ml，测得尿量为 1 ml/min，尿菊粉浓度为 125 mg/100 ml，则菊粉清除率为

$$C_{In} = \frac{U_{In} \times V}{P_{In}} = \frac{125\ \text{mg}/100\ \text{ml} \times 1\ \text{ml/min}}{1\ \text{mg}/100\ \text{ml}} = 125\ \text{ml/min}$$

所以，肾小球滤过率为 125 ml/min。

2. 内生肌酐清除率 内生肌酐（endogenous creatinine）清除率的值很接近肾小球滤过率，故临床上常用它来推测肾小球滤过率。所谓内生肌酐是指体内组织代谢所产生的肌酐。由于肉类食物中含肌酐以及剧烈肌肉活动可产生额外肌酐，故在进行内生肌酐测定前应禁食肉类食物，避免剧烈运动。

内生肌酐清除率可按下式计算

$$内生肌酐清除率 = \frac{尿肌酐浓度(mg/L) \times 尿量(L/24\ h)}{血浆肌酐浓度(mg/L)}$$

由于肾小管和集合管能分泌少量肌酐，也可重吸收少量肌酐，因此如果要准确地测定肾小球滤过率，不能直接用内生肌酐清除率的值来代替。

（二）测定肾血流量

如果某种物质随血浆在流经肾脏后，肾静脉血中该物质的浓度接近于零，则通过测定该物质的清除率可计算肾血浆流量(renal plasma flow, RPF)，因为该物质每分钟在尿中的排出量 ($U_X \times V$) 应等于每分钟肾血浆流量乘以血浆中该物质的浓度，即

$$U_X \times V = RPF \times P_X$$

如静脉滴注碘锐特(diodrast)或对氨基马尿酸(para-aminohippuric acid, PAH)的钠盐，使其血浆浓度维持在 1～3 mg/100 ml，当血液流经肾脏一次后，血浆中碘锐特和 PAH 可几近完全(约 90%)被肾脏清除，因此测定碘锐特或对氨基马尿酸的清除率值可估算有效肾血浆流量(effective renal plasma flow)，即每分钟流经两肾全部肾单位的血浆量。因肾动脉的血液有一部分是供应肾单位以外的组织，这部分血液不被肾小球滤过，也不被肾小管分泌，故实际肾静脉血中碘锐特和 PAH 的浓度并不是零。如果测得 C_{PAH} 为 594 ml/min，假定肾动脉血中的 PAH 有 90%被肾脏清除，则

$$RPF = 94\ ml/min \div 90\% = 660\ ml/min$$

如已知 GFR(例如 125 ml/min)，可进一步计算滤过分数(filtration fraction, FF)，即

$$FF = 125\ ml/min \div 660\ ml/min \times 100\% = 19\%$$

根据肾血浆流量和血细胞比容，便可计算肾血流量(renal blood flow, RBF)。如测得受试者血细胞比容为 45%，肾血浆流量为 660 ml/min，则肾血流量

$$RBF = 660\ ml/min \div (1 - 45\%) = 1\ 200\ ml/min$$

（三）推测肾小管的功能

通过对各种物质的清除率的测定，可以推测哪些物质能被肾小管净重吸收，哪些物质能被肾小管净分泌，从而推论肾小管对不同物质的转运功能。例如，葡萄糖可自由通过肾小球滤过，但其清除率几近于零，表明葡萄糖可全部被肾小管重吸收。尿素清除率小于肾小球滤过率，表明它被滤过之后，又被肾小管和集合管净重吸收。假如某一物质的清除率小于肾小球滤过率，但不能排除该物质被肾小管分泌，因为当重吸收量大于其分泌量时，其清除率仍可小于肾小球滤过率；如果某种物质的清除率大于肾小球滤过率，表明肾小管必定能净分泌该物质，但不能排除该物质被肾小管重吸收，因为当其分泌量大于重吸收量时，其清除率仍可高于肾小球滤过率。

第七节　尿的排放

尿液是连续不断生成的，由集合管、肾盏、肾盂经输尿管进入膀胱。尿液在膀胱内储存达一定量时，引起反射性排尿(micturition)，尿液经尿道排出体外。

一、膀胱和尿道的神经支配

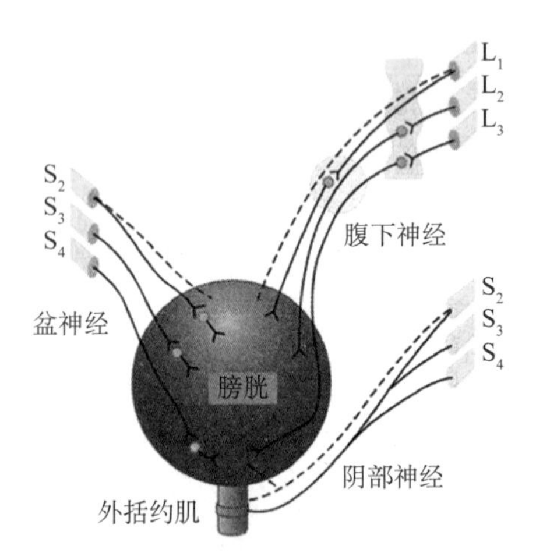

图 8－22　膀胱和尿道的神经支配

虚线代表传入神经，实线代表传出神经

膀胱逼尿肌和尿道内括约肌受副交感神经和交感神经双重支配(图 8－22)。副交感神经起自脊髓第2～4 骶段，由盆神经胆碱能纤维到达膀胱，兴奋时使逼尿肌收缩，尿道内括约肌舒张，促进排尿；交感神经起自腰段脊髓，经腹下神经肾上腺素能纤维到达膀胱，兴奋时通过 β_2 受体使逼尿肌松弛，通过 α 受体使尿道内括约肌收缩，故能抑制膀胱内尿液的排放。交感神经神经干中还含有感觉传入纤维，可将痛觉等的信号传入中枢。尿道外括约肌受阴部神经支配。骶段脊髓发出的阴部神经为躯体运动神经，故尿道外括约肌的活动可受大脑有意识的控制。阴部神经兴奋时，外括约肌收缩；反之，外括约肌舒张。排尿反射时可反射性抑制阴部神经的活动，使尿道外括约肌舒张。

二、排尿反射

排尿反射(micturition reflex)是一种脊髓反射，但脑的高级中枢可抑制或加强其反射过程。

当膀胱内无尿时，膀胱内压为零，当膀胱内尿液在 30～50 ml 时，膀胱内压开始升高，到膀胱内尿量为 200～300 ml 时，因为膀胱有较大的伸展性，所以膀胱内压仅稍升高。当膀胱的容积大于 400 ml 时，膀胱内压才明显升高(图 8－23)。

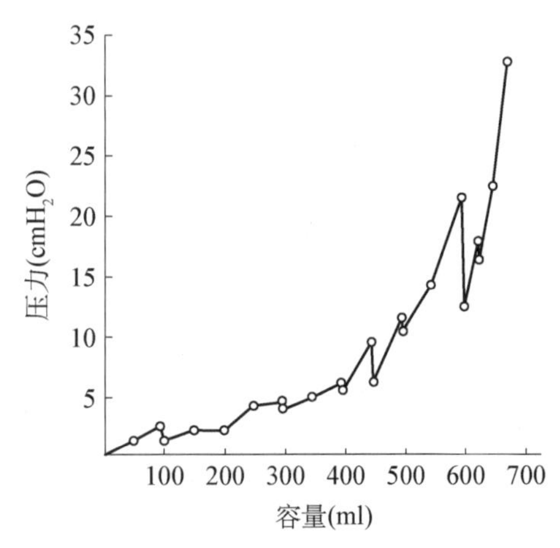

图 8－23　人膀胱充盈过程中膀胱容量与压力的关系

图中压力垂直下降表示容量恒定时膀胱的适应过程

当膀胱内尿量达一定充盈度(400～500 ml)时，膀胱壁上的感受器受牵张刺激而兴奋，冲动沿盆神经感觉传入纤维传至骶段脊髓的排尿反射初级中枢，同时，冲动也上传到达脑干和大脑皮质的排尿反射高级中枢，并产生尿意。高位中枢可发出抑制或兴奋冲动控制骶段脊髓排尿反射初级中枢。如果膀胱充盈后引起尿意，但条件不允许排尿时，高位中枢发出抑制性冲动，抑制排尿活动的发生；条件允许时，高级中枢发出兴奋性冲动，通过初级中枢发动排尿活动。

在排尿时，排尿反射的高级中枢兴奋初级中枢，通过盆神经引起膀胱逼尿肌收缩，尿道内括约肌舒张，于是尿液被压向后尿道。进入后尿道的尿液又刺激尿道的感受器，冲动沿传入神经再次传至骶段脊髓初级中枢，进一步加强其活动，这是一个正反馈过程，使膀胱逼尿肌收缩更强，同时抑制阴部神经的传出活动，使尿道外括约肌舒张。尿道外括约肌开放，于是尿液被强大的膀胱内压（可高达 150 cmH_2O）驱出。这一正反馈过程反复进行，直至膀胱内的尿液排完为止。排尿后残留在尿道内的尿液，在男性可通过球海绵体肌的收缩将其排尽；在女性则依靠尿液的重力将其排尽。此外，排尿时腹肌和膈肌也强烈收缩，提高腹内压，以协助膀胱排尿。

三、排尿异常

排尿反射是一种脊髓反射，但受高级中枢的随意性控制。如果排尿反射弧的任何一个部位受损，或泌尿系统、内分泌系统等发生病变时，都将导致排尿异常。临床上常见的有尿频、尿潴留和尿失禁。排尿次数过多者称为尿频（frequent micturition），排尿次数过多而每次尿量正常，因而全日总尿量增多称为多尿，见于糖尿病、尿崩症、急性肾衰竭多尿期等；排尿次数过多而每次尿量减少或仅有尿意并无尿排出，常常是由于膀胱、尿道受刺激，如炎症、结核或结石。如果支配膀胱的传出神经（盆神经）或骶段脊髓受损，排尿反射不能发生，大量尿液滞留在膀胱内，则可导致尿潴留（urine retention）。尿流受阻也能造成尿潴留，如男性前列腺肥大。高位脊髓受损，骶部排尿中枢的活动不能得到高位中枢的控制，虽然脊髓排尿反射的反射弧完好，仍可出现尿失禁（urine incontinence）。小儿大脑皮质的高级排尿反射中枢发育不完善，对脊髓低级排尿反射中枢的控制能力较弱，所以小儿会出现夜间遗尿现象。

（王　锦）

第九章　神经系统的功能

神经系统(nervous system)作为人体最重要的调节系统，是由中枢神经系统(central nervous system)和周围神经系统(peripheral nervous system)两部分构成的。前者包括脑和脊髓，分别位于颅腔和椎管内；后者包括神经系统的其余部分，位于颅腔和椎管外。当机体内、外环境发生变化时，可被分布于躯体、内脏和头部的感受装置及时感受并通过感觉神经传入到中枢神经系统，经过中枢的分析和综合，再通过运动神经和神经内分泌激素的分泌等途径将调控信息传达到各个系统和器官，从而对环境变化做出迅速、准确且较完善的适应性反应。人类的神经系统还具有对语言、艺术、科学以及个体和族群历史等复杂的抽象信息进行学习、记忆、思维、推理和判断等，并产生心理、情绪反应及创作、制造等复杂行为反应。相较于其他动物，人类为自己的生存、活动和繁衍创造了更为丰富和舒适的物质和精神环境，这在很大程度上归功于人类更为发达的神经系统高级中枢。

第一节　神经系统功能活动的基本原理

一、神经元和神经胶质细胞

构成神经系统的细胞主要有神经细胞(neurocyte)和神经胶质细胞(neuroglia 或 glial cell)两类。神经细胞也称神经元(neuron)，在人类中枢神经系统中约含 10^{11} 个。神经胶质细胞简称胶质细胞，中枢内的胶质细胞数目为神经元的 10～50 倍，即(1～5)×10^{12} 个。就目前知识判断，神经系统的功能活动主要由神经元承担，而神经胶质细胞则主要对神经元起支持、营养和保护等辅助作用。因此，神经元是神经系统的基本结构和功能单位。

(一) 神经元

1. 神经元的一般结构　神经元是一类为执行多样化调节功能而在形态和功能上高度分化的特殊细胞。各类神经元的大小和形态相差很大(图 9-1)，但都具有特征性的突起，即树突(dendrite)和轴突(axon)，从而在结构上赋予神经元以区域性和极性特征。树突在不同神经元的数目多寡不一，但轴突通常只有一个。

胞体发出轴突的部位膨大并向外突起，称为轴丘(axon hillock)。轴突起始的部分一般略为粗大，且均无髓鞘包裹，称为始段(initial segment)。轴突长度通常在投射神经元较长，在中间神经元较短，差异极大。轴突的直径往往与其长度成正比，但在同一轴突全长均匀一致。在轴突主干常有侧支成直角发出。轴突末段分成许多分支，无髓鞘包裹且在末端膨大为球状、纽扣状或柄状，内有大量含高浓度神经递质的突触囊泡(synaptic vesicle)，通常是一个神经元与另一个神经元或效应细胞相接触而形成的突触(synapse)的突触前部分。对轴突末端的膨大部分的命名目前仍不统一,有突触小扣(synaptic button)、终扣(terminal button)和突触小结(synaptic knob)等不同称谓。

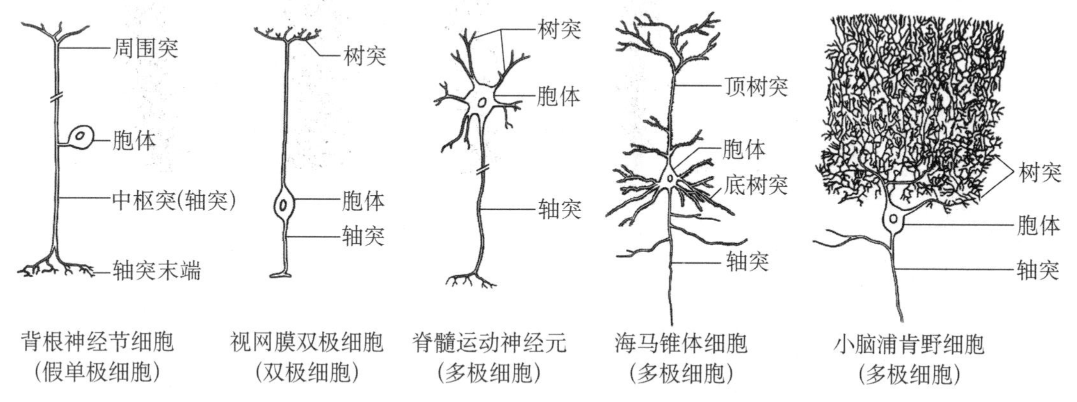

图 9-1　哺乳动物神经系统中几种不同类型的神经元模式图

根据突起数目的不同,可将神经元分为单极神经元(unipolar neuron)、双极神经元(bipolar neuron)和多极神经元(multipolar neuron)。单极神经元的典型例子是脊神经节细胞。这类细胞从胞体仅发出的一个突起,但随即形成"T"字形分支,其周围突随感觉神经走行进入组织并分支形成感觉末梢,中枢突则进入脊髓,故单极神经元又称假单极神经元(pseudounipolar neuron)。究竟单极神经元的周围突应被当作树突还是轴突,历来都有争议。有人认为这类神经元缺乏树突,其周围突是轴突的分支;也有人认为周围突是树突。本教材只笼统地称其为周围突。视网膜双极细胞是典型的双极神经元。这类细胞从一端伸出一个树突,从对称的另一端伸出一个轴突,两者分别与感光细胞和神经节细胞形成突触。其他多数神经元都是多极神经元,有一个轴突,但树突数目差别很大。

2. **神经元的主要功能**　神经元的主要功能是接受、整合、传导和传递信息。为同时执行这些功能,一个神经元的不同区域具有不同的分工。胞体和树突主要负责接受和整合信息;轴突始段主要负责产生动作电位;轴突负责传导信息;突触末梢则负责向效应细胞或其他神经元传递信息。

(1) 胞体和树突:在中枢神经系统,神经元多以胞体膜和树突膜为突触后成分与其他神经元形成突触,以树突膜为突触后成分的突触尤其多见。在大脑皮质,约 98%的突触由树突参与形成,仅约 2%由胞体参与形成。多数神经元的树突具有很多分支,使细胞膜的总面积大幅扩展,从而为其形成突触和接受信息提供了很大的空间。在树突分支上,树突膜突起而形成众多的多形性树突棘(dendritic spine),与其他神经元的轴突末梢形成突触。

树突棘在数量和形态上都具有易变性。在脑发育期树突棘数量不断增加。树突棘的萌发、形态改变或消失可在数分钟或数小时内发生。在智障儿童脑内,树突棘的数量明显稀少且细长(图 9-2),这类改变的程度与智障程度成正相关。另外,在树突棘的胞质中存在合成蛋白质的多聚核糖体,其蛋白质合成受突触传递的调控;而合成的蛋白质又能反过来改变该

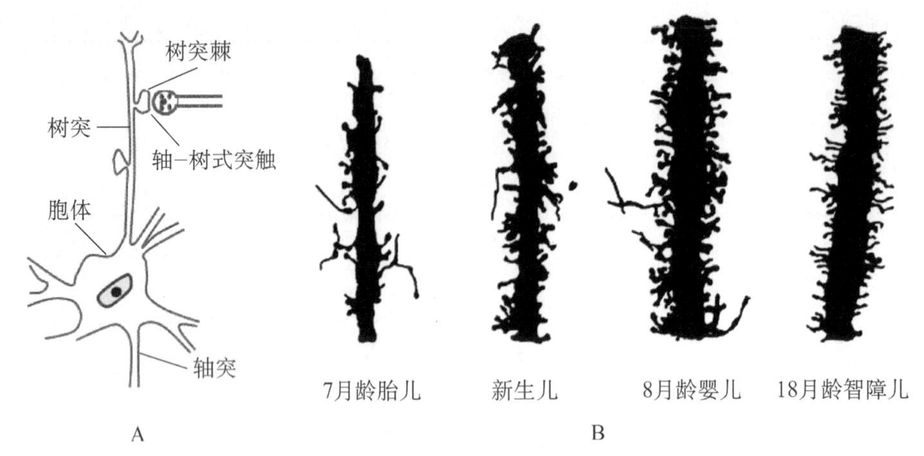

图 9-2　大脑皮质锥体细胞顶树突上的树突棘示意图

A. 突触发生于树突棘的模式图；B. 树突棘的数量和形态随年龄增长而改变，图示树突棘数量从胎儿到新生儿再到出生后 8 个月明显增多，但在出生后 18 个月的先天智障儿（Down's 综合征），其数量明显减少，且变得异常细长

突触的形态和传递效率。

在神经元的胞核与胞质内存在蛋白质合成体系。神经元的特异性功能活动和代谢所需的各种蛋白质均在此处合成，并在神经元生长、发育、分化、存活中发挥不可替代的作用。

在周围神经系统，一部分神经元的胞体位于脊神经节或结节神经节（nodose ganglion）内，其周围突相对于中枢神经元来说特别长，有些还有髓鞘包裹。这些周围突进入躯体或内脏的组织，并分为数目不等的多支感觉末梢。当感觉末梢接受的刺激而产生足够强的局部电位时，即可在其有髓纤维远端第一个朗飞结或无髓纤维远端尚未明确的部位产生动作电位并向中枢端传导。因此，在周围神经系统中，至少部分感觉神经周围突也具有传导动作电位的功能。

（2）轴突：一个神经元可同时接受多个突触传递的信号，从而产生多个局部电位。这些局部电位以电紧张的方式传播，并在此过程中得到整合。在轴突始段，经过整合的局部电位若达到或超过其阈电位，便可在此处爆发动作电位。动作电位一旦产生，便可沿轴突向末梢传导。理论上，动作电位可在轴突膜上作双向传导。但在体内，由于在运动神经元和中间神经元动作电位只能自然产生于轴突始段，故在它们的轴突上总是传向末梢。在感觉神经元，动作电位产生于其有髓周围突远端的第一个朗飞结或无髓周围突远端，然后依次沿周围突、胞体和中枢突传导。

（3）轴突末梢：轴突末梢是一个神经元向另一个神经元或效应细胞传递信息的部分。动作电位传到轴突末梢可引起神经递质大量释放，神经递质作用于与该末梢构成突触的突触后神经元或效应细胞上的受体，从而完成突触传递。

神经系统的功能活动是以反射的形式进行的。体内外环境变化的信息经传入神经传入中枢，经中枢神经元分析和综合后产生指令，再由传出神经传递给效应细胞产生调控效应。在同一反射弧中，神经元因所在的位置不同而担当不同的角色。因此，依据神经元在反射中所担当的角色不同，还可将其分为传入神经元(afferent neuron)或感觉神经元(sensory neuron)、传出神经元(efferent neuron)或运动神经元(motor neuron)以及中间神经元(interneuron)或联络神经元(associated neuron)3类。传入神经元接受体内外刺激并将兴奋传入中枢神经系统。传入神经元可以是假单极神经元，亦可以是双极神经元；传出神经元和中间神经元都属于多极神经元。脊髓运动神经元是典型的传出神经元，它们把兴奋从中枢传出到肌肉或腺体等效应器。脊髓中的闰绍细胞(Renshaw cell)(见后述)是典型的中间神经元，主要在中枢内起联络作用。依据神经元所含有或在兴奋时所释放的递质不同，还可将其分为胆碱能神经元(cholinergic neuron)、肾上腺素能神经元(adrenergic neuron)和含其他各种神经递质的神经元(见后述)。

3. 神经纤维及其功能 有些轴突和感觉神经元的周围突被髓鞘(myelin sheath)或神经膜包裹，但无论有无髓鞘，两者均可称神经纤维(nerve fiber)。构成髓鞘或神经膜的细胞在周围神经系统主要是施万细胞(Schwann cell)，在中枢则为少突胶质细胞(oligodendrocyte)。髓鞘的厚度值往往远大于轴突和感觉神经元的周围突自身的直径。因此，当轴突和感觉神经元周围突穿过多段髓鞘，就如同串起串珠的绳索，故轴突和感觉神经元周围突两者统称为轴索(axis-cylinder)。根据有无髓鞘包裹，神经纤维可分为有髓神经纤维(myelinated nerve fiber)和无髓神经纤维(unmyelinated nerve fiber)。无髓神经纤维其实并非绝对无髓鞘包裹，而是髓鞘未完全覆盖所包裹的轴索，或对轴索未形成螺旋式反复包裹。所有神经纤维在末端均完全失去髓鞘，成为裸露的神经末梢(nerve terminal)。神经纤维的主要功能是兴奋传导和物质运输。

(1) 神经纤维的兴奋传导特征、影响因素和分类：轴突和感觉神经元周围突的主要功能是传导兴奋，亦即传导动作电位。神经纤维上传导着的兴奋或动作电位也称为神经冲动(nerve impulse)，简称冲动。

1) 神经纤维传导兴奋的特征：兴奋在神经纤维上的传导具有以下特征：①对完整的神经纤维结构和功能的依赖性。神经纤维只有在其结构和功能都完整的情况下才能传导兴奋。如果神经纤维受损、被切断或局部应用麻醉剂，局部电流即受阻，兴奋传导也受阻。②互不干扰性。一根神经干内含多条神经纤维，但它们同时传导兴奋时互不干扰，如同相互“绝缘”。③双向性。离体实验中，在神经纤维上任何一点施加足够强的人为刺激，其引起的兴奋可沿纤维同时向两端传播。但在在体情况下，由于神经元的极性关系，轴突总是将神经冲动由胞体传向末梢；感觉神经周围突则总是将神经冲动传向胞体，传导一般表现为单向性。④相对不疲劳性。这是指神经纤维能长时间保持其传导兴奋的能力。实验研究发现，神经纤维接受长时间(数小时至十几小时)连续电刺激仍能传导兴奋。神经纤维的这种相对不疲劳性是相对于突触传递而言的。突触传递因神经递质的耗竭，较易发生疲劳。

2) 影响神经纤维传导速度的因素：不同类型的神经纤维传导兴奋的速度可因神经纤维直径大小、髓鞘有无以及髓鞘厚度不同而有很大差别，还受温度等因素影响。一般来说，神经纤维直径(指轴索加上髓鞘的总直径)愈大，传导速度越快。两者之间的关系大致符合以下经验公式：

$$传导速度(m/s) \approx 6 \times 直径(\mu m)$$

因此,有髓神经纤维传导速度比无髓神经纤维快。在一定范围内,有髓神经纤维的髓鞘愈厚,传导愈快。轴索直径与神经纤维总直径之比为 0.6∶1 时,出现速度峰值。临床上通过测定神经传导速度,可辅助诊断神经纤维的疾患以及估计神经损伤的程度和预后。

3) 神经纤维的分类:根据神经纤维兴奋传导速度的差异,Erlanger 和 Gasser 将哺乳动物的周围神经分为 A、B、C 3 类,其中 A 类纤维又分为 α、β、γ、δ 4 个亚类。根据纤维的直径和来源,Lloyd 和 Hunt 进一步将感觉神经纤维分为Ⅰ、Ⅱ、Ⅲ、Ⅳ 4 类,其中Ⅰ类纤维再分为$Ⅰ_a$和$Ⅰ_b$两个亚类。Ⅰ、Ⅱ、Ⅲ、Ⅳ类纤维分别相当于 A_α、A_β、A_δ、C 类后根纤维,但又不完全等同。目前,前一种分类法多用于传出纤维,后一种则常用于传入纤维(表 9-1)。

表 9-1 哺乳动物周围神经纤维的分类

纤维分类	功能	纤维直径(μm)	传导速度(m/s)	相当于传入纤维的类型
A(有髓鞘)				
α	本体感觉、躯体运动	13~22	70~120	$Ⅰ_a$,$Ⅰ_b$
β	触-压觉	8~13	30~70	Ⅱ
γ	支配梭内肌(引起收缩)	4~8	15~30	
δ	痛觉、温度觉、触-压觉	1~4	12~30	Ⅲ
B(有髓鞘)	自主神经节前纤维	1~3	3~15	
C(无髓鞘)				
后根	痛觉、温度觉、触-压觉	0.4~1.2	0.6~2.0	Ⅳ
交感	交感节后纤维	0.3~1.3	0.7~2.3	

注:$Ⅰ_a$类纤维直径稍粗,为 12~22 μm,$Ⅰ_b$类纤维直径略细,约 12 μm。

(2) 神经纤维的轴浆运输功能:轴浆(axoplasm)即充盈于轴突中的细胞质,具有运输物质的作用,称为轴浆运输(axoplasmic transport)。它可分为自胞体向轴突末端的顺向(anterograde)轴浆运输和自末梢到胞体的逆向(retrograde)轴浆运输。轴浆运输通过转运神经元所需要的重要营养物质,对维持神经元的形态和功能的完整性具有重要意义。如果切断轴突,不仅轴突远端部分发生变性,而且近端部分甚至胞体也将发生变性。在多种神经退行性疾病中已发现有轴浆运输障碍,提示其可能与这些疾病的发生有关。

1) 顺向轴浆运输:在顺向轴浆运输中,根据轴浆运输的快慢,可再分为快速和慢速两种形式。

快速顺向轴浆运输主要见于线粒体、突触囊泡和分泌颗粒等具有膜结构的细胞器运输,在猴、猫等动物的坐骨神经,其速度约为 410 mm/d,是通过一种类似于肌球蛋白的驱动蛋白(kinesin)实现的。驱动蛋白的重链亚单位构成杆部(stalk)和两个球状的头部(图 9-3A);轻链则构成其尾端并结合于重链杆部,是驱动蛋白连接被运输的细胞器的部分。驱动蛋白头部的运动域(motor domain)构成横桥,具有 ATP 酶活性且能与微管上的微管结合蛋白(microtubule-binding protein)结合。当一个头部结合于微管时,激活其 ATP 酶活性,横桥分解 ATP 而获能,使驱动蛋白的颈部发生扭动,另一个头部即与微管上的下一个位点结合。如此不停地交替进行,细胞器便沿着微管被输送到轴突末梢(图 9-3B)。与此同时,微管在其朝着轴突末梢、称为正端或形成端(assembly end)的一端不断形成;而在其朝着胞体、称为负端或分解端(disassembly end)的一端不断分解,使微管不断由胞体向轴突末梢方向“移动”(图 9-3B)。

慢速轴浆运输是指随着微管和微丝等结构不断向末梢方向“移动”,其他可溶性胞质成分,主要指新在胞体合成以及刚从微管和微丝的分解端解离下来的微管蛋白、神经微丝蛋白等细胞骨架成分,一同以较慢的速度(1～12 mm/d)被顺向运输,具体机制仍不清楚。

2) 逆向轴浆运输:某些物质,如神经营养因子、狂犬病病毒、破伤风毒素等被轴突末梢以吞噬方式摄取入轴浆后,可沿轴突被逆向运输到神经元胞体,对神经元的活动和存活产生影响。神经科学研究中常用辣根过氧化物酶(horseradish peroxidase, HRP)等进行神经通路的逆向示踪,即是利用逆向轴浆运输的原理。逆向轴浆运输是通过动力蛋白(dynein)及其众多辅助因子(图 9-3)来完成的,速度约 205 mm/d。辅助因子中最重要、目前研究也较为清楚的是 dynactin 蛋白复合体,它与动力蛋白组成更复杂的动力蛋白- dynactin 蛋白复合体。动力蛋白杆部的微管结合域亦具有 ATP 酶活性,为逆向轴浆运输提供能量。

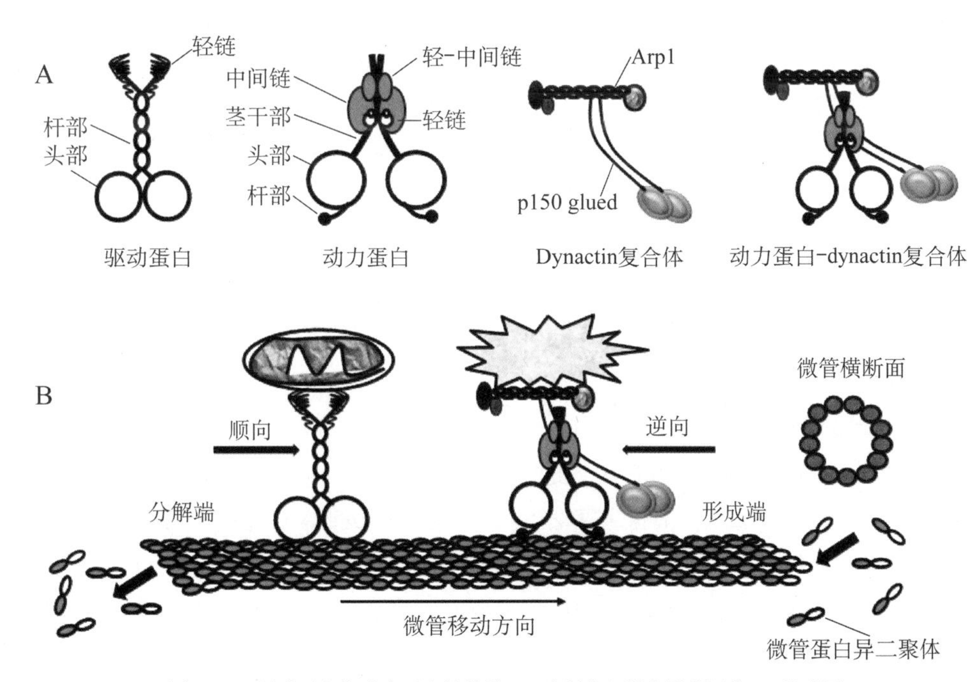

图 9-3　驱动蛋白和动力蛋白的构造(A)及顺向和逆向轴浆运输(B)模式图

4. 神经对效应组织的营养作用　神经通过末梢释放神经递质引起所支配的组织迅速发生功能变化,如肌肉收缩、腺体分泌等,称为神经的功能性作用(functional action)。此外,神经末梢还释放某些营养因子,调整所支配组织的代谢活动,缓慢但持续地影响其结构和功能状态,这类作用称为神经的营养性作用(trophic action)。神经的营养作用在正常情况下不易被察觉,短暂缺失时后果也不明显,但长期缺失则后果严重,其作用也较易进行逆向判断。如神经被切断后,它所支配的肌肉内糖原合成减慢,蛋白质分解加速,肌肉逐渐萎缩。脊髓灰质炎患者的肌肉萎缩,即主要因支配相应肌肉的脊髓中央灰质前角运动神经元变性死亡。

5. 神经营养因子对神经元的调控作用 神经元作为神经系统的主要结构和功能单位，它们的协调活动主要对效应组织起调节作用；与此对应，效应组织和神经胶质细胞也能反过来调节神经系统的结构和功能活动。效应组织和作为非神经细胞的神经胶质细胞，它们的这种作用是通过分泌神经营养因子（neurotrophic factor 或 neurotrophin，NT）实现的。神经营养因子是一类由神经所支配的组织（如肌肉）和神经胶质细胞（主要是星形胶质细胞）产生，且为神经元生长与存活所必需的蛋白质分子。神经元在发育过程中需经历细胞的发生、迁移、分化和凋亡等复杂过程，神经营养因子在其中起着极为关键的作用。神经营养因子通常以受体介导的入胞方式进入神经末梢，再经逆向轴浆运输抵达胞体，促进胞体合成有关的蛋白质，从而发挥其支持神经元生长、发育和保持功能完整性的作用。近年来发现，神经元自身也能产生某些神经营养因子，经顺向轴浆运输到达神经末梢，对突触后神经元的形态和功能完整性起支持作用。

神经营养因子的分类和命名尚未统一，这主要是因为近年来不断有新的神经营养因子被发现，且它们在组织和基因来源、分子结构以及受体和细胞内信号转导机制等方面差异较大。以往 neurotrophin 和 neurotrophic factor 作为同义词都指神经营养因子，但前者目前一般仅指几种经典的结构相关的成员，包括神经生长因子（nerve growth factor，NGF）、脑源神经营养因子（brain-derived neurotrophic factor，BDNF）、神经营养因子 3（neurotrophin－3，NT－3）和神经营养因子 4/5（neurotrophin－4/5，NT－4/5）等；后者则可泛指所有神经营养因子，除以上成员外还包括促神经元生长细胞因子家族（neuropoietic cytokines family）、胶质细胞源神经营养因子配体家族（GDNF family of ligands，GFL）、表皮生长因子（epidermal growth factor，EGF）家族、成纤维细胞生长因子（fibroblast growth factor，FGF）家族、血小板源生长因子（platelet-derived growth factor，PDGF）家族和胰岛素样生长因子Ⅰ（insulin like-growth factor－Ⅰ，IGF－Ⅰ）等。

（二）神经胶质细胞

1. 胶质细胞的结构和功能特征 胶质细胞广泛分布于周围和中枢神经系统中。与神经元相比，它们在形态和功能上有很大差异。胶质细胞也有突起，但无树突和轴突之分；细胞之间不形成化学性突触，但普遍存在缝隙连接；它们也有随细胞外 K^+ 浓度而改变的膜电位，但不能产生动作电位。在某些胶质细胞膜上还存在多种神经递质的受体。此外，胶质细胞终身具有分裂增殖的能力。

2. 胶质细胞的类型和功能 胶质细胞有多种类型。在中枢神经系统主要有星形胶质细胞（astrocyte）、少突胶质细胞和小胶质细胞（microglia）等；在周围神经系统则有施万细胞和卫星细胞（satellite cell）等。各类胶质细胞具有不同的功能。

（1）星形胶质细胞：星形胶质细胞是脑内数量最多也是功能最复杂的胶质细胞，其功能主要有以下 7 个方面。

1）机械支持和营养作用：在脑组织中，神经元和血管外的空间主要由星形胶质细胞充填。它们与神经元紧密相邻且胶合在一起，并以其长突起在脑和脊髓内交织成网，或互相连接而构成支架，对神经元的胞体和纤维构成机械支持。星形胶质细胞通过血管周足与毛细血管相连，通过其他突起与神经元相接，成为神经元和毛细血管之间的桥梁，对神经元起运输营养物质和排除代谢产物的作用。此外，星形胶质细胞还能通过其分泌的多种神经营养因子对神经元的生长、发育、存活和功能维持起营养作用。

2）隔离和屏障作用：胶质细胞具有隔离中枢神经系统内各个区域的作用。投射到同一神经元群的每一神经末梢可被星形胶质细胞的突起覆盖，以免不同来源传入纤维的相互干扰。胶质细胞的突起也可包裹终止于同一神经元树突干上的成群轴突末端，形成小球样结构，将它们与其他神经元及其突起分隔开来，以防止对邻近神经元产生影响。星形胶质细胞的血管周足与毛细血管内皮及内皮下基膜一起构成血-脑屏障的结构基础，从而使脑内毛细血管处的物质交换异于体内其他部位。如对葡萄糖和氨基酸的通透性较高，而对甘露醇、蔗糖和许多离子的通透性则很低，甚至不能通透。

3）迁移引导作用：发育中的神经细胞沿着星形胶质细胞（主要是辐射状星形胶质细胞和小脑 Bergmann 细胞）突起的方向迁移到它们最终的定居部位。

4）修复和增生作用：脑和脊髓可因缺氧、外伤或疾病发生变性。在组织碎片被清除后，所留下的组织缺损主要依靠星形胶质细胞的增生来充填。但星形胶质细胞增生过强可形成脑瘤，往往成为引起癫痫发作的病灶。

5）免疫应答作用：星形胶质细胞的细胞膜上表达的特异性主要组织相容性复合分子Ⅱ（major histocompatibility complex molecule Ⅱ，MHCⅡ）能与经处理的外来抗原结合。当神经系统感染时，星形胶质细胞可作为中枢神经系统的抗原提呈细胞将抗原呈递给 T 淋巴细胞。

6）细胞外液中 K^+ 浓度稳定作用：星形胶质细胞膜上的钠泵可将细胞外液中过多的 K^+ 转运进入胞内，并通过缝隙连接将其分散到其他胶质细胞，形成 K^+ 的储存和缓冲池，从而有助于维持细胞外合适的 K^+ 浓度以及神经元电活动的正常进行。当增生的胶质细胞产生瘢痕时，其泵 K^+ 的能力减弱，可导致局部细胞外液高 K^+，形成癫痫病灶。

7）对某些递质和活性物质的代谢作用：星形胶质细胞能摄取神经元释放的谷氨酸和 γ-氨基丁酸，将其转变为谷氨酰胺后再转运到神经元内。这一过程既避免了氨基酸类递质对神经元的持续作用，也为神经元重新合成氨基酸类递质提供了前体物质。此外，星形胶质细胞还能合成和分泌多种活性物质，除前述多种神经营养因子外，还有一氧化氮、前列腺素以及白细胞介素等。

（2）少突胶质细胞和施万细胞：少突胶质细胞和施万细胞可分别在中枢和周围神经系统通过节段性地形成髓鞘而发挥绝缘作用。在有髓的神经纤维，髓鞘使动作电位跳跃式传导，可大大提高神经纤维传导兴奋的速度。此外，髓鞘还能引导轴突生长和促进神经元与其他细胞建立突触联系。在周围神经损伤变性后的再生过程中，轴突可沿施万细胞所构成的索道生长。

（3）其他各类胶质细胞：小胶质细胞是中枢神经系统中的吞噬细胞。脑组织发生变性时，小胶质细胞能转变成巨噬细胞，与来自血液中的单核细胞和血管壁上的巨噬细胞一起清除变性的神经组织碎片。中枢神经系统内除血-脑屏障外，还存在血-脑脊液屏障和脑-脑脊液屏障。脉络从上皮细胞和室管膜细胞也属于胶质细胞，通过形成紧密连接参与构成后两个屏障。在周围神经系统的脊神经节内存在卫星细胞，其作用可能是为神经元提供营养及形态支持，以及调节神经元外部的化学环境。

二、突触传递

神经元与神经元之间，或神经元与其他类型细胞之间的功能接触部位叫做突触(synapse)。传出神经元与效应细胞之间的突触也称接头，如骨骼肌神经-肌接头。人类中枢神经系统中神经元约达 10^{11} 个。若按每个神经元平均与其他神经元形成 2 000 个突触计算，则中枢内总突触数可达 2×10^{14} 个。显然，神经元之间的通讯极其复杂。基于所使用的信息传递媒质的不同，突触可分为电突触(electrical synapse)和化学性突触(chemical synapse)两大类。

(一) 电突触传递

电突触是以电流为传递媒质的突触，其结构基础就是缝隙连接，已在第二章中描述。缝隙连接允许无机离子和许多有机小分子从一个细胞的胞质通过顺浓度梯度的扩散直接进入另一个细胞的胞质。另一方面，两个神经元间的电突触可使两个神经元胞质中的带电离子在电势梯度的驱动下移动产生电流。当一个神经元产生以跨膜离子电流为基础的局部电流和突触后电位时，这种变化可经由电突触迅速以电紧张的形式传播到另一个神经元。因此，两个细胞之间以电突触相连接的关系称为电紧张耦联(electrotonical coupling)，一般具有双向性、低电阻性和快速性等特点。电突触传递普遍存在于无脊椎动物的神经系统，在逃避反射中参与介导感觉神经元与运动神经元之间的信号传递。在成年哺乳动物的中枢神经系统和视网膜中，电突触主要分布于那些需要高度同步化活动的神经元群内的细胞之间。

(二) 化学性突触传递

化学性突触是以神经元所释放的化学物质为信息传递媒质(即神经递质)的突触，在神经系统中最多见的，也最重要。它们多由一个神经元的轴突末梢与另一个神经元或效应细胞相接触而形成，因此轴突末梢通常被认作突触前的部分；靶神经元或效应细胞则被视为突触后的部分。根据突触前、后两部分之间有无紧密的解剖学关系，可将化学性突触分为定向突触(directed synapse 或 targeted synapse)和非定向突触(non-directed synapse 或 non-targeted synapse)。

1. 定向突触传递　定向突触末梢释放的递质仅作用于突触后范围极为局限的部分膜结构，其典型例子是骨骼肌神经-肌接头和神经元之间经典的突触。

(1) 经典突触的微细结构：经典的突触是最常发生于突触前轴突末梢与突触后神经元的树突和胞体处形成的轴突-树突式和轴突-胞体式突触。突触前轴突末梢也可与突触后神经元的轴突相接触而形成轴突-轴突式突触(图 9-4)。

经典的突触由突触前膜、突触间隙和突触后膜 3 个部分组成。在电子显微镜下，突触前膜和突触后膜较一般神经元膜稍增厚，约 7.5 nm，突触间隙宽 20～40 nm。在突触前膜内侧的轴浆内有丰富的线粒体和大量直径为 20～80 nm、内含高浓度神经递质的突触囊泡。不同

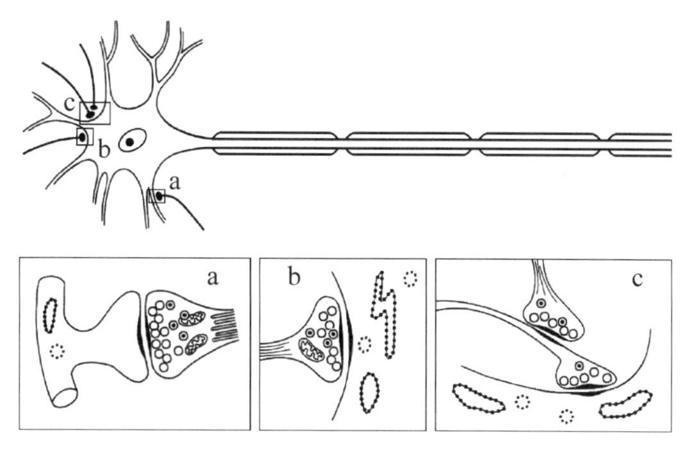

图 9-4　突触的基本类型模式图

a、b、c 分别表示轴突-树突式、轴突-胞体式和轴突-轴突式突触

的突触内所含突触囊泡的大小和形态不完全相同，一般分为 3 种：①小而清亮透明的囊泡，内含乙酰胆碱或氨基酸类递质；②小而具有致密中心的囊泡，内含儿茶酚胺类递质；③大而具有致密中心的囊泡，内含神经肽类递质。上述前两种突触囊泡分布在轴浆内靠近突触前膜一个称为活化区(active zone)的特定膜结构区域。突触前末梢去极化后，只有位于活化区的突触囊泡能迅速地与突触前膜融合并释放其内容物至突触间隙。在与活化区相对应的突触后膜上则密集分布着相应的特异性受体或递质门控通道。在电子显微镜下，紧邻突触后膜的膜下胞质区域亦呈较高致密度，称为突触后致密区(postsynaptic density, PSD)，其中聚集着大量细胞骨架和信号蛋白分子，介导突触后膜特异性受体或递质门控通道的转运、浓集和内化(见后文)等过程以及细胞内信号转导。上述第 3 种突触囊泡均匀分布于突触前末梢内(图 9-5A)，并可从末梢膜的所有部位释放。

(2) 经典突触的传递过程：当突触前神经元的兴奋传到末梢时，突触前膜去极化。当去极化达一定水平时，突触前膜上的电压门控钙通道开放，Ca^{2+} 从细胞外向轴突前末梢轴浆内流入，使轴浆内 Ca^{2+} 浓度瞬时升高，由此触发突触囊泡的出胞，即引起末梢递质的量子式释放。在此过程中轴浆内积聚的 Ca^{2+} 随后主要经由 Na^{+}-Ca^{2+} 逆向转运体迅速被转运到细胞外。递质的释放量与进入轴浆内的 Ca^{2+} 量呈正相关。

由轴浆内 Ca^{2+} 浓度瞬时升高所触发的递质释放须经历突触囊泡的动员、摆渡、着位、融合和出胞等步骤，机制十分复杂(图 9-5B)。在细胞处于静息状态时，突触囊泡由突触蛋白(synapsin)锚定于细胞骨架丝。当轴浆内 Ca^{2+} 浓度升高时，Ca^{2+} 与轴浆中的钙调蛋白(calmodulin, CaM)结合为 Ca^{2+}-CaM 复合物，从而激活 Ca^{2+}-CaM 依赖的蛋白激酶Ⅱ(Ca^{2+}-CaM KⅡ)。活化的 Ca^{2+}-CaM KⅡ使突触蛋白发生磷酸化，与细胞骨架丝的结合力减弱，突触囊泡便从骨架丝上游离出来，这一步骤称为动员(mobilization)。从细胞骨架丝游离的突触囊泡在轴浆中一类小分子 G 蛋白 Rab3 的帮助下向活化区移动，这一步骤称为摆渡(trafficking)。被摆渡到活化区的突触囊泡在与突触前膜发生融合之前须固定于前膜上，这

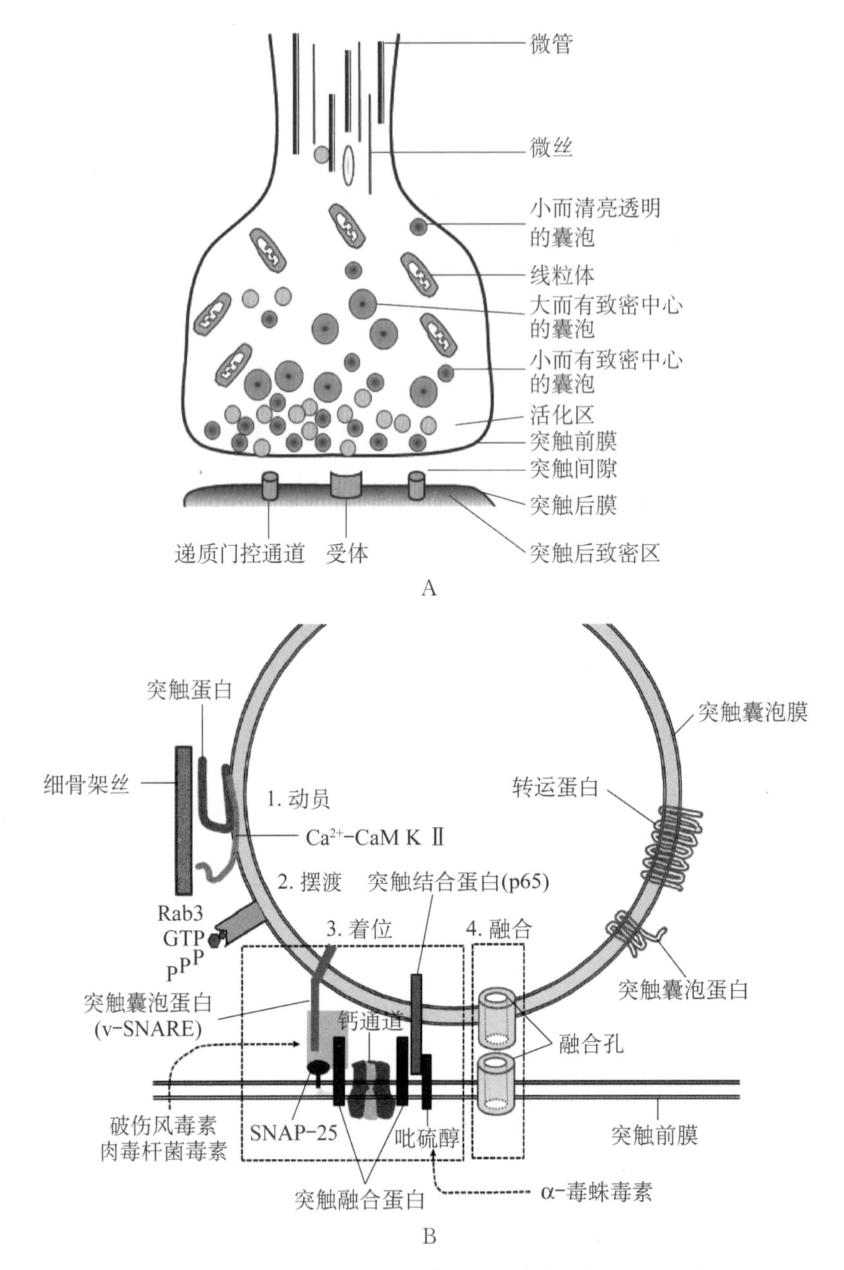

图 9－5　突触的微细结构模式图(A)及突触传递过程中突触囊泡释放递质的示意图(B)

图中 A 示突触的微细结构；B 示突触囊泡在 Ca^{2+} 的触发下所经历的动员、摆渡、着位和融合等一系列步骤。突触囊泡借助于突触蛋白附着于细胞骨架丝上，在激活的 Ca^{2+}－CaM 依赖的蛋白激酶Ⅱ(Ca^{2+}－CaM KⅡ)的作用下被动员，然后在小 G 蛋白 Rab3 的帮助下完成摆渡。着位和融合分别用两个虚线框分开；虚线箭头表示多种神经毒素(如破伤风毒素、肉毒杆菌毒素、α－毒蛛毒素等)的作用靶点

一步骤称为着位(docking)，着位需要突触囊泡膜上的突触囊泡蛋白(v－SNARE 或 synaptobrevin)和突触前膜上的靶蛋白(t－SNARE)参与。目前已鉴定的脑内靶蛋白有突触融合蛋白(syntaxin)和 SNAP－25 两种。着位完成后，突触囊泡膜上对融合起钳制作用的突触结合蛋白(synaptotagmin，或称 p65)在轴浆内高 Ca^{2+} 条件下发生变构，阻碍融合的作用被

消除，于是突触囊泡膜和突触前膜发生融合（fusion），在突触囊泡膜和突触前膜上暂时形成融合孔（fusion pore），神经递质便从突触囊泡释出，即出胞（exocytosis）。出胞时，融合孔的孔径迅速由 1 nm 左右扩大到 50 nm 左右。在中枢神经系统，自 Ca^{2+} 进入突触前末梢至递质释放仅需 0.2～0.5 ms。突触囊泡释出递质后，囊泡膜既可融入突触前膜而成为突触前膜的一部分（见第二章），也可迅速脱离突触前膜回到轴浆，并装载递质成为新的突触囊泡。

递质释入突触间隙后，经扩散抵达突触后膜并作用于后膜上的特异性受体或递质门控通道，即可引起后膜对某些离子通透性的改变，使某些带电离子进出后膜，或使进出量发生改变。突触后膜便由此发生一定程度的去极化或超极化的电位变化。这种发生在突触后膜上的电位变化称为突触后电位（postsynaptic potential）。

2. 非定向突触传递　这种传递模式不具有经典突触的结构，其突触前末梢释放的递质可扩散至距离较远和范围较广的突触后成分，所以也称为非突触性化学传递（non-synaptic chemical transmission）。非定向突触在中枢神经系统中主要发生于单胺能（肾上腺素能、多巴胺能及 5-羟色胺能）神经元的纤维末梢部位，在周围神经系统的典型例子是自主神经节后纤维，主要是交感神经节后纤维，与效应细胞之间的接头。如交感神经节后纤维的轴突末梢分支众多，分支上每隔约 5μm 出现一个内有大量突触囊泡的膨大结构，称为曲张体（varicosity），它在一个神经元上可多达 20 000 个。曲张体并不与突触后效应细胞形成经典的突触联系，而是随分支抵达效应细胞的近旁（图 9-6）。当神经冲动传到曲张体时，递质从曲张体中的囊泡释放出来，以扩散的方式到达效应细胞并与相应的受体结合，使效应细胞膜电位发生改变，即产生所谓接头电位（junction potential），它在本质上与定向突触的突触后电位并无区别。通过这种形式的突触传递，只需少量神经纤维即能支配许多其他神经元或效应细胞。如交感缩血管神经对血管平滑肌以及心交感神经对心室肌的支配都是通过这类突触传递兴奋的。

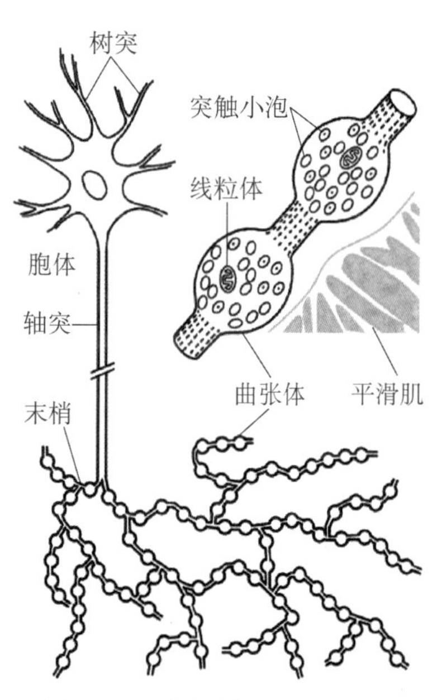

图 9-6　非定向突触的结构模式图

右上部分示放大的曲张体和平滑肌

与定向突触传递相比，非定向突触传递有其特点：①无特定的突触后成分，因而作用部位较分散。②无固定的突触间隙，因而递质扩散的距离远近不等，时间长短不一。曲张体与效应器之间的距离一般大于 20 nm，有的甚至超过 400 nm。③释放的递质能否产生信息传递的效应，取决于突触后成分上有无相应的受体。

3. 影响定向突触传递的因素、环节和方式　突触传递要经历递质释放、消除及突触后受体激活等环节。因此，凡能作用于突触前膜、后膜或进入突触间隙影响这些环节的因素，如某些药物、毒素和其他化学物质，均能影响突触传递。对于某一个突触来说，其邻近的其他突触所释放的递质也可影响其突触传递。

(1) 影响递质释放的因素:递质的释放量主要决定于进入末梢的 Ca^{2+} 量,因此,凡能影响末梢处 Ca^{2+} 内流的因素都能改变递质的释放量。如果细胞外 Ca^{2+} 浓度升高和(或) Mg^{2+} 浓度降低都能使递质释放增多;反之,则递质释放减少。到达突触前末梢动作电位的频率或幅度增加,也可使进入末梢的 Ca^{2+} 量增加。能使单个突触末梢内 Ca^{2+} 流入量增加或减少的因素,一般也能增加或减少参与递质释放的突触末梢数目。突触前膜上还存在突触前受体,它们可在某些神经递质或调质(见后文)的作用下改变递质的释放量。

一些梭状芽孢菌毒素属于锌内肽酶,可灭活那些与突触囊泡着位有关的蛋白质,因而能抑制递质释放。破伤风毒素和肉毒梭菌毒素 B、D、F 和 G 能作用于突触囊泡蛋白;肉毒梭菌毒素 C 可作用于靶蛋白中的突触融合蛋白;而肉毒梭菌毒素 A 和 B 则能作用于靶蛋白中的 SNAP-25。临床上破伤风感染可引起痉挛性麻痹,这是因为破伤风毒素能阻碍脊髓前角运动神经元的轴突侧支末梢向抑制性中间神经元——闰绍细胞释放乙酰胆碱,阻止闰绍细胞兴奋后通过其短轴突(递质为抑制性的甘氨酸)对脊髓前角运动神经元所起的回返抑制作用;而肉毒梭菌感染则可引起柔软性麻痹,这是因为肉毒梭菌毒素可阻滞骨骼肌神经-肌接头处的递质释放。β-银环蛇毒和黑寡妇毒蛛毒素能选择性地作用于前膜,使 ACh 先过度释放而后耗竭。

(2) 影响递质清除的因素:已释放的递质通常被突触前末梢重摄取(reuptake)或被酶解代谢而清除,因此,凡能影响递质重摄取和酶解代谢的因素也能影响突触传递。三环类抗抑郁药可抑制脑内去甲肾上腺素在突触前膜的重摄取,使递质滞留于突触间隙而持续作用于受体,从而使传递效率加强;利舍平能抑制去甲肾上腺素能神经元突触末梢内囊泡膜对去甲肾上腺素的重摄取,使递质滞留在末梢轴浆内而被单胺氧化酶酶解,囊泡内递质减少以至耗竭;而新斯的明及有机磷农药等可抑制突触后膜上的乙酰胆碱酯酶,阻碍乙酰胆碱水解使其持续发挥作用。

(3) 影响突触后膜反应性的因素:在递质释放量发生改变时,突触后受体的密度及与递质结合的亲和力均可发生改变,即受体发生上调或下调(详见后文),从而改变突触后膜的反应性而影响突触传递。突触后膜受体的阻断剂则能阻断神经递质的作用。例如,筒箭毒碱和 α-银环蛇毒可阻断胆碱能突触后膜的 N_2 型 ACh 受体通道。临床上使用筒箭毒碱等作为肌松剂,即是利用其对骨骼肌终板膜上的 N_2 型 ACh 受体通道的阻断作用,达到使神经-肌接头的传递受阻,肌肉松弛的目的。

(4) 影响突触传递的方式:对各种影响突触传递的因素来说,其对突触传递的影响最终都表现为突触传递效率或突触强度(见后述)的变化,亦即突触前释放的神经递质在突触后引起不同幅度的突触后电位。持续一定时间的突触强度变化甚至可进一步引起突触形态和数目的改变。显然,这种改变可以发生于突触传递的以上各个环节,并且适用于兴奋性和抑制性突触。在生理学和神经科学领域,对于突触前递质释放增加和减少所引起的突触强度增强和减弱,研究者们常分别用易化(facilitation)和抑制(inhibition)来描述;而对于突触后膜的反应性增强和降低所引起的突触强度增强和降低,则常分别用突触后强化或增强(postsynaptic potentiation 或 postsynaptic augmentation)和突触后压抑(postsynaptic

depression)来描述。要特别提醒的是,上述几个概念是以突触强度为描述对象或参照指标的。而后述的突触前易化、突触前抑制、突触后易化以及突触后抑制等概念,是以突触传递对某一突触后神经元兴奋性的影响为参照指标的,应该加以区分。

4. 突触传递对突触后神经元的效应和相互作用　如前所述,突触前膜释放的神经递质作用于突触后膜上的相应受体后会引起突触后膜去极化或超极化的突触后电位(包括接头电位),亦即引起突触后神经元的兴奋性变化。对于某一特定的突触后神经元来说,突触传递对其兴奋性的影响既可以是直接效应,也可以是间接效应。

(1) 直接效应及直接效应的相互作用:如果多个突触前末梢与同一个突触后神经元形成突触,其中一个末梢的一次递质释放当然可直接引起该突触后神经元兴奋性的改变。但是,这一突触后效应既会与该末梢此前或随后的递质释放所引起的突触后效应相互影响,也会与其他末梢同时或先后发生的递质释放对该突触后神经元的效应相互影响,使该突触后神经元更易或更难发生动作电位。对于该突触后神经元来说,它接受的这些突触的突触传递效应都属于的直接效应和它们的相互作用。这包括兴奋和抑制两类形式。

1) 兴奋性突触后电位和突触后易化:突触传递在突触后膜引起的去极化突触后电位称为兴奋性突触后电位(excitatory postsynaptic potential, EPSP)。根据电位时程的长短还可分为快、慢兴奋性突触后电位两种。快 EPSP 的典型例子是来自伸肌肌梭的传入冲动在脊髓前角伸肌运动神经元引起的去极化,其产生机制是兴奋性递质作用于突触后膜的相应受体,使某些离子通道开放,后膜对 Na^+ 和 K^+ 的通透性增大,且 Na^+ 内流大于 K^+ 外流,故发生净内向电流,导致后膜出现去极化。它和骨骼肌终板电位一样,属于局部兴奋。当电刺激相应伸肌肌梭的传入纤维后约 0.5 ms,伸肌运动神经元胞体的突触后膜即发生去极化(图 9-7A, B)。

慢 EPSP 最早在牛蛙交感神经节中被记录到,后来发现广泛存在于中枢神经系统。慢 EPSP 的潜伏期为 100～500 ms,可持续数秒至数十秒钟,如在交感神经节记录到的慢 EPSP 可持续 30 s。慢 EPSP 通常由膜的 K^+ 电导降低而引起。在交感神经节,K^+ 电导的降低由乙酰胆碱激活 M 型胆碱能受体所触发,故其所引起的膜电流变化又称 M 电流(M current)。在交感神经节还发现有一种迟慢 EPSP,其潜伏期为 1～5 s,持续时间可达 10～30 min。迟慢 EPSP 的形成也与膜的 K^+ 电导降低有关,而有关递质可能是促性腺激素释放激素或与之酷似的肽类物质。

突触后易化(postsynaptic facilitation),是指突触后 EPSP 的总和,亦即兴奋性突触传递在突触后的相互作用。在突触后神经元,同时或先后发生的单个 EPSP 总和在一起,使总的 EPSP 幅度增大而更接近于阈电位。相对于任何单个 EPSP 而言,其他与其发生总和的 EPSP 均是其诱发突触后神经元爆发动作电位的易化因素。

2) 抑制性突触后电位和突触后抑制:突触传递在突触后膜引起的超极化突触后电位称为抑制性突触后电位(inhibitory postsynaptic potential, IPSP),也可分快、慢两种。快 IPSP 的典型例子是来自伸肌肌梭的传入冲动通过抑制性中间神经元在与该伸肌相拮抗的屈肌的运动神经元所引起的超极化(图 9-7A, B),其产生机制是抑制性中间神经元释放的抑制性递质作用于突触后膜,使后膜上的氯通道开放,引起外向电流,结果使突触后膜发生超极化。

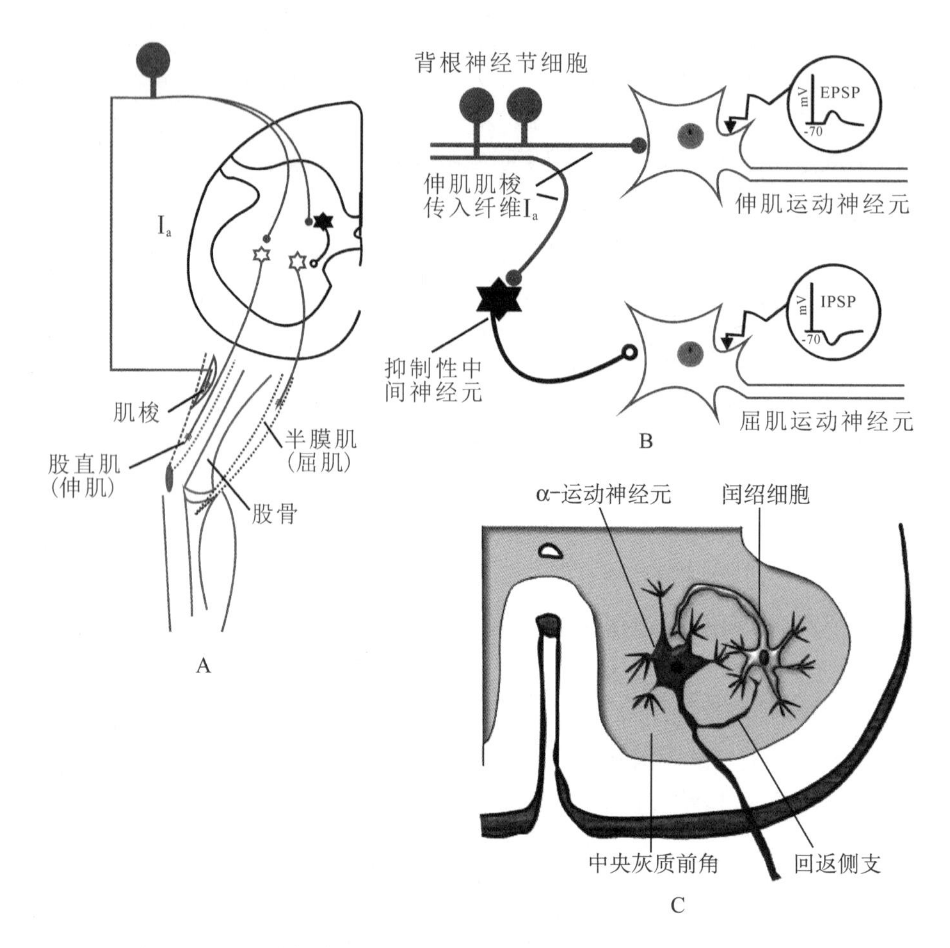

图 9-7 兴奋性突触后电位和抑制性突触后电位的产生以及回返抑制的示意图

A. 图中示股直肌(伸肌)内肌梭的传入冲动沿 I_a 类纤维传入中枢(经后根进入脊髓),在脊髓前角一方面直接与支配该肌的运动神经元形成突触联系,产生兴奋作用;另一方面通过一个抑制性中间神经元(图中的黑色神经元)间接作用于支配半膜肌(屈肌)的运动神经元,产生抑制性作用。B. 伸肌肌梭传入冲动直接兴奋和间接抑制运动神经元的放大示意图,前者引起运动神经元产生 EPSP,后者引起运动神经元产生 IPSP;具体的产生机制见正文。C. 回返抑制的示意图

此外,IPSP 的形成还可能与突触后膜钾通道的开放或钠通道和钙通道的关闭有关。

在自主神经节和大脑皮质神经元可记录到慢 IPSP,其潜伏期和持续时间与慢 EPSP 相似。发生在交感神经节的慢 IPSP 持续约 2 s。慢 IPSP 通常由膜的 K^+ 电导增高而产生。引起交感神经节慢 IPSP 的递质可能是多巴胺,由一种特殊的中间神经元释放。

突触后抑制(postsynaptic inhibition)是由中枢内抑制性中间神经元释放抑制性递质(见后述)对突触后神经元产生的抑制效应,是抑制性突触传递的直接突触后效应。哺乳动物的突触后抑制都是这种方式。

突触后抑制有传入侧支性抑制(afferent collateral inhibition)和回返性抑制(recurrent inhibition)两种形式。前者也称交互性抑制(reciprocal inhibition),其神经联系方式是感觉传入纤维进入中枢后,一方面与反射通路上的某一中枢神经元形成兴奋性突触,另一方面通

过侧支与一个抑制性中间神经元也形成兴奋性突触，后者再与另一个中枢神经元形成抑制性突触。感觉冲动传入中枢，在直接兴奋一个中枢神经元的同时，也通过抑制性中间神经元的活动抑制另一中枢神经元。前述伸肌肌梭的传入冲动对与该肌相拮抗的屈肌运动神经元的抑制就是典型的传入侧支性抑制（图 9－7A，B）。这种抑制的意义在于保证了伸肌和屈肌活动的协调控制。

中枢神经元兴奋时，传出冲动沿主轴突向末梢传导，同时又经轴突侧支兴奋一个抑制性中间神经元，后者释放抑制性递质，反过来抑制原先发生兴奋的神经元及同一中枢的其他神经元。这种抑制称为回返性抑制。典型的例子是脊髓前角运动神经元的轴突支配骨骼肌，同时通过其轴突侧支与闰绍细胞构成突触联系；闰绍细胞再通过其短轴突回返性地抑制该运动神经元和同类的其他运动神经元（图 9－7C）。回返性抑制的意义在于及时终止神经元的活动，并使同一中枢内许多神经元的活动同步化。

（2）间接效应：如果一个神经元的轴突末梢与第二个兴奋性神经元的轴突末梢形成轴突-轴突式突触，前者兴奋时释放的递质就可影响后者兴奋时在其突触后的第三个神经元的胞体产生的兴奋性突触后电位。相对于第二个神经元单独兴奋时对第三个神经元兴奋性的影响，第一个神经元对第三个神经元兴奋性的影响既是间接的，也是相对的。这也包括以下两种情况。

1）突触前抑制：在以上突触联系模式中，若第一个神经元兴奋时释放的递质相对地降低了第二个神经元兴奋时在第三个神经元的胞体产生的兴奋性突触后电位，就称为突触前抑制（presynaptic inhibition）。突触前抑制广泛存在于中枢，尤其在感觉传入通路中，对调节感觉传入活动具有重要意义。如图 9－8 所示，在脊髓灰质背角，源自脊神经背根感觉神经纤维的轴突末梢 A 与脊髓内第一级感觉上行投射神经元 C 构成轴突-胞体式突触；背角内中间神经元的轴突末梢 B 与末梢 A 构成轴突-轴突式突触，但与神经元 C 不直接形成突触。若仅兴奋末梢 A，则引起神经元 C 产生 EPSP；若仅兴奋末梢 B，则神经元 C 不发生反应。若末梢 B 先兴奋，一定时间后末梢 A 兴奋，则神经元 C 产生的 EPSP 将明显减小。目前认为有 3 种可能的机制：①末梢 B 兴奋时，释放 GABA 作用于末梢 A 上的 $GABA_A$ 受体，引起末梢 A 的 Cl^- 电导增加，膜发生去极化，使传到末梢 A 的动作电位幅度变小，时程缩短，结果使进入末梢 A 的 Ca^{2+} 减少，由此而引起递质释放量减少，最终导致神经元 C 的 EPSP 减小。②在某些轴突末梢（也如图中的末梢 A）上还存在 $GABA_B$ 受体，该受体激活时，通过耦联的 G 蛋白，使膜上的钾通道开放，引起 K^+ 外流，使膜复极化加快，同时也减少末梢的 Ca^{2+} 内流而产生抑制效应。也可能有别的递质通过 G 蛋白影响钙通道和电压门控钾通道的功能而介导突触前抑制。③在兴奋性末梢（也如图中的末梢 A），通过激活某些促代谢型受体，直接抑制递质释放，而与 Ca^{2+} 内流无关，这可能与递质释放过程中的一个或多个步骤对末梢轴浆内 Ca^{2+} 增多的敏感性降低有关。

$GABA_A$ 受体作为 Cl^- 通道，一般认为其激活引起神经元（如大脑皮质神经元）超极化。而在突触前抑制中，GABA 作用于上述末梢 A 上的 $GABA_A$ 受体时，末梢膜却发生去极化。两者看似相互矛盾，其实不然。研究表明，在大多数细胞，如感觉神经元、交感神经节细胞、

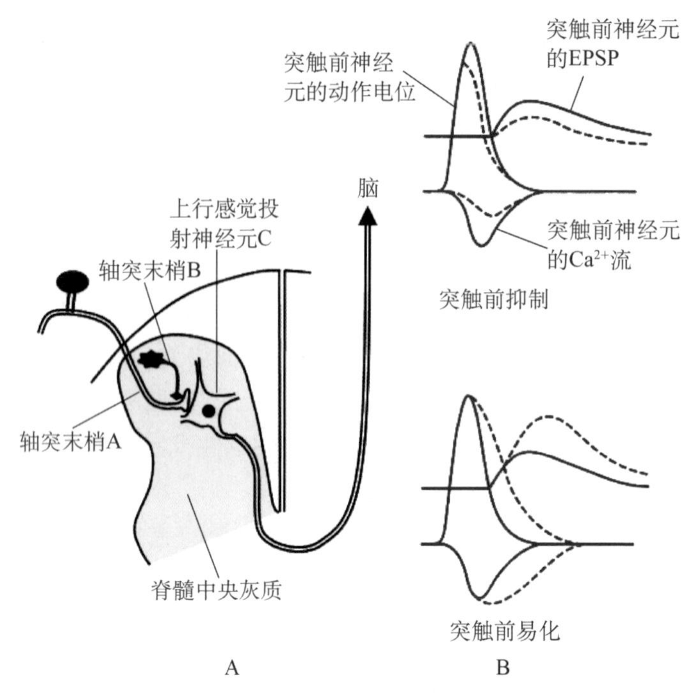

图 9－8　突触前抑制和突触前易化的神经元联系方式及机制示意图

A. 神经元联系方式；B. 机制解释。虚线表示发生突触前抑制和突触前易化时的情况(修改自 Ganong. 医学生理学概论. 第 22 版.)

内皮细胞、白细胞、平滑肌和心肌细胞等，其理论上的 Cl^- 平衡电位(E_{Cl}，按外高内低的细胞内外 Cl^- 浓度差用 Nernst 方程计算而得)比细胞实际静息膜电位(E_m，主要由细胞内 K^+ 顺浓度梯度外流形成)要小(指其绝对值)。因此，Cl^- 受到一个向外的电－化学驱动力的作用。一旦氯通道开放，将因 Cl^- 外流(内向电流)而发生膜的去极化。这类细胞的 E_{Cl} 比一般细胞的 E_{Cl} 小，还意味着细胞内的 Cl^- 浓度高于一般细胞。也就是说，Cl^- 要通过耗能克服业已存在的静息电位的阻碍而向胞内转运。因此，Cl^- 的跨膜转运，除被动转运外，还存在主动转运。迄今为止，人们尚未在任何细胞中发现有 Cl^- 的原发性主动转运系统，但在上述细胞的膜上，已证实存在多种 Cl^- 的继发性主动转运系统，如 $Na^+-K^+-2Cl^-$ 同向转运体、$Cl^--HCO_3^-$ 交换体等。这些转运体和交换体具有向细胞内转运 Cl^- 的作用，因而可造成细胞内 Cl^- 的蓄积。与此不同的是，有些神经元(如大脑皮质和前庭外侧核的神经元)膜上有一种 K^+-Cl^- 同向转运体的亚型，它们可利用膜内外 K^+ 的浓度梯度而促进 Cl^- 外排。这一机制使胞质中 Cl^- 浓度低于与静息电位达到电化学平衡所需，即理论上的 E_{Cl} 比实际 E_m 要大，静息时 Cl^- 受到一个由膜外流向膜内的、来自浓度梯度和电位梯度的双重驱动力。当作为 Cl^- 通道的受体被 GABA、甘氨酸等递质激活而开放时，则产生 Cl^- 内流(外向电流)，使膜发生超极化，从而形成抑制性突触后电位。

2) 突触前易化：突触前易化(presynaptic facilitation)与突触前抑制具有相同的结构基础。如图 9－8 所示，如果末梢 B 预先兴奋使到达末梢 A 的动作电位时程延长，则钙通道开放的时间延长，进入末梢 A 的 Ca^{2+} 量增多，末梢 A 释放递质就增多，最终使 C 神经元的

EPSP 增大，即产生突触前易化。至于末梢 A 动作电位时程延长的原因，可能是轴突-轴突式突触的突触前末梢释放某种递质（如 5-羟色胺），使末梢 A 内 cAMP 水平升高，钾通道发生磷酸化而关闭，结果导致动作电位的复极化过程延缓，Ca^{2+} 因动作电位时程延长而内流增多，使递质释放增加。后文所述的敏感化（突触可塑性中的一种形式），其发生机制就是突触前易化。

以上介绍了在单个突触后神经元水平的易化和抑制。神经系统的功能是以反射方式进行的。在反射中，中枢的各类神经元通过在空间和时间上的多重复杂组合，可产生神经系统整体上抑制和易化两种效应。在任何反射中，其中枢活动总是既有抑制又有易化，即中枢抑制（central inhibition）和中枢易化（central facilitation）。两者均为主动过程，且具有同样重要的生理意义。正因为如此，反射活动才得以协调进行。

5. 突触后神经元动作电位的产生 一个突触后神经元一般与多个突触前神经末梢构成突触，既产生 EPSP 也产生 IPSP。突触后神经元胞体就好比是个整合器，其电位改变的总趋势取决于同时或几乎同时产生的 EPSP 和 IPSP 的总和。当其膜电位总趋势为超极化时，突触后神经元表现为被抑制。反之，当其膜电位总趋势为去极化时，则易于达到阈电位而爆发动作电位，即兴奋性提高。然而，多数神经元（如运动神经元和中间神经元）在作为突触后神经元时，其动作电位并不首先发生在胞体，而是发生在轴突始段。这是因为电压门控钠通道在该段轴突膜上密度较大，而在胞体和树突膜上则很少分布（图 9-9）。动作电位一旦爆发，既可沿轴突传向末梢而完成兴奋传导，也可逆向传到胞体。由于神经元在经历一次兴奋后

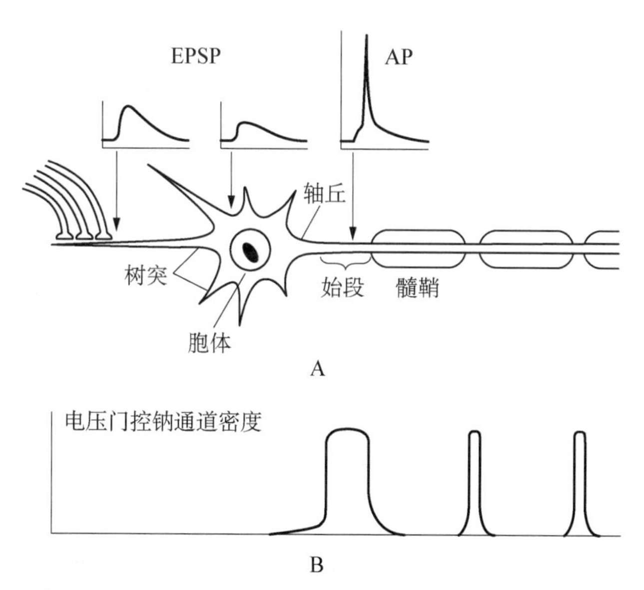

图 9-9 动作电位在突触后神经元产生的示意图

A. 当突触后神经元的树突接受突触前末梢的兴奋性传递时，在靠近该突触的树突膜和胞体膜上可记录到不同幅度的 EPSP，表明 EPSP 随传播距离增大而衰减。虽然 EPSP 在传到轴突始段时已较小（图中坡度较缓的部分），但 EPSP 只要去极化达到阈电位水平即可爆发动作电位。B. 在轴突始段和每个朗飞结处，电压门控钠通道的密度极高，因此传播过来的电位变化极易到达阈电位，使这些通道大量激活，从而爆发动作电位；而在胞膜和树突，电压门控钠通道的密度极低，故一般只能产生和传播 EPSP

即进入绝对不应期，故只有当绝对不应期结束后，神经元才能接受新的刺激而再次兴奋，因此逆向传导的意义可能在于消除神经元此次兴奋前不同程度的去极化或超极化，使其状态得到一次刷新。在感觉神经元，动作电位可爆发于其有髓周围突远端的第一个朗飞结处，或无髓周围突远端的未明确部位，然后向胞体方向传导。

6. 突触的可塑性 突触可塑性(synaptic plasticity)是指突触的形态和功能可发生较持久改变的特性或现象。从生理学的角度看，突触可塑性主要是指突触强度(synaptic strength)的改变，即突触后反应(突触后电位幅度)的改变。突触可塑性还包括突触形态和数量的变化，并由此使突触后反应的改变呈现持续性，持续时间可从数十毫秒、数分钟、数天到数周，甚至更久。突触可塑性在中枢神经系统普遍存在，与未成熟神经系统的发育以及成熟后的学习、记忆等脑的高级功能活动密切相关。前述的各种影响突触传递的因素以及方式都可影响突触传递的效率，但生理情况下突触活动及突触相互作用在其中的作用尤其显著。

(1) 短时程突触可塑性：重复刺激突触前神经元可引起突触强度出现短时性改变。突触强度增大的可塑性包括易化(facilitation)和增强(augmentation)。突触强度减小的可塑性则称为压抑(depression)。易化一般可持续数十至数百毫秒，增强和压抑可持续几秒钟。若给予突触前神经元一短串高频刺激(也称强直刺激)后，突触强度的改变可持续更长时间，可持续数分钟，最长可持续 1 h 或更长。强直后增强(posttetanic potentiation, PTP)就属于这种形式的突触可塑性。短时程易化和增强的产生通常是由于突触前末梢轴浆内 Ca^{2+} 浓度增加，导致递质释放量增加所致。研究表明，强直刺激可使大量 Ca^{2+} 进入突触前末梢内。由于进入末梢内的 Ca^{2+} 需要较长时间才能进入细胞内的钙库，如滑面内质网和线粒体等，且末梢内这些钙库可出现暂时性 Ca^{2+} 饱和，使轴浆内游离 Ca^{2+} 暂时蓄积。对 Ca^{2+} 敏感的酶，如 Ca^{2+} - CaM 依赖的蛋白激酶Ⅱ可因轴浆内高浓度 Ca^{2+} 而被激活，促进突触囊泡的动员。轴浆内高浓度 Ca^{2+} 也能加速 Rab3 对囊泡的摆渡。这些变化使递质持续大量释放，突触强度持续增高。显然，强直后增强是一种在突触前发生的对突触传递效率的易化。产生压抑的机制可能是因为突触前末梢膜上部分电压门控钙通道处于关闭状态。

(2) 习惯化和敏感化：反复的温和刺激则产生突触后反应减小并持续较短时间。在无脊椎动物海兔，用水流或毛笔轻触其喷水管可引起喷水管和呼吸鳃回缩，这称为缩鳃反射。当重复上述刺激时，缩鳃反射的幅度将逐渐减小，这一现象称为习惯化(habituation)。若在其尾部给予电击然后轻触其喷水管，则可使海兔的缩鳃反射幅度增大，这一现象称为敏感化(sensitization)。习惯化和敏感化都是学习的简单形式(见本章第六节)。习惯化通常由反复的温和刺激引起。刚开始时通常对刺激有新奇感并产生一定反应。随着刺激的重复，便对该刺激习以为常，不再予以重视。研究表明，习惯化由突触前末梢钙通道逐渐失活，Ca^{2+} 内流减少，递质释放减少所致，可看作是一种在突触前发生的对突触传递效率的抑制。相反，敏感化则是一种对原有刺激的反应增强和延长的表现，一般由伤害性刺激触发，一次或多次外加的伤害性刺激可使那些温和刺激引起的反应增强。敏感化的产生需要在构成突触的突触前和突触后神经元之外加入第三个神经元才能完成，是一种在突触相互作用基础上对一个突触后神经元兴奋性的易化，即突触前易化。通过这第三个神经元的作用，使与之构成突触的突触前神经元轴突末梢膜上钙通道开放时间延长，Ca^{2+} 内流增多，最终导致末梢递质释放增多。一般认为，习惯化和敏感化都是短时程的，但有时也可持续数小时或数周，可能与某些蛋白的合成和突触结构的改变有关。

（3）长时程突触可塑性：有长时程增强和长时程压抑两种。

1）长时程增强：1973 年，Bliss 和 Lømo 发现强直刺激大鼠前穿质通路，即从内嗅皮质到海马齿状回的神经通路（图 9－10A）能使该通路上的突触强度显著增强，这种效应可持续数天甚至数周，这一现象称为长时程增强（long-term potentiation，LTP）。目前已有大量研究显示 LTP 普遍存在于中枢神经系统中，除海马外，还包括大脑皮质运动区、视皮质、内嗅皮质、外侧杏仁核、小脑和脊髓等部位。与短时程突触可塑性相比，LTP 的发生通常是由突触后，而不是突触前神经元内 Ca^{2+} 增加所致。LTP 已被公认为是脊椎动物学习和记忆机制在细胞水平的基础。脑内不同部位的 LTP 具有不同的产生机制。

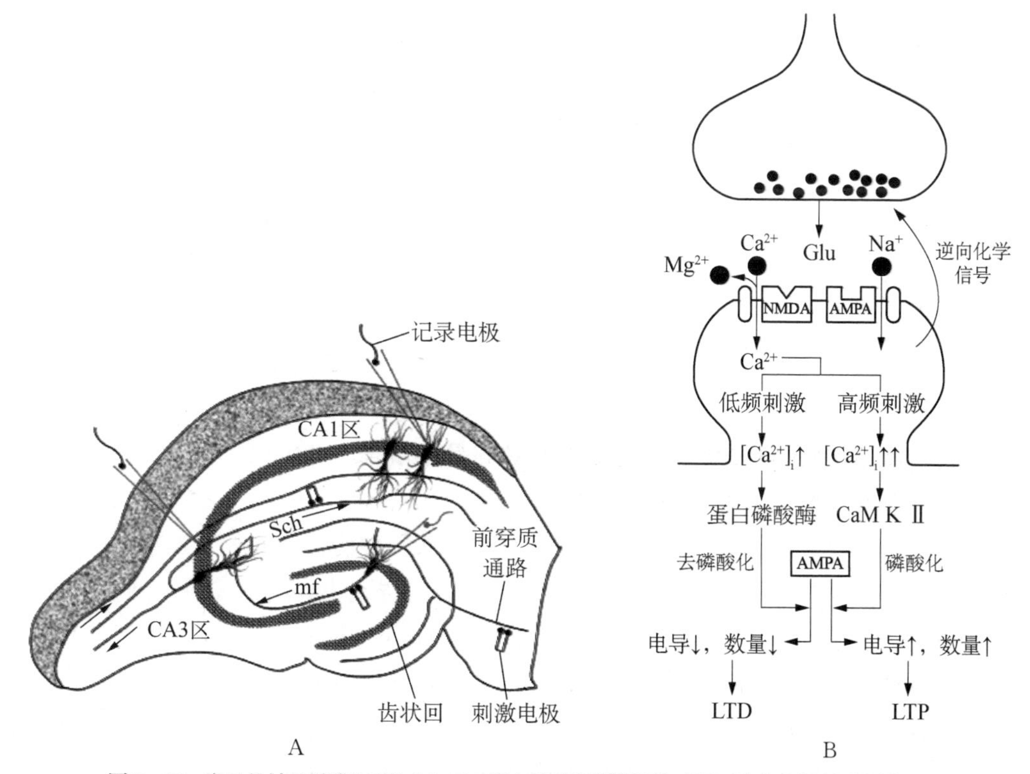

图 9－10 海马的神经通路（A）及 Schaffer 侧支长时程增强和长时程压抑产生机制示意图（B）

A 图示海马的神经通路及长时程增强研究方法。在海马的前穿质通路、苔藓纤维和 Schaffer 侧支放置刺激电极进行电刺激，可分别在齿状回、CA3 区以及 CA1 区通过记录电极引导出刺激反应。B 图示 Schaffer 侧支长时程增强和长时程压抑产生机制，解释见正文。CaM KⅡ：Ca^{2+}－CaM 依赖的蛋白激酶Ⅱ；Glu：谷氨酸；NMDA 和 AMPA：分别为两种谷氨酸促离子型受体；LTD：长时程压抑；LTP：长时程增强；mf：苔藓纤维；Sch：Schaffer 侧支

目前对发生在海马的 LTP 机制已有较多了解。在海马有苔藓纤维 LTP 和 Schaffer 侧支 LTP 两种形式。前者发生于突触前，其机制尚不清楚，可能与 cAMP 和一种超极化激活

的阳离子通道(hyperpolarization-activated channel，I_h)有关。后者发生于突触后，依赖于AMPA型和NMDA型两种促离子型谷氨酸受体。其产生机制是：当给予Schaffer侧支低频刺激时，突触前末梢释放少量谷氨酸递质，激活海马CA1区神经元树突膜(突触后膜)上的AMPA受体通道，Na^+内流，产生一定幅度的EPSP。此时，NMDA受体通道因Mg^{2+}阻塞于通道内而不能开放。当给予强直刺激时，突触前末梢释放大量谷氨酸，使突触后膜产生的EPSP加大，导致阻塞于NMDA受体通道中的Mg^{2+}移出，而使Ca^{2+}和Na^+得以一起进入突触后神经元。进入突触后神经元的Ca^{2+}可激活Ca^{2+}-CaM依赖的蛋白激酶Ⅱ，进而使AMPA受体通道磷酸化而增加其电导，也能使储存于胞质中的AMPA受体转移到突触后膜上而增加其密度，因而使突触后反应增强。此外，可能还有化学性信号(可能是花生四烯酸和一氧化氮)自突触后神经元产生，逆向作用于突触前神经元，引起谷氨酸的长时程量子式释放(图9-10B)。

2) 长时程压抑：长时程压抑(long-term depression，LTD)是指突触强度的长时程减弱。LTD也广泛见于中枢神经系统，如海马、小脑皮质和新皮质等脑区。在海马，LTD可在产生LTP的同一突触被引出，但所给的刺激频率是不同的。以较高频率(50 Hz)刺激Schaffer侧支能使突触后胞质内Ca^{2+}浓度明显升高；而以等量低频(1Hz)刺激则可使突触后胞质内Ca^{2+}浓度轻度升高。胞质内高浓度Ca^{2+}可激活Ca^{2+}-CaM依赖的蛋白激酶Ⅱ；但胞质内Ca^{2+}浓度轻度升高则优先激活蛋白磷酸酶，结果使AMPA受体去磷酸化而电导降低，突触后膜上AMPA受体的数量也减少，从而产生LTD(图9-10B)。已知LTD有多种形式，且不同部位不同形式的LTD具有不同的发生机制，有的依赖谷氨酸促代谢型受体(mGluR)，而多数则明显需要大麻素(cannabinoid)受体的激活。

持续时间更长的LTP和LTD还涉及蛋白质合成以及突触和树突棘的结构改变。

三、中枢神经元的联系方式和反射活动的基本规律

(一) 中枢神经元之间的联系方式

在多突触反射中，以数量众多的中间神经元为桥梁，中枢神经元相互连接成网。神经元之间的联系方式多种多样，不同的联系方式产生不同的传递效应，归纳起来主要有以下3种。

1. 单线式联系 单线式联系(single line connection)是指一个突触前神经元仅与一个突触后神经元发生突触联系(图9-11A)。例如，视网膜中央凹处的一个视锥细胞通常只与一个双极细胞形成突触联系；而该双极细胞也只与一个神经节细胞形成突触联系。这种联系方式可使视锥系统具有较高的分辨能力。绝对的单线式联系其实很少见，会聚程度较低的突触联系也通常被视为单线式联系。

2. 辐散式和聚合式联系 辐散式联系(divergent connection)是指一个神经元通过其轴突侧支或末梢分支与多个神经元形成突触联系(图9-11B)，在传入通路中较多见。例如，在脊髓中央灰质后角，传入神经元的纤维既有分支与本节段脊髓的中间神经元及传出神经元发生联系，又有上升与下降的分支在邻近或远隔的脊髓节段与中间神经元发生突触联系。聚合式联系(convergent connection)是指一个神经元可接受来自许多神经元轴突末梢的投射

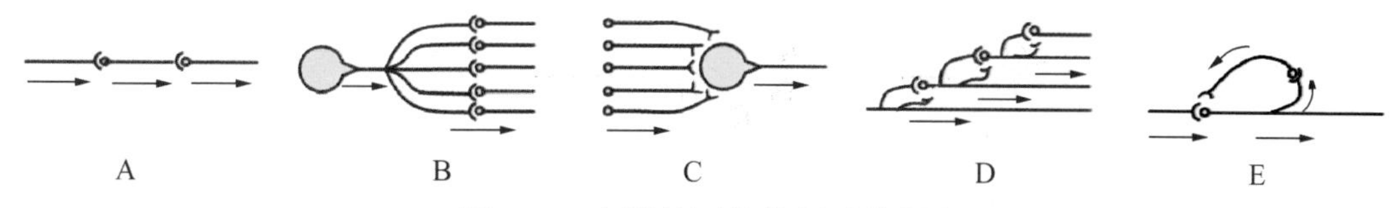

图 9-11　中枢神经元的联系方式模式图

A．单线联系；B. 辐散式联系；C. 聚合式联系；D. 链锁式联系；E. 环式联系

而建立突触联系（图 9-11C），在传出通路中较多见。例如，脊髓灰质前角运动神经元接受不同轴突来源的突触传入，主要表现为聚合式联系。

3. 链锁式和环式联系　在神经通路中，若由中间神经元构成的辐散与聚合式联系同时存在，则可形成链锁式联系（chain connection）或环式联系（recurrent connection）（图 9-11D，E）。环式联系的特征是后一级的神经元会通过其侧支再次与前一级神经元发生突触联系，从而在结构和功能联系上都形成闭合的环路。神经冲动通过链锁式联系，可在空间上扩大作用范围；而通过环式联系，可因负反馈而使活动及时终止，也可因正反馈而使兴奋增强和延续。在环式联系中，即使最初的刺激已经停止，传出通路上的冲动发放仍能继续一段时间，这种现象称为后发放或后放电（after discharge）。后发放也可见于各种神经反馈活动中。

（二）局部神经元和局部神经元回路

1. 局部回路神经元　在中枢神经系统中，存在大量的短轴突和无轴突的神经元。这些短轴突和无轴突的神经元与长轴突的投射性神经元不同，它们并不投射到远隔部位，其轴突和树突仅在某一中枢部位内部起联系作用。这些神经元称为局部回路神经元（local circuit neuron）。

2. 局部神经元回路　由局部回路神经元及其突起构成的神经元间相互作用的联系通路称为局部神经元回路（local neuronal circuit）。这种回路可有 3 种类型：①由多个局部回路神经元构成的回路，如小脑皮质内的颗粒细胞、篮状细胞、星状细胞等构成的回路（图 9-12Aa）；②由一个局部回路神经元构成回路，如脊髓闰绍细胞构成的抑制性回路（图 9-12Ab）；③由局部回路神经元的部分结构构成回路，如嗅球颗粒细胞树突和僧帽细胞树突之间构成的交互性突触（reciprocal synapse）（图 9-12Ac，B）。这种突触的结构不同于前述的经典突触，而是两树突接触处的邻近部位形成两个方向相反的树突-树突式突触。树突 a′通过其中一个树突-树突式突触作用于树突 b′，而树突 b′又通过附近的另一个树突-树突式突触反过来作用于树突 a′。这样，a′、b′两个树突通过交互性突触构成相互作用的局部神经元回路。这种回路不需要整个神经元参与活动就能起整合作用。

通过对局部神经元回路的研究，已发现除了轴突-树突式、轴突-胞体式、轴突-轴突式突触外，还存在树突-树突式、树突-胞体式、树突-轴突式、胞体-树突式、胞体-胞体式、胞体-轴突式突触。这些突触联系主要是化学性突触传递，也有电突触传递。它们的组合形式也比较复杂，可以形成交互性突触、串联性突触（serial synapse）和混合性突触（mixed synapse）等（图 9-15B）。

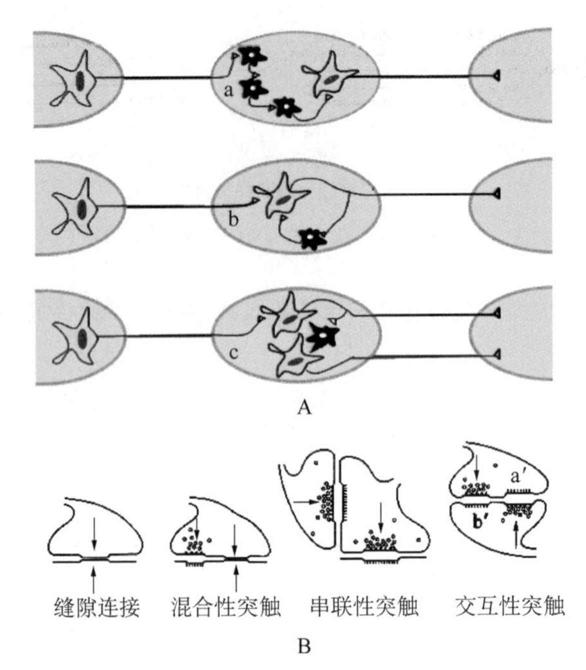

图 9-12　局部神经元回路的类型和集中特殊形式的突触示意图

A. a、b、c 分别表示由多个局部回路神经元、一个局部回路神经元以及一个局部回路神经元的部分结构所构成的局部神经元回路。图中胞质被填以黄色的神经元为投射神经元;被填以黑色的神经元为局部回路神经元;c 中的局部回路神经元以其树突与投射神经元的树突形成树突-树突式突触。B. 几种特殊型式的突触:混合性突触、串联性突触和交互性突触。箭头表示突触传递的方向。在交互性突触中,a′、b′分别代表两个不同方向的突触传递,这样 a′、b′两个树突通过交互性突触构成相互作用的局部神经元回路

(三) 反射的定义和分类

反射是神经活动的基本方式。反射和反射弧的概念已在绪论中介绍。Pavlov 将人和高等动物的反射分为非条件反射和条件反射两类。非条件反射(unconditioned reflex)是指生来就有、数量有限、比较固定和形式低级的反射活动,如防御反射、食物反射、性反射等。非条件反射是人和动物在长期的种系发展中形成的。它的建立无需大脑皮质的参与,通过皮质下各级中枢就能形成。它使人和动物能够初步适应环境,对于个体生存和种系生存具有重要意义。条件反射(conditioned reflex)是指通过后天学习和训练而形成的反射。它是反射活动的高级形式,是人和动物在个体生活过程中按照所处的生活环境,在非条件反射的基础上不断建立起来的,其类型和数量并无定数,可以建立,也能消退。人和高等动物形成条件反射的主要中枢部位在大脑皮质。与非条件反射相比,条件反射使人和高等动物对各种环境具有更加完善的适应性。

(四) 反射的中枢整合

反射的基本过程是刺激信息经反射弧各个环节顺序传递的过程。中枢是反射弧中最复杂的部位。不同反射的中枢范围可相差很大。传入神经元和传出神经元之间,在中枢只经过一次突触传递的反射,称为单突触反射(monosynaptic reflex)。腱反射(见后文)是体内唯一仅通过单突触反射即可完成的反射。在中枢经过多次突触传递的反射,称为多突触反射

(polysynaptic reflex)。人和高等动物体内的大部分反射都属于多突触反射。在整体情况下,无论是简单的还是复杂的反射,传入冲动进入脊髓或脑干后,除在同一水平与传出部分发生联系并发出传出冲动外,还有上行冲动传到更高级的中枢部位进一步整合,再由高级中枢发出下行冲动来调整反射的传出冲动。因此,进行反射时,既有初级水平的整合活动,也有较高级水平的整合活动。在通过多级水平的整合后,反射活动将更具复杂性和适应性。

(五) 中枢兴奋传播的特征

在多突触反射中,兴奋在反射中枢的传播需经多次突触接替,且许多突触为化学性突触,故中枢兴奋传播的特征亦即突触兴奋传播或传递的特征。由于突触传递明显不同于冲动在神经纤维上的传导,故兴奋在中枢的传播表现为以下 6 个方面的特征。

1. 单向传播　在反射活动中,兴奋经化学性突触传递只能从突触前末梢传向突触后神经元,这一现象称为单向传播(one-way conduction)。化学性突触传递限定了神经兴奋传导所携带的信息只能沿着指定的路线运行,具有重要意义。电突触由于其结构无极性,因而一般可双向传播兴奋。

2. 中枢延搁　在一个反射活动中,从施加刺激到出现反应的时间,称为反应时间(reaction time)。因为反射的传入与传出距离和神经传导速度都是可测的,所以从反应时间中减去兴奋在传入与传出途中传导所需的时间以及兴奋在效应器突触传递所需的时间,剩余的时间即为中枢延搁(central delay)。它是指兴奋在中枢传播时,比在相同长度的神经纤维上传导所额外花费的时间,本质上是在反射过程中花费在反射中枢的所有化学性突触传递上的时间。在人类,完成一次膝反射的反应时间为 19～24 ms,测定出的中枢延搁为 0.6～0.9 ms。由于兴奋通过一个化学性突触至少需要 0.5 ms,所以膝反射被认为是单突触反射。兴奋通过电突触传递时则几乎没有时间延搁,因而可在多个神经元的同步活动中起重要作用。

3. 兴奋的总和　在反射活动中,单根神经纤维的传入冲动一般不能使中枢发出传出效应,需有若干神经纤维的传入冲动同时或几乎同时到达同一中枢,才可能产生传出效应。这是因为单根纤维单个传入冲动引起的 EPSP 是局部电位,其去极化幅度较小(明显小于骨骼肌单个终板电位),一般不能引发突触后神经元出现动作电位;但若干传入纤维引起的多个 EPSP 发生空间与时间总和,则容易达到阈电位水平而爆发动作电位。如果总和后未到达阈电位,此时突触后神经元虽未出现兴奋,但膜电位去极化程度加大,更接近于阈电位水平,即突触后神经元的多个 EPSP 相互之间表现出易化效应,也即突触后易化。须指出的是,这里所说的易化与短时程突触可塑性的易化虽然概念并不相同,但其本质都是 EPSP 幅度的增大。

4. 兴奋节律的改变　反射过程中某一反射弧的传入神经(突触前神经元)和传出神经(突触后神经元)在兴奋传递过程中的放电频率往往不同。这是因为突触后神经元常同时接受多个突触前神经元的突触传递,突触后神经元自身的功能状态也可能不同,且反射中枢常经过多个中间神经元接替,因此最后传出冲动的频率取决于各种影响因素的综合效应。

5. 后发放与反馈　如前所述,后发放可发生在环式联系的反射通路中。此外,后发放也可见于各种神经反馈的活动中。反射从感受器接受刺激至产生效应似乎为一开环通路，但实际上常为一闭合回路，因效应器所引起的变化可再次作为刺激因素被感受器感受并引起反射效应，如此循环往复，因而具有自动控制能力。反射活动的反馈控制有负反馈和正反馈两种方式（详见绪论）。

6. **对内环境变化敏感和易疲劳** 因为突触间隙与细胞外液相通，因此内环境理化因素的变化，如缺氧、CO_2 过多、麻醉剂以及某些药物等均可影响化学性突触传递。另外，用高频电脉冲连续刺激突触前神经元，突触后神经元的放电频率将逐渐降低；而将同样的刺激施加于神经纤维，则神经纤维的放电频率在较长时间内不会降低。这说明突触传递相对容易发生疲劳，其原因可能与递质的耗竭有关。

四、神经递质和受体

化学性突触传递以神经递质为信息传递的媒质。神经递质须作用于相应的受体才能完成信息传递。因此，神经递质和受体是化学性突触传递最重要的物质基础。

（一）神经递质

神经递质（neurotransmitter）是指由突触前神经元合成并释放，能特异性地作用于突触后神经元或效应细胞上的受体，并使突触后神经元或效应细胞产生一定效应的信息传递物质。已知的哺乳动物的神经递质达 100 多种。根据其化学结构，可将其分成若干大类（表9－2）。

表 9－2 哺乳动物神经递质的分类

分类	主要成员
胆碱类	乙酰胆碱
胺类	去甲肾上腺素、肾上腺素、多巴胺、5－羟色胺、组胺
氨基酸类	谷氨酸、门冬氨酸、γ－氨基丁酸、甘氨酸
肽类	P物质和其他速激肽*、阿片肽*、下丘脑调节肽*、血管升压素、缩宫素、脑－肠肽*、钠尿肽*、降钙素基因相关肽、神经肽Y等
嘌呤类	腺苷、ATP
气体类	一氧化氮、一氧化碳
脂类	花生四烯酸及其衍生物（前列腺素等）*、神经活性类固醇*

*为一类物质的总称。

1. **递质的鉴定** 一般认为，神经递质应符合或基本符合以下条件：①突触前神经元具有合成递质的前体和酶系统，并能合成该递质；②合成后的递质贮存于突触囊泡内，并能在兴奋冲动抵达末梢时释放入突触间隙；③能作用于突触后膜上的特异受体发挥其生理作用。人为施加递质于突触后神经元或效应细胞旁，应能引起相同的生理效应；④存在使该递质失活的酶或其他失活方式（如重摄取）；⑤存在能分别模拟或阻断该递质突触传递作用的特异性受体激动剂和拮抗剂。但是，随着研究的深入，人们发现有些物质（如一氧化氮、一氧化碳等）虽不完全符合上述经典递质的 5 个条件，但所起的作用与递质完全相同，故也将它们视为神经递质。

2. **调质的概念** 除递质外，神经元还能合成和释放一些化学物质，它们在某种特定的突触并不直接起信息传递作用，而是增强或削弱在该种突触作为递质的媒质的信息传递效率。这类对递质信息传递起调节作用的物质称为神经调质（neuromodulator）。调质所发挥的作用称为调制作用（modulation）。但是，有些在一种突触作为递质的媒质，也可在其他种类的突触作为调质起作用，而且在作用机制上并无明显不同。因此，递质和调质两者之间并无十分明确的界限。

3. 递质共存　两种或两种以上的递质（包括调质）共存于同一神经元内，这种现象称为递质共存（neurotransmitter co-existence），其意义在于协调某些生理功能活动。例如，猫唾液腺接受副交感神经和交感神经的双重支配。副交感神经内含乙酰胆碱和血管活性肠肽。前者能引起唾液分泌；后者则可舒张血管，增加唾液腺的血供，并增强唾液腺上胆碱能受体的亲和力。两者共同作用使唾液腺分泌大量稀薄的唾液。交感神经内含去甲肾上腺素和神经肽 Y。前者有促进唾液分泌和减少血供的作用；后者则主要收缩血管，减少血供。两者共同作用使唾液腺分泌少量黏稠的唾液（图 9－13）。在递质共存现象被发现之前，英国科学家戴尔（Henry Hallett Dale）曾提出一个观点，认为一个神经元内只存在并通过其全部末梢释放同一种递质。这一观点被称为戴尔原则（Dale's principle 或 Dale's law）。现在看来，这一观点已不适用。

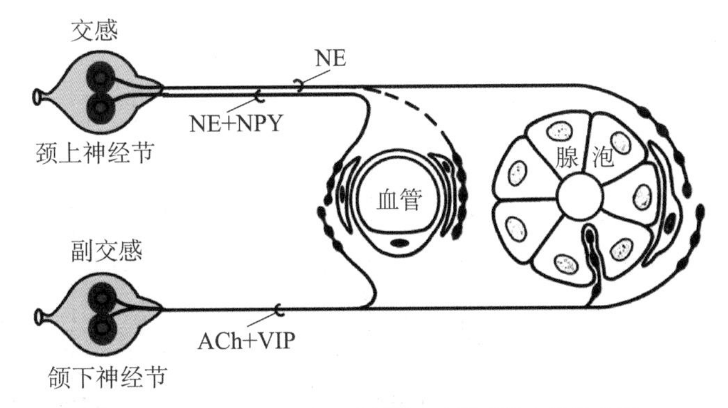

图 9－13　支配唾液腺的自主神经中递质共存的模式图

NE，去甲肾上腺素；NPY，神经肽 Y；ACh，乙酰胆碱；VIP，血管活性肠肽

4. 递质的代谢　递质的代谢包括递质的合成、储存、释放、降解、重摄取和再合成等步骤。乙酰胆碱和胺类递质都在有关合成酶的催化下合成，且合成过程多在胞质中进行，然后储存于突触囊泡内。肽类递质则在基因调控下，通过核糖体的翻译和翻译后的酶切加工等过程而形成。递质与受体结合及生效后很快被通过酶促降解和突触前末梢重摄取等方式消除。例如，附着于突触后膜的乙酰胆碱酯酶能迅速水解乙酰胆碱为胆碱和乙酸，生成的胆碱则被重摄取回末梢内，用于重新合成新递质。去甲肾上腺素的消除主要通过末梢的重摄取，少量通过酶解失活。肽类递质的消除主要依靠酶促降解。

（二）受体的类型和分布

受体（receptor）是指位于细胞膜上或细胞内能与某些化学物质（如递质、调质、激素等）

特异结合并诱发特定生物效应的特殊生物分子。神经递质的受体一般为膜受体，是带有糖链的跨膜蛋白质分子。与受体特异结合后能增强受体的生物活性的化学物质，称为受体的激动剂(agonist)。与受体特异结合后不改变受体的生物活性，反因占据受体而产生对抗激动剂效应的化学物质，则称为受体的拮抗剂(antagonist)或阻断剂(blocker)。激动剂和拮抗剂两者统称为配体(ligand)，但在多数情况下配体主要是指激动剂。

1. 受体的种类和亚型 目前已知的每一种神经递质的受体根据其分子结构、细胞内传递信息的方式以及引起效应的差异，都有若干种类(type)。许多种类的受体又可进一步分为多个甚至多级亚型(subtype)，构成多种所谓受体家族或超家族。随着研究的深入，一些受体家族的成员仍在不断增加。表 9-2 列举的部分神经递质受体的种类和亚型，即反映了受体的这种多样性。

2. 突触前受体 受体既存在于突触后膜，也分布于突触前膜。分布于突触前膜的受体称为突触前受体(presynaptic receptor)。突触前受体被激活后，可调制(抑制或易化)突触前末梢的递质释放。例如，突触前膜释放的去甲肾上腺素作用于突触前 α_2 受体，可抑制突触前膜对该递质的进一步释放(图 9-14A)，这种类型的突触前受体也称自身受体(autoreceptor)。去甲肾上腺素在中枢还可作用于谷氨酸能轴突末梢上的 α_1 或 α_2 受体，分别促进和抑制谷氨酸释放。由于去甲肾上腺素并非由谷氨酸能末梢释放，这种突触前受体也称异源性受体(heteroreceptor)，即其内源性配体并非来自同一种突触的前膜(图9-14B)。

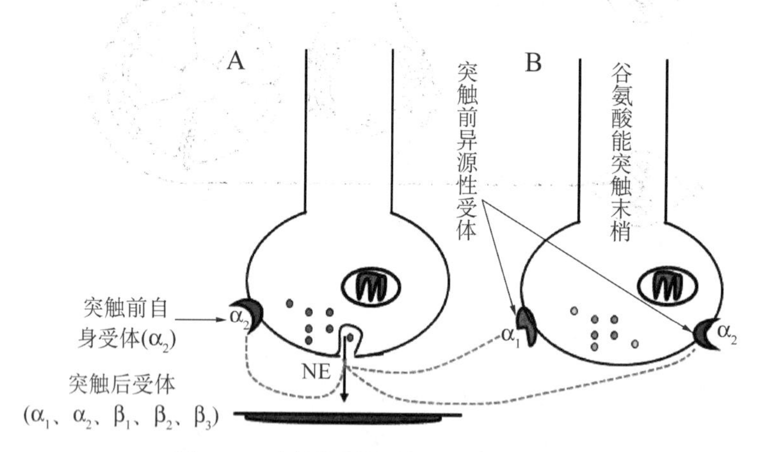

图 9-14 突触前受体调节递质释放的示意图

图中示去甲肾上腺素能神经元末梢释放的去甲肾上腺素(NE)一方面作用于突触后受体(α_1、α_2、β_1、β_2、β_3)引起生理效应，另一方面反过来作用于突触前自身受体(α_2)抑制前膜的去甲肾上腺素释放。去甲肾上腺素还作用于谷氨酸能轴突末梢上的异源性突触前受体(α_1 和 α_2)，分别促进和抑制谷氨酸释放

3. 受体的作用机制 受体在与递质发生特异性结合后被激活，然后通过一定的跨膜信号转导途径，使突触后神经元活动改变或使效应细胞产生效应。介导跨膜信号转导的受体绝大多数为 G 蛋白耦联受体(促代谢型受体)；少部分为离子通道型受体(促离子型受体)两类。部分受体及其主要的第二信使和离子效应列于表 9-3 中。

表 9-3 部分小分子递质及其受体的作用机制

递质	受体	第二信使	离子效应
乙酰胆碱	N_1、N_2	—	↑Na^+、K^+
	M_1、M_3、M_5	↑IP_3、DG	↑Ca^{2+}
	M_2、M_4	↓cAMP	↑K^+
多巴胺	D_1，D_5		
	D_2	↑cAMP	
	D_3，D_4	↓cAMP	↑K^+、↓Ca^{2+}
		↓cAMP	
去甲肾上腺素	α_1(α_{1A}、α_{1B}、α_{1D})	↑IP_3、DG	↓K^+
	α_2(α_{2A}、α_{2B}、α_{2C})	↓cAMP	↓K^+、↑Ca^{2+}
	β_1、β_2、β_3	↑cAMP	
5-羟色胺	$5-HT_{1(1A, 1B, 1D, 1E, 1F)}$	↓cAMP	↑K^+
	$5-HT_{2(2A, 2B, 2C)}$	↑IP_3、DG	↓K^+
	$5-HT_3$	—	↑Na^+
	$5-HT_4$	↑cAMP	↓K^+
	$5-HT_{5(5A, 5B)}$	↓cAMP	↑K^+
	$5-HT_6$	↑cAMP	↓K^+
	$5-HT_7$	↑cAMP	↓K^+
腺苷	A_1、	↓cAMP	↑K^+、↓Ca^{2+}
	A_{2A}、A_{2B}	↑cAMP	
	A_3	↓cAMP	
ATP	P2X	—	↑Na^+、K^+、Ca^{2+}
	P2Y	↑IP_3、DG	↑Ca^{2+}
谷氨酸	$mGluR_1$、$mGluR_5$	↑IP_3、DG	↑Ca^{2+}
	$mGluR_2$、$mGluR_3$	↓cAMP	
	$mGluR_4$、$mGluR_6$、$mGluR_7$、$mGluR_8$	↓cAMP	
	AMPA、KA	—	↑Na^+、K^+
	NMDA	—	↑Na^+、K^+、Ca^{2+}
γ-氨基丁酸	$GABA_A$、$GABA_C$	—	↑Cl^-
	$GABA_B$(突触前)	↑IP_3、DG	↑K^+、↓Ca^{2+}
	$GABA_B$(突触后)	↓cAMP	↑K^+
甘氨酸	甘氨酸受体	—	↑Cl^-

注：本表内容较简要，表中所列递质和受体亚型并不齐全，作用机制也不全面；↑表示增加，↓表示减少；最后一列的"离子效应"对促离子型受体(在第二信使列中出现"—"者)是指离子通透性改变，而对促代谢型受体(在第二信使列中出现"cAMP"或"IP_3"和"DG"者)是指胞质内离子浓度改变。

4. **受体的浓集** 在与突触前膜活化区相对应的突触后膜上有成簇的受体聚集，因为此处的突触后致密区存在受体的特异结合蛋白(specific binding protein)。骨骼肌神经-肌接头处烟碱受体的特异结合蛋白是 rapsyn；谷氨酸受体和 $GABA_A$ 受体的浓集分别与 PB2-结合蛋白族和 gephyrin 蛋白有关；而在视网膜中的 $GABA_C$ 受体则通过 MAP-1B 蛋白结合于细胞骨架上。以 $GABA_A$ 受体为例，当神经活动时，镶嵌于高尔基小泡膜上的受体可迅速移向

gephyrin 并与之结合，一起沿着微管被运输到细胞膜内侧。受体被融合到细胞膜上，gephyrin 分子则在细胞膜内侧相互连接成网状并使受体在后膜上浓集成簇；当神经不活动时，受体可解聚并移去。

5. 受体的调节 膜受体蛋白的数量和与递质结合的亲和力在不同的生理或病理情况下均可发生改变。当递质分泌不足时，受体的数量将逐渐增加，亲和力也逐渐升高，称为受体的上调(up regulation)；反之，当递质释放过多时，则受体的数量和亲和力均下降，称为受体的下调(down regulation)。由于膜的流动性，储存于胞内膜结构上的受体蛋白可通过胞吐融合于细胞膜上，使发挥作用的受体数量增多；而细胞膜上的受体也可通过受体蛋白的内吞入胞，即内化(internalization)，减少膜上发挥作用的受体数量。至于受体亲和力的改变，通常是通过受体蛋白的磷酸化或去磷酸化而实现的。当然，受体数量和亲和力的调节都是受控的。

（三）主要神经递质及其受体

如前所述，神经递质及其受体都具有丰富的多样性，因此由它们构成的信号系统是极其复杂的。神经递质及其受体激活效应的相关知识，有些已经相当成熟，并已在临床医学中得到广泛的应用；有些则仍处于初步研究和探索阶段。以神经递质的结构分类(表 9－2)为依据，下面介绍的是每类神经递质中的部分代表性递质及其受体。

1. 胆碱能系统 以乙酰胆碱(acetylcholine，ACh)为递质的神经元称为胆碱能神经元(cholinergic neuron)。以 ACh 为递质的神经纤维称为胆碱能纤维(cholinergic fiber)。能与 ACh 特异性结合的受体称为胆碱能受体(cholinergic receptor)。由胆碱能神经元、胆碱能受体以及表达胆碱能受体的神经元或效应细胞一起构成的胆碱能系统(cholinergic system)，是体内分布和涉及作用最广的神经信号传递系统。

ACh 是胆碱的乙酰酯，由胆碱和乙酰辅酶 A 在胆碱乙酰移位酶(choline acetyltransferase，ChAT)的催化下于胞质中合成，然后被输送到轴突末梢储存于小而清亮透明的突触囊泡内。

胆碱能神经元在中枢分布极为广泛。脊髓前角运动神经元、丘脑后部腹侧的特异性感觉投射神经元等，都是胆碱能神经元。脑干网状结构上行激动系统的各个环节、纹状体、前脑基底核、边缘系统的梨状区、杏仁核、海马等部位也都有胆碱能神经元。在外周，骨骼肌运动神经纤维、自主神经节前纤维、大多数副交感节后纤维(少数释放肽类或嘌呤类递质的纤维除外)、少数交感节后纤维(如支配多数小汗腺的纤维和支配骨骼肌血管的舒血管纤维)都属于胆碱能纤维。

根据药理学特性，胆碱能受体可分为毒蕈碱受体(muscarinic receptor，M receptor)和烟碱受体(nicotinic receptor，N receptor)两类，它们因分别能与天然毒蕈碱和烟碱结合并产生两类不同的生物效应(即毒蕈碱样和烟碱样作用，见下文)而得名。M 受体为 G 蛋白耦联受体，根据基因编码和氨基酸序列的差异分为 5 种(M_1～M_5 亚型)。在外周，M 受体分布于大多数副交感节后纤维(除少数释放肽类或嘌呤类递质的纤维外)支配的效应细胞、交感节后纤维支配的汗腺和骨骼肌血管的平滑肌细胞膜上。如 M_2 受体主要分布于心脏；M_3 和 M_4

受体存在多种平滑肌上；M_4 受体还见于胰腺腺泡和胰岛组织，介导胰酶和胰岛素的分泌。在脑内，M_1 受体含量颇丰。M_5 受体的情况不详。N 受体是促离子型受体，具有递质门控特性，也称 N 型 ACh 门控通道。根据分布差异，N 受体可分为 N_1 和 N_2 受体两种亚型，它们均是由 5 个亚单位构成的 5 聚体，前者分布于中枢神经系统和自主神经节后神经元上，因而又称神经元型烟碱受体(neuron-type nicotinic receptor)；后者位于骨骼肌神经-肌接头处的终板膜上，所以也称肌肉型烟碱受体(muscle-type nicotinic receptor)。

中枢胆碱能系统几乎参与所有的中枢神经系统功能；而周围胆碱能系统则主要涉及自主神经系统和骨骼肌活动的调节。M 受体激活时的效应包括心脏活动抑制，内脏平滑肌收缩，消化腺、汗腺分泌增加和骨骼肌血管舒张等。这些作用统称为毒蕈碱样作用(muscarine-like action)，简称 M 样作用，可被 M 受体拮抗剂阿托品(atropine)阻断。ACh 在自主神经节能激活 N_1 受体而兴奋节后神经元，也能在骨骼肌激活 N_2 受体而使其收缩。这些作用统称为烟碱样作用(nicotine-like action)，简称 N 样作用，它不能被阿托品阻断，但能被筒箭毒碱(tubocurarine)阻断。在临床上，毛果芸香碱(pilocarpine)作为激动剂对 M_3 受体有选择性，能缩小瞳孔，可用于治疗青光眼；而溴化泰乌托品(tiotropium bromide)等作为拮抗剂对 M_3 受体有选择性，能放松气道平滑肌，其雾化吸入剂被用作强效、持久型平喘药。在 N 受体拮抗剂中，六烃季铵(hexamethonium)和美卡拉明(mecamylamine)对 N_1 受体有一定选择性，可被作为神经节阻断剂类降压药用于治疗高血压；而十烃季铵(decamethonium)和戈拉碘铵(gallamine triethiodide)对 N_2 受体有较高选择性，常被用作肌松药。

2. 单胺类递质 单胺类递质包括去甲肾上腺素、肾上腺素、多巴胺、5-羟色胺和组胺等。

(1) 去甲肾上腺素和肾上腺素及其受体：去甲肾上腺素(norepinephrine，NE 或 noradrenaline，NA)和肾上腺素(epinephrine，E 或 adrenaline，A)均属儿茶酚胺(catecholamine)类物质，即含邻苯二酚结构的胺类。它们都以酪氨酸为合成原料。酪氨酸先在胞质内酪氨酸羟化酶(tyrosine hydroxylase，TH)和多巴脱羧酶(dopa decarboxylase，DDC)的作用下形成多巴胺，后者进入突触囊泡，经多巴胺-β-羟化酶(dopamine β-hydroxylase，DBH)催化而生成去甲肾上腺素。在肾上腺髓质嗜铬细胞和脑干某些神经元内含有苯乙醇胺氮位甲基移位酶(phenylethanolamine N-methyltransferase，PNMT)，此酶可将去甲肾上腺素甲基化为肾上腺素。去甲肾上腺素和肾上腺素在释放并发挥作用后，先经单胺氧化酶(monoamine oxidase，MAO)氧化，后经儿茶酚氧位甲基移位酶(catechol-O-methyltransferase，COMT)甲基化而失活。单胺氧化酶主要位于释放儿茶酚胺的突触前末梢内，儿茶酚氧位甲基移位酶则分布广泛，主要见于肝、肾和平滑肌中。

以去甲肾上腺素为递质的神经元称为去甲肾上腺素能神经元(noradrenergic neuron)；以肾上腺素为递质的神经元称为肾上腺素能神经元(adrenergic neuron)。以肾上腺素或去甲肾上腺素为递质的神经纤维均称为肾上腺素能纤维(adrenergic fiber)。中枢神经系统内的去甲肾上腺素能神经元胞体绝大多数位于低位脑干，尤其是中脑网状结构、脑桥的蓝斑以及延髓网状结构的腹外侧部分。其纤维投射分上行部分、下行部分和支配低位脑干部分。

上行部分投射到大脑皮质、边缘前脑和下丘脑；下行部分投射至脊髓后角的胶质区、侧角和前角。支配低位脑干部分分布在低位脑干内部。在外周，去甲肾上腺素是多数交感节后纤维（除支配汗腺和骨骼肌血管的交感胆碱能纤维外）释放的递质。肾上腺素能神经元和以肾上腺素为递质的肾上腺素能纤维目前仅见于中枢神经系统内，其胞体主要分布在延髓，其纤维投射也有上行和下行部分。肾上腺素在外周仅作为一种内分泌激素，由肾上腺髓质合成和分泌。

能与去甲肾上腺素和肾上腺素结合的受体称为肾上腺素能受体（adrenergic receptor）。它们均属G蛋白耦联受体，可分为α型（简称α受体）和β型（简称β受体）两类以及多种亚型（见表9-3）。

肾上腺素能受体广泛分布于中枢和周围神经系统。在外周，多数交感节后纤维末梢支配的效应细胞膜上都有肾上腺素能受体。在某一特定的效应器官上，受体表达的类型（亚型）和水平（密度）则有差异。例如，在心肌主要表达β受体；在血管平滑肌上有α和β两种受体，但在皮肤、肾、胃肠的血管平滑肌上以α受体为主，而在骨骼肌和肝脏的血管则以β受体为主。酚妥拉明（phentolamine）能非选择地阻断α受体，但以对α_1受体的阻断作用为主。哌唑嗪（prazosin）和育亨宾（yohimbine）作为受体拮抗剂，分别对α_1和α_2受体有一定选择性。普萘洛尔（propranolol，心得安）能阻断β受体，但对β_1和β_2受体无选择性。阿替洛尔（atenolol）和美托洛尔（metoprolol）主要阻断β_1受体，而丁氧胺（butoxamine，心得乐）则主要阻断β_2受体。

由于肾上腺素能受体在中枢和外周的广泛分布，去甲肾上腺素和肾上腺素具有广泛且相似的生理调节作用。由于去甲肾上腺素和肾上腺素对各亚型肾上腺素能受体的亲和力不同，它们各自在不同浓度下对不同亚型受体的激活程度（比例）也不相同，且各脑区和各效应器官的受体表达类型和密度存在差异，因而去甲肾上腺素和肾上腺素的作用往往存在差异。在中枢，去甲肾上腺素的效应涉及心血管活动、精神情绪活动、体温、摄食和觉醒等方面的调节；而肾上腺素的效应则主要参与心血管活动的调节。在外周，去甲肾上腺素对α受体的作用较强，对β受体的作用较弱。一般而言，去甲肾上腺素和肾上腺素与α受体（主要是α_1受体）结合后产生的平滑肌效应主要是兴奋性的，包括血管、子宫、虹膜辐射状肌等的收缩，但也有抑制性的，如小肠舒张（为α_2受体）；去甲肾上腺素和肾上腺素与β受体（主要是β_2受体）结合后产生的平滑肌效应是抑制性的，包括血管、子宫、小肠、支气管等的舒张，而与心肌β_1受体结合所产生的效应却是兴奋性的。β_3受体主要分布于脂肪组织，与脂肪分解有关。在外周作为分泌激素的肾上腺素也通过α和β受体发挥作用，与去甲肾上腺素不同的是它对这两类受体的作用都很强。

（2）多巴胺及其受体：多巴胺（dopamine，DA）也属儿茶酚胺类。多巴胺受体已发现并克隆出5种（D_1～D_5），都是G蛋白耦联受体，其第二信使和离子效应见表9-3。多巴胺系统主要存在于中枢黑质-纹状体、中脑-边缘前脑、结节-漏斗三条通路。黑质-纹状体通路与运动调节有关（见后述）；中脑腹侧被盖-边缘前脑伏隔核通路与奖赏行为和成瘾有关；而结节-漏斗通路则主要参与垂体内分泌活动的调节。正常人基底神经节内多巴胺受体数量随年龄的增长而逐渐减少，在男性更为显著。中枢多巴胺系统主要参与对躯体运动、精神情绪活动、垂体内分泌功能以及心血管活动等的调节。黑质-纹状体通路多巴胺能神经元的大量减少目前被公认是帕金森病在中枢神经元和递质水平的主要机制。

(3) 5-羟色胺及其受体：5-羟色胺(serotonin 或 5-hydroxytryptamine, 5-HT)浓度最高是在血小板及胃肠道的肠嗜铬细胞和肌间神经丛。在中枢，5-HT 能神经元胞体主要集中于低位脑干的中缝核内，由此发出的纤维可上行至下丘脑、边缘系统、新皮质和小脑；也可下行到脊髓，还有一部分纤维分布在低位脑干内部。

5-HT 受体有众多的亚型。已被鉴定的至少有 $5-HT_1$～$5-HT_7$ 7 种受体。除 $5-HT_3$ 受体为促离子型受体外，其余均属于 G 蛋白耦联受体，且各有数目不等的亚型(见表 9-3)。中枢 5-HT 系统的主要功能是调节痛觉、精神情绪、睡眠、体温、性行为、垂体内分泌等活动。外周 5-HT 系统主要涉及消化系统和血小板聚集等功能活动。

(4) 组胺及其受体：组胺(histamine)能神经元的胞体集中于下丘脑后部的结节乳头核内，其纤维到达中枢几乎所有部位。组胺的 H_1, H_2 和 H_3 受体广泛存在于中枢和周围神经系统中。多数中枢 H_3 受体为突触前受体，通过激活抑制性的 G_i 和(或)G_o 型 G 蛋白抑制组胺或其他递质的释放。组胺与 H_1 受体结合后能激活磷脂酶 C，而与 H_2 受体结合后则能提高细胞内 cAMP 的浓度。中枢组胺系统可能与觉醒、性行为、腺垂体激素的分泌、血压、饮水和痛觉等调节有关。组胺还存在于非神经元的组织肥大细胞和胃黏膜的肠嗜铬细胞中，其上表达 H_4 受体。

3. 氨基酸类递质

(1) 兴奋性氨基酸类递质：谷氨酸(glutamic acid 或 glutamate, Glu)是脑和脊髓内主要的兴奋性递质，在大脑皮质和脊髓背侧部分含量相对较高；门冬氨酸(aspartic acid 或 aspartate, Asp)则多见于视皮质的锥体细胞和多棘星状细胞。谷氨酸和门冬氨酸结构中都有两个羧基和一个氨基，若以氧取代氨基，便失去对神经元的兴奋作用。

谷氨酸受体广泛分布于中枢神经系统中，它们可分为促离子型受体(ionotropic receptor)和促代谢型受体(metabotropic receptor)两种类型。促离子型受体常再分为 NMDA(N-methyl-D-aspartate)受体、海人藻酸(kainic acid 或 kainate, KA)受体和 AMPA(α-amino-3-hydroxy-5-methylisoxazole-4-proprionate)受体 3 种类型，每种类型又有多种亚型。已知 KA 有 5 种、AMPA 有 4 种，而 NMDA 则有 6 种。KA 受体和 AMPA 受体过去合称为非 NMDA 型受体，它们对谷氨酸的反应较快，其通道的电导却较低，尤其是 KA 受体。KA 受体主要对 Na^+ 和 K^+ 通透。常见的 AMPA 受体有两种，一种是单一的钠通道，另一种也允许 Ca^{2+} 通透。NMDA 受体对谷氨酸的反应较慢，其通道的电导却相对较高，对 Na^+、K^+、Ca^{2+} 都通透。此外，NMDA 受体还具有以下特点：①需要甘氨酸作为共激动剂(co-agonist)。即只有当受体上的 NMDA 受点和甘氨酸受点都与激动剂结合时，通道才有可能开放。②在静息电位水平通道被 Mg^{2+} 阻塞。只有当膜电位因其他因素(如 AMPA 或 KA 受体通道开放)去极化达一定水平时，Mg^{2+} 从通道内移出，阻塞方可解除。多数谷氨酸敏感神经元上同时存在 NMDA 和 AMPA 受体。③通道分子上有与多种物质结合的调制位点，可受内源性物质或药物的影响，如通道内某些受点可与苯环利定(phencyclidine，PCP)和氯胺酮(ketamine)等致精神障碍的药物结合而使通道变构，从而降低对 Na^{+}、K^{+}、Ca^{2+} 等的通透性。如前所述，在海马表达的 NMDA 受体与 LTP 的产生密切相关。促代谢型受体已有多种亚型被鉴定。它们一般通过降低胞内 cAMP 或升高胞内 IP_3 和 DG 水平发挥作用(见表 9-3)。目前对门冬氨酸的研究资料还较少。

(2) 抑制性氨基酸类递质：包括 γ-氨基丁酸(γ-aminobutyric acid，GABA)、甘氨酸(glycine，Gly)、β-丙氨酸(β-alanine，Ala)、牛磺酸(taurine，Tau)和 γ-氨基己酸(γ-aminocaproic acid)。它们都有一个氨基和一个羧基，分别位于碳链的两端，实际上是 ω-氨基酸，其碳链长度为 2～6 个碳，当超过 6 个碳时，其抑制作用将消失。

GABA 是脑内主要的抑制性递质，在大脑皮质浅层和小脑皮质浦肯野细胞层含量较高。GABA 受体可分为 $GABA_A$、$GABA_B$ 和 $GABA_C$ 受体 3 种类型。$GABA_A$ 和 $GABA_B$ 受体广泛分布于中枢神经系统，而 $GABA_C$ 受体则主要存在于视网膜和视觉通路中。$GABA_A$ 和 $GABA_C$ 受体属于促离子型受体，激活后开放氯通道。$GABA_B$ 受体属于促代谢型受体，在突触前和突触后均有分布。突触前 $GABA_B$ 受体被激动后，可通过相耦联的 G 蛋白增加 K^{+} 外流，减少 Ca^{2+} 内流而使递质释放减少；突触后 $GABA_B$ 受体激活后，则可通过 G 蛋白抑制腺苷酸环化酶，激活钾通道，增加 K^{+} 外流。在突触后，无论是 Cl^{-} 内流增加(通过激活 $GABA_A$ 和 $GABA_C$ 受体)还是 K^{+} 外流增加(通过激活 $GABA_B$ 受体)，一般都能引起突触后膜超极化而产生 IPSP。

甘氨酸主要分布于脊髓和脑干中。甘氨酸受体亦为促离子型受体，与 $GABA_A$ 受体相同，其通道也是氯通道，通道开放时允许 Cl^{-} 和其他单价阴离子进入膜内，引起突触后膜超极化而产生 IPSP。甘氨酸受体可被士的宁(strychnine)阻断。

4. 神经肽 神经肽(neuropeptide)是指分布于神经系统的起信息传递或调节信息传递效应的肽类物质。它们可以以调质、递质或激素等形式发挥作用，但以调质作用为主。神经肽主要有以下 7 类。

(1) 速激肽：哺乳类动物的速激肽(tachykinin)包括 P 物质(substance P)、神经激肽 A(neurokinin A)、神经肽 K(neuropeptide K)、神经肽 γ(neuropeptide γ)、神经激肽 A(3-10)[neurokinin A(3-10)]和神经激肽 B(neurokinin B)6 个成员。已有 3 种神经激肽受体被克隆，即 NK-1、NK-2 和 NK-3 受体，都是 G_q 和(或)G_{11} 型 G 蛋白耦联受体，分别对 P 物质、神经肽 K 和神经激肽 B 敏感。P 物质可能是慢痛传入通路中第一级突触的调质，因其在脊髓初级传入纤维中含量丰富。它在黑质-纹状体通路中的浓度也很高，而在下丘脑则可能起神经内分泌调节作用。在外周，P 物质可引起肠平滑肌收缩，血管舒张和血压下降等效应。其余速激肽的功能尚不十分清楚。

(2) 阿片肽：目前已有 20 多种有活性的阿片肽(opioid peptide)被鉴定，其中最主要的是内啡肽(endorphin)、脑啡肽(enkephalin)和强啡肽(dynorphin)三大族。内啡肽中主要是 β-内啡肽，分布于腺垂体、下丘脑、杏仁核、丘脑、脑干和脊髓等处，对缓解机体应激反应具有重要作用。脑啡肽主要有甲硫脑啡肽和亮脑啡肽两种形式。脑啡肽在纹状体、下丘脑、苍白球、杏仁核、延髓和脊髓中浓度较高。强啡肽主要有强啡肽 A 和强啡肽 B 两种分子，在脑内的分布与脑啡肽有较多的重叠，但其浓度低于脑啡肽。已确定的阿片受体有 μ、κ 和 δ 受体，均为 G_i 和(或)G_o 型 G 蛋白耦联的受体。这些受体除在脑内分布外，几乎遍及全身，对多种阿片肽均具有亲和力。由于配体和受体之间作用的相互交叉，且亲和力的高低不等，因此产生的效应十分复杂。μ 受体的内源性配体已被确定为内吗啡肽(endomorphin)，其对 μ 受体的亲和力最高。激活 μ 受体可增加神经元和神经纤维的 K^+ 电导而使之超极化，产生镇痛、呼吸抑制、便秘、欣快、镇静、生长激素和催乳素分泌以及生殖细胞减数分裂等作用；激活 κ 受体可引起钙通道关闭，产生镇痛、利尿、镇静和生殖细胞减数分裂等表现；激活 δ 受体也可使钙通道关闭，产生镇痛效应。近年来又相继发现阿片肽的孤儿受体(orphan receptor)及其内源性配体孤啡肽(orphanin)，两者结合后的效应是对抗吗啡的镇痛效应，但孤儿受体与已知所有阿片肽亲和力都很低。

(3) 下丘脑及垂体神经肽：下丘脑调节肽(hypothalamic regulatory peptide, HRP)中许多(或全部)激素及其受体可见于下丘脑以外的脑区和周围神经系统，很多资料提示它们可能以神经递质或调质的方式发挥调节作用(详见内分泌系统生理)。

(4) 脑-肠肽：脑-肠肽(brain-gut peptide)是双重分布于胃肠道和脑的肽类物质(详见消化系统生理)。脑内含多种不同肽链长度的缩胆囊素(cholecystokinin, CCK)，以 CCK－8(八肽)为主。CCK－8 主要分布于大脑皮质、纹状体、杏仁核、下丘脑和中脑等处。脑内有两种 CCK 受体，均为 G 蛋白耦联受体，即 CCK－A 和 CCK－B 受体，以后者为主。CCK－8 可作用于上述两种 CCK 受体，而 CCK－4 仅作用于 CCK－B 受体。两种受体与 CCK 神经元的分布基本一致。CCK 在脑内具有抑制摄食行为等多种作用。促胃液素、神经降压素、甘丙肽、促胃液素释放肽和血管活性肠肽(vasoactive intestinal peptide, VIP)也可见于脑内。已知 VIP 存在于血管运动神经纤维并具有舒血管作用。VIP 和 ACh 共存于许多胆碱能神经元中以协调某些腺体的分泌(见前文)。此外，引起胃容受性舒张的迷走神经纤维释放的递质也可能是 VIP(见消化系统生理)。

(5) 其他肽类递质：中枢神经系统中还发现多种其他肽类物质，如缓激肽、内皮素、心房钠尿肽、降钙素基因相关肽、神经肽 Y 等。它们都可由神经元释放而兴奋或抑制其他神经元，并参与神经系统的调节活动，因而均可认为是神经递质。

5. 嘌呤类递质 主要有腺苷(adenosine)和 ATP。腺苷受体在中枢和周围神经系统均有分布，可分为 A_1、A_2 和 A_3 3 种类型，均为 G 蛋白耦联受体。其中，A_2 受体可再分为 A_{2A} 和 A_{2B} 两种亚型，A_1 和 A_3 受体被激动时降低 cAMP 水平，A_1 受体在突触前使 Ca^{2+} 内流减少，而在突触后使 K^+ 外流增加，从而产生抑制效应。A_{2A} 和 A_{2B} 受体被激动时增高 cAMP 水平，与 A_1 受体激活后的效应正相反。腺苷在中枢既有 A_1 受体介导的抑制性作用，又有 A_2 受体介导兴奋作用，但以前者为主。咖啡和茶对中枢的兴奋作用就是由于其中的咖啡因和茶碱能阻断腺苷受体以抑制为主的作用。腺苷能舒张脑血管和心脏冠状小动脉。

ATP 受体可分为 P2X 和 P2Y 两种亚型，其分布以在周围神经系统居多。P2X 受体为配体门控通道，又分为 $P2X_1$～$P2X_7$ 7 种亚型，遍布于体内几乎所有组织，激活后产生兴奋性突触后效应。而 P2Y 受体全都是 G 蛋白耦联受体，又分为 $P2Y_1$、$P2Y_2$、$P2Y_4$、$P2Y_6$、$P2Y_{11}$、$P2Y_{12}$、$P2Y_{13}$和 $P2Y_{14}$ 8 种亚型。P2Y 受体有的和兴奋性的 G_S 和 G_q 和(或)G_{11}型 G 蛋白耦联，激活后产生兴奋效应；有的和抑制性 G_i 和(或)G_o 型 G 蛋白耦联，激活后产生抑制效应。ATP 具有广泛的突触传递效应。它在自主神经系统中常与其他递质共存和共释放，参与对血管、心肌、膀胱、肠平滑肌等的活动调节；在脑内常共存于含单胺类或氨基酸类递质的神经元中。末梢在释放 ATP 的同时可能也将可溶性核苷酸酶一起释出，使 ATP 在产生传递效应后被迅速清除。此外，$P2X_1$ 和 $P2X_2$ 受体存在于脊髓后角，提示 ATP 在感觉传递尤其是痛觉传入中起作用。

6. 其他可能的神经递质

(1) 大麻素：人体内存在大麻素(cannabinoid)及其受体。已知的内源性大麻素样物质包括软脂酰氨基乙酰胺(palmitoylethanolamide, PEA)以及花生四烯酸乙醇胺(arachidonoylethanolamine，AEA 或 anandamide)和 2 – arachidonylglycerol(2 – AG)等花生四烯酸衍生物。现已克隆到 CB_1 和 CB_2 两种受体，均是 G 蛋白耦联受体，激活后可降低细胞内 cAMP 水平。它们在中枢和外周都有分布，前者以中枢为主，后者则以外周免疫细胞和造血干细胞为主。中枢 CB_1 受体主要分布于痛觉通路、基底神经节、小脑、海马和大脑皮质，对植物大麻素 Δ^9 -四氢大麻酚(Δ^9 – tetrahydrocannabinol, THC)具有高亲和力，激活后能产生欣快、镇静、幻觉、困倦和镇痛等效应。某些突触后神经元兴奋后可释放内源性大麻素作用于突触前的 GABA 能末梢抑制其递质释放，从而产生所谓内源性大麻素介导的去极化诱导的抑制性突触传递压抑(endocannabinoid-mediated depolarization-induced suppression of inhibition)，这是一种短时突触可塑性，可能与大麻素的兴奋作用有关。外周组织尤其血管平滑肌中也有 CB_1 受体，激活后产生扩血管效应。CB_2 受体对 PEA 有高亲和力，其生理作用尚不清楚。药理学研究表明还存在其他类型大麻素受体。

(2) 前列腺素：神经元和胶质细胞都存在前列腺素(prostaglandin, PG)的合成酶系统，能合成多种类型的前列腺素如 PGE_2、PGD 等。神经元也表达这些种类前列腺素的 G 蛋白耦联型受体。有报道神经细胞膜上还存在 12 次跨膜的前列腺素转运体。前列腺素能通过改变神经元 cAMP 水平来调制神经元的活动，但它是否以递质释放的方式起作用仍不清楚。

(3) 神经活性类固醇：有许多类固醇激素能影响脑的功能，因而被称为神经活性类固醇(neuroactive steroid)。循环血中的类固醇激素极易进入中枢，脑内神经元上也存在许多性激素和肾上腺糖皮质激素的核内受体。除了通过基因组的慢速效应外，这些神经活性类固醇还有一种快速膜效应。这种快速膜效应可能是通过细胞膜上的特异性的神经活性类固醇受体介导，也可能是通过调制其他已知受体(如 GABA 受体)的活性来介导，目前仍尚待验证。一些比较简单的类固醇前体能在脑内转化为具有生物活性的神经活性类固醇。已知黄体酮(孕酮)能促进髓鞘的形成，但大多数类固醇对脑功能的调节仍有待进一步研究。

7. 非经典的神经递质

(1) 一氧化氮：体内的一氧化氮(nitric oxide, NO)由一氧化氮合酶(nitric oxide synthase, NOS)催化其前体物质 L –精氨酸合成。NOS 有 3 种同工酶，即诱导型 NOS

(inducible NOS，iNOS)、内皮型 NOS(endothelial NOS，eNOS)和神经元型 NOS(neuronal NOS，nNOS)，分别存在于巨噬细胞(小胶质细胞)、内皮细胞、和神经细胞内，均已被克隆。与经典递质不同，NO 合成后不储存于突触囊泡内，而是即刻以扩散的方式达到邻近靶细胞，结合并激活一种可溶性鸟苷酸环化酶，使胞质内 cGMP 水平升高而产生生物效应。NOS 在脑内分布广泛，以小脑、上丘、下丘、嗅球内含量最高，其次是大脑皮质、海马、终纹等区。NOS 与 NMDA 受体的分布一致，在中枢可作为一种逆行信使物质，由突触后神经元产生而作用于突触前神经元参与 LTP 和 LTD 等突触可塑性(见前文)。此外，过量的 NO 具有神经毒性作用。

(2) 一氧化碳：一氧化碳(carbon monoxide，CO)在血红素代谢过程中是由血红素氧合酶(heme oxygenase，HO)催化而生成的。HO 有 HO－1 和 HO－2 两种异构体：前者在肝和脾中浓度很高，在神经系统存在于神经胶质细胞和少数神经元中；后者在小脑和海马神经元中浓度很高。CO 也通过激活鸟苷酸环化酶而发挥其生物效应，与 NO 的作用相似。

第二节　神经系统的感觉功能

一、躯体感觉的中枢分析

(一) 躯体感觉的传导通路

在躯体感觉的传入通路上一般有三级接替神经元。初级传入神经元胞体位于后根神经节或脑神经的神经节中。其周围突的末梢要么本身即是感受器，要么与感觉器官的感受细胞相连；中枢突(轴突)进入脊髓和脑干。感觉神经元的中枢突进入中枢后发出两类分支：一类在脊髓或低位脑干直接与运动(传出)神经元相连，或通过中间神经元与运动神经元相连，从而构成反射弧完成各种反射；另一类经多级神经元接替后，向大脑皮质投射而构成感觉传入通路，从而在皮质产生各种不同感觉。

1. 丘脑前的传入系统　躯体深感觉(即本体感觉)和精细触-压觉的传入纤维进入脊髓后沿后索的薄束和楔束上行至延髓下方的薄束核和楔束核更换神经元(简称换元)，第二级神经元发出纤维交叉至对侧组成内侧丘系，继续上行投射到丘脑的后外侧腹核并在此处更换第三级神经元。这条通路称为后索-内侧丘系传入系统(图 9－15A)。浅感觉的传入纤维进入脊髓后在中央灰质后角换元，第二级神经元发出纤维经白质前连合交叉至对侧，在脊髓前外侧部上行，形成前外侧索传入系统。其中，传导痛觉和温度觉的纤维走行于外侧并形成脊髓丘脑侧束；传导粗略触-压觉的纤维走行于腹侧并形成脊髓丘脑前束。小部分传导粗略触-压觉的纤维不交叉并在同侧脊髓丘脑前束上行。前外侧索传入系统中大部分纤维终止于丘脑的特异感觉接替核，少部分纤维投射到丘脑中线区和髓板内的非特异投射核。

由于传导痛觉、温度觉和粗略触-压觉的纤维先交叉后上行，而传导本体感觉和精细触-压觉的纤维则先上行后交叉，所以在一侧脊髓发生横断损伤的情况下，损伤平面以下同侧发生本体感觉和精细触-压觉障碍，而对侧则发生痛觉、温度觉和粗略触-压觉障碍。脊髓症患者如果仅中央管前交叉的感觉传导纤维受到较局限的损害,可出现病变节段以下双侧皮节的痛觉和温度觉障碍,而粗略触-压觉基本正常的表现,即痛觉、温度觉和粗略触-压觉障碍分离的现象。这是因为痛觉、温度觉传入纤维进入脊髓后,在进入水平上下1～2个节段内即全部换元并经前连合交叉到对侧;而粗略触-压觉传入纤维进入脊髓后可分成上行和下行纤维,其换元可发生在多个节段范围,故中央管前交叉纤维在局限节段内的空洞病变不致影响粗略触-压觉。

此外,上述两个传入系统内的上行纤维都有一定的空间分布。来自骶、腰、胸、颈区域的轴突在前外侧索依次由外到内加入;而在后索则依次由内到外加入(图9-15B)。因此,如果肿瘤从脊髓外压迫和侵蚀脊髓丘脑束,首先波及的是来自骶、腰部的纤维,病变早期可出现

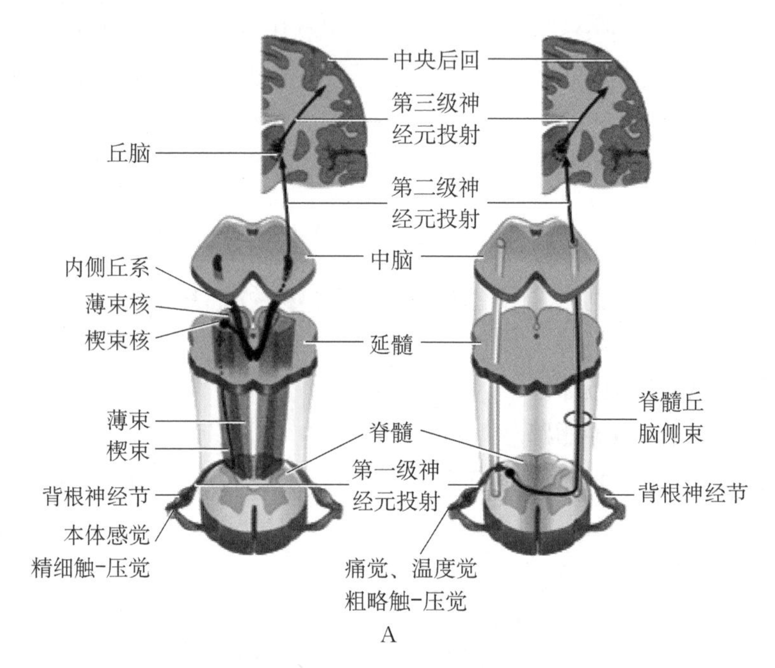

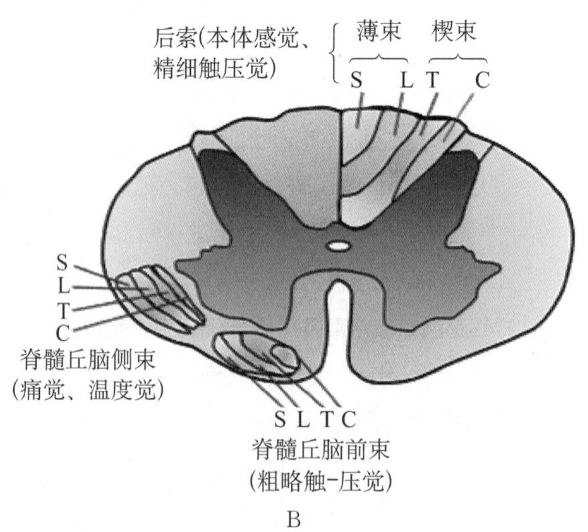

图9-15 躯体感觉传导路(A)和感觉通路的横断面(B)示意图

S:骶;L:腰;T:胸;C:颈

骶部或腰部痛觉和温度觉的缺失;如果在高位脊髓中央发生肿瘤,则首先发生颈部或胸部的浅感觉缺失。

头面部浅感觉的第一级神经元位于三叉神经节内。感觉纤维进入中枢后,触-压觉通路的纤维在脑桥三叉神经主核换元,而痛觉和温度觉通路的纤维在三叉神经脊束核换元。由这些核团发出的纤维大部分交叉到对侧并沿三叉丘系上行至丘脑后内侧腹核换元,最终投射到大脑皮质中央后回的下部。头面部深感觉也由三叉神经传导,其第一级神经元可能位于三叉神经中脑核,但其上行途径仍不太清楚。

2. 丘脑的核团　除嗅觉外,各种感觉传入通路都以丘脑为重要传入中继站。丘脑还能对感觉传入信息进行初步的分析和综合。丘脑的核团或细胞群可分为以下三大类。

(1) 第一类细胞群:这类细胞群统称为特异感觉接替核(specific sensory relay nucleus)。第二级感觉神经元的投射纤维在此类核团换元后,再发出纤维投射到大脑皮质感觉区。丘脑后腹核是躯体感觉的中继站,其中的第三级感觉神经元纤维投射到中央后回;内侧膝状体和外侧膝状体分别是听觉和视觉传导通路的中继站,其中的第三级感觉神经元纤维分别投射到听皮质和视皮质。

(2) 第二类细胞群:这类细胞群统称为联络核(associated nucleus)。它们接受来自特异感觉接替核和其他皮质下中枢的纤维,换元后投射到大脑皮质的特定区域。联络核的功能主要是协调各种感觉在丘脑和大脑皮质的联系:丘脑前核接受来自下丘脑乳头体的传入纤维,其传出纤维投射到大脑皮质扣带回参与内脏活动的调节;丘脑外侧核主要接受来自小脑、苍白球和后腹核的传入纤维,其传出纤维投射到大脑皮质运动区参与运动调节;丘脑枕核接受内、外侧膝状体的传入纤维,其传出纤维投射到皮质顶叶、枕叶和颞叶联络区参与各种感觉的联系功能。此外,丘脑还有些细胞群发出的纤维投射到下丘脑、皮质前额叶和眶区或顶叶后部联络区。

(3) 第三类细胞群:这类细胞群统称为非特异投射核(nonspecific projection nucleus)。主要包括内髓板内的中央中核、束旁核、中央外侧核等。这些细胞群的细胞通过多次换元接替后弥散地投射到整个大脑皮质,具有维持和改变大脑皮质兴奋状态的作用。此外,束旁核可能与痛觉传导有关,刺激人类丘脑束旁核可加重痛觉,而毁损该区则疼痛得到缓解。

3. 感觉投射系统　丘脑各部分向大脑皮质的投射称为感觉投射系统(sensory projection system)。根据其不同特征,可把它分为两类。

(1) 特异投射系统　特异投射系统(specific projection system)是指丘脑特异感觉接替核及其投射至大脑皮质的神经通路。来自躯体各部位和各种类型的感觉传入以点对点的方式投向大脑皮质的特定区域。投射纤维主要终止于皮质的第四层,其末梢形成丝球样结构与该层内神经元构成突触联系,引起特定感觉。另外,在灵长类或猫、狗等低等哺乳动物,这些投射纤维还通过若干中间神经元接替,与运动区或感觉运动皮质内的大锥体细胞构成突触联系,从而激发大脑皮质发出传出冲动。联络核也与大脑皮质有特定的投射关系,因此也归入该系统。

(2) 非特异投射系统　非特异投射系统(nonspecific projection system)是指丘脑非特异

投射核以及其投射至大脑皮质的神经通路。该系统弥散性投射到大脑皮质的广泛区域，且在投射途中经多次换元，因而与皮质不具有点对点的投射关系。另一方面，该系统接受由感觉传导通路第二级神经元经过脑干网状结构多次换元后的纤维传入。由于该系统没有专一的感觉传导功能，因而不能引起各种特定感觉。该系统的皮质投射纤维在进入皮质后分布于各层内，以游离末梢的形式与皮质神经元的树突构成突触联系。其功能在于维持和改变大脑皮质兴奋状态。非特异投射系统维持大脑皮质兴奋状态的这一功能十分重要，它是特异投射系统产生特定感觉的基础。非特异投射系统的功能缺失既是某些脑外伤和脑疾病患者感觉和意识障碍的基础，亦是某些麻醉药物产生麻醉作用的部分机制。

（二）躯体感觉的皮质代表区及感觉信息处理

躯体感觉神经上传的感觉信息经丘脑后腹核中继后，由特异投射系统所投射的大脑皮质的特定区域称为躯体感觉代表区（somatic sensory area），主要包括体表感觉区和本体感觉区。

1. 体表感觉代表区及感觉信息处理 人的体表感觉代表区主要分为以下两个部分。

(1) 第一感觉区：第一感觉区位于中央后回，相当于 Brodmann 分区的 3－1－2 区。其感觉投射有以下特点：①躯干和四肢部分的感觉为交叉性投射，即躯体一侧的传入冲动向对侧皮质投射，但头面部感觉的投射则为双侧性的。②体表感觉皮质的投射区域的大小主要取决于其感觉分辨的精细程度，而非躯体感受区域的面积。分辨愈精细的部位，代表区愈大，如手和嘴唇；相反，躯干的代表区却很小。在皮质的手部代表区，与拇指和示指相关的皮质代表区面积尤其大。③体表不同区域在中央后回的投射区域具有一定的分野，且总体安排是倒置的。也就是说，下肢上段在顶部，膝以下在半球内侧面，上肢在中部，而头面部则在底部。但是，在头面部的代表区内部，其安排却是正立的。

在大脑皮质，负责处理相同或相似功能的神经元一般呈纵向柱状排列，相互间通过密切的突触联系形成一个功能处理单位，构成所谓皮质柱（cortical column）或皮质功能柱（cortical functional column），它在不同的皮质有各自的名称。在感觉皮质，接受同一感受野内同一类感觉刺激的细胞所形成的皮质柱又称感觉柱（sensory column），柱内的神经元处理相应感受野的感觉传入信息并产生感觉，同时产生传出信息并向相关的运动皮质投射，从而构成感觉皮质内一个最基本的传入-传出信息整合处理的功能单位。相邻感觉柱形成兴奋和抑制镶嵌模式，一个细胞柱兴奋时，其相邻感觉柱则受抑制。感觉柱内细胞的这种结构和功能的组织形式也同样存在于第二感觉区、视区、听区和运动区中。

感觉皮质具有可塑性，表现为感觉区神经元之间的联系可发生较快的改变。若猴的一个手指被截去，则它在皮质的感觉区将被其邻近手指的代表区所占据。反过来，若切除皮质上某手指的代表区，则该手指的感觉投射将移向此被切除的代表区的周围皮质。如果训练猴的手指，使之具有良好的辨别振动的感觉，则该手指的皮质代表区将扩大。人类的感觉皮质也有类似的可塑性改变。例如，盲人在接受触觉和听觉刺激时，其视皮质的代谢活动增加，提示视皮质的功能已发生部分转变，即参与处理触觉和听觉信息。而聋人对刺激视皮质周边区域的反应比正常人更为迅速而准确。这种可塑性改变也发生在其他感觉皮质和运动皮质。皮质的可塑性表明大脑具有较好的适应能力。

（2）第二感觉区：位于大脑外侧沟的上壁，由中央后回底部延伸到脑岛的区域，面积远小于第一感觉区。身体各部分向第二感觉区的感觉投射很不完善，定位也不太具体。切除人脑第二感觉区不会引起显著的感觉障碍。头部在第二感觉区的代表区位于和中央后回底部相连的区域，足部的代表区则位于外侧沟上壁的最深处。第二感觉区还接受痛觉传入的投射。

温度觉和触-压觉是体表感觉的重要类型。丘脑的温度觉投射纤维到达中央后回形成温度觉。同时，温度觉投射纤维还投射到可能是温度觉的初级皮质的岛叶皮质。目前对丘脑和大脑皮质在温度信息加工中的具体机制和作用尚不清楚。

丘脑的触-压觉投射纤维主要投射到第一感觉区形成触-压觉。精细触-压觉和粗略触-压觉的传入冲动分别在后索-内侧丘系和前外侧索传入系统两条通路中上行。因此，中枢损伤时，除非范围非常广泛，触-压觉通常不会完全消失。经后索-内侧丘系传导的精细触-压觉与刺激的具体定位、空间和时间的形式等有关。该通路损伤时，振动觉和肌肉本体感觉功能减退，触觉阈升高，感受野面积减小，触-压觉定位也受损。经前外侧索传入系统中的脊髓丘脑束传导的粗略触-压觉仅有粗略定位的功能。该通路受损时，也会有触觉阈升高和感受野面积减小的表现，但触-压觉的缺损较轻微，触-压觉定位仍正常。

2. 本体感觉的皮质代表区及感觉信息处理 皮质的本体感觉代表区就是运动区，在人脑位于中央前回（4 区）。在猫、兔等较低等的哺乳动物，体表感觉区与运动区基本重合在一起，称为感觉运动区（sensorimotor area）。在猴、猩猩等灵长类动物，体表感觉区和运动区相对分化，分别位于中央后回和中央前回。

躯体的空间位置和运动状态的感觉经脊髓后索上行，一部分经内侧丘系和丘脑的特异性投射系统投射到运动区形成本体感觉，还有相当一部分进入小脑，故后索疾患时由于向小脑的传导受阻而产生感觉性运动共济失调。运动区与小脑和基底神经节之间还存在相互联系的环路，可能与随意运动指令的形成和协调有关。

3. 躯体的痛觉信息处理 疼痛根据其发生的快慢和持续时间的长短，可分为快痛（fast pain）和慢痛（slow pain）。快痛是一种由 A_δ 类纤维传入的尖锐而定位明确的“刺痛”，主要经特异投射系统到达大脑皮质的第一和第二感觉区。其发生和消失都很快，一般不伴有明显的情绪改变。慢痛为一种由 C 类纤维传入的定位不明确的“烧灼痛”，主要投射到扣带回。其发生和消退都很慢，且常伴有明显的不愉快情绪。

躯体痛包括体表痛和深部痛。发生在体表某处的疼痛称为体表痛；发生在躯体深部，如骨、关节、骨膜、肌腱、韧带和肌肉等处的痛感称为深部痛。深部痛一般表现为慢痛，其特点是定位不明确，可伴有恶心、出汗和血压改变等自主神经反应。出现深部痛时，可反射性引起邻近骨骼肌收缩而导致局部组织缺血，而缺血又使疼痛进一步加剧。缺血性疼痛的可能机制是肌肉收缩时局部组织释放某种致痛物质（Lewis P 因子）。当肌肉持续收缩而发生痉挛时，血流受阻而该物质在局部堆积，持续刺激痛觉感受器，于是形成恶性循环，使痉挛进一步加重；当血供恢复后，该致痛物质被带走或被降解，因而疼痛也得到缓解。P 因子的本质尚未确定，可能就是 K^+。

痛觉的感觉传入除了向第一和第二感觉区投射外，许多痛觉纤维经非特异投射系统投射到大脑皮质的广泛区域。另外，痛觉的感觉分析发生于感觉通路在不同中枢水平的各个环节。在感觉传入通路中，后根进入后索的上行纤维有侧支进入后角，这些侧支可通过其与后角内的抑制性胶状质细胞形成突触联系来调节皮肤的感觉(痛觉)传入冲动。

二、内脏感觉的中枢分析

（一）内脏感觉的传导通路

内脏感觉的传入神经(图 9－16)为自主神经，包括交感神经和副交感神经的感觉传入。交感传入神经的胞体主要位于脊髓第 7 胸段～第 2 腰段背根神经节；骶部副交感传入神经的胞体主要位于 2～4 骶段背根神经节。走行于背根神经的内脏感觉的传入纤维进入脊髓后，主要沿着躯体感觉的同一通路，即脊髓丘脑束和感觉投射系统上行到达大脑皮质。脑神经

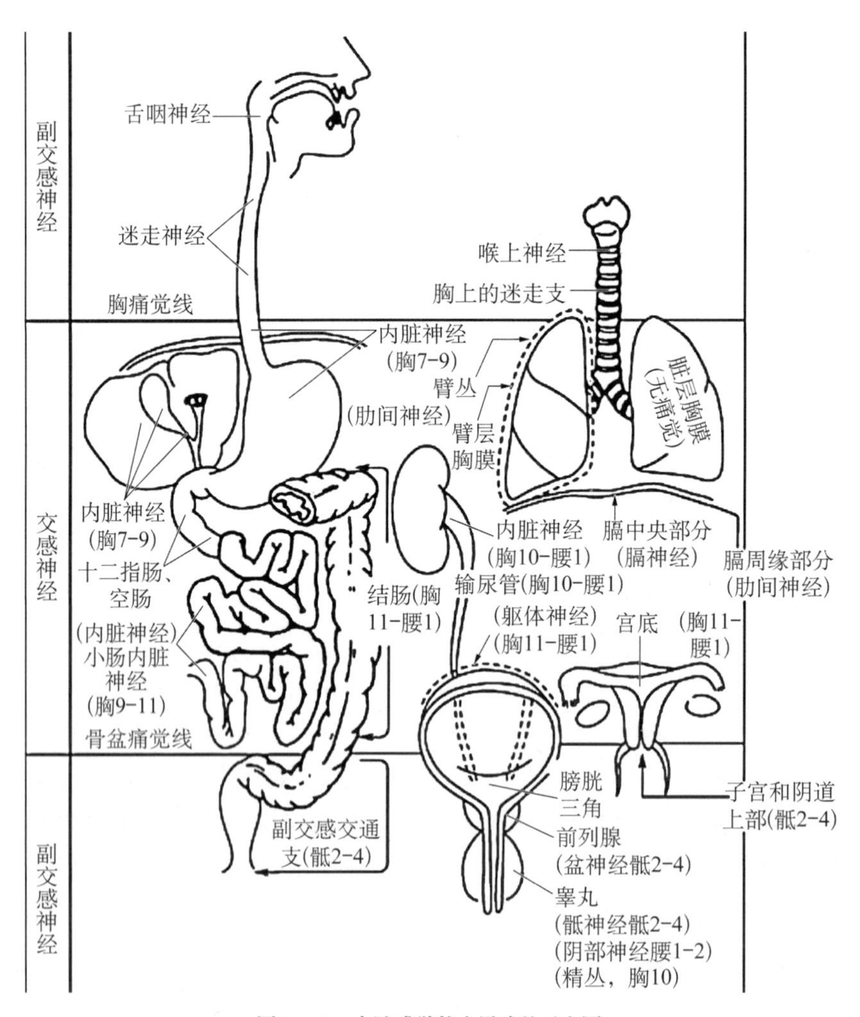

图 9－16　内脏感觉传入通路的示意图

位于胸痛觉线和骨盆痛觉线之间的器官，其痛觉通过交感神经纤维传入；在胸痛觉线以上和骨盆痛觉线以下的器官，其痛觉通过副交感神经纤维传入

内的内脏感觉神经元胞体主要位于第Ⅶ、Ⅸ、Ⅹ对脑神经(也可能包括第Ⅴ对脑神经)的感觉神经节内,其中枢突均投射到延髓孤束核,换元后的下一级神经元的轴突大部分跨越中线加入内侧丘系,伴随躯体感觉纤维上行,终止于丘脑的特异感觉接替核;少部分纤维投射到脑干网状结构,终止于丘脑的非特异投射核。最终,这些纤维都经过感觉投射系统到达大脑皮质内脏感觉代表区。

(二) 内脏感觉代表区及内脏痛觉信息处理

内脏感觉在皮质并没有专一代表区,而是混杂在体表第一感觉区中。在人脑,第二感觉区、运动辅助区(supplementary motor area)以及边缘系统皮质也接受内脏感觉的投射并与内脏感觉有关。内脏感觉的皮质代表区部分与躯体代表区重叠。

内脏的感觉主要是痛觉。与躯体痛一样,内脏痛的感觉分析发生于各个中枢水平。

1. 内脏痛 内脏痛(visceral pain)常由机械性牵拉、痉挛、缺血和炎症等刺激所致。内脏痛具有以下 4 个特点:①定位不准确,这是内脏痛最主要的特点,如腹痛时病人常不能说出所发生疼痛的明确位置,因为痛觉的感受器在内脏的分布比在躯体稀疏得多,而且内脏痛觉上行投射途中经历多次换元,并以弥散方式向皮质投射;②发生缓慢,持续时间较长,即主要表现为慢痛,常呈渐进性增强,但有时也可迅速转为剧烈疼痛;③中空内脏器官(如胃、肠、胆囊和胆管等)壁上的感受器对扩张性刺激和牵拉性刺激十分敏感,而对切割、烧灼等通常易引起皮肤痛的刺激却不敏感;④特别能引起不愉快的情绪活动,并伴有恶心、呕吐和心血管及呼吸活动改变,这可能是由于内脏痛的传入通路与引起这些自主神经反应的通路之间存在密切的联系。

2. 体腔壁痛和牵涉痛 体腔壁痛和牵涉痛是较为特殊的内脏痛,在临床上对某些疾病的诊断具有一定意义。

(1) 体腔壁痛:体腔壁痛(parietal pain)是指内脏疾患引起邻近体腔壁层浆膜受刺激或骨骼肌痉挛而产生的疼痛。痛觉由躯体神经(如膈神经、肋间神经和腰上部脊神经)的感觉纤维经脊髓被根传入中枢,是定位比较精确的尖锐痛觉。例如,胸膜炎时可发生呼吸尤其是咳嗽时的胸痛;腹膜炎时可发生腹壁的压痛和反跳痛。

(2) 牵涉痛:牵涉痛(referred pain)是指某些内脏疾病引起的、较规律地发生于某些体表部位的疼痛或痛觉过敏。例如,心肌缺血时,常感到心前区、左肩和左上臂疼痛;膈中央部受刺激往往引起肩上部疼痛;患胃溃疡和胰腺炎时,可出现左上腹和肩胛间疼痛;胆囊炎、胆石症发作时,可感觉右肩区疼痛;阑尾炎在发病开始时,常引起上腹部或脐周疼痛;肾结石时可引起腹股沟区疼痛;输尿管结石则可引起睾丸疼痛等。躯体深部痛也有牵涉痛的表现。由于牵涉痛的体表放射部位比较规律,因而在临床上常提示某些内脏疾病的发生。

牵涉痛发生的部位在发育学上与患病内脏来自相同胚胎节段和皮节,这一原理称为皮节法则(dermatomal rule)。例如,在胚胎发育过程中,膈自颈区迁移到胸腹腔之间,膈神经也跟着一起迁移,而其传入纤维却在第 2～4 颈段进入脊髓,肩上部的传入纤维也在同一水平进入脊髓。同样,心脏和上臂也发源于同一节段水平。睾丸及其支配神经是从尿生殖嵴迁移而来的,而尿生殖嵴也是肾和输尿管的发源部位。

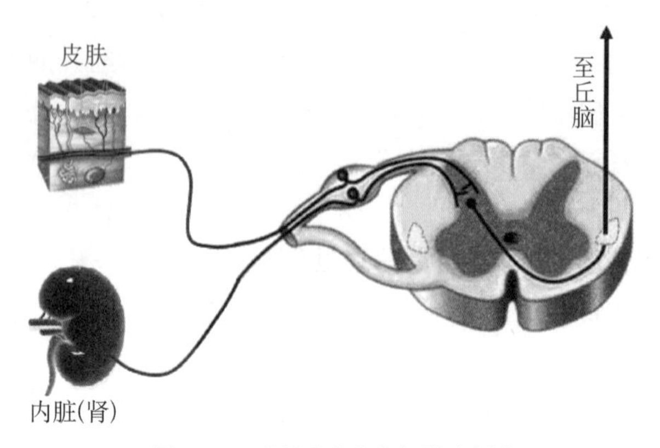

图 9-17　牵涉痛产生的机制示意图

牵涉痛的产生目前一般用会聚-投射理论(convergence-projection theory)加以解释。如图 9-17 所示,体表和内脏的痛觉纤维在脊髓后角感觉传入的第二级神经元发生会聚。会聚可能发生在同侧脊髓后角的第Ⅰ～Ⅴ层,因为这些层内的神经元可直接或间接接受与痛觉有关的 A_δ 和 C 类纤维投射。第Ⅵ层内的神经元接受来自骨骼肌和关节的大直径纤维投射,故一般认为与痛觉传入无关。第Ⅶ层内有许多神经元对伤害性刺激有反应,且它们接受来自双侧的纤维投射(后角大多数神经元只接受来自同侧的纤维投射),这可用来解释来自对侧痛觉传入的会聚。体表痛的传入冲动通常并不激活脊髓后角的第二级神经元,但当来自内脏的伤害性刺激冲动持续存在时,则可对体表传入冲动产生易化作用,此时脊髓后角第二级神经元被激活。在这种情况下,中枢将无法判断刺激究竟来自内脏还是来自体表,但由于中枢更习惯于识别体表信息,因而常将内脏痛误判为体表痛。

第三节　神经系统对躯体运动的调控

运动是人和动物维系生命最基本的功能活动之一,姿势则为运动的背景或基础。躯体的各种姿势和运动都是在神经系统的控制下进行的。神经系统对姿势和运动的调节是复杂的反射活动。一旦骨骼肌失去神经系统的调控,就会出现相应的运动障碍。

一、运动的中枢调控概述

(一) 运动的分类

运动可以分为反射运动、随意运动和节律性运动 3 类。它们的区别在于运动的复杂程度和受意识控制程度的不同。后文中所说的运动,除特别说明的以外,一般指随意运动。

(二) 运动调控的基本结构和功能

人的运动中枢调控系统大致由三级水平的神经结构组成。大脑皮质联络区、基底神经节和皮质小脑居于最高水平,负责运动的总体策划。并且,信息需要在大脑皮质与皮质下的两个重要运动脑区(基底神经节和皮质小脑)之间不断进行交流;运动皮质和脊髓小脑居于中间水平,负责运动的协调、组织和实施;脑干和脊髓则处于最低水平,负责运动的执行。这三个水平对运动的调控作用不同,它们之间首先是从高级到低级的关系,控制反射运动的脊髓接受高位中枢的下行控制,高位中枢发出的运动指令又需要低位中枢的活动来实现运动。在此过程中,运动调控中枢各级水平都需要不断接受感觉信息,用以调整运动中枢的活动。在运动发起前,运动调控中枢在策划运动以及在一些精巧动作学习过程中编制程序时都需要感觉信息,基底神经节和皮质小脑在此过程中发挥重要作用;在运动过程中中枢又需要根据感觉反馈信息及时纠正运动的偏差,使执行中的运动不偏离预定的轨迹,脊髓小脑利用它与脊髓和脑干以及与大脑皮质之间的纤维联系,将来自肌肉、关节等处的感觉信息与皮质运动区发出的运动指令反复进行比较,以修正皮质运动区的活动;在脊髓和脑干以及感觉信息可引起反射,调整运动前和运动中的身体姿势,以配合运动的发起和执行(图 9-18)。

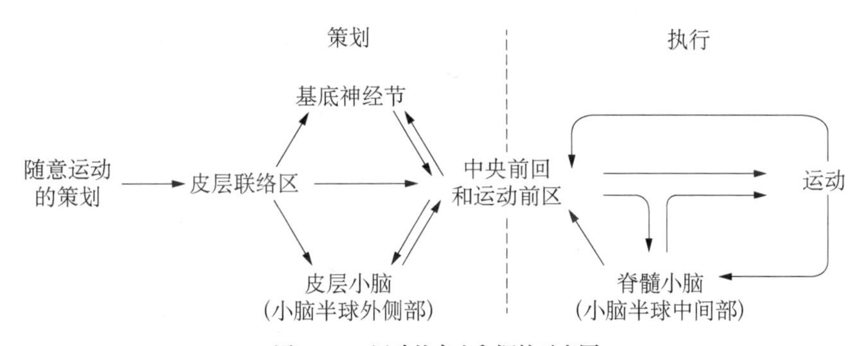

图 9-18 运动的产生和调控示意图

此外,运动的正常进行需有适当的身体姿势作为其背景或基础,两者的功能互相联系和影响,因此,神经系统对躯体运动的调控无疑包含对姿势的调节。

二、脊髓对躯体运动的调控

脊髓是躯体运动调控的初级中枢,脊髓灰质前角存在大量的运动神经元,其中 α 运动神经元被认为是躯体运动反射的最后环节。脊髓在很大程度上受高位中枢的控制。

(一) 运动传出的最后公路

1. 脊髓运动神经元 在脊髓前角存在大量运动神经元,即 α、β 和 γ 运动神经元。脊髓 α 运动神经元接受来自躯干四肢和头面部皮肤、肌肉和关节等处的外周传入信息,也接受从脑干到大脑皮质各级高位中枢的下传信息,产生一定的反射传出冲动,到达所支配的骨骼肌,因此 α 运动神经元是躯体运动反射的最后公路(final common path)。

γ 运动神经元支配骨骼肌的梭内肌纤维(见后文)。γ 运动神经元兴奋性较高,常以较高的频率持续放电,其主要功能是调节肌梭对牵张刺激的敏感性。β 运动神经元发出的纤维对骨骼肌的梭内肌和梭外肌都有支配,但其功能尚不十分清楚。

2. 运动单位 一个脊髓 α 运动神经元及其所支配的全部肌纤维所构成的一个功能单位,称为运动单位(motor unit)。运动单位的大小可有很大的差别,如一个支配眼外肌的运动神经元仅支配6～12根肌纤维，而一个支配四肢肌肉（如三角肌）的运动神经元，可支配2 000根左右的肌纤维。前者有利于支配肌肉进行精细运动，而后者则有利于产生巨大的肌张力。同一个运动单位的肌纤维，可以和其他运动单位的肌纤维交叉分布，一方面使其所占有的空间范围比该单位肌纤维截面积的总和大10～30倍，另一方面，即使只有少数运动神经元活动，在肌肉中产生的张力也是均匀的。

（二）脊髓休克

脊髓休克（spinal shock）简称脊休克，是指人和动物在脊髓与高位中枢之间离断后反射活动能力暂时丧失而进入无反应状态的现象。在动物实验中，为了保持动物的呼吸功能，常在脊髓第五颈段水平以下切断脊髓，以保留膈神经对膈肌呼吸运动的支配。这种脊髓与高位中枢离断的动物称为脊髓动物，简称脊动物。

脊休克主要表现为横断面以下的脊髓所支配的躯体与内脏反射均减退甚至消失，如骨骼肌紧张降低或消失，外周血管扩张，血压下降，发汗反射消失，粪、尿潴留。在发生脊休克后，一些以脊髓为基本中枢的反射可逐渐在不同程度上恢复。其恢复的速度与动物进化程度及该反射对高位中枢的依赖程度有关。例如，蛙在脊髓离断后数分钟内反射即可恢复；狗可于数天后恢复；而人类因外伤等原因引起脊休克时，则需数周以至数月反射才能恢复。各种反射的恢复也有先后，比较简单和较原始的反射（如屈肌反射和腱反射）恢复较早，相对较复杂的反射（如对侧伸肌反射、搔爬反射）恢复则较慢。血压也回升到一定水平，排便、排尿反射也在一定程度上有所恢复。而离断面水平以下的知觉和随意运动能力将永久丧失。

如果脊休克恢复后在第一次离断水平下方行第二次脊髓离断术，脊休克现象不再出现，说明脊休克的发生是因为离断面下的脊髓突然失去高位中枢的调控，而非切断脊髓的损伤刺激本身。另一方面，脊休克过去后躯体和内脏功能活动的部分恢复表明脊髓具有完成某些简单反射的能力，但这些反射平时受高位中枢的控制而不易表现出来。此外，脊休克恢复后，通常是伸肌反射减弱而屈肌反射增强，说明高位中枢平时具有易化伸肌反射和抑制屈肌反射的作用。

（三）脊髓对姿势反射的调节

姿势（posture）是指人和动物身体各部分之间以及身体与四周空间之间的相对位置关系。中枢神经系统可通过调节骨骼肌的紧张度或产生相应的运动，以保持或改变身体在空间的姿势，这种反射活动称为姿势反射（postural reflex）。对侧伸肌反射、牵张反射和节间反射是可以在脊髓水平完成的姿势反射。

1. 屈肌反射与对侧伸肌反射　当脊椎动物一侧肢体的皮肤受到伤害性刺激时，可反射性引起受刺激侧肢体关节的屈肌收缩而伸肌舒张，使肢体屈曲，这一反射称为屈肌反射（flexor reflex）。屈肌反射具有保护性意义，但不属于姿势反射。此外，随着刺激的加大，除引起同侧肢体屈曲外，还可引起对侧肢体的伸展，这称为对侧伸肌反射（crossed extensor reflex）。对侧伸肌反射是一种姿势反射，在保持身体平衡中具有重要意义。

2. 牵张反射　牵张反射（stretch reflex）是指有完整神经支配的骨骼肌在受外力牵拉伸长时引起的被牵拉的同一肌肉发生收缩的反射。

(1) 牵张反射的感受器:牵张反射的感受器是肌梭(muscle spindle)。肌梭位于一般肌纤维之间,呈梭状,长约数毫米,外层为一结缔组织囊。囊内所含的6～12根肌纤维称为梭内肌纤维(intrafusal fiber),囊外的一般肌纤维则称为梭外肌纤维(extrafusal fiber)。肌梭与梭外肌纤维呈并联关系。梭内肌纤维的收缩成分位于纤维两端,而感受装置位于中间部,两者呈串联关系。梭内肌纤维分为核袋纤维(nuclear bag fiber)和核链纤维(nuclear chain fiber)两类。核袋纤维的细胞核多集中在中央部,而核链纤维的细胞核则较分散。肌梭的传入神经纤维有I_a和Ⅱ类纤维两类,前者之末梢呈螺旋形缠绕于核袋纤维和核链纤维的感受装置部位;后者之末梢呈花枝状,主要分布于核链纤维的感受装置部位。α运动神经元发出的传出纤维支配梭外肌纤维。γ运动神经元发出的传出纤维支配梭内肌纤维,其末梢有两种:一种为板状末梢,支配核袋纤维;另一种为蔓状末梢,支配核链纤维(图9-19A)。

肌梭是一种长度感受器,当肌肉受外力牵拉时,梭内肌感受装置被动拉长,使螺旋形末梢发生变形而导致I_a类纤维的传入冲动增加,神经冲动的频率与肌梭被牵拉程度成正比,肌梭的传入冲动引起支配同一肌肉的α运动神经元兴奋增强,引起梭外肌收缩,从而形成一

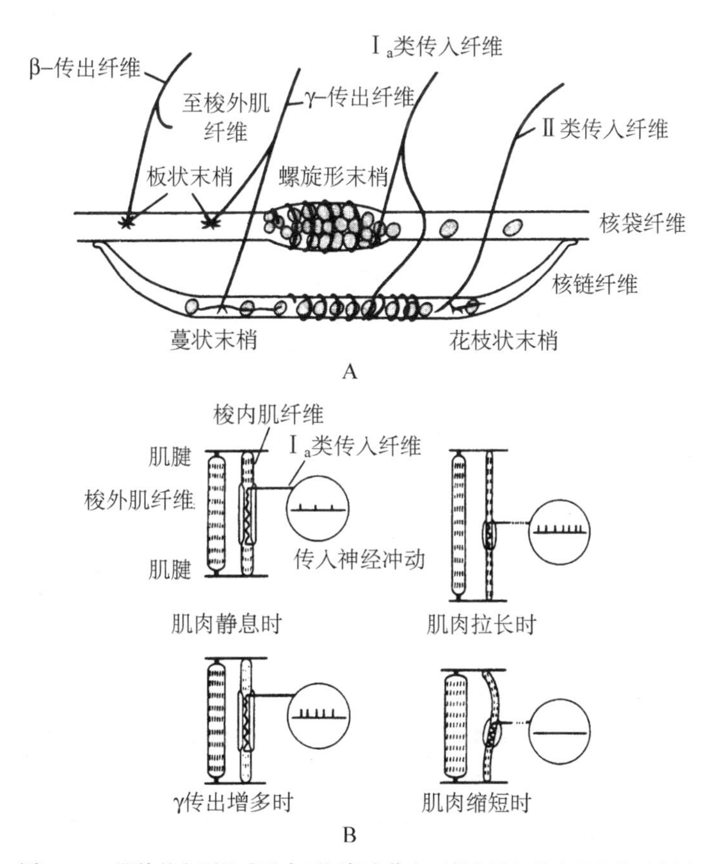

图9-19　肌梭的主要组成及在不同长度状态下传入神经放电改变的示意图

A. 肌梭的主要组成; B. 肌梭在不同长度状态下传入神经放电的改变:静息时(左上小图),肌梭长度和I_a类传入纤维放电处于一定水平,当肌肉受牵拉而伸长时(右上小图),或肌梭长度不变而γ传出增多时(左下小图),I_a类传入纤维放电频率增加,当梭外肌收缩而肌梭缩短时(右下小图),I_a类传入纤维放电频率减少甚至消失

次牵张反射；而当 α 运动神经元兴奋使梭外肌纤维缩短时，由于肌梭与梭外肌纤维呈并联关系，因而肌梭也缩短，肌梭感受装置所受到的牵拉刺激减少，$Ⅰ_a$ 类传入纤维放电减少或消失。

当 γ 传出纤维受刺激，使梭内肌纤维收缩，可牵拉肌梭感受装置，增加肌梭的敏感性，引起 $Ⅰ_a$ 类传入纤维放电增加，而导致肌肉收缩（图 9－19B）。在整体情况下，γ 传出主要受高位中枢下行通路的调控，通过调节和改变肌梭的敏感性和躯体不同部位的牵张反射的阈值，以适应控制姿势的需要。核链纤维上Ⅱ类纤维的功能可能与本体感觉的传入有关。

（2）牵张反射的类型

1）腱反射：腱反射（tendon reflex）是指快速牵拉肌腱时发生的牵张反射，表现为肌肉收缩。例如，叩击股四头肌肌腱引起股四头肌收缩的膝反射、叩击跟腱引起小腿腓肠肌收缩的跟腱反射等。腱反射的效应器主要是收缩较快的快肌纤维。腱反射的传入纤维直径较粗（12～20 μm），传导速度较快（90 m/s 以上），反射的潜伏期很短（约 0.7 ms），只够一次突触接替的时间延搁，因此腱反射是单突触反射。

2）肌紧张：肌紧张（muscle tonus）是指缓慢持续牵拉肌腱时发生的牵张反射，表现为受牵拉的肌肉发生紧张性收缩，阻止被拉长，但不表现为明显的肢体动作。肌紧张是维持躯体姿势最基本的反射活动，是姿势反射的基础。例如，在人取直立体位时，支持体重的关节由于重力影响而趋向于弯曲，从而使伸肌的肌梭受到持续的牵拉，引起被牵拉的肌肉（背部的骶棘肌、颈部以及下肢的伸肌群）收缩，肌紧张加强，以对抗关节的屈曲，保持抬头、挺胸、伸腰、直腿的直立姿势。肌紧张的效应器主要是收缩较慢的慢肌纤维。肌紧张中枢的突触接替不止一个，所以是一种多突触反射。肌紧张常表现为同一肌肉的不同运动单位交替进行收缩，而不是同步收缩，但能持久进行而不易发生疲劳。

伸肌和屈肌都有牵张反射，但人类脊髓的牵张反射主要表现在伸肌，因为伸肌是抗重力肌。牵张反射受高位中枢的调节，且能建立条件反射。腱反射和肌紧张（或肌张力）减弱或消退提示反射弧的损害或中断；而腱反射和肌紧张（或肌张力）亢进则提示高位中枢有病变。临床上常通过检查腱反射和肌紧张（肌张力）来了解神经系统的运动功能状态。

（3）腱器官及反牵张反射：除存在于肌腹中的肌梭外，在肌腱胶原纤维之间还有另一种牵张感受装置，称为腱器官（tendon organ）。它与梭外肌纤维呈串联关系，传入神经为 $Ⅰ_b$ 类纤维。如前所述，肌梭是一种长度感受器，其传入冲动对同一肌肉的 α 运动神经元起兴奋作用；而腱器官则是一种张力感受器，其传入冲动对支配同一肌肉的 α 运动神经元起抑制作用。当肌肉受牵拉时，肌梭首先兴奋而引起受牵拉肌肉的收缩；若牵拉力量进一步加大，则可兴奋腱器官而抑制牵张反射，从而避免肌肉被过度牵拉而受损，因此具有保护意义。

3. 节间反射（intersegmental reflex） 由于脊髓相邻节段的神经元借助于它们之间存在突触联系，通过上下节段之间神经元的协同活动而发生的反射活动。例如，在脊休克恢复后的蟾蜍，在其腰背皮肤粘贴浸有酸溶液的试纸进行刺激，可引起其后肢发生搔爬样动作，直至将粘贴的酸性试纸从皮肤表面剔除为止，这一反射称为搔爬反射（scratching reflex），它属于典型的节间反射。

三、脑干对运动的调控

在运动调控系统中脑干居于高级中枢和脊髓之间的中间层次，其中不仅有运动传出通路，而且有各种感觉反馈通路，因而在功能上起上下沟通的作用。同时，脑干内存在抑制和加强肌紧张的区域，在肌紧张调节中起重要作用，而肌紧张是维持姿势的基础。脑干通过对肌紧张的调节可完成复杂的姿势反射，如状态反射、翻正反射等。

（一）脑干对肌紧张的调控

1. 脑干网状结构抑制区和易化区 抑制区较小，位于延髓网状结构的腹内侧部分；易化区较大，分布于广大的脑干中央区域，包括延髓网状结构的背外侧部分、脑桥的被盖、中脑的中央灰质及被盖；也包括脑干以外的下丘脑和丘脑中线核群等部位。除脑干外，大脑皮质运动区、纹状体、小脑前叶蚓部等区域也有抑制肌紧张的作用；而前庭核、小脑前叶两侧部等部位则有易化肌紧张的作用（图 9-20）。这些区域的功能可能都是通过脑干网状结构内的抑制区和易化区来完成的。与抑制区相比，脑内易化区的活动较强，在肌紧张的平衡调节中略占优势。

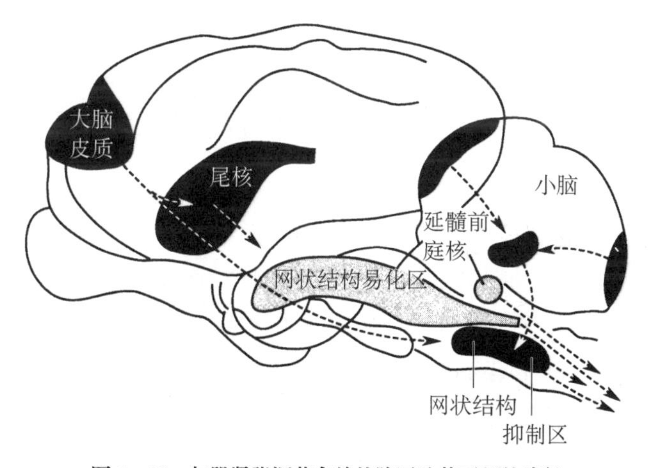

图 9-20 与肌紧张调节有关的脑区及其下行的路径

图中黑色区域为抑制区，浅灰色区域为易化区

2. 去大脑僵直 易化区和抑制区对肌紧张的影响可通过对去大脑僵直现象的分析加以说明。

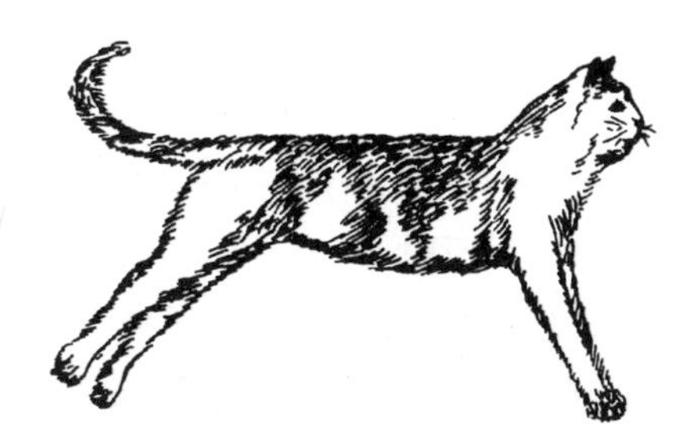

图 9-21 猫去大脑僵直示意图

（1）去大脑僵直现象：在麻醉动物，于中脑上、下丘之间切断脑干，当麻醉药作用过去后，动物表现为四肢伸直，坚硬如柱，头尾昂起，脊柱挺硬，角弓反张的状态，这一现象称为去大脑僵直（decerebrate rigidy）（图 9-21）。

（2）去大脑僵直的发生机制：去大脑僵直是抗重力肌（伸肌）紧张增强的表现。去大脑僵直是由于切断了大脑皮质和纹状体等部位与网状结构抑制区之间的功能联系，造成易化区活动明显占优势的结果。出现去大脑僵直往往提示病变已严重侵犯脑干，是预后不良的信号。

在临床上，蝶鞍上囊肿往往能使皮质与皮质下失去联系，患者出现明显的下肢伸肌僵直，而上肢呈半屈曲状态(图 9－22)，这种现象称为去皮质僵直(decorticate rigidity)。

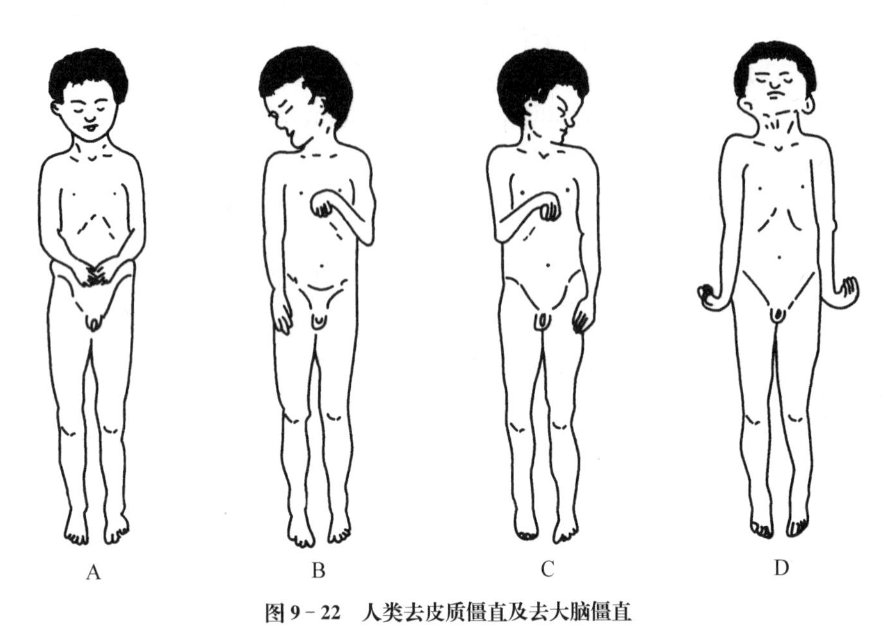

图 9－22　人类去皮质僵直及去大脑僵直

A、B、C. 为去皮质僵直；A. 仰卧，头部姿势正常时，上肢半屈；B 和 C. 转动头部时的上肢姿势；D. 为去大脑僵直，上下肢均僵直

(二) 脑干对姿势的调控

1. 状态反射　头部在空间的位置发生改变以及头部与躯干的相对位置发生改变，都可反射性地改变躯体肌肉的紧张性，这一反射称为状态反射(attitudinal reflex)。状态反射包括迷路紧张反射(tonic labyrinthine reflex)和颈紧张反射(tonic neck reflex)。迷路紧张反射是内耳迷路椭圆囊和球囊的传入冲动对躯体伸肌紧张的反射性调节，其反射中枢主要在前庭核。当动物取仰卧位时伸肌紧张性最高，而取俯卧位时伸肌紧张性则最低。这是因头部位置不同，由于重力对位砂膜的作用，导致囊斑上毛细胞不同方向排列的纤毛所受刺激不同，引起内耳迷路的刺激不同所致。颈紧张反射是颈部扭曲时颈部脊椎关节韧带和肌肉本体感受器的传入冲动对四肢肌肉紧张性的反射性调节。其反射中枢位于颈部脊髓。当头向一侧扭转时，下颏所指一侧的伸肌紧张加强；若头后仰时，前肢伸肌紧张加强，而后肢伸肌紧张降低；若头前俯时，则前肢伸肌紧张降低，而后肢伸肌紧张加强。人类在去皮质僵直的基础上，也可出现颈紧张反射，即当颈部扭曲时，下颏所指一侧的上肢伸直，而对侧上肢则处于更屈曲状态。

2. 翻正反射　正常动物可保持站立姿势，如将其推倒或四足朝天从空中抛下，动物能迅速翻正过来，这种反射称为翻正反射(righting reflex)。正常动物可保持站立姿势，如将其推倒则可翻正过来，这种反射称为翻正反射(righting reflex)。例如，使动物四足朝天从空中落下，可清楚地观察到动物在坠落过程中首先是头颈扭转，使头部的位置翻正，然后前肢和躯干扭转过来，接着后肢也扭转过来，最后四肢安全着地。其中包括一系列的反射活动，首先是头部位置的不正常，刺激视觉与平衡觉感受器，从而引起头部的位置翻正；头部翻正后，头与躯干的位置不正常，刺激颈部本体感受器，从而使躯干的位置也翻正。

四、大脑皮质对运动的调控

大脑皮质是运动调控的最高级也是最复杂的中枢部位。它接受感觉信息的传入，并根据机体对环境变化的反应和意愿，策划和发动随意运动。

（一）大脑皮质运动区

1. 主要运动区 主要运动区包括中央前回(4 区)和运动前区(6 区)，是控制躯体运动最重要的区域。运动区的功能特征：①交叉性支配，即一侧皮质支配对侧躯体的肌肉。在头面部，除下部面肌和舌肌主要受对侧支配外，其余部分均为双侧性支配。因此一侧内囊损伤将产生对侧下部面肌及舌肌麻痹，但头面部多数肌肉活动仍基本正常。②代表区的大小与躯体运动的精细和复杂程度有关。运动越精细越复杂，肌肉相应的代表区就越大，如拇指的代表区面积可为躯干代表区的若干倍。③总体安排是倒置的，即下肢的代表区在皮质顶部，膝关节以下肌肉的代表区在半球内侧面；上肢肌肉的代表区在中间部；而头面部肌肉的代表区在底部，但头面部代表区的内部安排是正立的。

2. 其他运动区 人与猴的运动辅助区位于两半球内侧面，扣带回沟以上，4 区之前的区域。此外，第一感觉区以及后顶叶皮质也与运动有关也与运动有关。

在大脑皮质运动区也可见到类似感觉区的纵向柱状排列，从而组成运动皮质的基本功能单位，即运动柱(motor column)。一个运动柱可控制同一关节几块肌肉的活动，而一块肌肉可接受几个运动柱的控制。

（二）运动传出通路

1. 皮质脊髓束和皮质脑干束 皮质脊髓束分为皮质脊髓侧束和皮质脊髓前束。皮质脊髓侧束的功能主要是控制四肢远端肌肉的活动，与精细的、技巧性的运动有关。皮质脊髓前束的功能主要是控制躯干和四肢近端肌肉，尤其是屈肌的活动，与姿势的维持和粗略的运动有关。上述通路除直接下行控制脊髓和脑干运动神经元外还发出侧支，并与一些直接起源于运动皮质的纤维一起经脑干某些核团接替后形成顶盖脊髓束、网状脊髓束和前庭脊髓束，其功能与皮质脊髓前束相似，参与对近端肌肉粗略运动和姿势的调控；而红核脊髓束的功能可能与皮质脊髓侧束相似，参与对四肢远端肌肉精细运动的调控。

2. 运动传出通路损伤时的表现 运动传导通路损伤后，在临床上常出现柔软性麻痹(软瘫)和痉挛性麻痹(硬瘫)两种表现。两者都有随意运动的丧失，但软瘫伴有牵张反射减退或消失；而硬瘫则伴有牵张反射亢进。脊髓和脑运动神经元损伤时：如脊髓灰质炎，出现软瘫，而脑内控制肌紧张的高位中枢损伤；如内囊出血引起的脑卒中，出现硬瘫。

巴宾斯基征(babinski sign)是神经科常用检查之一，因最早由法国神经学家巴宾斯基发现而得名。这是人类损伤皮质脊髓侧束后出现的，以钝物划足跖外侧时出现拇趾背屈和其他四趾外展呈扇形散开的体征(图 9-23)。平时脊髓在高位中枢控制下，这一原始反射被抑制而不表现出来。婴儿因皮质脊髓束发育尚不完全，成年人在深睡或麻醉状态下，都可出现巴宾斯基征阳性。临床上常用此体征来检查皮质脊髓侧束功能是否正常。

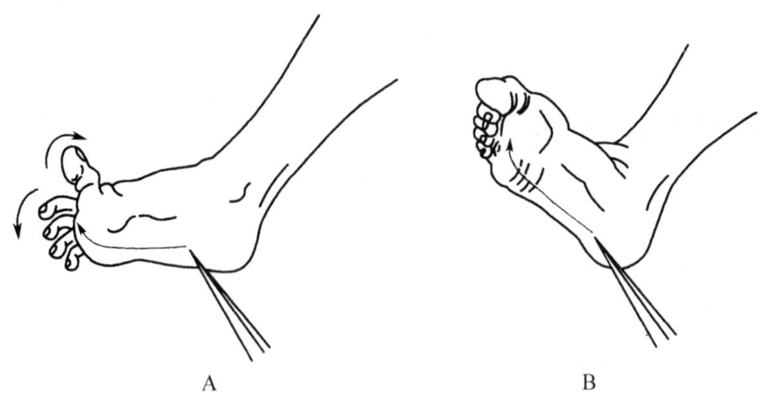

图 9-23　巴宾斯基征阳性和阴性体征示意图

A. 阳性体征；B. 阴性体征

（三）大脑皮质对姿势的调节

大脑皮质对姿势反射也有调节作用。皮质与皮质下失去联系时可出现去皮质僵直，说明大脑皮质也具有抑制伸肌紧张的作用。

五、基底神经节对运动的调控

基底神经节(basal ganglia)是大脑皮质下的一些神经核群。基底神经节主要包括纹状体、丘脑底核和黑质，而纹状体又包括尾核、壳核和苍白球。尾核和壳核在发生上较新，称为新纹状体；苍白球可分为内侧和外侧两部分，在发生上较古老，称为旧纹状体。黑质可分为致密部和网状部两部分。在人和哺乳动物，基底神经节是皮质下与皮质构成神经回路的重要脑区之一，参与运动的策划和运动程序的编制。基底神经节的功能失调将引起运动障碍性疾病。

（一）基底神经节的纤维联系

1. 基底神经节与大脑皮质之间的神经回路　基底神经节的新纹状体接受来自大脑皮质广泛区域的兴奋性纤维投射，而其传出纤维从苍白球内侧部发出，经丘脑前腹核和外侧腹核接替后回到大脑皮质的运动前区和前额叶。在此神经回路中，从新纹状体到苍白球内侧部的投射有两条通路，即直接通路与间接通路(图 9-24)。

直接通路(direct pathway)是指从大脑皮质的广泛区域到新纹状体，再由新纹状体发出纤维经苍白球内侧部接替后，到达丘脑前腹核和外侧腹核，最后返回大脑皮质运动前区和前额叶的通路。大脑皮质对新纹状体的作用是兴奋性的；从新纹状体到苍白球内侧部以及从苍白球内侧部再到丘脑的纤维都是抑制性的，即新纹状体抑制苍白球内侧部，而苍白球内侧部又抑制丘脑。因此，当新纹状体活动增加时，丘脑和大脑皮质的活动增加，这种现象称为去抑制(disinhibition)。

间接通路(indirect pathway)是指在上述直接通路中的新纹状体与苍白球内侧部之间插入苍白球外侧部和丘脑底核两个中间接替过程的通路。这条通路中同样存在去抑制现象，即新纹状体到苍白球外侧部和苍白球外侧部到丘脑底核的投射纤维都是抑制性的。因此，当新纹状体活动增加时，丘脑底核的活动增加。而丘脑底核到达苍白球内侧部的纤维则为

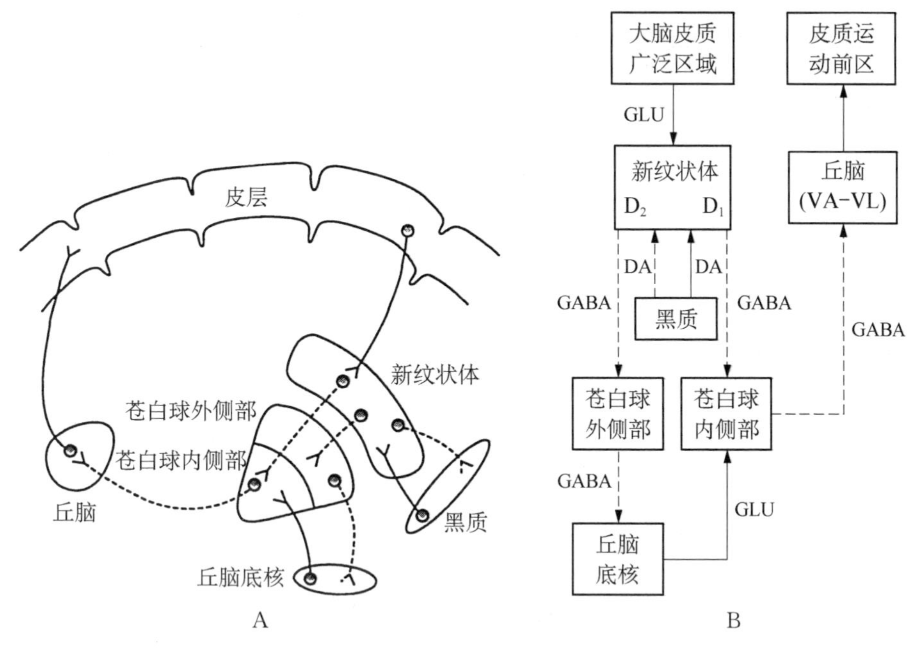

图 9－24　基底神经节与大脑皮质之间神经回路的模式图

A. 基底神经节与大脑皮质的神经回路；B. 直接通路和间接通路示意图。DA：多巴胺，GABA：γ－氨基丁酸，GLU：谷氨酸。实线投射和箭头：兴奋性作用；虚线投射和箭头：抑制性作用。新纹状体内以 γ－氨基丁酸和乙酰胆碱为递质的中间神经元未标出

兴奋性的，递质是谷氨酸，结果使丘脑前腹核和外侧腹核以及大脑皮质的活动减少。可见，间接通路的作用可部分抵消直接通路对丘脑和大脑皮质的兴奋作用。

2. **黑质-纹状体投射系统**　新纹状体内细胞密集，主要有投射神经元和中间神经元两类细胞。中型多棘神经元(medium spiny neuron，MSN)属于投射神经元，是新纹状体内主要的信息整合神经元，释放的递质主要是 GABA。中型多棘神经元除接受大脑皮质发出的谷氨酸能纤维投射外，还接受来自中脑黑质致密部的多巴胺能纤维投射，构成黑质-纹状体投射系统；此外，也接受新纹状体内 GABA 能和胆碱能抑制性中间神经元的纤维投射。中型多棘神经元有两种类型，它们的细胞膜上分别有 D_1 和 D_2 受体，其纤维分别投射到苍白球内侧部和苍白球外侧部，从而分别组成新纹状体-苍白球内侧部之间的直接通路和间接通路。黑质-纹状体多巴胺能纤维末梢释放的多巴胺通过激活 D_1 受体时可增强直接通路的活动，而通过激活 D_2 受体时则抑制其传出神经元的活动从而抑制间接通路的作用。尽管两种不同受体介导的突触传递效应不同，但它们最终对大脑皮质产生的效应却是相同的，即都能使丘脑-皮质投射系统活动加强，从而易化大脑皮质的活动，使运动增多。

（二）与基底神经节损伤有关的疾病

基底神经节病变可产生两类运动障碍性疾病：一类是肌紧张过强而运动过少性疾病，如帕金森病；另一类是肌紧张不全而运动过多性疾病，如亨廷顿病与手足徐动症。

1. **帕金森病**　帕金森病(Parkinson disease)又称震颤麻痹(paralysis agitans)，主要症状是全身肌紧张增高，肌肉强直，随意运动减少，动作缓慢，面部表情呆板，常伴有静止性震颤

(static tremor)。运动症状主要发生在动作的准备阶段,而动作一旦发起,则可继续进行。帕金森病的病因是双侧黑质病变,多巴胺能神经元变性受损。由于多巴胺可通过 D_1 受体增强直接通路的活动,亦可通过 D_2 受体抑制间接通路的活动,所以该递质系统受损时,可引起直接通路活动减弱而间接通路活动增强,使皮质对运动的发动受到抑制,从而出现运动减少和动作缓慢的症状。黑质-纹状体多巴胺递质系统的作用在于抑制纹状体内乙酰胆碱递质的作用,当黑质多巴胺神经元受损后,对纹状体内胆碱能神经元的抑制作用减弱,导致乙酰胆碱递质系统功能亢进,进而影响新纹状体传出神经元的活动而引起一系列症状,因此,黑质多巴胺系统与纹状体乙酰胆碱系统之间的功能失衡可能是帕金森病发病的原因之一。临床上给予多巴胺的前体左旋多巴(L-Dopa)能明显改善帕金森病患者的症状,应用 M 受体拮抗剂东莨菪碱或苯海索等也能治疗此病。

2. 亨廷顿病(Huntington's disease) 亨廷顿病又称舞蹈病(chorea),其主要表现为不自主的上肢和头部的舞蹈样动作,伴肌张力降低等症状。其病因是双侧新纹状体病变,新纹状体内 GABA 能神经元变性或遗传性缺损,使新纹状体对苍白球外侧部的抑制作用减弱,引起间接通路活动减弱而直接活动相对增强,于是运动皮质活动增强,导致运动过多的症状出现。用利舍平耗竭多巴胺可缓解此症状。

六、小脑对运动的调控

小脑除了参与运动的设计外,还参与运动的执行。小脑由灰质(皮质)、白质(髓质)和深部三对小脑核(顶核、间位核和齿状核)组成。皮质部分可按原裂及后外侧裂横向分为前叶、后叶和绒球小结叶;也可按正中及外侧纵向分为蚓部和半球部,半球部再分为中间部及外侧部。小脑接受来自脊髓、脑干和大脑皮质的传入投射,经过小脑深部核发出传出纤维向脑干有关核团及大脑皮质投射(图 9-25)。根据小脑的传入、传出纤维联系,可将小脑分为前庭小脑、脊髓小脑和皮质小脑 3 个功能部分。

(1) 前庭小脑(vestibulocerebellum):前庭小脑主要由绒球小结叶构成,主要接受前庭器官的传入。传出纤维在前庭核换元,经前庭脊髓束抵达脊髓前角内侧部的运动神经元。因此,前庭小脑参与身体姿势平衡的调节。前庭小脑损伤可导致身体平衡失调,表现为站立不稳,步态蹒跚和容易跌倒等症状,但随意运动协调不受影响。动物实验证实,切除绒球小结叶后不再出现运动病,但会出现位置性眼震颤。

(2) 脊髓小脑(spinocerebellum):由蚓部和半球中间部组成。主要接受脊髓小脑束和三叉小脑束传入纤维的投射,也接受视觉和听觉纤维投射。蚓部的传出纤维经顶核,前庭核和脑干网状结构下行至脊髓前角内侧部分,或经丘脑外侧腹核上行至运动皮质的躯体近端代表区;半球中间部传出纤维向间位核投射,经红核大细胞部,下行至脊髓前角外侧部分,或经丘脑外侧腹核上行至运动皮质的躯体远端代表区。由于脊髓小脑与脊髓及脑干有大量的纤维联系,其主要功能是调节进行中的运动,协助大脑皮质对随意运动进行适时控制,使动作更准确协调。脊髓小脑发生病变的患者不能完成精巧的动作,动作不协调,称为小脑性共济失调。并在精细运动终末出现震颤,称为意向性震颤。

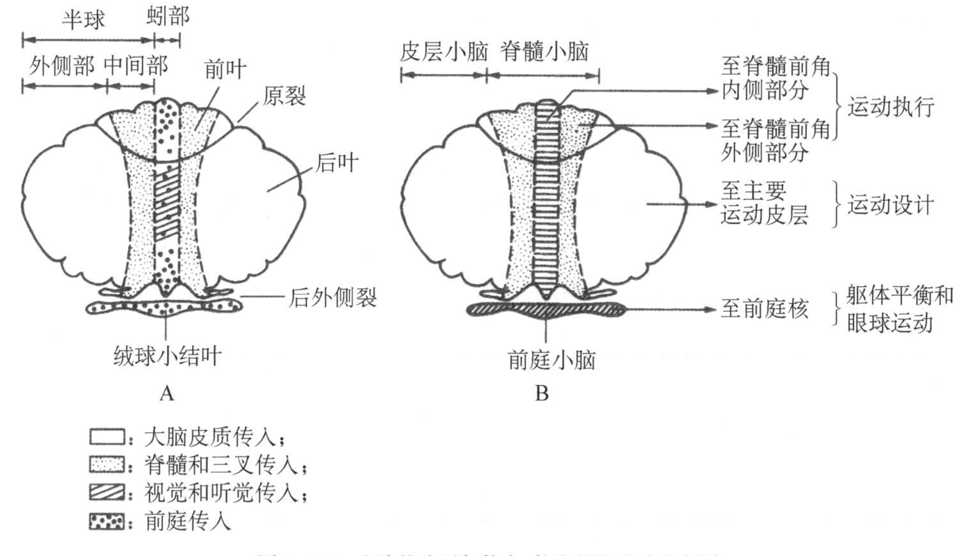

图 9－25　小脑的分区与传入、传出纤维联系示意图

A. 小脑的分区和传入纤维联系：以原裂和后外侧裂可将小脑横向分为前叶，后叶和绒球小结叶三部分，也可纵向分为蚓部、半球中间部和半球外侧部 3 个部分，小脑各种不同的传入纤维联系用不同的图例（图下）表示；B. 小脑的功能分区（前庭小脑、脊髓小脑和皮质小脑）及其不同的传入投射，脊髓前角内侧部的运动神经元控制躯干和四肢近端的肌肉运动，与姿势的维持和粗大的运动有关，而脊髓前角外侧部的运动神经元控制四肢远端的肌肉运动，与精细的、技巧性的运动有关

此外，脊髓小脑还具有调节肌紧张的功能。小脑对肌紧张的调节具有抑制和易化双重作用，分别通过脑干网状结构抑制区和易化区调节。抑制肌紧张的区域是小脑前叶蚓部，加强肌紧张的区域是小脑前叶两侧部和半球中间部。在进化过程中，小脑抑制肌紧张的作用逐渐减退，而易化作用逐渐增强。所以，脊髓小脑受损后可出现肌张力减退、四肢乏力等现象。

（3）皮质小脑（corticocerebellum）：处在半球外侧部，它不接受外周感觉的传入，主要与大脑皮质感觉区、运动区和联络区构成回路。大脑皮质的一部分传出纤维在脑桥核换元后，投射到对侧皮质小脑，后者发出纤维经小脑齿状核换元后，直接投射、或经红核小细胞部换元后，投射到丘脑外侧腹核，再回到大脑皮质运动区。另有一类纤维投射到红核小细胞部，经换元后发出纤维投射到下橄榄核主核和脑干网状结构。投射到下橄榄核主核的纤维，换元后经橄榄小脑束返回皮质小脑，形成小脑皮质的自身回路；而投射到脑干网状结构的纤维，换元后经网状脊髓束下达脊髓（图 9－26）。因此，皮质小脑与大脑皮质运动区、感觉区、联络区之间的相

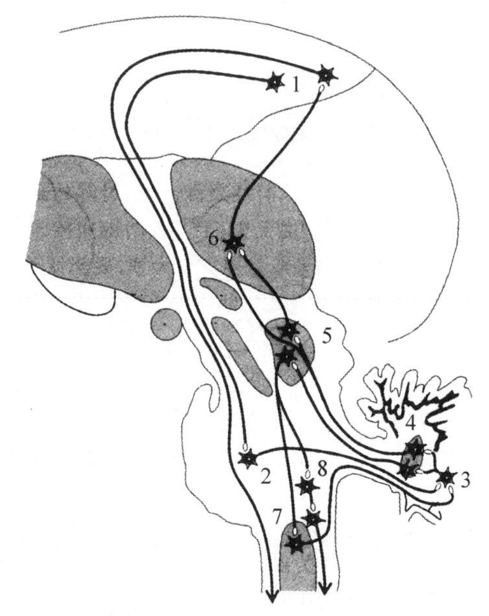

图 9－26　皮质小脑-大脑皮质纤维联系示意图

1. 大脑皮质运动区；2. 脑桥核；3. 皮质小脑；4. 小脑齿状核；5. 红核；6. 丘脑外侧腹核；7. 下橄榄核主核；8. 脑干网状结构

互协调与运动的策划和运动程序的编制有关。但皮质小脑受损的病人并没有特殊的运动障碍表现。因此，皮质小脑调节运动的机制还有待进一步的研究。

第四节　神经系统对内脏活动、本能行为和情绪的调控

自主神经系统(autonomic nervous system)是指调节内脏功能活动的神经系统，也称为内脏神经系统，包括传入和传出神经两个部分，但通常仅指支配内脏器官的传出神经，不包括传入神经。自主神经包括交感神经(sympathetic nerve)和副交感神经(parasympathetic nerve)，它们的末梢分布至内脏、心血管和腺体，并调节这些器官的功能。自主神经系统接受中枢神经系统的控制。

一、自主神经系统

(一) 自主神经的结构特征

自主神经由节前和节后神经元组成。节前神经元胞体位于中枢内，发出的神经纤维称为节前纤维(preganglionic fiber)。自主神经节前纤维在抵达效应器官前进入神经节内换元，由节内神经元发出的节后纤维(postganglionic fiber)支配效应器官(图 9－27)。

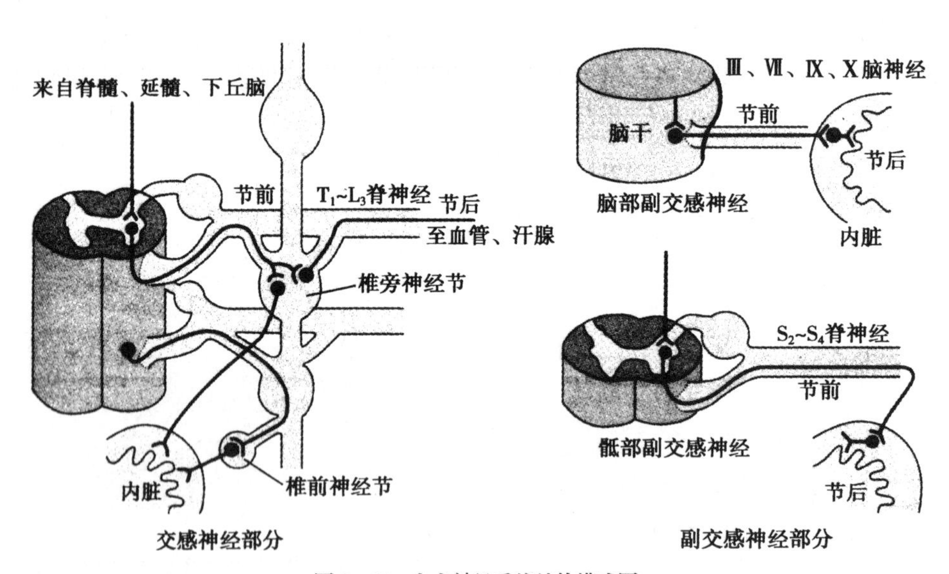

图 9－27　自主神经系统结构模式图

交感神经起自胸、腰段脊髓灰质的侧角，副交感神经起自脑干的脑神经核和骶段脊髓灰质相当于侧角的部位。交感与副交感神经在解剖结构上具有不同的特点：①交感神经节位于椎旁节和椎前节内，离效应器官较远，因此节前纤维短而节后纤维长；副交感神经节通常位于效应器官壁内，因此节前纤维长而节后纤维短。②交感神经分布广泛，支配几乎所有内脏器官，而副交感神经分布比较局限，有些器官没有副交感神经支配，如皮肤和肌肉血管、一

般的汗腺、竖毛肌、肾上腺髓质和肾脏等。③交感神经在节前与节后神经元换元时辐散程度较高，一个节前神经元往往与多个节后神经元发生突触联系；而副交感神经在节前与节后神经元换元时辐散程度较低。因此，交感神经兴奋产生的效应较广泛；而副交感神经兴奋的效应相对局限。

（二）自主神经系统的功能

自主神经系统主要的功能是调节心肌、平滑肌和腺体（消化腺、汗腺及部分内分泌腺等）的活动；交感、副交感神经主要的递质是乙酰胆碱和去甲肾上腺素，此外还存在少量肽类和嘌呤类递质。例如，肠道肌间神经丛中抑制性神经元释放血管活性肠肽，而兴奋性神经元释放P物质。支配幽门G细胞的迷走神经节后纤维，递质是促胃液素释放肽。有关自主神经系统胆碱能和肾上腺素能受体的分布及其生理功能概括于表9-4中。

表9-4 自主神经系统胆碱能和肾上腺素能受体的分布及其生理功能

效应器	胆碱能系统		肾上腺素能系统	
	受体	效应	受体	效应
自主神经节	N_1	节前-节后兴奋传递		
眼				
虹膜环行肌	M	收缩（缩瞳）		
虹膜辐射状肌			α_1	收缩（扩瞳）
睫状体肌	M	收缩（视近物）	β_2	舒张（视远物）
心				
窦房结	M	心率减慢	β_1	心率加快
房室传导系统	M	传导减慢	β_1	传导加快
心肌	M	收缩力减弱	β_1	收缩力增强
血管				
冠状血管	M	舒张	α_1	收缩
			β_2	舒张（为主）
皮肤黏膜血管	M	舒张	α_1	收缩
骨骼肌血管	M	舒张[(1)]	α_1	收缩
			β_2	舒张（为主）
脑血管	M	舒张	α_1	收缩
腹腔内脏血管			α_1	收缩（为主）
			β_2	舒张
唾液腺血管	M	舒张	α_1	收缩
支气管				
平滑肌	M	收缩	β_2	舒张
腺体	M	促进分泌	α_1	抑制分泌
			β_2	促进分泌
胃肠				
胃平滑肌	M	收缩	β_2	舒张
小肠平滑肌	M	收缩	α_2	舒张[(2)]
			β_2	舒张
括约肌	M	舒张	α_1	收缩
腺体	M	促进分泌	α_2	抑制分泌
胆囊和胆道	M	收缩	β_2	舒张
膀胱				

续 表

效应器	胆碱能系统		肾上腺素能系统	
	受体	效应	受体	效应
逼尿肌	M	收缩	β_2	舒张
三角区和括约肌	M	舒张	α_1	收缩
输尿管平滑肌	M	收缩(?)	α_1	收缩
子宫平滑肌	M	可变[3]	α_1	收缩(有孕)
			β_2	舒张(无孕)
皮肤				
汗腺	M	促进温热性发汗[1]	α_1	促进精神性发汗
竖毛肌			α_1	收缩
唾液腺	M	分泌大量稀薄唾液	α_1	分泌少量黏稠唾液
代谢				
糖酵解			β_2	加强
脂肪分解			β_3	加强

(1)为交感节后胆碱能纤维支配;(2)可能是胆碱能纤维的突触前受体调制乙酰胆碱的释放所致;(3)因月经周期、循环血中雌、孕激素水平、妊娠以及其他因素而发生变动。

(三)自主神经系统的功能特征

1. 紧张性作用 在正常安静状态下,自主神经持续发放一定频率的冲动,使所支配的器官处于一定程度的活动状态,称为自主神经的紧张性作用。紧张性作用可通过切断神经后观察支配器官的活动改变得以证实。例如,切断心迷走神经后心率加快,说明心迷走神经通过紧张性冲动,对心脏具有持续的抑制作用;而切断心交感神经,则心率减慢,说明心交感神经有兴奋心脏的紧张性作用。自主神经的紧张性来源于中枢的紧张性活动,而中枢紧张性与神经反射和体液因素等多种原因有关。例如,来自颈动脉窦和主动脉弓压力感受器的传入冲动,对维持心交感和心迷走神经的紧张性起重要作用。中枢组织内 CO_2 浓度对维持交感缩血管中枢的紧张性有重要作用。

2. 双重神经支配 许多组织器官都受交感和副交感神经的双重支配,两者的作用往往相互拮抗。例如,心迷走神经抑制心脏活动,而心交感神经则兴奋心脏;迷走神经增强小肠运动、分泌,而交感神经则有抑制作用。相互拮抗的双重神经支配可使器官的活动状态能快速调整以适合机体需要。此外,双重神经支配有时对某一器官的作用也有协同的,例如,交感和副交感神经都能促进唾液腺分泌,但交感神经促使少量黏稠唾液分泌,而副交感神经则引起大量稀薄唾液的分泌。

3. 受效应器所处功能状态的影响 自主神经活动与效应器本身功能状态有关。例如,刺激交感神经可抑制未孕子宫平滑肌,但可兴奋有孕子宫平滑肌。这是由于未孕子宫和有孕子宫表达的受体不同(见表 9-4)。胃幽门处于收缩状态时,刺激迷走神经能使之舒张,而幽门处于舒张状态时,刺激迷走神经使之收缩。

4. 对整体生理功能调节的意义 交感神经系统的活动比较广泛,在环境急剧变化的条件下,可以动员机体器官的潜在力量,促使机体适应环境急变。例如,在肌肉剧烈运动、窒息、失血或寒冷环境等情况下,交感神经活动增强,机体出现心率加速、皮肤及腹腔内脏血管收缩、体内血库释放血液从而增加循环血量、同时伴红细胞计数增加、支气管扩张、肝糖原分解加速、血糖升高、肾上腺素分泌增加等现象。

副交感神经系统的活动比较局限，其意义主要在于保护机体、休整恢复、促进消化、积蓄能量及加强排泄和生殖功能等。例如，心脏活动的抑制、瞳孔缩小避免强光进入、消化道功能增强以促进营养物质吸收及能量补充等，发挥保护机体的作用。

二、中枢对内脏活动的调节

（一）脊髓对内脏活动的调节

脊髓是内脏反射活动的初级中枢，基本的血管张力反射、发汗反射、排尿反射、排便反射、阴茎勃起反射等在脊髓完成，但平时脊髓对内脏活动的调节受高位中枢的控制。如果仅依靠脊髓本身的反射活动，不足以很好地适应生理功能需要。例如，脊休克过去后，患者的血压可有一定程度的恢复，可完成基本的排尿和排便反射，说明脊髓有调节内脏活动的反射中枢。但是，当患者由平卧位转成直立位会感到头晕。这是因为此时体位性血压反射调节能力很差，外周血管阻力不能及时发生适应性改变。此外，患者虽有一定的反射性排尿能力，但排尿不受意识控制，而且排尿不完全。

（二）低位脑干对内脏活动的调节

许多基本生命现象（如循环、呼吸等）的反射中枢在延髓，因此延髓有“生命中枢”之称。此外，中脑是瞳孔对光反射的中枢部位。延髓发出自主神经的传出纤维支配头面部的所有腺体、心、支气管、喉、食管、胃、胰腺、肝和小肠等。同时，脑干网状结构中存在许多与内脏功能活动有关的神经元，下行纤维支配脊髓，调节脊髓的自主神经功能。有关低位脑干对内脏活动调节的内容均已在前面各章叙述，这里不再重复。

（三）下丘脑对内脏活动的调节

下丘脑与边缘前脑及脑干网状结构有紧密的结构、功能联系。下丘脑传入冲动可来自边缘前脑、丘脑、脑干网状结构，其传出冲动也可抵达这些部位。下丘脑还可通过垂体门脉系统和下丘脑-垂体束分别调节腺垂体和神经垂体的活动（见第十章）。下丘脑是较高级的内脏活动调节中枢，刺激下丘脑能产生自主神经反应，但这些自主神经反应多与一些较复杂的生理过程中组合在一起，这些生理过程包括对体温、水平衡、本能行为（摄食、饮水和性行为）、情绪、内分泌活动等的调节，以及生物节律的控制等。

1. 体温调节 在哺乳动物间脑以上水平切除大脑皮质，能保持体温的相对稳定；而在下丘脑以下部位横切脑干，则动物不能维持稳定体温。视前区-下丘脑前部是体温调节中枢的重要部位，该部位存在温度敏感神经元，可感受温度变化，并对传入的温度信息进行整合处理，发出指令调节散热和产热活动，使体温保持相对稳定（见第七章）。

2. 水平衡调节 水平衡包括水的摄入和排出两方面，人体通过渴觉引起饮水，而排水主要通过肾脏。毁损下丘脑可导致动物烦渴与多尿，说明下丘脑能调节水的摄入与排出，维持机体的水平衡。下丘脑对肾排水的调节是通过控制视上核和室旁核合成和释放血管升压素实现的。下丘脑前部可能存在渗透压感受器，可根据血液中渗透压变化调节血管升压素的合成和分泌(见第八章)。下丘脑控制水摄入的区域与控制血管升压素分泌的核团在功能上可能有联系,两者协同调节水平衡。

3. 对腺垂体和神经垂体激素分泌的调节 下丘脑内的神经分泌小细胞能合成调节腺垂体激素分泌的肽类物质,称为下丘脑调节肽(hypothalamic regulatory peptides, EDRP)。这些肽类物质经轴浆运输到达正中隆起,再经垂体门脉系统到达腺垂体,可促进或抑制各种腺垂体激素的分泌。下丘脑内还存在监察细胞,能感受血液中各些激素的浓度变化,反馈调节下丘脑调节肽的分泌(详见第十章)。

此外,下丘脑视上核和室旁核的神经内分泌大细胞能合成血管升压素和缩宫素,这两种激素经下丘脑-垂体束运到神经垂体储存。

4. 生物节律控制 机体内许多功能活动都按一定的时间顺序发生周期性变化,称为生物节律(biorhythm)。人和动物的生物节律,按其频率的高低,可分为高频(周期短于一天,如心动周期、呼吸周期等)、中频(日周期)和低频(周期长于一天,如月经周期)3 种节律。其中,日周期节律(circadian rhythm)是最重要的生物节律,血细胞数、体温、血压、某些内分泌激素的分泌等都有日周期节律。下丘脑视交叉上核(suprachiasmatic nucleus)可能是日周期控制的中心。视交叉上核通过视网膜-视交叉上核传导束与视觉感受器官发生联系,因此外环境的昼夜光照变化可影响视交叉上核的活动,使体内日周期节律与外环境的昼夜节律同步。实验毁损大鼠视交叉上核可消除其各种内源性的行为和激素分泌的昼夜节律,包括破坏正常的白天活动和夜间睡觉的行为和促肾上腺皮质激素和褪黑素分泌的节律。控制生物节律的传出途径既有神经性,也有体液性,褪黑素可能对体内器官活动起生物钟作用。如果人为改变每日光照和黑暗的时间,可使一些机体功能日周期的位相发生改变。

5. 其他功能 下丘脑能产生某些行为的欲望,如食欲、渴觉和性欲等,并能调节相应摄食行为、饮水行为和性行为等。下丘脑还参与睡眠、情绪和情绪生理反应等的调节 (见下文)。

(四) 大脑皮质对内脏活动的调节

1. 边缘叶和边缘系统 大脑半球内侧面皮质与脑干连接部和胼胝体旁的环周结构,称为边缘叶(limbic lobe)。其中最内侧的环状结构包括海马、穹隆等(古皮质),和扣带回、海马回(旧皮质)。边缘叶和大脑皮质的岛叶、颞极、眶回,以及皮质下的杏仁核、隔区、下丘脑前核等皮质下结构,统称为边缘系统(limbic system)。有人把中脑中央灰质及被盖等结构也归入该系统,称为边缘前脑(limbic forebrain)和边缘中脑(limbic midbrain)。

边缘系统对内脏活动的调节作用很复杂而多变。例如,刺激扣带回前部可引起呼吸抑制或加速、血压下降或上升、心率减慢、胃运动抑制、瞳孔扩大或缩小;刺激杏仁核可引起咀嚼、唾液和胃液分泌增加、胃蠕动增强、排便、心率减慢、瞳孔扩大;刺激隔区可引起阴茎勃起、血压下降或上升、呼吸暂停或加强。

2. 新皮质 新皮质是指哺乳动物大脑皮质中除古皮质和旧皮质外的广大区域,人类的新皮质约占皮质的 96%。电刺激动物新皮质可引起躯体运动和内脏活动的改变。例如,刺激大脑半球内侧面 4 区一定部位能产生直肠与膀胱运动的变化;刺激半球外侧面一定部位可产生呼吸和血管运动的变化；刺激 4 区底部能发生消化道运动及唾液分泌的变化；刺激 6 区一定部位可引致竖毛、出汗和上下肢血管舒缩；刺激 8 区和 19 区等既可引致眼外肌运动可引起瞳孔反应。电刺激人类新皮质也可观察到类似的现象。

三、 本能行为和情绪的神经调节

本能行为(instinctual behavior)是指动物在进化过程中形成并经遗传固定下来的对个体和种属生存具有重要意义的行为，如摄食、饮水和性行为等。情绪(emotion)则为人类和动物对客观环境刺激表达的一种特殊的心理体验和某种固定形式的躯体行为表现。情绪有恐惧、焦虑、发怒、平静、愉快、痛苦、悲哀和惊讶等多种表现形式。在本能行为和情绪活动过程中，常伴发自主神经系统和内分泌系统功能的改变。本能行为和情绪主要受下丘脑和边缘系统的调节。

（一） 本能行为

1. 摄食行为　摄食行为是动物维持个体生存的基本活动。用埋藏电极刺激下丘脑外侧区可引起动物多食，破坏该区导致拒食，提示该区存在摄食中枢(feeding center)。刺激下丘脑腹内侧核可引起动物拒食，破坏此区导致食欲增加而逐渐肥胖，提示该区内存在饱中枢(satiety center)。摄食中枢和饱中枢之间存在交互抑制的关系。

杏仁核也参与摄食行为的调节。破坏猫的杏仁核，动物可因摄食过多变得肥胖；电刺激杏仁核的基底外侧核群可抑制摄食；同时记录杏仁核基底外侧核群和下丘脑外侧区(摄食中枢)神经元放电，可见两者的自发放电呈相互制约的关系。因此，推测杏仁核基底外侧核群能易化下丘脑饱中枢并抑制摄食中枢活动。此外，刺激隔区也可易化饱中枢和抑制摄食中枢活动。

2. 饮水行为　人类和高等动物的饮水行为通过渴觉而引起。引起渴觉的主要因素是血浆晶体渗透压升高或细胞外液量减少。前者通过刺激下丘脑前部渗透压感受器起作用；后者由肾素-血管紧张素系统所介导。低血容量刺激肾素分泌增加，引起血液中血管紧张素Ⅱ的含量增高，血管紧张素Ⅱ能作用于间脑的特殊感受区穹隆下器和终板血管器，这两个区域都属于室周器(circumventricular organ)，此处血-脑屏障较薄弱，血液中的血管紧张素Ⅱ能够达到这些区域引起渴觉。在人类，饮水通常是一种习惯性行为，不一定都由渴觉而产生。

3. 性行为　性行为是动物维持种系生存的基本活动。神经系统的许多部位参与对性行为的调控。交媾本身是由一系列的反射在脊髓和低位脑干中进行整合的，并受边缘系统和下丘脑的调节。刺激大鼠、猫、猴等动物的内侧视前区，雄性或雌性动物均可出现性行为的表现。此外，杏仁核的活动也与性行为有密切关系。大脑皮质对性行为具有很强的控制作用。

（二） 情绪

1. 恐惧和发怒　动物在恐惧(fear)时表现为出汗、瞳孔扩大、蜷缩、左右探头、企图寻机逃跑等；而在发怒(rage)时则常表现出攻击行为，如竖毛、张牙舞爪、发出咆哮声等。引发恐惧和发怒的环境刺激具有相似之处，一般都是对动物的机体或生命可能或已经造成威胁和伤害的信号。

在间脑水平以上切除大脑的猫，只要给予微弱的刺激，就能激发强烈的防御反应，通常表现为张牙舞爪的模样，像正常猫在进行搏斗时的表现，这一现象称为假怒（sham rage）。这是因为平时下丘脑的活动受到大脑皮质的抑制而不易表现出来，切除大脑后抑制解除，表现为防御反应的易化。研究表明，下丘脑内存在防御反应区，主要位于近中线的腹内侧区。在清醒动物，电刺激该区引发防御性行为。电刺激下丘脑外侧区也引起动物出现攻击行为，电刺激下丘脑背侧区出现逃避行为。

此外，与情绪调节有关的脑区还包括边缘系统和中脑等部位。例如，电刺激中脑中央灰质背侧部也能引起防御反应。刺激杏仁核外侧部，动物出现恐惧和逃避反应；而刺激杏仁核内侧部和尾部，则出现攻击行为。

2. 愉快和痛苦 愉快（pleasure）是一种积极的情绪，由那些能够满足机体需要的刺激引起，如饥饿时得到食物；痛苦（agony）则是一种消极的情绪，一般由躯体和精神受伤害的刺激或因渴望得到的需求不能满足而产生，如严重创伤、饥饿和寒冷等。

在动物实验中，预先在脑内埋藏一刺激电极，并让动物学会自己操纵开关而进行脑刺激，这种实验方法称为自我刺激（self-stimulation）。若将电极置于大鼠脑内从中脑被盖腹侧区延伸到额叶皮质的近中线部分，包括中脑被盖腹侧区、内侧前脑束、伏隔核和额叶皮质等区域，动物只要在无意中有过一次自我刺激的体验后，就会一遍又一遍地自我刺激，很快发展到长时间连续自我刺激。这表明刺激这些脑区能引起动物自我满足和愉快。这些脑区称为奖赏系统（reward system）或趋向系统（approach system）。已知从中脑腹侧被盖区到伏隔核的多巴胺能通路和 D_3 受体有关。如果置电极于大鼠下丘脑后部的外侧部分、中脑的背侧和内嗅皮质等部位，则无意中的一次自我刺激会使动物出现退缩、回避等表现，且以后不再愿意进行自我刺激。这表明刺激这些脑区可使动物感到痛苦，这些脑区称为惩罚系统（punishment system）或回避系统（avoidance system）。据统计，在大鼠脑内奖赏系统所占脑区约为全脑的 35%；惩罚系统区约占 5%；而既非奖赏系统又非惩罚系统区约占 60%。

（三）情绪生理反应

情绪生理反应（emotional physiological reaction）是指在情绪活动中伴随发生的一系列生理变化，主要包括自主神经系统和内分泌系统功能活动的改变。

1. 自主神经系统功能活动的改变 在多数情况下，情绪生理反应表现为交感神经系统活动相对亢进。例如，在动物发动防御反应时，出现瞳孔扩大、出汗、心率加快、血压升高、骨骼肌血管舒张、皮肤和内脏血管收缩等交感活动的改变。其意义在于重新分配各器官的血流量，使骨骼肌在格斗或逃跑时获得充足的血供。在某些情况下也可表现为副交感神经系统活动相对亢进，如食物性刺激可增强消化液分泌和消化道运动；性兴奋时生殖器官血管舒张；焦急不安引起排尿、排便次数的增加；悲伤时流泪等。

2. 内分泌系统功能活动的改变 情绪生理反应常引起激素分泌改变。例如，在创伤等原因引起应激而出现痛苦、恐惧和焦虑等的情绪时，血液中促肾上腺皮质激素和肾上腺糖皮质激素浓度明显升高，肾上腺素、去甲肾上腺素、甲状腺激素、生长激素和催乳素等血浓度也升高；情绪波动时还会出现性激素分泌紊乱。

（四）动机和成瘾

1. 动机　动机（motivation）是指激发人们产生某种行为的意念。人类和动物的行为不是偶然发生的，本能行为都是在一定的欲望驱使下产生的，如摄食、饮水、性行为分别由食欲、渴觉和性欲驱使。脑内奖赏系统和惩罚系统在行为的激发和抑制方面具有重要意义。一定的行为通常是通过减弱或阻止不愉快的情绪，并且通过奖赏的作用而激励的。

3. 成瘾　成瘾（addiction）是泛指不能自制地并不顾其消极后果地反复将某种物品摄入体内。在药理学中，成瘾是特指连续反复多次使用毒品所造成的慢性中毒。目前被视为毒品的有吗啡、海洛因、可卡因、安非他明（苯丙胺）和大麻等。这些物品虽然对脑的影响途径各不相同，但都与奖赏系统激活有关，都能增强脑内多巴胺对伏隔核 D_3 受体的作用。长期成瘾者对这些物品将产生耐受和依赖性，需要加大剂量才能达到初期使用效果，一旦停止使用便会产生戒断症状，如出现烦躁不安、失眠、疼痛加剧、肌肉震颤、呕吐、腹痛腹泻、瞳孔散大、流泪流涕、出汗等症状，若给药则症状立即消除。注射 β 受体拮抗剂或 α_2 受体激动剂能缓解戒断症状，用 6-羟基多巴胺双侧注射毁损被盖外侧区去甲肾上腺素能纤维也有类似效应。成瘾者在接受治疗后有明显的复发倾向，可能与前内侧皮质、海马和杏仁核（与记忆有关）至伏隔核的谷氨酸能兴奋性纤维投射有关。

第五节　脑电活动及睡眠与觉醒

觉醒与睡眠是脑的重要功能活动之一。除了在行为上的区别外，在哺乳动物和鸟类等动物，两者的区别可根据同时记录脑电图、肌电图或眼电图等方法进行客观判定。因此，在介绍觉醒与睡眠之前首先介绍脑电活动。

一、脑电活动

大脑皮质神经元除了单个神经元的电活动外，集群神经元具有同步性的脑电活动，包括自发脑电活动和皮质诱发电位两种不同形式。

（一）自发脑电活动

自发脑电活动（spontaneous electrical activity of brain）是在无外来刺激情况下，大脑皮质自发产生的节律性电位变化。用脑电图仪在头皮表面记录的自发脑电活动，称为脑电图（electroencephalogram，EEG）。脑电波的发现和记录实现了人们对睡眠状态的准确判断和定量分析，是研究睡眠的必要手段。

1. 脑电图的波形　脑电波的基本波形有 α、β、θ、δ 波 4 种（表 9-5，图 9-28）。

表 9-5　4 种脑电波

脑电波	频率(Hz)	幅度(μV)	常见部位	出现条件
α	8～13	20～100	枕叶	成人安静、闭眼、清醒时
β	14～30	5～20	额、顶叶	成人活动时
θ	4～7	100～150	颞、顶叶	少年正常时，成人困倦时
δ	0.5～3	20～200	颞、枕叶	婴幼儿正常时，成人熟睡、极度疲劳或麻醉时

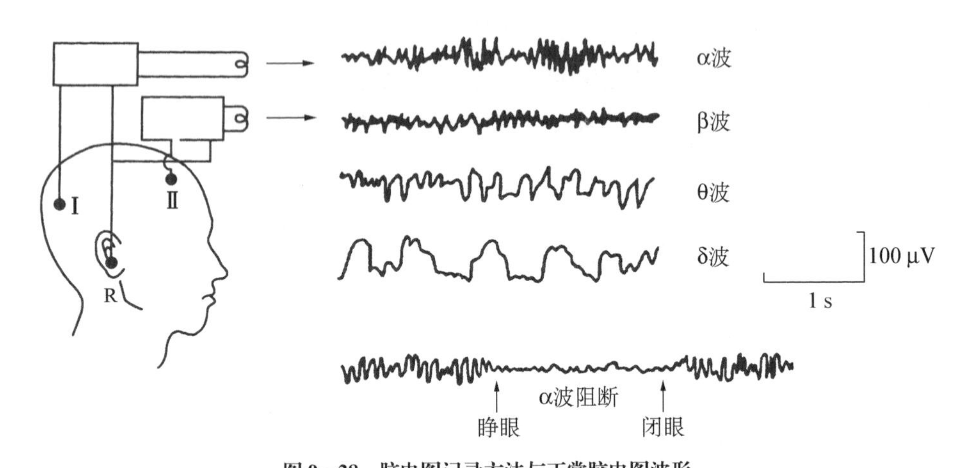

图 9-28　脑电图记录方法与正常脑电图波形

Ⅰ、Ⅱ：引导电极放置位置（分别为枕叶和额叶）；R：无关电极放置位置（耳郭）

2. 脑电图波形的变动　人的脑电图可随年龄而发生改变。在婴儿期，安静状态下可见到 β 样快波活动，而在枕叶却常可记录到 0.5～2 Hz 的慢波。在儿童期，枕叶的慢波逐渐加快，在幼儿期一般可见 θ 样波形，到青春期才出现成人型 α 波。另外，在不同生理状态下脑电波也可发生改变，例如，在血糖、体温和糖皮质激素处于低水平，以及当动脉血氧分压升高时，α 节律可以减慢；而在相反情况下，α 节律可以加快。

癫痫患者或皮质占位病突（如脑瘤等）的患者，其脑电波可出现棘波（频率高于 12.5 Hz，幅度 50～150 μV，升支和降支均极陡峭）、尖波（频率为 5～12.5 Hz，幅度为 100～200 μV，升支极陡，波顶较钝，降支较缓）、棘慢综合波（在棘波后紧随一个慢波或次序相反，慢波频率为 2～5 Hz，波幅为 100～200 μV）等。因此，可根据脑电波改变特征，并结合临床资料，诊断肿瘤发生部位或癫痫等疾病。

3. 脑电图形成的机制　脑电波的节律比神经元的动作电位慢得多，但和神经元突触后电位的时程较接近。实验中观察到，用微电极所记录的皮质神经元慢突触后电位与皮质表面脑电波的电位变化相似，尤其在 α 波出现时。单个神经元微弱的突触后电位不足以引起皮质表面的电位改变，因此认为，脑电波是由大量神经元同步化的突触后电位经总和形成，而锥体细胞在皮质呈整齐排列以及中间神经元的联系网络是形成突触后电位同步化的结构基础。

（二）皮质诱发电位

皮质诱发电位（evoked cortical potential）是指刺激感觉传入通路或脑的某一部位时，在大脑皮质一定部位引出的电位变化。皮质诱发电位可由刺激感受器、感觉神经或感觉传入通路的任一部位而引出。诱发电位一般包括主反应、次反应和后发放3个部分(图9-29)。主反应为一先正后负的电位变化,在大脑皮质的投射有特定的中心区,出现在一定的潜伏期后。其潜伏期的长短取决于刺激部位与皮质间的距离、神经纤维的传导速度和所经过的突触数量等因素。主反应与感觉的特异投射系统活动有关。次反应是尾随主反应之后的扩散性续发反应,在大脑皮质无特定的中心区,与刺激也无锁时关系。次反应与感觉的非特异投射系统活动有关。后发放则为在主反应和次反应之后的一系列正相周期性电位波动,是非特异感觉传入和中间神经元引起的皮质顶树突去极化和超极化交替作用的结果。

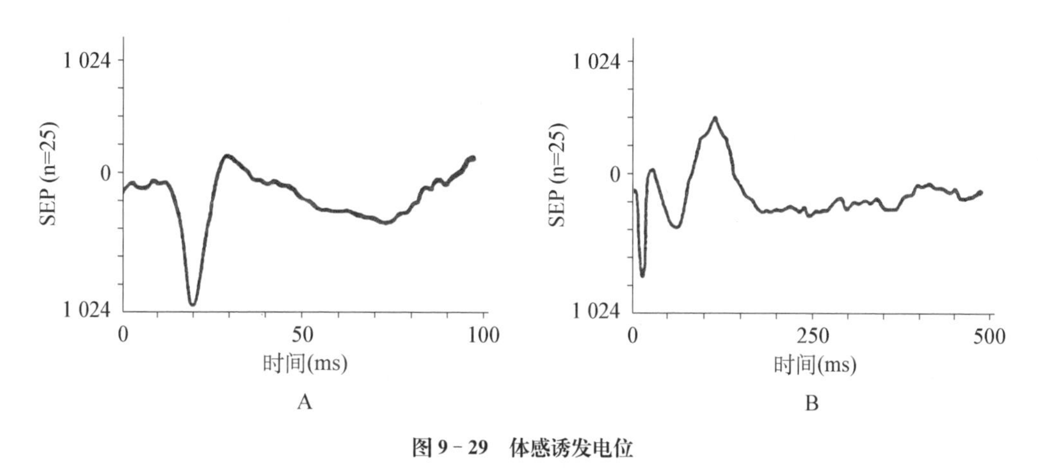

图9-29 体感诱发电位

A. 刺激后0～100 ms内的SEP描记,即B图中签100 ms的展宽;B. 刺激后0～500 ms内的SEP描记,刺激后约12 ms时首先出现先正(向下)后负(向上)的主反应,随后出现次反应,约300 ms后出现后发放;横坐标为描记时间,纵坐标为计算机数字量,n数为计算机叠加次数

诱发电位的波幅一般较小,又常发生在自发脑电的背景上而被自发脑电淹没而难以辨认。应用计算机将诱发电位叠加平均,能使诱发电位突显出来,经叠加平均后的电位称为平均诱发电位(averaged e-voked potential)。平均诱发电位目前已成为研究人类感觉功能、神经系统疾病、行为和心理活动的方法之一。临床常用的有体感诱发电位(somatosensory evoked potential, SEP)、听觉诱发电位(auditory evoked potential, AEP)和视觉诱发电位(visual evoked potential, VEP)等。

二、睡眠与觉醒

睡眠(sleep)与觉醒(wakefulness)是人体所处的两种不同状态,两者夜昼交替而形成睡眠-觉醒周期。人们在觉醒状态下才能进行各种体力和脑力活动,睡眠则能使精力和体力得到恢复,还能增强免疫、促进生长和发育、增进学习和记忆能力、有助于稳定情绪。

(一)睡眠的两种状态及生理意义

睡眠是人类生存所必需,人的一生中大约有三分之一的时间是在睡眠中度过的。成年人每天需要睡眠7～9 h,儿童需要更多睡眠时间,新生儿需要18～20 h,老年人所需睡眠时间则较少。

人在睡眠时会出现周期性的快速眼球运动，因此，根据睡眠过程中眼电图(electrooculogram，EOG)、肌电图(electromyogram，EMG)和脑电图的变化观察，可将睡眠分为非快眼动睡眠(non-rapid eye movement sleep，NREM sleep)和快眼动睡眠(rapid eye movement sleep，REM sleep)。NREM睡眠的脑电图呈现高幅慢波，因而也称慢波睡眠(slow wave sleep，SWS)，而快速眼球运动期间的脑电波和觉醒期的脑电波类似，表现为低幅快波，故又称快波睡眠(fast wave sleep，FWS)或异相睡眠(paradoxical sleep，PS)。

1. 非快眼动睡眠 根据脑电图的特点，NREM睡眠可分为四期。Ⅰ期为入睡期，脑电波表现为低幅 θ 波和 β 波，脑电波趋于平坦。很快过渡到Ⅱ期。Ⅱ期为浅睡期，脑电波呈持续0.5～1 s的 σ 波(α 波的变异，频率稍快，幅度稍低)及若干 κ-复合波(是 δ 波和 σ 波的复合)。随后，睡眠进入Ⅲ期，此期为中度睡眠期，脑电波中出现高幅(>75 μV)δ 波。当 δ 波在脑电波中超过50%时，睡眠便进入Ⅳ期，即深度睡眠期。Ⅲ期和Ⅳ期睡眠统称为 δ 睡眠，在人类，两个时期合称为慢波睡眠，而在有些动物，所有这四期均称为慢波睡眠。在NREM睡眠中，由于感觉传入冲动很少，大脑皮质神经元活动趋向步调一致，脑电频率减慢、幅度增高、δ 波所占比例增多为特征，表现出同步化趋势(图9-30)故NREM睡眠又称同步化睡眠。在NREM睡眠阶段，视、听、嗅和触等感觉以及骨骼肌反射、循环、呼吸和交感神经活动等均随睡眠的加深而降低，且很稳定；但此期腺垂体分泌生长激素则明显增多，因而NREM睡眠有利于体力恢复和促进生长发育。

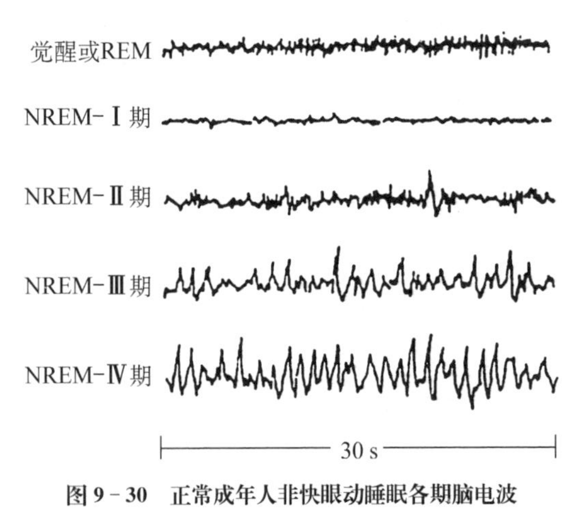

图9-30 正常成年人非快眼动睡眠各期脑电波

2. 快眼动睡眠 慢波睡眠之后，脑电的渐进性高幅低频的变化出现逆转，呈现与觉醒时相似的不规则 β 波，表现为皮质活动的去同步化，但在行为上却表现为睡眠状态。在REM睡眠期，机体各种感觉进一步减退，肌紧张减弱，交感神经活动进一步降低；下丘脑体温调节功能明显减退，表明其睡眠深度要比慢波睡眠更深。此外，REM睡眠阶段有躯体抽动、眼球快速运动及血压升高，心率加快、呼吸加快而不规则等间断的阵发性表现。若此期间被唤醒，74%～95%的人将诉说正在做梦。REM睡眠中的眼球运动和上述阵发性表现可能与梦境有联系。

REM睡眠期间，脑内蛋白质合成加快，脑的耗氧量和血流量增多，生长激素分泌则减少。REM睡眠与幼儿神经系统的成熟和建立新的突触联系密切有关，能促进学习与记忆以及精力恢复。但是，REM睡眠期间出现的阵发性表现可能与某些疾病易在夜间发作有关，如哮喘、心绞痛、阻塞性肺气肿缺氧发作等疾病。

睡眠并非由"浅睡"到"深睡"的连续过程，而是NREM睡眠和REM睡眠两个不同时相周期性交替的过程。入睡后，一般先进入NREM睡眠，由Ⅰ期开始，随后相继过渡到ⅡⅢ，

Ⅳ期睡眠,持续 80～120 分钟后转入 REM 睡眠,REM 睡眠持续 20～30 分钟后又转入 NREM 睡眠,NREM 睡眠和 REM 睡眠两个时相在整个睡眠过程中交替 4～5 次。NREM 睡眠主要出现在前半夜的睡眠中,睡眠后期逐渐减少甚至消失,与此相反,REM 睡眠在睡眠后期的比例则逐渐增加(图 9－31)。两个时相的睡眠均可直接转为觉醒状态,但由觉醒转为睡眠则通常先进入 NREM 睡眠,而不是直接进入 REM 睡眠。

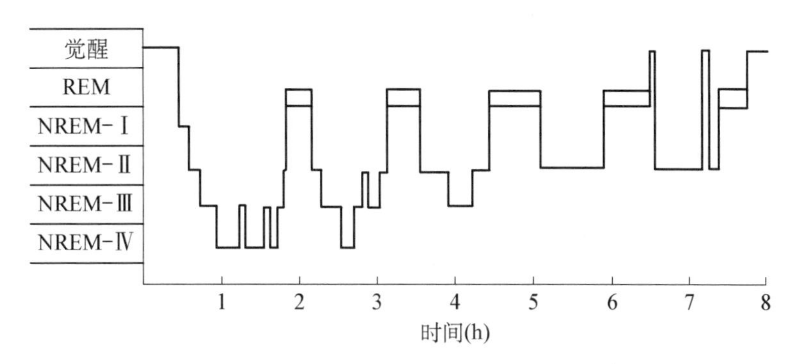

图 9－31 正常成年人整夜睡眠中两个睡眠时相交替的示意图

(二) 觉醒与睡眠的产生机制

曾经认为,觉醒的产生和维持是大脑皮质不断接受感觉传入的结果,而感觉传入暂停或因脑疲劳而活动减缓,则进入被动的睡眠过程。已经发现脑内有许多部位和投射纤维参与觉醒和睡眠的调控,形成促觉醒和促睡眠两个系统,两者相互作用、相互制约而形成复杂的神经网络,调节睡眠-觉醒周期和睡眠不同状态的互相转化。因此,目前认为觉醒和睡眠都是主动过程。

1. 与觉醒有关的脑区 非异投射系统的主要功能是维持和改变大脑皮质的兴奋状态,具有上行唤醒作用。刺激猫的中脑网状结构可将其从睡眠中唤醒,脑电波呈去同步化快波;如果在中脑头端切断网状结构或破坏中脑被盖中央区的网状结构,动物会进入持久的昏睡状态,脑电图呈同步化慢波(图 9－32)。可见,脑干网状结构的活动与觉醒的产生有关,故称为网状结构上行激动系统(ascending reticular activating system)。另一方面,大脑皮质感觉运动区(见前文)、额叶、眶回、扣带回、颞上回、海马、杏仁核和下丘脑等部位也有下行纤维到达网状结构使之兴奋。此外,与觉醒有关的脑区和投射系统还有许多,如脑桥、低位脑干、脑桥头端、中脑、前脑基底部统、下丘脑等。而且,脑干和下丘脑内与觉醒有关的脑区之间存在广泛的纤维联系,它们可能经丘脑和前脑基底部上行至大脑皮质产生和维持觉醒。

另外,在动物实验中还观察到行为觉醒和脑电觉醒分离的现象。行为觉醒(behavioral arousal)表现为对环境的改变有探究行为,而脑电觉醒(eleciroencephalographic arousal)指脑电呈去同步化快波,不一定有探究行为。静脉注射阿托品阻断脑干网状结构胆碱能系统的活动,动物脑电呈同步化慢波,但在行为不表现为睡眠;破坏中脑黑质多巴胺能系统后,动物对环境的改变不再有探究行为,但脑电仍可出现快波。可见,行为觉醒可能与黑质多巴胺能系统有关,这与帕金森病患者缺乏行为觉醒的表现一致。

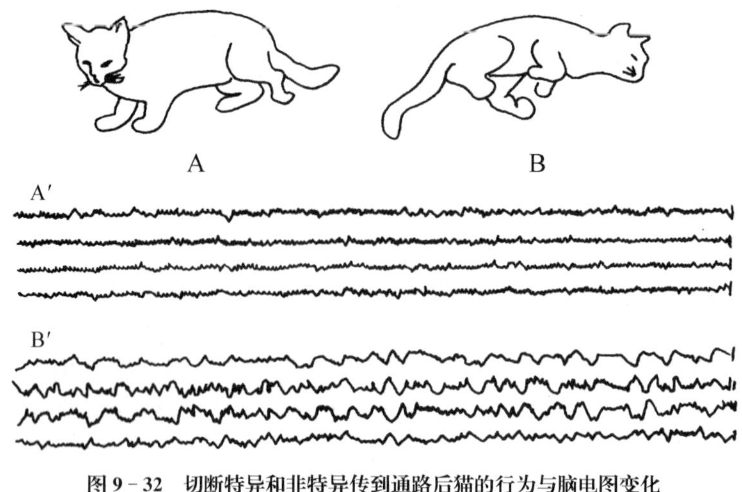

图 9-32　切断特异和非特异传到通路后猫的行为与脑电图变化

A. 切断特异性传导通路而不损伤非特异传导通路的猫，处于觉醒状态，A′为其脑电图；B. 切断非特异性传导通路的猫，处于昏睡状态，B′为其脑电图

2. 与睡眠有关的脑区

（1）促进 NREM 睡眠的脑区：脑内存在多个促进 NREM 睡眠的部位，其中最重要的是腹外侧视前区（ventrolateral preoptic area，VLPO）。VLPO 内存在大量促睡眠神经元，发出的纤维投射到脑内多个与觉醒有关的部位。VLPO 投射纤维的主要递质是 γ-氨基丁酸，通过对促觉醒脑区活动的抑制，促进觉醒向睡眠转化，产生 NREM 睡眠。此外，促进 NREM 睡眠的脑区还有位于延髓网状结构的脑干促眠区（也称上行抑制系统，ascending inhibitory system）；位于下丘脑后部、丘脑髓板内核群邻旁区和丘脑前核的间脑促眠区；以及位于下丘脑或前脑视前区和 Broca 斜带区的前脑基底部促眠区。

（2）促进快眼动睡眠的脑区：位于脑桥头端被盖外侧区的胆碱能神经元在 REM 睡眠的启动中起重要作用，这些神经元称为 REM 睡眠启动（REM - on）神经元，其电活动在觉醒时停止，在 REM 睡眠期间则明显增加。它们能引起脑电发生去同步化快波，还能激发脑桥网状结构、外侧膝状体和枕叶皮质出现一种棘波，称为脑桥-外侧膝状体-枕叶锋电位（ponto-geniculo-occipital-spike），简称 PGO 锋电位（PGO spike）。PGO 锋电位是 REM 睡眠的启动因素，一方面通过视觉中枢产生快速眼球运动，另一方面通过传出纤维兴奋延髓巨细胞核，经网状脊髓腹外侧束兴奋脊髓的抑制性神经元，引起四肢肌肉松弛和放电停止。此外，蓝斑的去甲肾上腺素能神经元和中缝背核的 5-羟色胺神经元既能启动和维持觉醒，也可终止 REM 睡眠，因而称为睡眠关闭（REM-off）神经元，这些神经元在觉醒时放电频率较高，在转为 NREM 睡眠时放电明显减少，而转为 REM 睡眠时则放电停止。

3. 调节觉醒与睡眠的内源性物质　除中枢有关神经递质外，已知的调节觉醒与睡眠的内源性物质有几十种，以下仅介绍 3 种主要的内源性促眠物质。

（1）腺苷：脑内腺苷的含量随脑组织代谢水平的不同而发生变化，在觉醒时腺苷的含量随觉醒时间的延长而升高，高水平的腺苷可促进 NREM 睡眠，而在睡眠期其含量随睡眠时间的延长而降低，由此引发觉醒。研究表明，咖啡因促进觉醒的机制是通过阻断腺苷受体而实现的。

（2）前列腺素 D_2：前列腺素 D_2 是目前已知的重要的内源性促眠物质。它是由前列腺素 H_2 经前列腺素 D 合成酶的作用而形成，抑制前列腺素 D 合成酶可导致睡眠减少。前列腺素 D_2 在脑脊液中的浓度呈现日节律变化，与睡眠一觉醒周期一致，可随剥夺睡眠时间的延长而增高。PGD_2 可通过影响腺苷的释放而促进睡眠。

（3）生长激素：生长激素的释放发生于 NREM 睡眠时相，因此 NREM 睡眠具有促进生长和体力恢复的作用，而生长激素的释放又能增强脑电的慢波活动，促进 NREM 睡眠。生长激素释放激素和生长抑素不仅通过影响生长激素的释放而参与睡眠的调节，也能直接影响睡眠。

此外，一些细胞因子也参与睡眠的调节，例如白细胞介素-1、干扰素和肿瘤坏死因子等均可增加 NREM 睡眠。

第六节　脑的高级功能

一、学习与记忆

学习（learning）是指人和动物从外界环境获取新信息的过程，记忆（memory）则为大脑将获取的信息进行编码、储存和提取的过程。学习和记忆是两个密不可分的过程。学习是记忆的前提，记忆是学习的结果。学习和记忆是脑的高级功能，是一切认知活动的基础。

（一）学习的形式

学习有两种形式，即非联合型学习（nonassociative learning）和联合型学习（associative learning），前者比较简单，后者则相对复杂。

1. 非联合型学习　不需要在两种刺激或刺激与反应之间建立联系，只要单一刺激的重复进行即可产生。习惯化和敏感化（见本章第一节）就属于非联合型学习。例如，一种单调的声音持续存在，就不再引起人们产生探究反射，通过习惯化使人们能避免对许多无意义信息的应答；而创伤部位即使一个轻微的刺激，如伤口被触摸一下也将引起明显的疼痛，通过敏感化则有助于人们避开伤害性刺激。

2. 联合型学习　需要两种刺激或一种行为与一种刺激之间在时间上很接近地重复发生，最后在脑内逐渐形成联系。人类的学习方式多数是联合型学习，如条件反射的建立和消退。条件反射是在非条件反射的基础上，在大脑皮质参与下建立起来的高级反射活动。

（1）经典条件反射：经典条件反射（classical conditioning）是在 20 世纪初由俄国生理学家巴甫洛夫首先发现的，也称为巴甫洛夫反射。给犬喂食会引起唾液分泌，这是非条件反射，食物是非条件刺激（unconditioned stimulus）；而给犬以铃声刺激则不会引起唾液分泌，因为铃声与进食无关，是无关刺激。但是，如果每次给犬喂食前都先出现铃声，然后再给食物，两者多次结合后，当单独给予铃声刺激，狗也会分泌唾液。此时，铃声已成为进食的信号，即由无关刺激转变为条件刺激（conditioned stimulus）。这种由条件刺激引起的反射性唾液分泌称为条件反射。

因此，条件反射的形成是条件刺激与非条件刺激在时间上反复多次结合、经过后天的学习建立起来的。这种无关刺激与非条件刺激反复结合的过程称为强化(reinforcement)。经典条件反射的建立使动物习得两个刺激之间的联系,即条件刺激的出现预示着非条件刺激即将出现。虽然在理论上任何无关刺激与非条件刺激反复结合,都可以形成条件反射。然而,实验表明,非条件刺激如不能激活奖赏系统或惩罚系统引起愉快或痛苦的情绪,条件反射将很难建立。上述经典条件反射建立后如不反复强化,形成的条件反射会逐渐减弱,甚至消失,这个过程称为条件反射的消退(extinction)。

(2) 操作式条件反射:操作式条件反射(operant conditioning)是受意志控制的更为复杂的条件反射,它要求人或动物必须完成某种动作或操作,并在此操作基础上建立条件反射。操作式条件反射的经典动物实验是先训练动物学会主动踩动杠杆而获取食物,然后以灯光作为条件刺激,要求动物在灯光信号出现后必须踩动杠杆才能得到食物,从而建立起条件反射。这类条件反射的特点是动物必须通过自己完成某种动作或操作才能得到强化,故称为操作式条件反射。

(二) 记忆的形式

记忆的分类有多种,根据记忆储存和提取方式可将记忆分为陈述性记忆和非陈述性记忆;根据记忆保留的时间长短可分为短时程记忆和长时程记忆。

1. 陈述性记忆和非陈述性记忆

(1) 陈述性记忆:陈述性记忆(declarative memory)是指与特定的时间、地点和任务有关的事实或事件的记忆。陈述性记忆与意识有关,能用语言表述出来,或作为影像形式保存在记忆中。日常所说的记忆,通常是指陈述性记忆。陈述性记忆的形成依赖于海马、内侧颞叶等脑区。陈述性记忆又可分为情景式记忆(episodic memory)和语义式记忆(semantic memory)。前者是对一件具体事物或一个场面的记忆;后者是对文字和语言等的记忆。

(2) 非陈述性记忆:非陈述性记忆(nondeclarative memory)是指对一系列规律性操作程序的记忆,是一种下意识的感知和反射,又称为反射性记忆。非陈述性记忆通过一系列行为动作来表达,与意识无关,也不涉及海马等脑区,不容易遗忘。例如,弹钢琴、做连贯的体操动作等技巧性操作完成依赖于非陈述性记忆。

陈述性和非陈述性记忆可同时参与学习记忆的过程,两种记忆可相互转化,如从开始学驾驶到熟练驾驶的过程,就是记忆由陈述性转化为非陈述性的过程。反过来,当人们作为某种操作过程的教练去指导别人学会某种技巧时,又可将非陈述性记忆转变为陈述性记忆。

2. 短时程记忆和长时程记忆

(1) 短时程记忆:短时程记忆(short-term memory)的特点是保存时间短,仅几秒到几分钟,容易受干扰,不稳定,记忆容量有限。短时程记忆可有多种表现形式,如对影像的视觉瞬间记忆称为影像记忆(iconic memory),对执行某些认知行为过程中的一种暂时的信息储存称为工作记忆(working memory)或操作记忆(operant memory),如在房间内搜寻遗失物品时的短暂记忆。

(2) 长时程记忆:长时程记忆(long-term memory)保留时间长,可持续几小时,几天或几年。有些记忆甚至可保持终生,称为永久记忆(remote memory)。长时程记忆的形成是在海马和其他脑区内对信息进行加工处理的动态过程。短时程记忆可向长时程记忆转化，促进转化的因素是反复运用和强化。

（三）人类的记忆过程和遗忘

1. 人类的记忆过程　人类的记忆过程可以细分成4个阶段（图9－33），即感觉性记忆、第一级记忆、第二级记忆和第三级记忆。前两个阶段相当于短时程记忆，后两个阶段相当于长时程记忆。感觉性记忆是指由感觉系统获取的外界信息在脑内感觉区短暂储存的过程，一般不超过1 s。没有进行加工处理的记忆信息会很快消失。如果大脑将上述传入信息进行加工，把不连贯的、先后传入的信息进行整合，感觉记忆就进入第一级记忆。第一级记忆保留的时间仍很短暂，从数秒到数分钟。储存在感觉通路中的信息大部分会迅速消退，只有小部分信息经过反复运用和强化，得以在第一级记忆中循环而延长停留的时间，转入第二级记忆。在第二级记忆中，储存的信息可因先前的或后来的信息干扰而造成遗忘（lose of memory）。有些记忆，如自己的名字和每天都在操作的手艺等，通过长年累月的运用不易遗忘，这一类记忆储存在第三级记忆中，成为永久记忆。

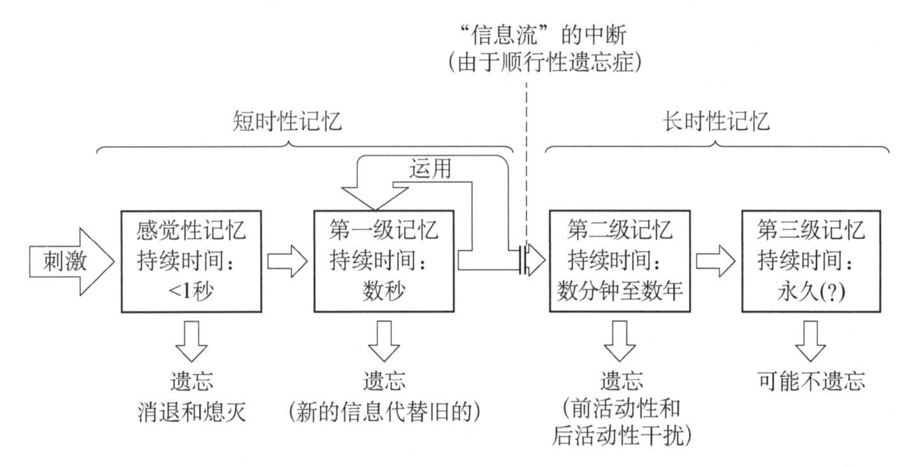

图9－33　从感觉性记忆至第三级记忆的信息流示意图

图示在每一级记忆内储存的持续时间以及遗忘的可能机制，只有一部分的储存材料能够到达最稳定的记忆之中，复习（运用）使得从第一级记忆转入第二级记忆更为容易

2. 遗忘　遗忘是指部分或完全失去记忆和再认的能力。大脑可通过感官系统接受来自外界的大量信息，但只有少量信息能被保留在记忆中，大部分都被遗忘了。遗忘并不意味记忆痕迹（memory trace）完全消失，因为复习已经遗忘的信息总比学习新的知识要容易得多。产生遗忘的主要原因是条件刺激久不强化而引起条件反射的消退；另一个原因是后来信息的干扰。临床上把由于脑疾患引起的记忆障碍称为遗忘症（amnesia），分为顺行性遗忘症（anterograde amnesia）和逆行性遗忘症（retrograde amnesia）两种。顺行性遗忘症指患者不能再形成新的记忆，而已形成的记忆不受影响，见于慢性酒精中毒患者。脑自然衰老最早出现的症状就是记忆功能减退，主要表现为新近记忆和短时记忆障碍，对学习新事物感到困难，但对早年经历的记忆却保持完好。海马和颞叶皮质损伤所引起的记忆功能的障碍也属

于此类。其发生机制与信息难以从第一级记忆转入第二级记忆有关。逆行性遗忘症指患者不能回忆发生记忆障碍之前一段时间的经历，但仍可形成新的记忆。一些非特异性脑疾患，如脑震荡、电击和麻醉等均可引起逆行性遗忘。其发生机制可能是第二级记忆发生紊乱，而第三级记忆则不受影响。

（四）学习和记忆的机制

1. 参与学习和记忆的脑区 迄今为止，有关学习记忆的机制仍不十分清楚，但众多证据表明，学习和记忆在脑内有一定的功能定位。例如，内侧颞叶（medial temporal lobe）对陈述性记忆的形成极为重要。纹状体参与某些操作技巧的学习，而小脑则参与运动技能的学习。前额叶协调短期记忆的形成，加工后的信息转移到海马，海马在长时记忆的形成中起十分重要的作用，海马受损则短时记忆不能转变为长时记忆。近年来由于正电子发射断层扫描（positron emission tomography，PET）和功能性磁共振成像（fonctional magnetic resonance imaging，fMRI）及其相关技术的应用，推动了与学习和记忆密切相关的功能性脑区的定位研究。目前已知中枢神经系统有多个脑区参与学习和记忆过程，包括大脑皮质联络区、海马及其邻近结构、杏仁核、丘脑及脑干网状结构等。

2. 突触的可塑性 各种感觉信息沿不同的途径传入中枢，引起学习和记忆相关脑区大量神经元同时活动。由于中枢神经元之间的环路联系，即使神经环路中的传入冲动已中断，但传出神经元的活动并不立刻消失，即出现神经元活动的后发放，这可能是感觉性记忆的基础。通过神经元之间形成的环路联系（如海马环路），可使传入信息在神经环路中循环，记忆从而可以保存较长的时间。突触可塑性是学习和记忆的生理学基础。突触结构（如新突触形成、已有突触体积变大等）和生理功能的改变（通道敏感性的变化、受体数目的变化等）都可以引起突触传递效能的改变。根据这一可塑性变化维持时间的长短，分为短时程改变和长时程改变。突触效能的短时程改变包括突触强度的易化（facilitation）和增强（augmentation），及突触强度的压抑（depression）等。这些改变都与突触活动时 Ca^{2+} 在突触前神经元胞体及末梢内积聚密不可分。长时程改变包括长时程增强（LTP）和长时程压抑（LTD）两种形式。在中枢神经系统的多个脑区，重复刺激能产生 LTP 或者 LTD。LTP 由突触后神经元内 Ca^{2+} 浓度升高所致。Ca^{2+} 浓度升高可启动胞内一系列第二信使反应，从而募集更多的 AMPA 受体进入突触后膜，并增加受体的敏感性。LTD 则由突触后 Ca^{2+} 浓度轻度增高而引起，最终使突触后 AMPA 受体数目减少和受体敏感性降低所致。突触前机制也参与 LTP 和 LTD。LTP 和 LTD 被认为是各种形式的学习和记忆形成的基础。

3. 脑内蛋白质和递质的合成 从神经生物化学的角度来看，较长时间的记忆可能与脑内蛋白质的合成有关。动物实验证明，在每次学习训练前或训练后的 5 min 内，给予阻断蛋白质合成的药物，则长时程记忆不能建立。如在训练完成 4 h 后给予这种干预，则不影响长时程记忆的形成。离体脑片实验表明，维持时间在 3 h 以上的长时程 LTP（L－LTP）依赖于蛋白质的合成。

4. 形态学改变 持久性记忆还可能与脑内新的突触联系的建立有关。在动物实验中观察到，生活在复杂环境中的大鼠大脑皮质比生活在简单环境中的大鼠要厚，这说明学习记忆活动多的大鼠，其大脑皮质发达，突触的联系也更多。

二、语言和其他认知功能

（一）优势半球和一侧优势

语言是人类相互交流思想和传递信息的工具。语言中枢所在的大脑半球称为优势半球(dominant hemisphere)。在人类，两侧大脑半球功能是不对称的，习惯使用右手的成年人，语言活动中枢主要在左侧大脑皮质。这种一侧优势(laterality of cerebral dominance)的现象仅见于人类，与人类习惯使用右手有关。一侧优势现象虽然与遗传有关，但主要是后天生活逐步形成的。人类的左侧优势在 10～12 岁起逐步建立，如果成年后左侧半球受损，很难在右侧皮质再建语言中枢。

通常，左侧大脑皮质在语言功能活动上占优势，右侧半球在非语词性的认知功能上占优势，如对空间辨认、深度知觉、触-压觉认识、图像视觉认识、音乐欣赏等。但是，这种优势是相对的，因为左侧半球也有一定的非语词性认知功能，而右侧半球也具有一定的简单的语词活动功能。

左侧大脑皮质的许多部位与语言功能相关。位于中央前回底部前方的 Broca 区与说话有关，位于颞上回后端的 Wernicke 区与听觉、视觉信息理解相关。这两个功能区之间通过弓状束联系。Broca 区能把来自 Wernicke 区的信息处理为相应发声形式，投射到运动皮质，引发唇、舌、喉的运动。图 9－34 显示当人们看到某一物体并说出该物体名称时，整个信号传递过程的顺序。Wernicke 区后方的角回可将阅读文字形式转变为 Wernicke 区所能接受的听

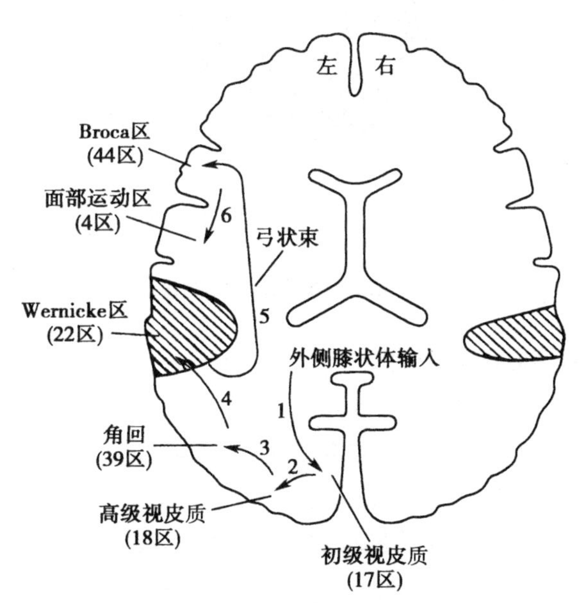

图 9－34　语言中枢传送和处理视觉传入信息的有关脑区和纤维联系示意图

当人们看见某一物体后到能说出其名称时，语言信息传送路径按图中 1→6 的顺序进行

觉文字形式。

（二）大脑皮质的语言中枢

人类左侧大脑皮质不同的语言功能区损伤后，可引起相应的语言功能障碍（图 9－35）。颞上回后部损伤可引起感觉失语症（sensory aphasia），患者能讲话、书写，也能看懂文字，但听不懂别人谈话，因而不能回答别人问题。事实上，患者能听到别人的发音，但是听不懂说话的含义。Broca 区的损伤可致运动失语症（motor aphasia），患者能看懂文字，能听懂别人的说话，但自己不会讲话，失去语词的组织搭配能力，不能用语词进行口头表达，但与发音有关的肌肉并不麻痹。角回受损的患者可产生失读症（alexia），患者看不懂文字，但视觉并无损害，其他语言功能活动仍健全。损伤额中回后部接近中央前回手部代表区的部位，患者能听懂别人的说话，能看懂文字，自己也会讲话，但不会书写；然而，手部的其他运动功能并无缺陷，这种情况称为失写症（agraphia）。损伤左侧颞叶后部或 Wernicke 区可引起流畅失语症（fluent aphasia），患者说话正常，但言不达意，言语中充满杂乱语和自创词，对别人的说话和文字的理解能力也有明显缺陷。还有一种流畅失语症，表现为患者对语言的输出和理解都正常，仅是对部分词不能很好地组织或想不起来，这种失语症称为传导性失语症（conduction aphasia）。

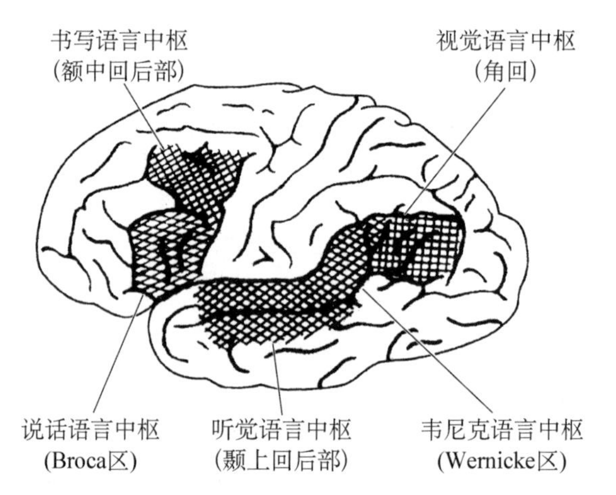

图 9－35　人类大脑皮质语言功能区域示意图

（三）大脑皮质的其他认知功能

大脑皮质除语言功能外，还有许多其他认知功能，如前额叶皮质参与短时程情景式记忆和情绪活动，颞叶联络皮质可能参与听、视觉的记忆，顶叶联络皮质则可能参与精细躯体感觉和空间深度感觉的学习。例如，右侧顶叶损伤的患者表现为穿衣失用症（apraxia），患者虽然没有肌肉麻痹，但穿衣困难。右侧大脑皮质顶叶、枕叶及颞叶结合部损伤的患者常分不清左右，穿衣困难，不能绘制图表。额顶部损伤的患者有计算能力缺陷，出现失算症（acalculia）。右侧颞中叶损伤引起患者视觉认知障碍，患者不能分辨他人面貌，有的甚至不认识镜子里自己的面部，只能根据语音来辨认熟人，称为面容失认症（prosopagnosia）。

（四）两侧大脑皮质功能的相关

人类的两侧大脑皮质在功能上出现互补性专门化的分化，但并不互相隔绝，而是能够互通信息，相互配合的，未经学习的一侧在一定程度上能获得另一侧皮质经过学习而获得的认知功能。例如，右手学会某种技巧动作后，左手虽未经训练，但在一定程度上也能完成该动作。人类大脑两半球之间的胼胝体联合纤维对完成感觉、视觉及双侧运动的协调功能起重要作用，通过联合纤维，一侧皮质的学习活动功能可传到另一侧皮质。

（王继江，黄　莺）

第十章　特殊感觉器官的功能

感觉(sensation)是生物体神经系统的基本功能之一(见第九章),对机体适应内、外环境变化,维持自稳态和个体生存极为重要。人体各种感觉并不一定都能被感知,如动脉血压、血浆渗透压和血液中某些生化指标(如 PO_2、PCO_2 和 H^+ 浓度)变化虽不能被感知,却能被体内相应的感受器感受,并通过反射来维持机体的自稳态。人们能感知的感觉有触-压觉、温度觉、痛觉、视觉、听觉、嗅觉和味觉等。这些感觉不仅为维持个体生命所必需,也是人类与外部世界发生联系,学习和认识世界的必由之路。能被感知的感觉具有生理和心理学的双重属性,因而其产生机制十分复杂。躯体感觉和内脏感觉已在第九章中描述,本章仅介绍眼、耳、鼻、舌等特殊感觉器官的感觉功能。

第一节　感觉生理概述

一、 感觉器官、感受器及其构成

感觉器官(sense organ)是机体专门用于感受某种特殊类型感觉刺激(如声或光等)的器官,是在生物体的漫长进化过程中逐渐形成的。感觉器官由感受器及其一些附属结构所组成。感受器(sensory receptor; receptor)是指一些专门感受体内、外环境变化的结构或装置。它们属于神经组织,其构成多种多样:有的是游离神经末梢,如痛觉感受器和温度觉感受器;有的是在神经末梢外包绕一些结缔组织被膜,如皮肤内的环层小体和骨骼肌中的肌梭等;有的是在结构和功能上都高度分化的感受细胞,如视网膜中的感光细胞、耳蜗和前庭器官中的毛细胞等。感觉器官中的附属结构一般为非神经组织,如构成眼折光系统的结构和眼外肌、外耳和中耳传音装置等结构。由于人和高等动物的眼、耳、鼻、舌等感觉器官都分布在头部,通常将它们称为特殊感觉器官。

二、 感受器分类

感受器并不一定存在于感觉器官中,实际上独立存在的感受器,其种类和数量都远胜于存在于感觉器官中的感受器。感受器的分类方法有多种。根据接受刺激来源的不同,可将感受器分为外感受器和内感受器,前者有视觉、听觉、触-压觉、温度觉感受器等,后者则包括本体感受器、内脏感受器等。根据接受刺激性质的不同,可将感受器分为光感受器、机械感受器、温度感受器、化学感受器等。但是,以上分类存在交叉覆盖而显现其缺陷,如痛觉感受器既可归属外感受器,又可纳入内感受器;痛觉感受器既可被机械性刺激兴奋,也可由化学性刺激、高温或低温刺激激活；机械性感受器可涵盖听、牵拉、触-压、渗透压等多种感受器。目前常用的分类法是结合刺激源和引起的感觉类型来分类，如触-压觉、温度觉、痛觉（伤害性）、视觉、听觉、嗅觉、味觉感受器等。

三、感受器的一般生理特性

（一）感受器的适宜刺激

一种感受器通常只对某一种形式的刺激最敏感，这种特定的刺激形式就称为该感受器的适宜刺激（adequate stimulus）。例如，可见光是视网膜中感光细胞的适宜刺激，声波是耳蜗毛细胞的适宜刺激等。感受器也能感受非适宜刺激，如压迫眼球也能产生光感，但所需的刺激强度要比适宜刺激强得多，且不能形成明晰的视觉形象。换言之，适宜刺激在引起相应的感受器兴奋时，所需的阈值最低。因此，当适宜刺激处于低强度时，其他感觉类型的感受器尚未被激活，而那种对之最敏感的感受器却已兴奋而产生特定类型的感觉。这就是后文将要阐述的感受器对特定感觉类型的编码机制之一。

（二）感受器的换能作用

感受器在接受刺激时能将各种形式的刺激能量转换为相应的传入神经纤维上的动作电位，这称为感受器的换能作用（transducer function）。在换能过程中，刺激能量一般不直接转变为神经冲动，而是先在传入神经末梢或感受细胞产生一种过渡性的电位变化，即感受器电位（receptor potential）。感受器电位通常是由跨膜离子电流引起的膜去极化，但也可以是膜超极化，如视杆细胞感受器电位。介导感受器电位产生的膜蛋白主要有 G 蛋白耦联受体、瞬时受体电位（transient receptor potential，TRP）通道和机械门控通道等（见后文）。

有些感受细胞（如毛细胞）产生的感受器电位以电紧张的形式传至其突触部，引起递质释放，使初级传入神经末梢膜电位发生变化，这种电位变化也是过渡性的，称为发生器电位（generator potential）。发生器电位和感受器电位一般不予严格区分，因为它们在本质上都属于局部电位，其意义在于可通过改变其幅度、频率和持续时间等参数，真实地反映和转换外界刺激信号所携带的信息。

感受器电位和发生器电位的产生并不意味着感受器功能的完成，只有当它们引发传入神经纤维上的动作电位时，才标志着这一感受器或感觉器官功能的完成。首先发生动作电位的部位通常是在感觉神经纤维的第一个郎飞结（如痛觉等）或轴突始段（如嗅觉等）。

（三）感受器的编码功能

感受器在将刺激能量转变为神经纤维上的动作电位时，不仅改变了能量形式，而且把刺激所含的全部信息也转移到了动作电位的序列之中，使之成为一种能被神经系统识别的传入信号，这就是感受器的编码（encoding）功能。在刺激所含的全部信息中，最基本的信息是刺激的类型、部位、强度和持续时间。

感受器对刺激类型的编码与感受器的适宜刺激有关。对特定的感受器来说，由于其适宜刺激的阈值最低，因而在适宜刺激下，它们总比其他感觉类型的感受器更容易兴奋，如视觉感受器在可见光刺激时最易兴奋。其他感受器也同样如此。可见，感受器对刺激类型的编码决定于专门接受某种类型刺激的感受器类别。

关于感受器如何对刺激部位进行编码的认识，需引入感觉单位和感受野的概念。感觉单位(sensory unit)是指一个感觉神经周围突及其所有末梢分支；一个感觉单位的所有末梢分支所分布的空间范围即为其感受野(receptive field)。凡发生于此空间范围内的适宜刺激只要达到阈值，便能引起此感觉单位兴奋，产生相应的传入冲动。若在皮肤上适当部位给予适宜刺激，并在相应感觉神经周围突上记录放电，可绘制出触觉、温度觉和痛觉感受野的分布情况，并能发现感受野的大小有很大差异(图 10－1)。这对感觉系统准确判断刺激发生部位和产生不同精细程度的感觉分辨率具有重要意义。另外，一个感觉单位的感受野通常与其他感觉单位的感受野之间有重叠或呈犬齿交错状，这在感受器对强度的编码中具有重要意义(见下文)。

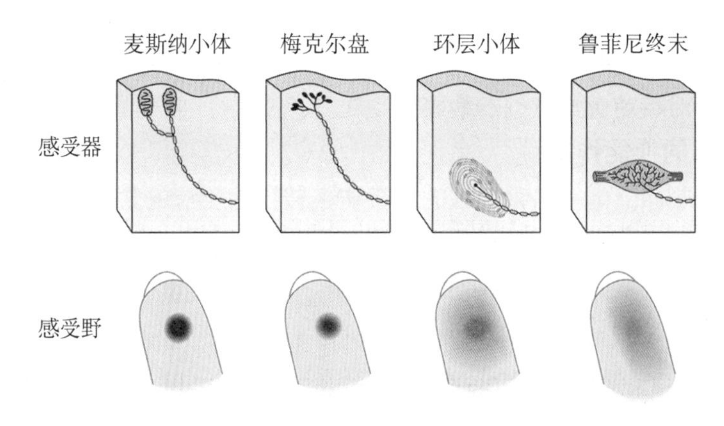

图 10－1　人指腹皮肤内不同触-压觉感受器具有大小不同的感受野示意图

感受器对刺激强度的编码主要反映在感受器电位的幅度上。在一定范围内，刺激强度越强，感受器电位幅度越大，传入神经纤维上的动作电位频率也越高(图 10－2)。

另一方面，较弱的刺激通常仅能激活阈值较低的感受器，随着刺激强度的增大可激活阈值较高的感受器。弱刺激时被激活的感受器仅为这同一感受野中的一部分，所以随着刺激强度的增大，可使同一感受野中更多的感受器参与反应。另外，由于感受野之间呈重叠或犬齿交错状，加大刺激时往往能使相邻的感受野也受到刺激而有更多的感受野被募集其中，通过这种方式，将有更多的传入通路被激活。

刺激的持续时间也是刺激的重要信息之一。如果感受器的适应(见后文)发生较慢或基本不发生，传入神经纤维上的冲动发放总量也随感受器电位的持续存在而增加(图 10－2)。

(四) 感受器的适应

当某一恒强刺激持续作用于感觉器时，相应的传入神经纤维上的冲动发放频率将逐渐降低，产生的感觉也逐渐减弱或消失，这一现象称为感受器的适应(adaptation)。适应的程度在不同的感受器之间存在很大差异。通常可将感受器分为快适应感受器和慢适应感受器两类。快适应感受器的典型代表是环层小体，当它受刺激时，仅在刺激开始后很短的一段时间内有传入冲动发放，以后尽管刺激继续存在，传入冲动频率便很快降到零。慢适应感受器有

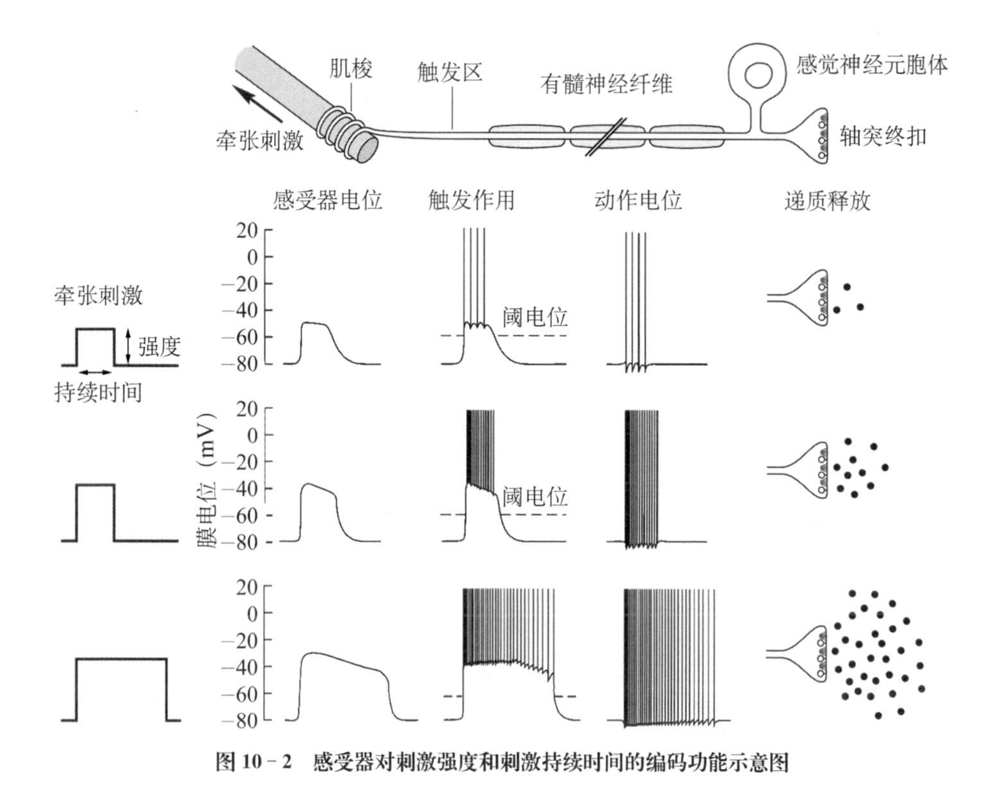

图 10－2　感受器对刺激强度和刺激持续时间的编码功能示意图

肌梭、动脉压力感受器等，它们处于持续感受刺激的状态下；人为给予刺激时，一般仅在刺激开始后不久出现冲动频率的轻微下降，但在以后较长的时间内将维持于这一水平，直至刺激撤除为止。这两类感受器各有其生理意义：快适应感受器适合于传递快速变化的信息，有利于机体摆脱一些无意义信息的干扰，转而接受新异刺激；慢适应感受器则适合于长期监测机体的某些功能活动状态，如机体持续感受姿势、血压等变化，有利于机体随时调整有关功能活动。痛觉是机体对伤害性刺激的一种警戒信号，所以痛觉感受器几乎不存在适应，其意义在于保护机体免受各种伤害性刺激。

须指出的是，适应并非疲劳，因为感受器对某一刺激产生适应后，如果改变同种刺激的强度，其传入冲动频率又可发生变化。

四、 感觉通路中的信息编码和处理

感觉系统的感觉编码不仅发生在感受器水平，也发生在感觉通路中。当刺激某一特定感觉通路时，不管该通路的活动如何引起，或由该通路的哪一部分所产生，所引起的感觉类型都与该通路相连的感受器在生理情况下兴奋所引起的感觉类型一致，即感觉的类型决定于接受刺激的感受器、传入冲动所经过的专用通路和它最终到达的大脑皮质的特定部位。这一原理称为特异神经能量定律(law of specific nerve energy)。

感觉通路中也有感受野，它是指由所有能影响某中枢感觉神经元活动的传入通路所组成的空间范围。不同感觉神经元的感受野大小不等。相邻感受野之间也呈重叠或犬齿交错状。

感觉通路也参与对刺激强度的编码。由于感觉通路中的感受野之间也呈重叠或犬齿交错状，因而当刺激强度增加时，将有更多的传入通路被激活，如在听神经，当某一频率的声压增大时，不仅听神经单根纤维动作电位频率增加，而且有更多的听神经纤维兴奋，共同向听中枢传递这一声频的信息，使感觉得到增强(见本章第三节)。

此外，在许多动物的感觉通路中普遍存在辐散式联系。一个局部刺激常可激活多个神经元，处于中心区的投射纤维直接兴奋下一个神经元，而处于周边区的投射纤维则通过抑制性中间神经元而抑制其后续神经元。这样，与来自刺激中心区感觉神经元的信息相比，来自刺激周边区的信息则是抑制的。这种现象称为侧向抑制(lateral inhibition)(图 10-3)。侧向抑制能加大刺激中心区和周边区之间的差距，增强感觉系统的分辨能力。它也是空间(两点)辨别的基础。

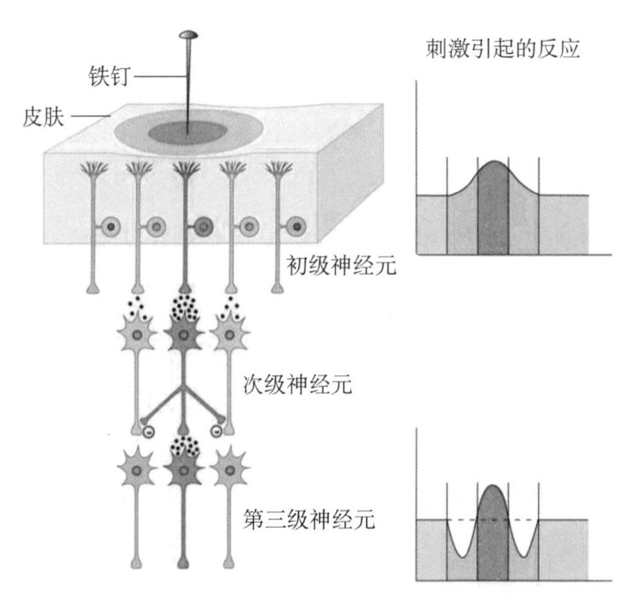

图 10-3　侧向抑制示意图

第二节　眼的视觉功能

眼是引起视觉的外周感觉器官。人眼的基本结构如图 10-4 所示。人眼的适宜刺激是可见光，即波长为 370～740 nm 的电磁波。外界光线经眼的折光系统折射后可清晰地成像于视网膜上，视网膜中的感光换能系统能将视网膜像所含的视觉信息转变为视神经纤维上的冲动传向视觉中枢，经视觉中枢的分析和处理后，最终形成视觉形象。据估计，在人脑获得的全部信息中，70%以上来自视觉。

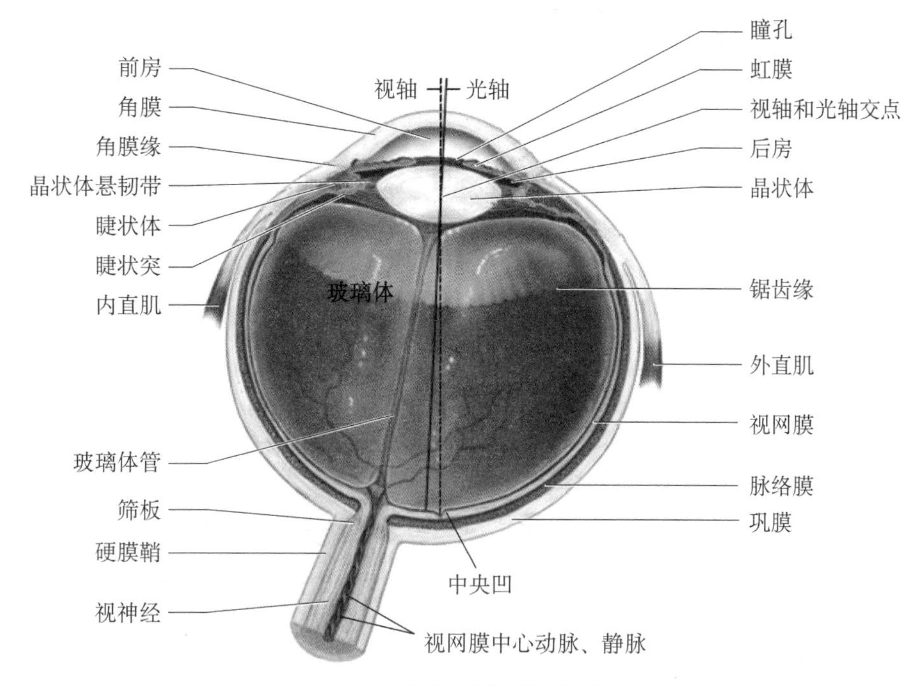

图 10－4　人右眼的水平切面示意图

一、眼的折光成像功能

（一）眼的折光系统及其光学特性

按照光学原理，当光线从某一折光体进入另一折射率与之不同的折光体时，将在两折光体的界面发生折射，折射的程度决定于界面后对界面前两种不同折光体的折射率之比和界面的曲率。人眼的折光系统是一个复杂的光学系统。入眼光线须通过角膜、房水、晶状体和玻璃体多个折射率不同的折光体，并经过各折光体（主要是角膜和晶状体）的前、后表面多个曲率不等的界面（折射面），才能在视网膜上形成物像。由于角膜的折射率明显高于空气的折射率，而眼内多种折光体间的折射率和各界面间的曲率则相差不大，故入眼光线的折射主要发生于角膜前表面。

（二）简化眼

按几何光学原理进行计算表明，正常成年人的眼在安静而不进行调节时，其折光系统后主焦点恰好位于视网膜上。但由于眼的折光系统十分复杂，计算十分不便。因此，有人设计出一种与正常眼折光系统等效的简单模型，称为简化眼（reduced eye）。这一模型中的眼球为一前后径 20 mm 的单球面折光体，折光指数为 1.333，外界光线只在由空气进入球形界面时折射一次，折射面的曲率半径为 5 mm，即节点在球面后方 5 mm 的位置，后主焦点恰好位于此折光体的后极（图 10－5）。利用简化眼可方便地计算出视网膜物像的大小。

（三）近反射

当人们视远物（6 m 以外）时，物体发出的光线可被认为是平行光线。平行光线对正常人

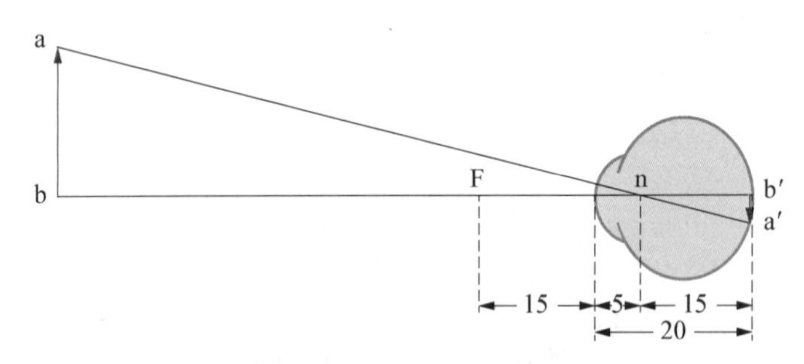

图 10－5 简化眼及其成像原理示意图

F：前主焦点；n：节点，数字表示长度(mm)

眼来说，不需进行任何调节便能清晰地成像于视网膜上。人眼不作任何调节时所能看清的最远物体所在之处称为远点(far point)。从理论上讲，远点可在无限远处。但是，人眼并不能看清任意远处的物体，这是因为物体太远时视网膜像将变小或因光线在空间及眼内传播时被散射或吸收而变弱，将不足以兴奋感光细胞而产生视觉。当视近物(6 m 以内)时，入眼光线呈辐散状，经折射后物像将落在视网膜之后，使视觉变模糊；而实际上视近物时，人眼会发生一系列调节，仍能使物像清晰地成于视网膜上，这一调节称为眼的近反射(near reflex)，包括晶状体变凸、瞳孔缩小和双眼球会聚，其中以晶状体变凸最为重要。

1. 晶状体变凸 晶状体为一富有弹性的双凸透镜样透明体，其周边由悬韧带将其与睫状体相连。当视远物时，睫状肌处于松弛状态，此时悬韧带保持一定的紧张度，晶状体受悬韧带的牵引，其形状相对扁平；当视近物时，可反射性地引起睫状肌收缩，使连接于晶状体的悬韧带松弛，晶状体因其自身弹性而向前和向后凸出，以前凸更显著(图 10－6)。反射过程为：当模糊的视觉信息传到视皮质后，后者发出下行冲动经皮质脑干束到达中脑正中核，继而传至动眼神经缩瞳核，再经动眼神经中的副交感节前纤维到达睫状神经节，最后经睫状神经到达睫状体，使其中的环行肌收缩，引起悬韧带放松，晶状体变凸。这样，眼的总折光能力

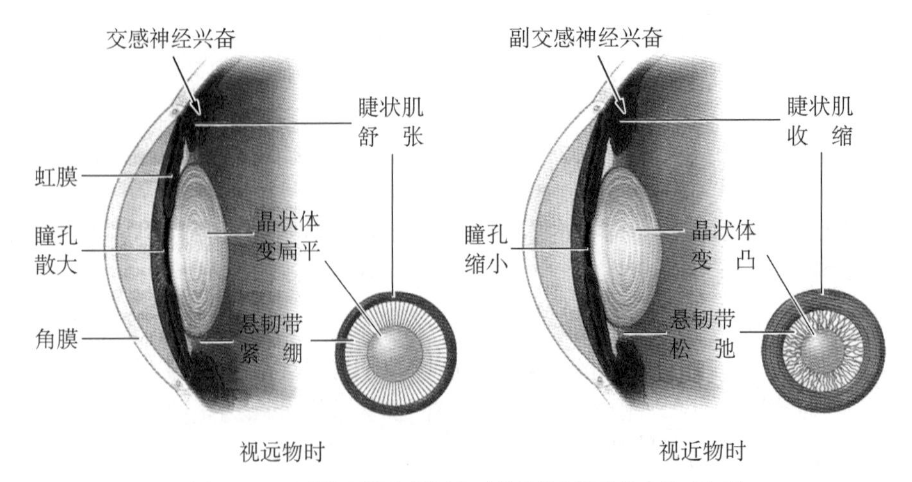

图 10－6 人眼视远物和视近物时晶状体和瞳孔的变化示意图

增大，使光线聚焦位置前移，物像能清晰地成于视网膜上。

晶状体的最大调节能力可用近点(near point)来表示，它是指眼作充分调节时眼所能看清楚的眼前最近物体所在之处。近点距眼越近，说明晶状体弹性越好，亦即眼的调节能力越强。晶状体弹性随年龄的增长而减弱，近点也因而变远。如人在10岁、20岁和60岁时的近点分别是8.8 cm、10.4 cm和83.3 cm。老年人因晶状体弹性减退，眼的调节能力降低，使近点变远，因而视近物困难，但视远物不受影响，这种现象称为老视(presbyopia)。老视眼视近物时可戴适度的凸透镜进行补偿。

2. 瞳孔缩小　在正常人，瞳孔直径可在1.5～8.0 mm之间变动。当视近物时，在晶状体变凸的同时，由缩瞳核发出的副交感纤维也到达虹膜环行肌，引起该肌收缩，使瞳孔缩小(图10-6)，这一反射称为瞳孔近反射(pupillary near reflex)或瞳孔调节反射(pupillary accommodation reflex)，其意义在于减少球面像差和色像差，使视网膜像的边缘部分变清晰。

3. 双眼球会聚　当双眼注视某一近物或被视物向眼移动时，在晶状体变凸和瞳孔缩小的同时，传出冲动到达双侧动眼神经核，经动眼神经使双眼内直肌收缩，引起双眼视轴向鼻侧聚拢，这一现象称为双眼球会聚(double eye convergence)或辐辏反射(convergence reflex)，其生理意义是使物像成于双眼视网膜的对称点上，产生单一视觉，而不发生复视(见后文)。

(四) 瞳孔对光反射

瞳孔除在视近物时缩小外，其大小主要受入眼光量的影响，瞳孔在强光下缩小，而在弱光下散大。瞳孔大小随入眼光量的改变而改变的现象称为瞳孔对光反射(pupillary light reflex)。瞳孔对光反射与视近物无关，其生理意义在于调节入眼光量，使视网膜不至于因光线过强而受损，也不至于因光线过弱而影响视觉。

瞳孔对光反射的效应是双侧性的，光照一侧瞳孔，除被照射的瞳孔缩小外，双侧瞳孔都同样缩小，称为互感性对光反射(consensual light reflex)。瞳孔对光反射的过程是：强光照射视网膜时产生的神经冲动经视神经传到中脑的顶盖前区，换元后到达双侧动眼神经缩瞳核，再沿动眼神经中的副交感纤维传出，使虹膜环行肌收缩，瞳孔缩小。这一通路位于瞳孔近反射通路的背侧，故临床上可见上述两个反射分离的现象。由于瞳孔对光反射的中枢位于中脑，临床上常检查这一反射以判断麻醉深度及病情危重程度等。

(五) 眼的折光异常

人眼的折光系统在未进行调节的情况下，可使平行光线聚焦于视网膜上，因而可看清远物；当视近物时，只要物距不小于近点离眼之距，经调节后的眼也能在视网膜上形成清晰的物像，这种眼称为正视眼(emmetropia)(图10-7A)。若由于眼的折光能力异常或眼球的形态异常，使平行光线不能聚焦于安静未调节眼的视网膜上，则称为非正视眼(ametropia)或屈光不正(error of refraction)。非正视眼包括近视、远视和散光。

1. 近视　由于眼球前后径过长或折光系统的折光能力过强，使平行光线入眼后聚焦于视网膜之前，造成视觉模糊，这种屈光不正称为近视(myopia)。前者为轴性近视，较常见；后者乃屈光性近视。近视眼视远物模糊，而视近物则不需调节或只需稍作调节，便能使光线聚焦于视网膜上。近视眼的远点和近点都较正视眼为近。纠正近视的方法是佩戴适度的凹透镜，使入眼光线适度辐散，以利于聚焦位置后移到视网膜上（图 10－7B）。

2. 远视 由于眼球前后径过短或折光系统的折光能力过弱，以至于主焦点位置落在视网膜之后，造成视觉模糊，这种屈光不正称为远视（hypermetropia）。前者为轴性远视，较常见；后者乃屈光性远视。由于远视眼视远物时就需要调节，视近物时则需作更大程度的调节，因此容易发生调节疲劳，尤其是近距离作业或长时间阅读可因调节疲劳而引起头痛。远视眼的近点比正视眼远。纠正远视的方法是佩戴适度的凸透镜，使入眼光线适度会聚，以利于聚焦位置前移而成像于视网膜上（图 10－7C）。

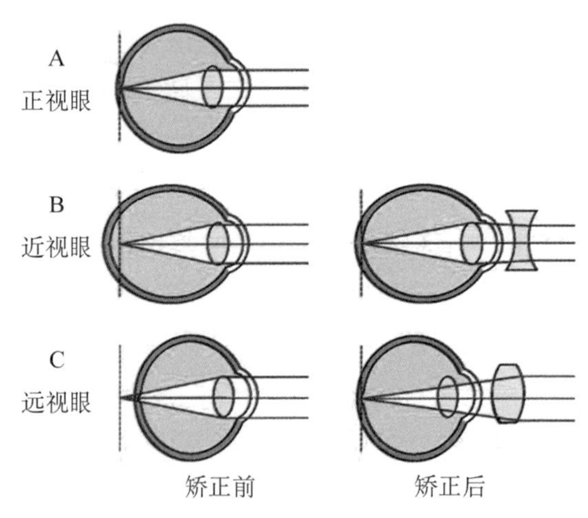

图 10－7 近视和远视的成因及其矫正示意图

3. 散光 有两种不同的散光（astigmatism），规则散光和不规则散光。一般所说的散光是指前者，其主要原因是角膜表面各经线的曲率不等。正视眼的角膜表面呈正球面，即球面各经线的曲率相等，因而平行光线经折射后能聚焦于同一焦平面，即视网膜上。然而在散光眼，由于各经线方向的折光能力不等，入眼光线经角膜表面折射后，入眼光线不能聚焦于同一焦面上（图 10－8），即聚焦位置有的在视网膜之前，有的在视网膜之后，也有的恰好位于视网膜上，因而视物不清。规则散光也偶见由晶状体表面各经线曲率不等而引起。规则散光可佩戴合适的柱面镜予以矫正。不规则散光是由角膜外伤、炎症或溃疡等造成其折射面凹凸不平所致，因而很难矫正。

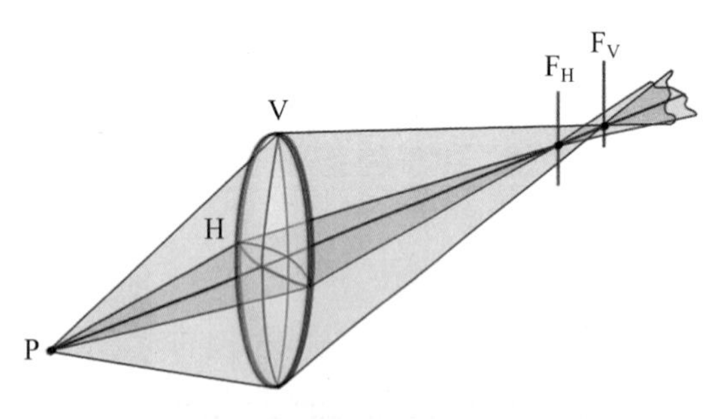

图 10－8 规则散光的形成原理示意图

P：被视物体；V：角膜垂直方向经线；H：角膜水平方向经线；F_H 和 F_V：物像聚焦的不同位置

（六）房水与眼内压

房水（aqueous humor）充盈于眼球前、后房中，清澈透明，含少量蛋白质，具有营养角膜和晶状体等结构的作用。房水由睫状体脉络膜丛的血浆渗透和非色素上皮细胞的分泌而成。它从后房经瞳孔进入前房，在前房角经小梁网间隙、许氏管入巩膜静脉窦回血，形成房水循环。房水的生成与回流保持动态平衡，从而维持一定的眼内压(intra-ocular pressure, IOP)。若眼球被刺破，房水将流失，于是眼内压下降，眼球变形，角膜曲率改变，视力将受影响。房水循环障碍时，如房水回流受阻可使眼内压升高。眼内压的病理性升高称为青光眼(glaucoma)。青光眼除引起眼的折光异常外，还可引起头痛、恶心等全身症状，严重时可导致角膜、晶状体和虹膜等的代谢障碍，造成角膜混浊，视力丧失。

二、视网膜的感光换能作用

视网膜中存在感光换能系统，这是视网膜具有感光换能功能的解剖学基础；而对感光细胞产生刺激的因素则为外界物体的光线通过眼的折光系统在视网膜上形成的物像。视网膜中的感光换能系统除能将光刺激的能量形式转换为生物电外，还能对这些电信号(视觉信息)进行初步的加工处理，然后通过视神经传入视觉中枢。

(一) 视网膜的功能结构特点

视网膜是眼球壁最内层锯齿缘之后的部分，仅 0.1～0.5 mm 厚，但结构非常复杂。视网膜由色素上皮层和神经层组成，这两层结构若在病理情况下相互分离，称为视网膜脱离(retinal detachment)，若脱离发生在黄斑区，视力将极度受损。

1. 色素上皮层　位于视网膜的最外层，与脉络膜紧紧相贴。色素上皮细胞不属于神经组织，细胞内含有黑色素颗粒，具有遮光作用；色素细胞还能在强光下伸出伪足，包被各感光细胞外段以免相互干扰，当光线变弱时伪足缩回，有助于感光细胞充分接受光刺激。由于色素细胞接受来自脉络膜一侧的血液供应，因而对与之相邻的感光细胞有营养作用。此外，色素细胞还能吞噬感光细胞外段脱落的膜盘和代谢产物。许多视网膜疾病都与色素上皮层功能失调有关。

2. 神经层　在人和多数哺乳动物，感光细胞分为视杆细胞(rod cell)和视锥细胞(cone cell)两种(图 10－9)。它们位于色素上皮层内侧，在形态上均可分为外段、内段和终足 3 个部分；外段是视色素集中的部位，在感光换能中起重要作用。两种感光细胞的主要区别是其外段的形态不同，前者呈圆杆状，后者呈圆锥状；此外，外段中所含的视色素也不同。

视网膜中的视觉通路是由感光细胞、双极细胞和神经节细胞依次连接而组成的。除此纵向联系外，视网膜中还存在横向联系，如水平细胞在感光细胞层和双极细胞层之间有横向联系，无长突细胞则在双极细胞层和神经节细胞层之间有横向联系(图 10－10)。

神经节细胞的轴突在视网膜表面聚集成束，并在中央凹鼻侧约 3 mm 处穿过视网膜和眼球后壁，形成视神经；神经节细胞轴突穿过视网膜的部位称为视神经乳头。此处视网膜上无感光细胞，落于此处的光线不能被感知，故称为生理盲点或马里奥特盲点(blind spot of Marriotte)。然而，人们通常用双眼视物，一侧视野中的盲点可被对侧视野补偿，故人们觉察不到自己的视野中存在盲区。

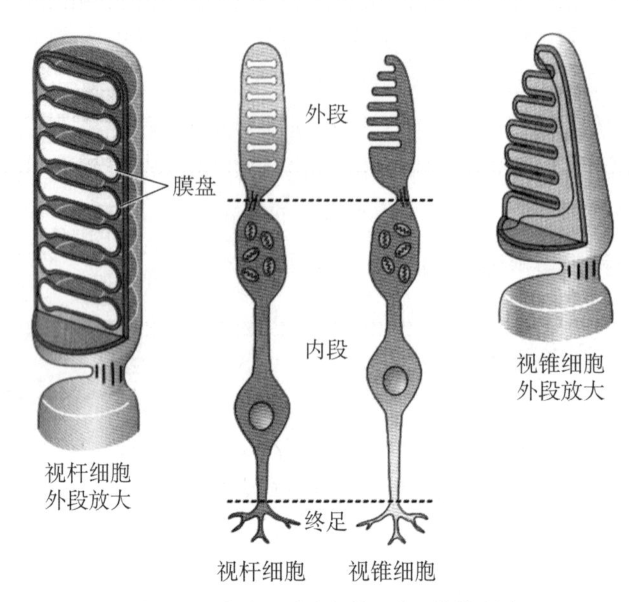

图 10-9　视杆细胞和视锥细胞结构模式图

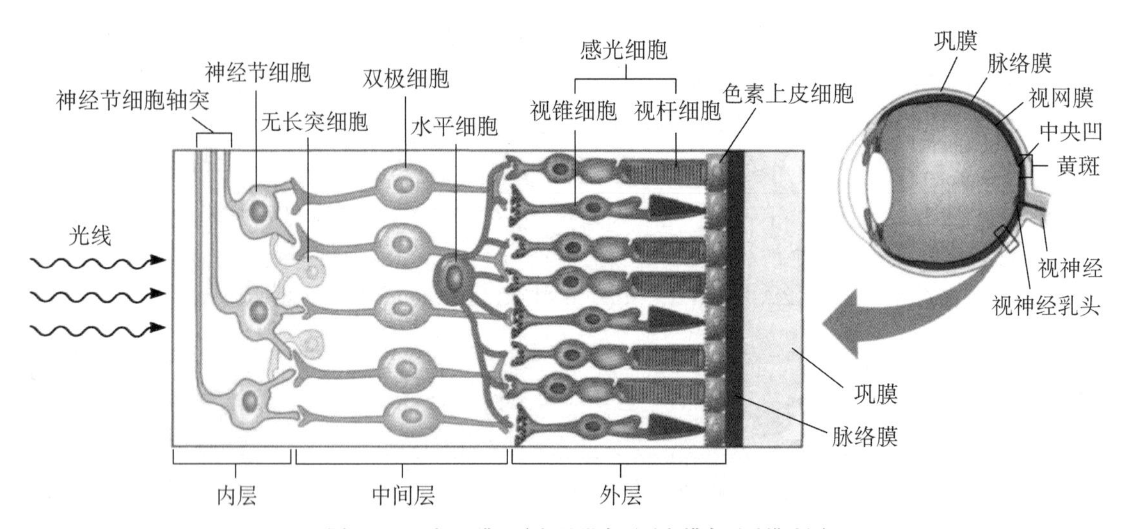

图 10-10　视网膜细胞间的纵向联系和横向联系模式图

（二）视网膜感光换能系统

视网膜中存在两种不同的感光换能系统，即视杆系统（rod system）和视锥系统（cone system）。它们分别由视杆细胞和视锥细胞依次连接双极细胞及视神经节细胞而组成。

视杆细胞和视锥细胞在视网膜中的分布是不均匀的。视杆细胞在中央凹外与视轴成10°～20°夹角的范围内数量最多，向周边区便渐趋减少，而在中央凹内则无视杆细胞；视锥细胞高度集中于中央凹处，其数量在与视轴成10°夹角的范围内便迅速减少，而在周边区则接近零（图10-11）。在这两种感光换能系统中，感光细胞、双极细胞和神经节细胞之间的联系都有一定程度的会聚。视杆系统的会聚程度较高；而视锥系统的会聚程度较低，在中央凹处甚至可见视锥细胞、双极细胞和神经节细胞之间1∶1∶1的单线式联系。因此，视杆系统对光的敏感度较高而对被视物的分辨力较低；视锥系统对光的敏感度较低而对被视物的分辨力较高。还有，这两种感光细胞外段中所含视色素不同，视杆细胞仅含一种视色素，即视紫红质；而视锥细胞含3种不同的视色素。这是前者不能产生色觉而后者可产生色觉的物质基础。因此，视杆系统专司晚光觉或暗视觉(scotopic vision)，该系统又可称晚光觉系统或暗视觉系统；视锥系统则专司昼光觉或明视觉(photopic vision)，该系统又可称昼光觉系统或明视觉系统。以夜间活动为主的动物，如鼠和猫头鹰等，其视网膜中以视杆细胞为主；以白昼活动为主的动物，如鸡和鸽等，其视网膜中则几乎全是视锥细胞。

视杆系统和视锥系统的结构和功能特征比较见表10-1。

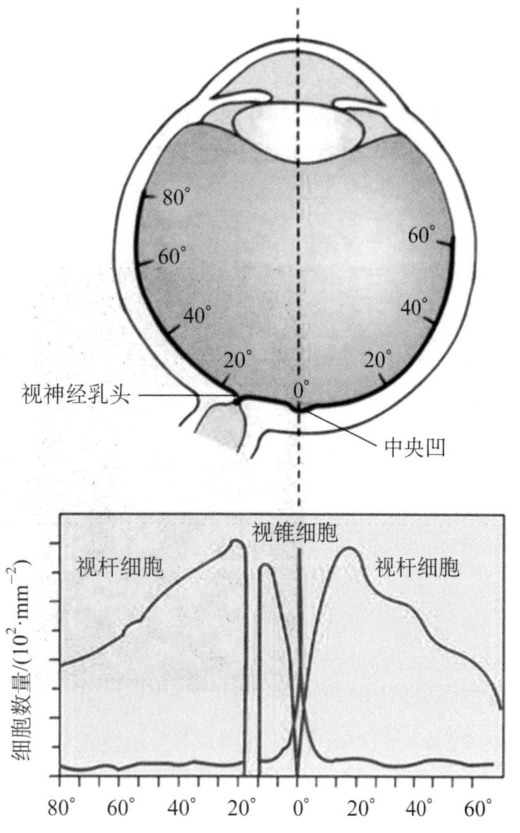

图10-11　视网膜中视杆细胞和视锥细胞的空间分布示意图

表10-1　视杆系统和视锥系统的结构和功能特点比较

	视杆系统	视锥系统
感光细胞数量	多(单眼1.2×10^8个)	少(单眼6×10^6个)
感光细胞分布	周边区(与视轴夹角10°～20°范围内最多)	集中于中央凹
感光细胞外段形状	长，呈圆杆状	短，呈圆锥状
细胞间联系	会聚程度高(总体：105∶1)	会聚程度低(可呈单线式联系)
视色素量	较多	较少
视色素种类	仅1种(视紫红质)	有3种(分别对红、绿、蓝色敏感)
司职	晚光觉或暗视觉	昼光觉或明视觉
对光敏感度	高	低
对被视物的分辨力	低	高
色觉	无	有

（三）视网膜感光换能的机制

视网膜感光细胞是的光感受器，目前对视杆细胞的感光换能机制已有较多了解，而对视锥细胞却还了解甚少，以下主要介绍视杆细胞的感光换能机制。

1. 视紫红质的光化学反应　细胞超微结构显示，视杆细胞外段中胞质很少，绝大部分空间被重叠成层且排列整齐的膜盘(membranous disk)所占据(见图10-9)。一个视杆细胞外段含上千个视盘，它们具有一般细胞膜脂质双分子层结构。膜盘膜中镶嵌着称为视紫红质(rhodopsin)的视色素，每个视盘中约含100万个视紫红质分子，各由一分子生色基团视黄醛(retinal)和一分子视蛋白(opsin)结合而成。视蛋白为一个7次跨膜大分子，相对分子质量约为27 000，在本质上属于G蛋白耦联受体(图10－12)。视紫红质在光的作用下可发生光化学反应(photoreaction)。

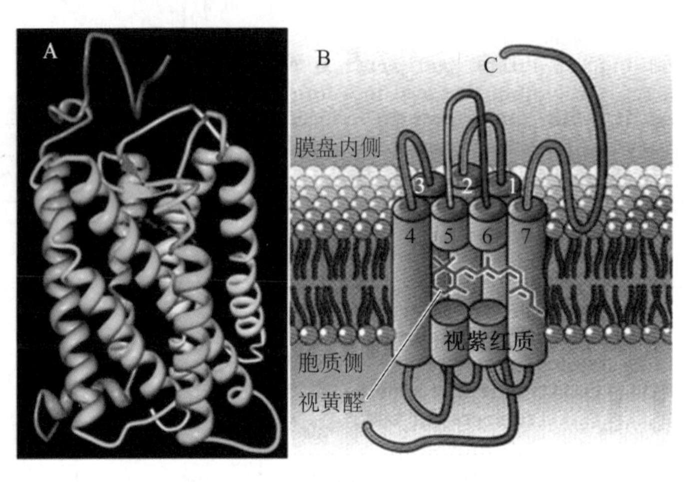

图10－12　视紫红质分子示意图

A. 牛的视紫红质分子模式图，红色部分是视黄醛；B. 镶嵌于膜盘膜中的视紫红质分子示意图

视紫红质在光照时迅速分解为视蛋白和视黄醛，这是一个多阶段反应。视黄醛分子在光照作用下由11－顺式视黄醛转变为全反式视黄醛。视黄醛分子的这一光异构改变致使它与视蛋白分子之间的结构关系不再贴切而相互分离。在这一过程中，视紫红质失去颜色，称为漂白(bleaching)。视蛋白分子的变构可经过较复杂的信号转导系统的活动，诱发视杆细胞出现感受器电位(见后文)。

视紫红质的光化学反应是可逆的。视紫红质在亮处可分解，而在暗处又可再合成，其反应平衡点决定于光照强度。视紫红质的再合成由全反式视黄醛在异构酶的催化下变为11－顺式视黄醛而启动。这种异构酶存在于色素上皮细胞中，故全反式视黄醛必须从视杆细胞中释放出来，被色素上皮细胞摄取并完成异构，生成的11－顺式视黄醛再返回视杆细胞与视蛋白结合成视紫红质(图10－13)。此外，全反式视黄醛可先还原为全反式视黄醇(维生素A的一种形式)，然后在异构酶的作用下变构为11－顺式视黄醇，再氧化为11－顺式视黄醛，最后与视蛋白结合成视紫红质。合成视紫红质所需的11－顺式视黄醛也可来自储存在色素上皮细胞中的维生素A，即全反式视黄醇。在正常情况下，维生素A可被用于视紫红质的合成与补充，但此合成过程较慢，并非视紫红质再合成的即时途径。另外，视网膜中过多的视黄醇也可逆转为维生素A，这对视网膜适应不同强度的光照射特别重要。人在暗处视物时，实际上视紫红质既有分解又有合成，且合成大于分解，使视网膜中含视紫红质数量较多，从而使视网膜对弱光较敏感，这是人在暗处能不断视物的基础。相反，人在强光照射下，视紫红质的分解大于合成，视杆细胞几乎不能感受光刺激，此时人的视觉依靠视锥系统来完成。视锥系统在弱光下不足以被激活，而在强光下视杆细胞中的视紫红质多被分解，视锥系统便取而代之成为强光刺激的感受系统。在视紫红质分解和再合成过程中，总有部分视黄醛被消耗，这需要由食物中的维生素 A 来补充。从食物中吸收的维生素 A 有相当部分储存于肝内。如果长期维生素 A 摄入不足，将影响人的暗视觉，引起夜盲症(nyctalopia)。

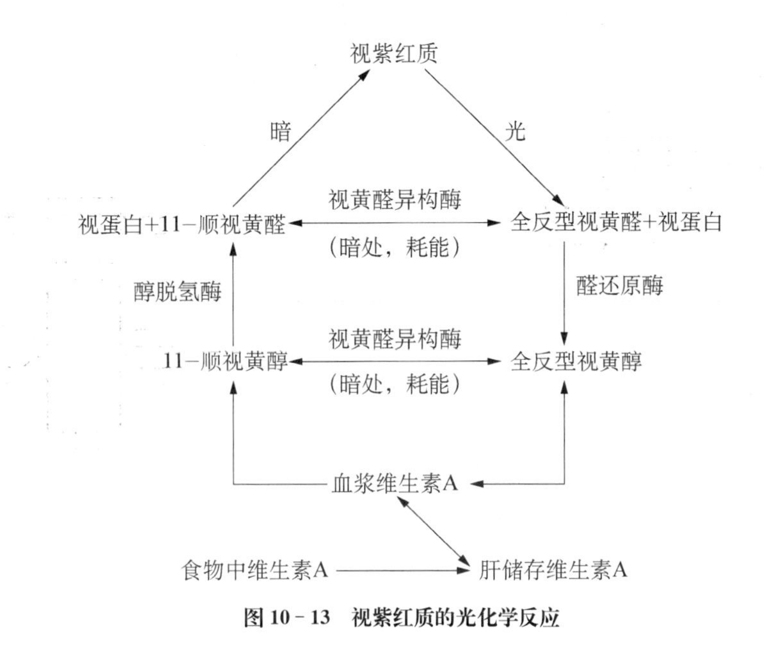

图 10-13　视紫红质的光化学反应

2. 视杆细胞感受器电位的产生　在完全无光的暗环境中，视杆细胞的静息电位为 -30～-40 mV。静息电位较低的原因是外段膜中 cGMP 门控通道开放，引起 Na^+ 的持续内流。与此同时，内段膜中的非门控钾通道允许 K^+ 不断外流，于是形成回路电流，这个电流称为暗电流(dark current)(图 10-14)，也可将 Na^+ 通过 cGMP 门控通道内流称为暗电流。细胞内 Na^+、K^+ 浓度的相对稳定则依靠内段膜中高密度的钠泵的活动。暗电流的大小受控于 cGMP 门控通道的开放状态。cGMP 在鸟苷酸环化酶(GC)作用下持续产生，使 cGMP 门控通道保持在开放状态。当视网膜受到光照时，视紫红质分解成视蛋白和全反式视黄醛，这一过程可激活膜盘膜中的转导蛋白(transducin, G_t)，G_t 再激活磷酸二酯酶(PDE)。PDE 可使 cGMP 降解失活，于是 cGMP 门控通道关闭，暗电流减小或停止；但此时内段膜中的非门控钾通道仍处于开放状态，K^+ 的持续外流使膜电位向 K^+ 平衡电位方向变化，使膜电位达到 -70 mV 左右。这就是光刺激引起视杆细胞产生超极化型感受器电位的机制(图 10-14，图 10-15)。据统计，一个视紫红质分子被激活至少能激活 500 个转导蛋白，一个 PDE 被激活可于每秒内分解 2 000 个 cGMP 分子。由于生物放大作用，1 个光量子足以引起视杆细胞外段膜中大量 cGMP 门控通道关闭而产生膜的超极化变化。视杆细胞不能产生动作电位，但其超极化型感受器电位能以电紧张的形式扩布到终足部，影响此处的递质(谷氨酸)释放。

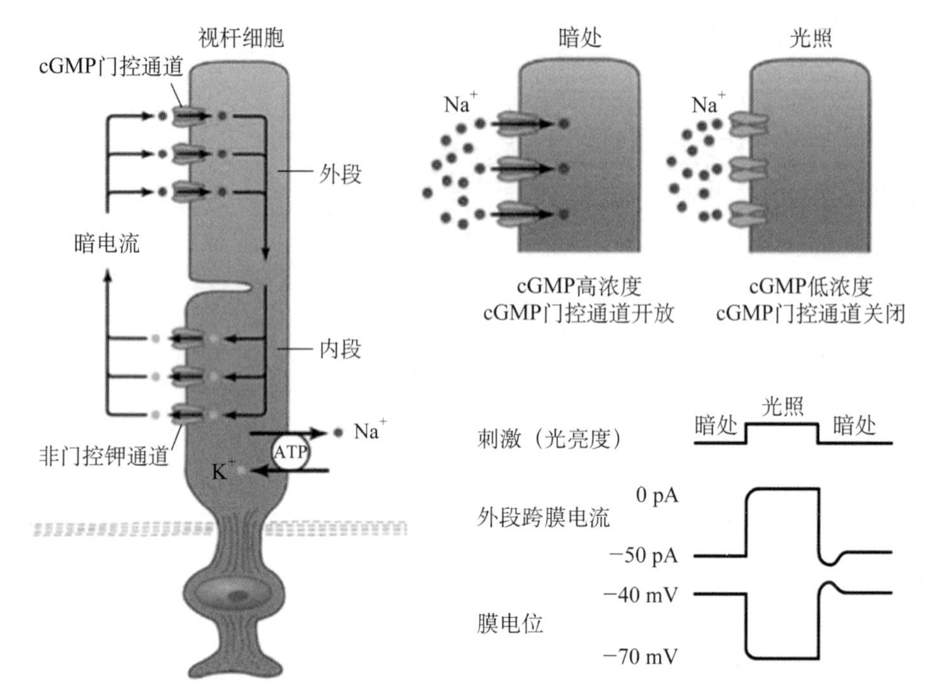

图 10－14　暗电流形成机制示意图

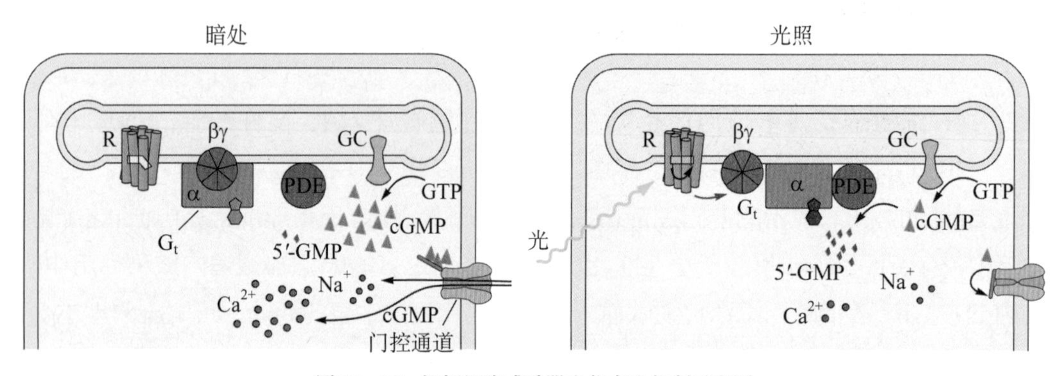

图 10－15　视杆细胞感受器电位产生机制示意图

R：视紫红质；GC：鸟苷酸环化酶；PDE：磷酸二酯酶

cGMP 门控通道除允许 Na^+ 通过外，也允许 Ca^{2+} 通过。进入视杆细胞内的 Ca^{2+} 能抑制 GC 的活性，也能增高 PDE 的活性。光照视网膜使视杆细胞内 cGMP 减少，外段膜的 cGMP 门控通道关闭，但也使 Ca^{2+} 内流减少，从而使 Ca^{2+} 抑制 GC 活性和增高 PDE 活性的作用减弱，结果使细胞内 cGMP 含量有所回升。可见，经 cGMP 门控通道内流的 Ca^{2+} 对稳定细胞内 cGMP 水平和保持 cGMP 门控通道开放起一定的调节作用。

3. 视锥细胞的感光换能机制　与视杆细胞相似，视锥细胞的视色素也由视蛋白和视黄醛结合而成。大多数脊椎动物的视锥细胞有 3 种不同的视色素，分别对红、绿、蓝 3 种光线敏感，它们存在于不同的视锥细胞中。这 3 种视色素都含有相同的视黄醛，只是视蛋白的分子结构稍有不同。光线作用于视锥细胞外段时，也发生类似的超极化型感受器电位，但具体机制有待进一步阐明。

三、与视觉有关的若干生理现象

1. 颜色视觉　不同波长的光线作用于视网膜后在人脑中产生不同色彩的感觉印象，称为颜色视觉(color vision)，简称色觉。色觉是一种复杂的物理-心理现象。但在视网膜水平，它属于视锥系统的功能特点之一，与视锥细胞中含有 3 种对不同颜色光线敏感的视色素(见前文)密切相关。Young-Helmholtz 早在 19 世纪初就已提出色觉的三色学说(trichromatic theory)。该学说认为：某一波长的光线作用于视网膜时，以一定的比例使三种含不同视色素的视锥细胞兴奋，经中枢整合后便产生某种特定颜色的感觉(图 10－16A)。三色学说已得到许多事实的支持，如检查人的在体视锥细胞的吸收光谱，发现视网膜中确实存在 3 类光谱吸收，其吸收峰值分别位于 420 nm、534 nm 和 564 nm 处，与蓝、绿、红三色光的波长(图 10－16B)相近。色盲和色弱的发病机制与三色学说也是一致的。

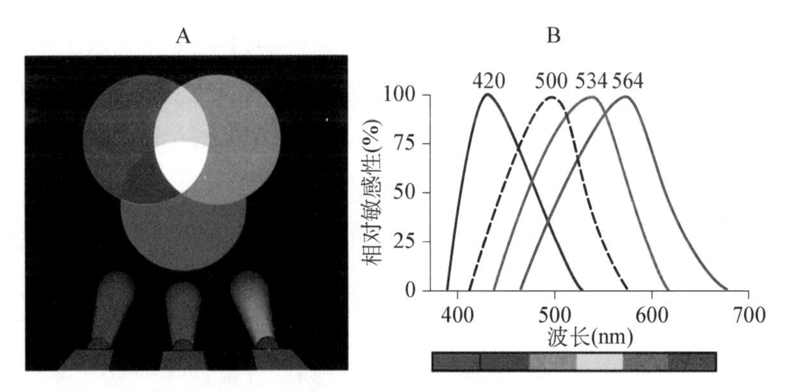

图 10－16　三色学说示意图(A)和人的 3 种不同视锥细胞对不同波长光的相对敏感性(B)

色盲(color blindness)是一种对全部颜色或某种颜色缺乏分辨能力的色觉障碍。全色盲极为少见，红色盲和绿色盲则较多见。色盲是一种遗传缺陷性疾病。现已确认，编码红敏色素和绿敏色素的基因位于 X 染色体上，而编码蓝敏色素的基因位于第 7 对染色体上。大多数绿色盲的发生是绿敏色素基因的丢失，或是该基因被一杂合基因所取代；而大多数红色的产生是红敏色素基因被相应的杂合基因所取代。色弱(hypochromatopsia)常由后天因素引起，而并非由基因缺陷产生，它是由于某种视锥细胞的反应能力较弱，因而对某种颜色的识别能力稍差。

三色学说虽能合理解释许多现象，却不能解释颜色对比现象。如果把蓝色块置于黄色背景上，蓝色将显得特别蓝，黄色也特别黄，这种现象称为颜色对比。黄色和蓝色互为对比色或互补色；同样，红色和绿色也互为对比色。Hering 于 1876 年提出了对比色学说(opponent color theory)。由于任何颜色均可由红、绿、黄、蓝 4 种原色按不同比例组合而成，故对比色学说又称为四色学说。目前认为，三色学说所描述的颜色信息编码是在感光细胞水平完成的，而对比色学说所阐述的颜色信息编码却是在感光细胞后的神经通路中完成的，因为在双极细胞及其以后的视觉通路中普遍存在侧向抑制，这有助于提高传入信息的对比度。

2. 视敏度 人眼对被视物体细微结构的分辨能力，称为视敏度(visual acuity)，也称视锐度或视力。视敏度通常用视角的倒数来表示。视角是指物体上两点发出的光线入眼后通过节点所成的夹角。眼能分辨的视角越小，视敏度就越高。正视眼即使在良好光照下，如果视网膜像小于 4.5 μm(相当于视网膜中央凹处一个视锥细胞的平均直径)，一般不能引起清晰的视觉。如果相邻的两个视锥细胞被同样程度地照明，人们就不能分辨出是两个点；而在并排的 3 个相邻的视锥细胞中，只要中间那个细胞和它两旁的细胞之间出现一定程度的照明差别，即可分辨出是两个点。

目前常用的视力表主要检查中心视力，即检查视网膜中央凹处的视敏度。这可了解视功能的初步情况，对眼病的临床诊断和治疗具有重要意义。国际标准视力表就是根据上述原理设计的。检测视力时，规定受检者位于视力表前 5 m 处，表示视角为 1 分角的那一行 E 字笔画间距或 C 字缺口都等于 1.5 mm，故此行的视力为 1/1 分角，即 1.0，为正常视力。此行以上各行的视角大于 1 分角，视力小于 1.0，表示视力不同程度地减退；此行以下各行的视角小于 1 分角，视力大于 1.0，也表示视力在正常范围。但是国际标准视力表各行的增率是不等的，故不能很好比较视力的增减程度。我国眼科医师缪天荣于 1959 年设计出一种对数视力表，使视力表上每行的增率恒等于 $\sqrt[10]{10}$，相应地每行所表示的视力就递减 0.1($\lg 10^{0.1}$)。对数视力表已在我国普遍推广使用。

3. 暗适应和明适应 当人们长时间处于明亮环境中后突然进入暗处时，最初感觉一片漆黑，什么东西也看不见，经过一定时间后，对光的敏感度逐渐增高，逐渐能看见在暗处的物体，这种现象称为暗适应(dark adaptation)。相反，当人们长时间处于暗处后突然进入亮处时，最初感到一片耀眼光亮，也不能看清物体，稍待片刻后才能恢复视觉，这称为明适应(light adaptation)。暗适应是人眼在暗处对光的敏感度逐渐提高的过程。一般在进入暗处后的最初 5～8 分钟内，人眼的视觉阈值出现第一次下降，然后在进入暗处 25～30 分钟时，视觉阈值再次下降，降到最低点并稳定于这一水平(图 10-17)。暗适应的第一阶段主要与视锥细胞视色素的合成量增加有关；第二阶段，亦即暗适应的主要阶段，与视杆细胞中视紫红质的合成量增加有关。明适应的进程很快，通常在几秒钟内即可完成。其机制是视杆细胞在暗处蓄积了大量视紫红质，当进入亮处时迅速分解，因而产生耀眼的光感。只有在较多的视紫红质迅速分解后，对光较不敏感的视锥细胞视色素才能在亮处感光而恢复视觉。

4. 视野 单眼固定注视正前方的轴心不动时该眼所能看到的空间范围，称为视野(visual field)(图 10-18A，B)。视野的最大界限应以它和视轴所形成的夹角之大小来表示。在同一光照条件下，用不同颜色的目标物测得的视野大小不一样，它们从大到小依次为白色、黄色、蓝色、红色和绿色视野(图 10-18C)。视野的大小可能与各类感光细胞在视网膜中的分布范围有关。另外，由于面部结构(鼻和额)阻挡视线，也影响视野的大小和形状，如一般人颞侧和下方视野较大，而鼻侧与上方视野较小。但是，由于人的双眼位于头部额面，双眼视野大部分重叠，因而正常情况下不会出现鼻侧盲区(图 10-18B)。

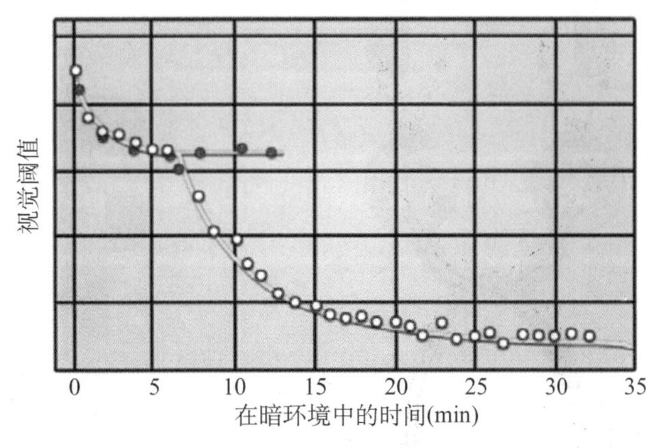

图 10－17　暗适应曲线

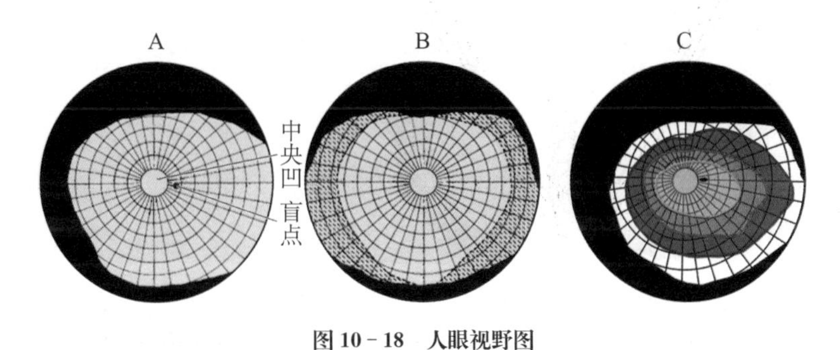

图 10－18　人眼视野图

A. 右眼视野；B. 双眼视野，中间区域为双眼视野重叠区，两侧区域分别为左右眼单独视野区；C. 右眼颜色视野：白色视野＞蓝色视野＞红色视野＞绿色视野

视野对人的工作和生活有重要影响，视野狭小者不应驾驶交通工具，也不能从事自身或周围物体有较大范围活动的劳动，以防发生事故。世界卫生组织规定，视野小于 10°者即使中心视力正常也属于盲。临床上检查视野可帮助诊断眼部和中枢神经系统的一些病变(图 10－19)。

5. 视觉融合现象和视后像　若用重复的闪光刺激人眼，当闪光频率较低时，人们常能分辨出一次次闪光。当闪光频率增加到一定程度时，便可引起主观上的连续光感，这一现象称为视觉融合现象(visual fusion phenomenon)。这是因为视觉感觉器反应的频率响应较低，当闪光频率过高时，视觉感觉器无法分辨出前后两次闪光的间隔时间，即在时间上发生了总和。能引起闪光融合的最低频率称为临界融合频率(critical fusion frequency，CFF)。光线较暗时，闪光频率在 3～4 周/秒即可产生融合现象；在中等光照强度下，临界融合频率约为 25 周/秒；而光线较强时，临界融合频率可达 100 周/秒。电影每秒放映 24 个画面，电视每秒播放 60 个画面，故观看电影和电视时主观感觉其画面是连续的。另外，闪光的颜色、视角的大小、受试者的年龄及某些药物等均可影响临界融合频率，尤其是中枢神经系统疲劳可使临界融合频率下降。因此，在劳动卫生学中常将临界融合频率作为中枢疲劳的指标。

与视觉时间分辨特性有关的另一个现象是视后像(afterimage)，即当注视一个光源或较

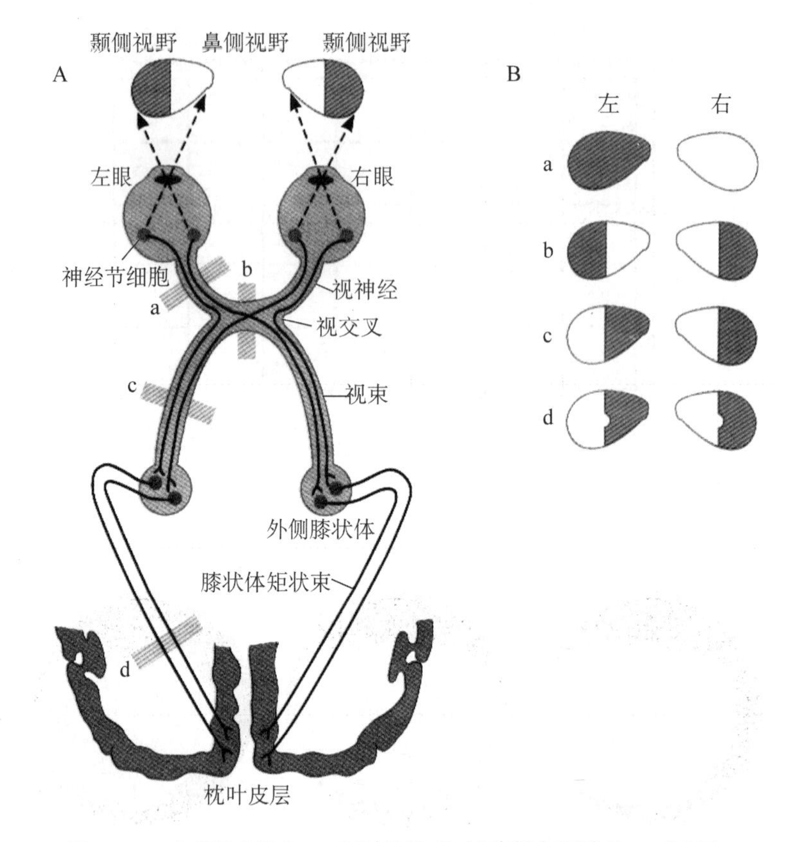

图 10－19　视觉传入通路(A)及其不同部位受损时的视野缺损(B)示意图

一侧视神经(a)受损时将造成同侧眼全盲,视交叉(b)受损将引起双眼颞侧视野缺失,一侧视束(c)受损将导致同侧眼鼻侧视野和另侧眼颞侧视野缺失,一侧膝状体距状束(d)受损时的情况与一侧视束受损的相似,不同的是可保留双眼黄斑区视野健全

亮的物体,然后闭眼,此时在主观上可感觉到一个光斑,其形状和大小均与该光源或物体相似。视后像常可持续几秒钟到几分钟,但若持续时间很长或(和)光刺激很强,则视后像可持续几天乃至几周时间。因此,视后像与电影及电视连续画面的成因无关。

6. **双眼视觉和立体视觉**　人和灵长类动物的双眼位于头部额面,两眼的鼻侧视野相互重叠,因此凡落在重叠区内的任何物体都能被双眼所见。双眼同时注视某一物体时,由于眼外肌的精细协调运动,可使目标物体同一部分的光线成像于双眼视网膜的对称点上,并在主观上产生单一物体的视觉,称为双眼视觉(binocular vision)或双眼单视。眼外肌瘫痪或眼球内肿瘤压迫等都可使物像落在双眼视网膜的非对称点上,因而在主观上产生有一定程度互相重叠的两个物体的感觉,称为复视(diplopia)。双眼视觉的优点是可以弥补单眼视野中的盲区缺损,扩大视野,并产生立体视觉。

双眼视物时,主观上可产生被视物体的厚度以及空间的深度或距离等感觉,称为立体视觉(stereoscopic vision)。这是因为双眼之间存在一定距离,同一被视物体在双眼视网膜上的像并不完全相同,并且,视觉信息尚需经视觉中枢的处理。在单眼视物时也能在一定程度上产生立体感觉,这与生活经验、相对运动、物体阴影等多种因素有关。

第三节　耳的听觉功能

人的听觉器官由外耳、中耳和内耳耳蜗构成，其适宜刺激为声波，即 20～20 000 Hz 的空气振动疏密波。声源引起空气振动，产生声波，经耳的传音系统传递，引起耳蜗内的淋巴振动，使听觉感受器兴奋并转变为神经冲动，再经听神经传入听觉中枢而产生听觉(hearing)。

听觉的产生除对空气振动频率有一定要求外，且应达到一定强度。人耳能感受的声波强度通常用声强或声压表示，若用声压表示则为 0.000 2～1 000 dyn/cm^2。刚好能引起人耳听觉的最低强度称为听阈(hearing threshold)。听阈在不同声频下也不同，因而在人耳的听阈和听域图(图 10-20)中，听阈为一曲线而非水平线。当声压在听阈以上增大时，听感受也相应增强，当声压增加到一定程度时，不仅听感受增强，而且引起鼓膜疼痛，这个声压称为最大可听阈(maximal hearing threshold)，它也是一条曲线。由听阈和最大可听阈两条曲线包围的区域称为听域(hearing span)。从图上还可看到，人耳最敏感的声波频率在 1 000～3 000 Hz 之间，人类的语音频率也主要分布在 300～3 000 Hz 范围内。

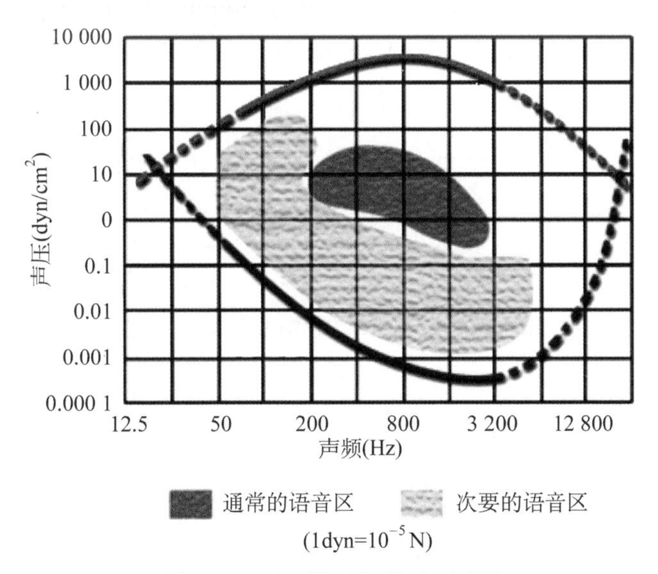

图 10-20　人耳的正常听阈和听域图

一、外耳和中耳的传音功能

（一）外耳的功能

外耳包括耳郭和外耳道。人的耳郭主要起集音作用，而其运动能力已经退化，判断声源方向的功能可以转动颈部来替代。外耳道的外端开口于耳郭，内端终于鼓膜，为一盲管，是声波传入内耳的通道。根据物理学原理，一端封闭的管道对波长为其长度 4 倍的声波能产生最大的共振作用，使声压增强。人的外耳道长约 2.5 cm，根据速度(c)、频率(f)与波长(λ)之问的函数关系(c=f·λ)，可计算出外耳道与声波的最大共振频率约为3 800 Hz。声波经外耳道共振作用可使声压级提高12分贝(dB)左右。

(二) 中耳的功能

中耳由鼓膜、鼓室、听小骨和咽鼓管等构成(图10-21)。中耳的主要功能是将外耳道内的声波振动传到内耳耳蜗，在传音过程中还对声波起到增压降幅作用。

鼓膜是一椭圆形半透明的弹性薄膜，具有频率响应好和失真度小的特性。鼓膜的振动完全跟随声波，即与外界声波同始同终，几乎不产生余振，其振动的振幅虽然极小，但能随声波的振幅而精细变化。

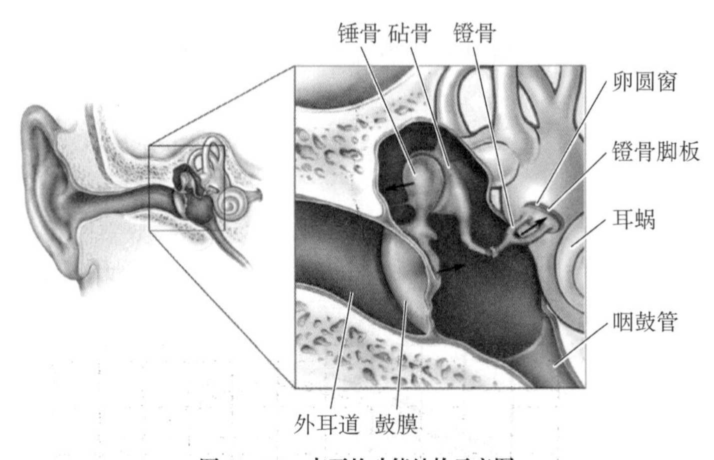

图10-21 中耳的功能结构示意图

图中箭头方向示声波推动鼓膜向内移动时的听小骨运动方向

听骨链由锤骨、砧骨及镫骨依次连接而成。锤骨柄附着于鼓膜内面，镫骨的脚板与卵圆窗膜相贴，砧骨居中。三块听小骨形成一个固定角度的杠杆。杠杆以锤骨柄为长臂，砧骨长突为短臂。

声波由鼓膜经听骨链到达卵圆窗膜时将发生增压降幅效应。其主要原因有：①鼓膜的实际振动面积约59.4 mm^2，而卵圆窗膜面积仅约3.2 mm^2，两者之比为18.6∶1，表明作用于卵圆窗膜上的压强为鼓膜上压强的18.6倍。②听骨链杠杆的长臂与短臂之比为1.3∶1，意味着作用在短臂一侧的压力将增大1.3倍，而振幅约减小1/4。综合这两方面的作用，在整个中耳传递过程中总的增压效应约24.2倍(18.6×1.3)，而降幅效应约1/4。声波通过中耳时的增压效应具有重要意义。否则，当声波传到内耳淋巴液面时，约有99.9%的声能将遭遇反射，而中耳的增压效应能使透射入内耳的声能从0.1%增加到46%，即提高了约460倍，这样，才足以引起液相淋巴发生振动而使声波有效传入内耳。

听小骨的运动与鼓室内两听小肌的舒缩有关。鼓膜张肌收缩时可使鼓膜内陷，紧张度增加；镫骨肌收缩时可使镫骨略从卵圆窗拉出。当声压级高于70 dB时，可反射性引起这两听小肌收缩，结果使鼓膜紧张，听小骨之间的连接更为紧密，导致听骨链传递振动的阻力增大，振幅减小，从而对内耳感音装置起到一定保护作用。完成这一反射需40～160 ms，所以对突发性爆炸声的保护作用不大。

咽鼓管是连接鼓室和咽部的唯一通道。其鼻咽部开口常处于闭合状态，在吞咽或打哈欠时开放。咽鼓管开放时，鼓室与外界大气相通，使鼓膜内、外两侧的压力保持平衡，这对维持鼓膜的正常位置、形状和振动性能具有重要意义。咽鼓管可因炎症而阻塞，久之鼓室内空气被吸收，可造成鼓膜内陷，产生耳闷、耳聋、鼓膜疼痛或伴耳鸣等症状。当乘飞机时，由于高空气压较低，若咽鼓管闭合，可因鼓室内、外出现气压差，鼓膜将向外膨出，同样可引起耳闷、鼓膜疼痛的症状，此时可做吞咽动作，迫使咽鼓管开放以缓解上述症状。

（三）声波传入内耳的途径

1. 气传导　声波经外耳道到达鼓膜，引起鼓膜振动，再经听骨链传递，使卵圆窗膜振动，从而将声波传入内耳，这一途径称气传导(air conduction)(图 10－22)，这是声波传入内耳的主要途径。当听骨链发生病变时，鼓膜振动也可由鼓室内空气振动传给圆窗膜，再将声波传入内耳，这一途径也属气传导，从而使听觉功能部分得到代偿，但此时听力已大为下降；而在正常情况下这一途径并不重要。

2. 骨传导　声波直接通过颅骨传到内耳的途径称为骨传导(bone conduction)(图 10－22)。骨传导的效能远低于气传导，在引起正常听觉中的作用甚微；但当鼓膜或中耳病变引起传音性耳聋时，气传导明显受损，而骨传导却不受影响，甚至相对增强。临床上常用音叉试验检查患者气传导和骨传导听力情况，协助诊断听觉障碍的病变部位和性质。

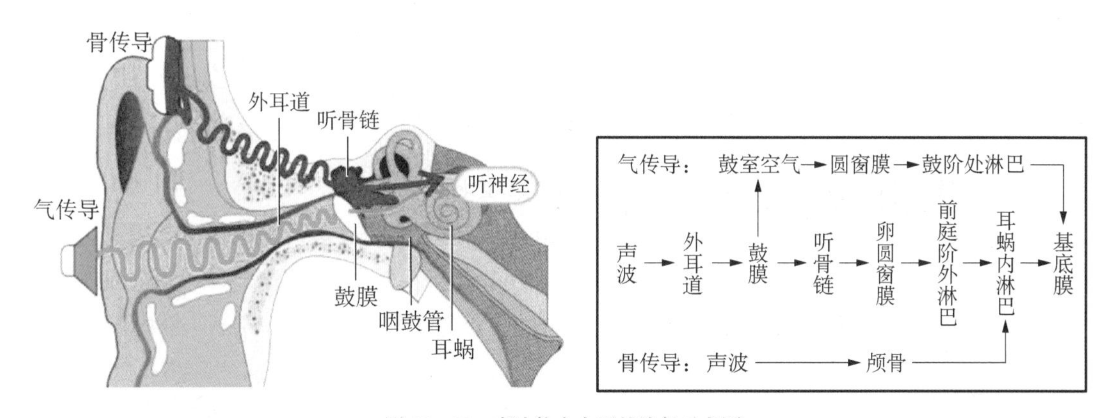

图 10－22　声波传入内耳的途径示意图

二、内耳耳蜗的感音换能功能

（一）耳蜗的功能结构

耳蜗由一骨质管(耳蜗管)围绕一锥形骨轴(蜗轴)盘旋 2.5～2.75 周而构成(图 10－23A，B)。在耳蜗管的横断面上有两个分界膜，分别称为前庭膜和基底膜，它们将管腔分为前庭阶、蜗管(中阶)和鼓阶三部分(图 10－23C)。蜗管为一充满内淋巴的盲管，前庭阶与鼓阶内充满外淋巴，两者在蜗顶处由蜗孔沟通，其中的外淋巴可借道蜗孔互相流通。听觉感受器——螺旋器或称 Corti 器(organ of Corti)就位于基底膜上(图 10－23D)。螺旋器由毛细胞(hair cell)及支持细胞等组成。蜗管的近蜗轴侧有一行纵向排列的内毛细胞，靠外侧有 3～5

行纵向排列的外毛细胞。每个毛细胞顶部表面都有50～150条排列整齐的纤毛，称为听毛。纤毛的排列十分规则，长纤毛排在最外侧，越往内侧，纤毛越短。外毛细胞中较长的一些纤毛埋植于盖膜的胶冻状物质中。盖膜在内侧连蜗轴，外侧游离于内淋巴中。毛细胞顶部与内淋巴接触，而其底部却与外淋巴接触。毛细胞底部与听神经末梢形成突触联系。

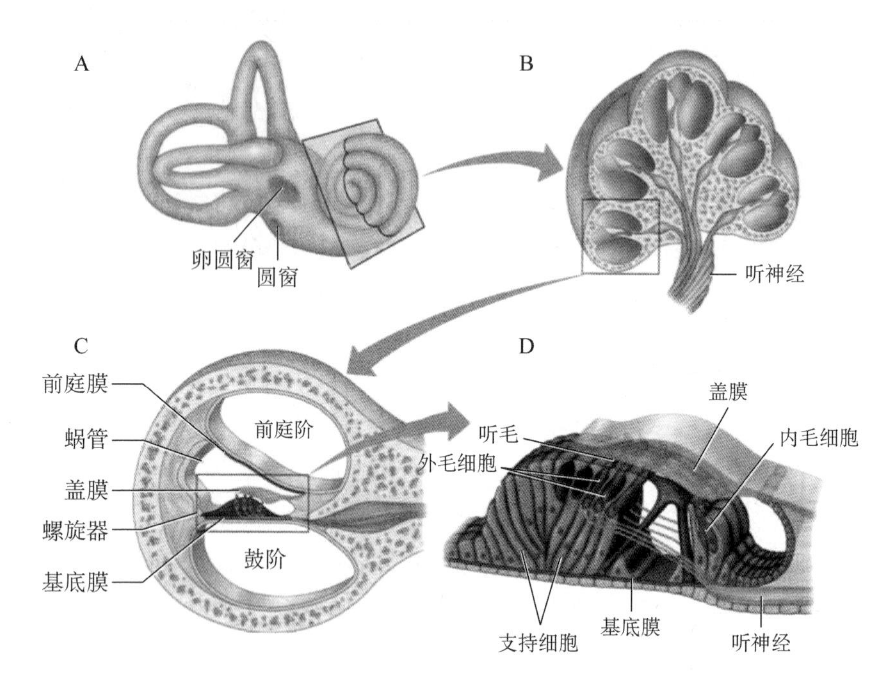

图10-23 耳蜗和螺旋器结构模式图

（二）耳蜗对声波频率的初步分析——行波理论

当声波振动引起卵圆窗膜振动时，如果卵圆窗膜内移，前庭膜和基底膜则下移，最后鼓阶中的外淋巴压迫圆窗膜，使圆窗膜外移；相反，当卵圆窗膜外移时，整个耳蜗内的液体和膜性结构将发生反方向移动，如此反复，形成振动。在正常气传导的过程中，圆窗膜起缓冲耳蜗内压力变化的作用，是耳蜗内结构发生振动的必要条件。基底膜振动从耳蜗底部（也是基底膜底部）开始，按照物理学中的行波原理向耳蜗顶部方向传播，就像人在抖动一条绸带时，有行波沿绸带向其远端传播一样。不同频率的声波引起的行波都从耳蜗底部开始，但不同频率的声波，其行波传播的远近和最大振幅出现的部位不同。声波频率愈高，行波传播距离愈近，出现最大振幅的部位愈靠近耳蜗底部，换言之，耳蜗底部的基底膜与高频声波发生共振；相反，声波频率愈低，行波传播距离愈远，出现最大振幅的部位愈靠近蜗顶，亦即耳蜗顶部的基底膜与低频声波发生共振。因此，对每一不同频率的声波来说，在基底膜上都有一个特定的行波传播范围和最大振幅区，位于该区域的毛细胞受到的刺激最强，与这部分毛细胞发生突触联系的听神经纤维的传入冲动也最多。发自基底膜不同部位的听神经纤维冲动传到听觉中枢的不同部位，于是就产生不同音调的感觉。这就是耳蜗对声波频率进行初步分析的基本原理，这一原理称为听觉的行波理论（travelling wave theory）（图10-24）。在动物实验和临床研究中都已证实，耳蜗底部受损主要影响高频声波听力，而耳蜗顶部受损则主要影响低频声波听力。

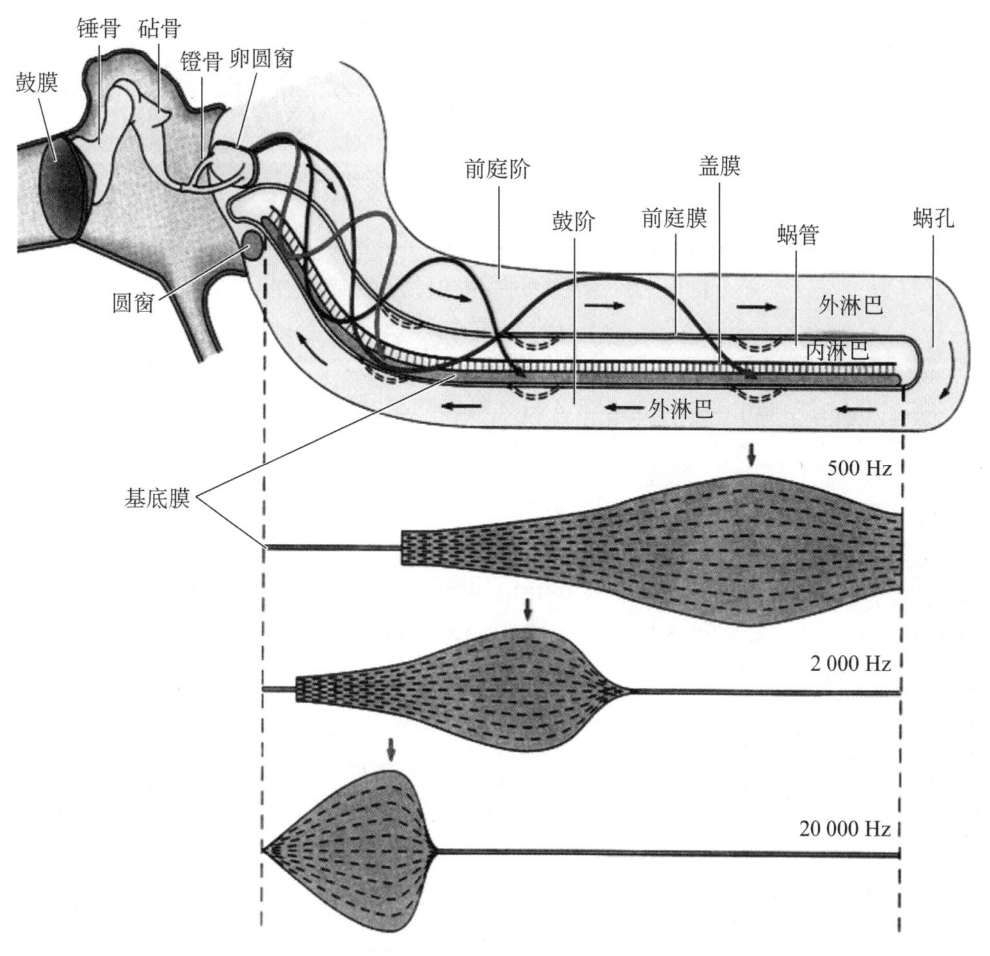

图 10－24　耳蜗对声波频率初步分析的原理——行波理论示意图

外淋巴中箭头方向表示淋巴流动方向，图下部 3 个指向行波最大幅值的箭头表示基底膜所在部位

（三）毛细胞感受器电位的产生机制

如图 10－25 所示，外毛细胞顶端有些纤毛埋植于盖膜的胶状物中，由于基底膜与盖膜的附着点不在同一轴上，故当行波引起基底膜振动时，盖膜与基底膜之间便发生交错的移行运动，使纤毛根部在剪切力的作用下发生弯曲或偏转。内毛细胞的纤毛不与盖膜接触，呈游离状态，由内淋巴的运动使其弯曲或偏转。毛细胞顶部纤毛的弯曲或偏转是引起毛细胞兴奋或抑制并将机械能转变为生物电的始动因素。

近年来利用膜片钳技术进行研究，发现在毛细胞纤毛顶部存在机械门控通道。这种通道对离子的选择性不强，单价和某些二价阳离子均较易通过。在生理情况下，K^+ 内流是其主要离子电流，因为蜗管内淋巴中含高浓度的 K^+（见后文）。当纤毛处于相对静止状态时，这种通道有少量处于开放状态，存在少量但稳定的 K^+ 内流。如果用玻璃微杆使短纤毛向长纤

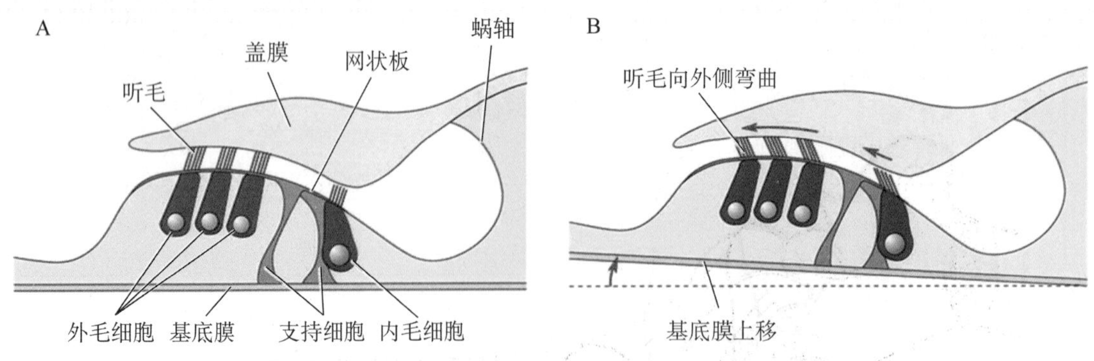

图 10-25　基底膜振动时听毛发生弯曲的示意图

A. 静息时听毛不发生弯曲；B. 当基底膜上移时，听毛向外侧弯曲，即短纤毛向长纤毛一侧弯曲

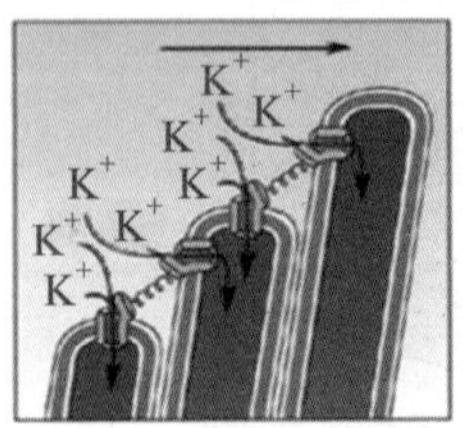

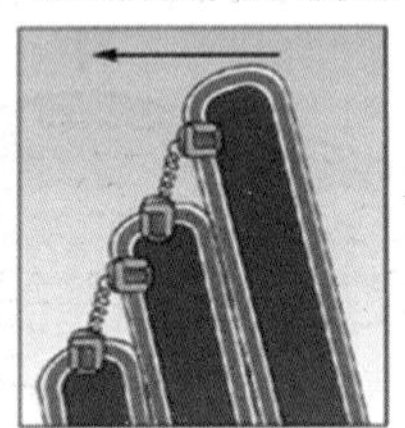

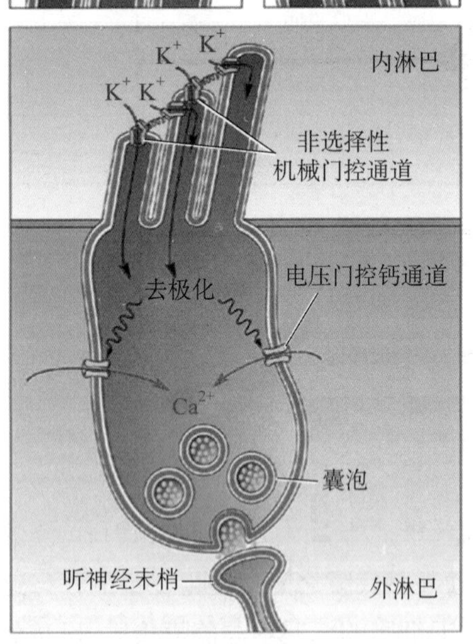

图 10-26　耳蜗毛细胞感受器电位的产生机制示意图

毛一侧弯曲时，通道进一步开放，大量 K^+ 内流而引起去极化型感受器电位。当长纤毛向短纤毛一侧弯曲时则通道关闭，K^+ 内流停止而产生超极化型感受器电位（图 10-26）。

（四）内、外毛细胞在感受器电位后信息传递中的不同作用

无论在内毛细胞还是在外毛细胞，上述感受器电位的产生机制都完全相同；但在感受器电位后的信息传递中，两种毛细胞间存在很大差异。在内毛细胞，当毛细胞产生去极化型感受器电位时，位于其基底侧膜中的电压门控钙通道激活开放，引起 Ca^{2+} 内流，进而触发毛细胞底部的递质释放，将信息传递给与之形成突触联系的听神经（见图 10-26）。而在外毛细胞，并不发生 Ca^{2+} 内流触发的递质释放，却高表达一种马达蛋白（motor protein）。当毛细胞发生去极化时，大量的这种蛋白质同步收缩，外毛细胞长轴缩短，加强基底膜的上移；而当发生超极化时，毛细胞长轴则伸长，加强基底膜的下移。所以，外毛细胞的功能类似于耳蜗放大器（cochlear amplifier），它们能感受并迅速加强基底膜的振动，其效应主要是以更大的推动力促进内淋巴流动，使漂浮于其中的内毛细胞纤毛发生更大程度的倾倒，也使有些纤毛的顶端能触及盖膜，加大纤毛的弯曲或偏转程度，使内毛细胞产生更大的感受器电位，增加听神经传入冲动。

研究表明，在听神经的传入冲动中，90%～95%来自内毛细胞，仅 5%～10%来自外毛细胞，因此，由耳蜗传入中枢的听觉信息主要来自内毛细胞。但是，外毛细胞损伤（临床上过度使用某些具有耳毒作用的抗生素，如卡那霉素等氨基糖苷类抗生素）或马达蛋白失活（动物实验注入袢利尿剂呋塞米）却能致聋，可见，对确保听觉信息的传入来说，外毛细胞的作用不可或缺。

（五）耳蜗的生物电现象

1. 耳蜗内电位 如前所述，前庭阶和鼓阶内充满外淋巴，而蜗管内却充满内淋巴。内淋巴中的 K^+ 浓度约较外淋巴中高 30 倍，而外淋巴中的 Na^+ 浓度约比内淋巴中高 10 倍。在耳蜗未受刺激时，若以鼓阶中的外淋巴电位为零（接地），可测得蜗管内淋巴电位为 +80 mV 左右，此电位称为内淋巴电位或耳蜗内电位（endocochlear potential, EP）。毛细胞顶端浸浴于内淋巴液中，而基底部却浸浴在外淋巴中。这是因为内淋巴不能透过毛细胞和相邻支持细胞颈部侧壁上的紧密连接；另一方面，鼓阶中的外淋巴却很容易通过基底膜到达毛细胞基底部。由于毛细胞的静息电位为 −70～−80 mV，因此毛细胞顶端膜内外的电位差高达 150～160 mV，而在毛细胞基底膜内外的电位差仅约 80 mV。

内淋巴中正电位的产生和维持与蜗管外侧壁血管纹的活动密切相关。血管纹由边缘细胞、中间细胞和基底细胞构成。血管纹将 K^+ 转运入内淋巴可分为以下三个步骤：①血管纹外侧螺旋韧带中的纤维细胞通过钠泵和 Na^+-K^+-$2Cl^-$ 同向转运体将 K^+ 转运入细胞，然后通过该细胞与血管纹基底细胞间以及血管纹基底细胞与中间细胞间的缝隙连接将 K^+ 转移到中间细胞内，使胞内 K^+ 浓度增高；②经中间细胞膜中的钾通道将 K^+ 转运到血管纹间液；③边缘细胞通过钠泵和 Na^+-K^+-$2Cl^-$ 同向转运体将 K^+ 自血管纹间液中转运到边缘细胞内，再通过边缘细胞膜中的钾通道将 K^+ 转入内淋巴中（图 10-27）。缺氧或钠泵抑制剂哇巴因可明显降低耳蜗内电位；袢利尿剂呋塞米和依他尼酸等则可抑制 Na^+-K^+-$2Cl^-$ 同向转运而阻碍耳蜗内电位的产生和维持，引起听力下降。

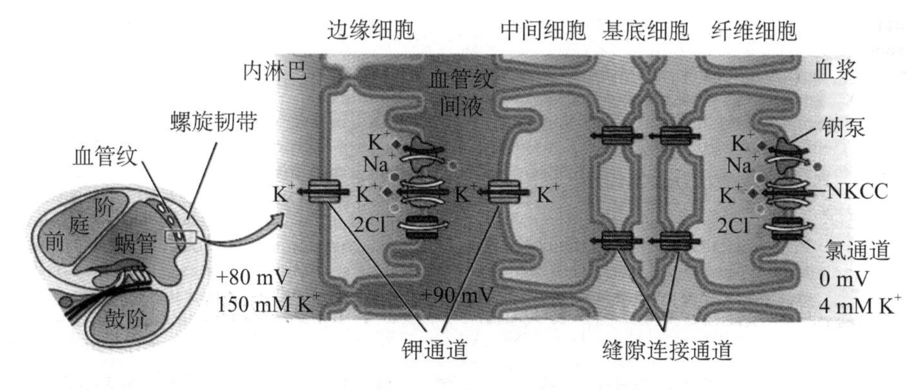

图 10-27 血管纹将 K^+ 转运入内淋巴的机制示意图

解释见正文，NKCC：Na^+-K^+-$2Cl^-$ 同向转运体

2. 耳蜗微音器电位 当耳蜗受到声波刺激时，在耳蜗及其附近结构所记录到的一种与声波的频率和幅度完全一致的电位变化，称为耳蜗微音器电位（cochlear microphonic

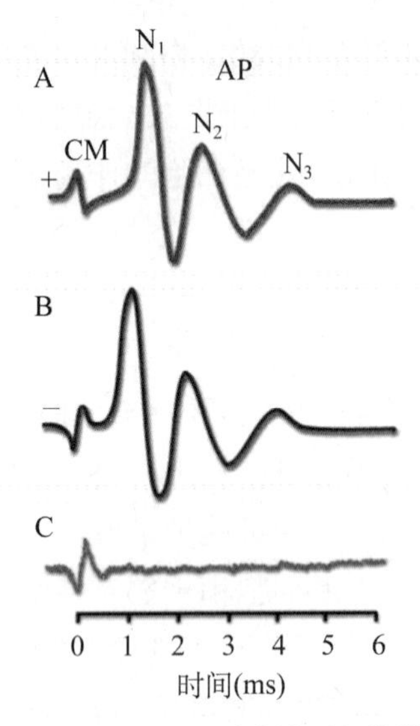

图 10-28 由短声刺激引起的微音器电位和听神经干动作电位

A、B. 当声波位相改变时，微音器电位(CM)位相倒转，但听神经干动作电位(AP，包括 3 个负电压 N_1、N_2、N_3)位相不变；C. 在白噪音作用下，AP 消失，但 CM 仍存在

potential，CM)(图 10-28)。耳蜗微音器电位呈等级式反应，即其电位幅度随刺激强度的增减而增减。它无真正的阈值、潜伏期和不应期，不易疲劳和适应。在低频听域范围内，其振幅与声压呈线性关系；当声压超过一定范围时将产生非线性失真。

微音器电位是多个毛细胞在接受声波刺激时所产生的感受器电位的复合表现。耳蜗微音器电位与动作电位不同，它具有一定的位相性，当声波的位相倒转时，耳蜗微音器电位的位相也发生逆转，但动作电位则不变。

三、听神经动作电位

听神经动作电位是耳蜗对声波进行换能和编码的最后结果，其作用是向听觉中枢传递声音信息。根据引导方法的不同，实验可记录到听神经复合动作电位和单纤维动作电位。

如图 10-28 所示，在耳蜗微音器电位之后出现的 N_1、N_2 和 N_3 等波形就是听神经复合动作电位，它是从听神经干上记录到的所有听神经纤维产生的动作电位的总和。

如果将微电极刺入听神经纤维内，可记录到单一听神经纤维的动作电位，它是一种“全或无”式的反应，安静时有自发放电，声音刺激时放电频率增加。不同的听神经纤维对不同频率的声音敏感性不同，用不同频率的纯音进行刺激时，某一特定的频率只需很小的刺激强度便可使某一听神经纤维兴奋，这一频率称为该听神经纤维的特征频率(characteristic frequency，CF)或最佳频率。随着声音强度的增加，能引起单一听神经纤维放电的频率范围也增大。每一根听神经纤维都具有自己特定的特征频率。听神经纤维的特征频率与该纤维末梢在基底膜上的起源部位有关(见前文)。此外，当某一频率的声音强度增大时，还能使更多的纤维兴奋，这些纤维的冲动共同向中枢传递这一声波的频率及其强度的信息。但对不同声波频率和强度的分析，仍需听觉中枢活动的参与。

第四节 前庭器官的平衡觉功能

保持正常的姿势是人和动物进行各种活动的必要条件。正常姿势的维持依赖于中枢对前庭器官、视觉器官、本体感觉和皮肤触-压觉感受器等多种感觉信息的综合分析，其中前庭器官的平衡觉信息所起的作用最为重要。

一、前庭器官的感受装置和适宜刺激

（一）前庭器官的功能结构和感受细胞

人体前庭器官包括半规管、椭圆囊和球囊。两侧内耳各有上、外、后 3 个半规管，分别位于三维空间中相互垂直的平面上。当头向前倾 30°时，外半规管与地面平行，其余两个则与地面垂直。因此，外半规管又称水平半规管。每个半规管与椭圆囊连接处都有一个膨大的部分称为壶腹，壶腹内有一块隆起的结构称为壶腹嵴，其中有一排毛细胞面对管腔，毛细胞顶部的纤毛都埋植在一种胶质性的圆顶形壶腹帽中。椭圆囊底部和球囊前壁的黏膜局部增厚，分别形成椭圆囊斑和球囊斑，统称囊斑。囊斑上毛细胞的纤毛埋植于位砂膜中。位砂膜是一种含位砂的胶质板，位砂主要由蛋白质和碳酸钙组成，比重大于内淋巴，因而具有较大的惯性。当人体直立而静止不动时，椭圆囊斑与地面平行，位砂膜在毛细胞纤毛的上方，而球囊斑则与地面垂直，位砂膜悬于毛细胞纤毛的外侧。

与耳蜗一样，前庭器官的感受细胞也是毛细胞，其纤毛数量也大致相同；不同的是前庭器官毛细胞的纤毛有动纤毛（kinocilium）和静纤毛（stereocilium）两种。两者的相对位置是固定的。每个毛细胞的动纤毛只有一条，且最长，位于细胞顶端的一侧边缘处；静纤毛较短，且呈阶梯状排列。毛细胞底部有前庭神经纤维末梢分布。各类毛细胞的适宜刺激都是作用于纤毛根部平面的机械力。与耳蜗毛细胞相似，当纤毛处于静止状态时，细胞膜内存在约 -80 mV 的静息电位，此时与毛细胞相连的传入神经纤维上有一定频率的持续放电，如果外力使静纤毛向动纤毛一侧偏转时，毛细胞膜发生去极化，相应的听神经纤维传入冲动频率增加，表现为兴奋效应；相反，若外力使动纤毛向静纤毛一侧弯曲时，则毛细胞膜发生超极化，相应的听神经纤维传入冲动频率减少，表现为抑制效应（图 10－29）。至于毛细胞向与之相连的传入神经之间信息传递的机制与耳蜗的内毛细胞完全相同。正常情况下，机体运动状态和头部空间位置的改变都能以特定的方式和方向改变毛细胞纤毛的倒向，改变相应传入纤维冲动频率的发放。当这些信息传入中枢后，可引起特殊的运动觉和位置觉，并能反射性地引起相应的躯体和内脏活动变化。

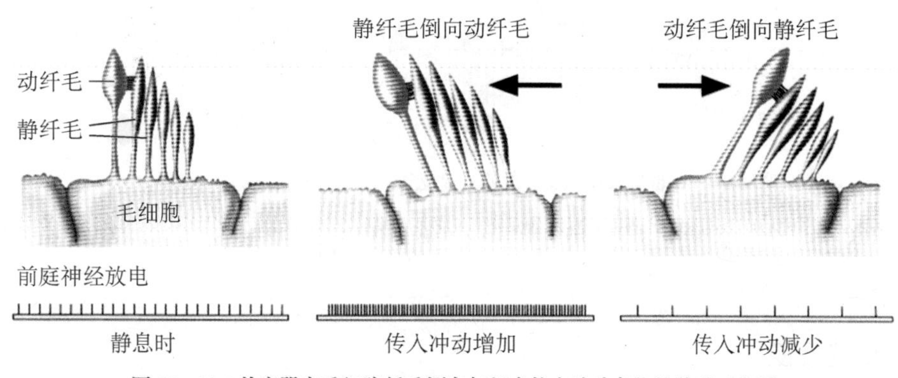

图 10－29 前庭器官毛细胞纤毛倒向与相应传入冲动变化的关系示意图

（二）前庭器官的适宜刺激和生理功能

半规管壶腹嵴的适宜刺激是正、负角（旋转）加速度运动。人体三对半规管所在的平面相互垂直，故可感受空间任何方向的角加速度运动。当人体取直立位并以躯体矢状轴为轴心开始旋转时，水平半规管的感受器受到的刺激最大。如果向左旋转，旋转开始时，由于惯性作用，左水平半规管中的内淋巴将向壶腹方向流动，引起该侧毛细胞兴奋，产生较多的神经冲动；与此同时，右侧水平半规管中的内淋巴则朝相反方向流动，使该侧毛细胞抑制，传向中枢的冲动减少。当旋转变为匀速运动时，两侧壶腹中毛细胞都处于未受刺激状态，中枢所获信息与未进行旋转时无异。当旋转突然停止时，又因内淋巴的惯性作用，两侧壶腹中毛细胞纤毛的弯曲方向及传入冲动发放情况与旋转开始时相反。内耳迷路的其他两对半规管以它们所在平面方向一致的旋转变速运动为适宜刺激，当头部以冠状轴为轴心旋转时，上半规管及后半规管受到的刺激最大。

椭圆囊斑和球囊斑的适宜刺激是正、负直线加速度运动和头部空间位置。在椭圆囊斑和球囊斑上，几乎所有毛细胞的纤毛排列方向都不完全相同（图 10 - 30）。毛细胞纤毛的这种排列有利于分辨人体在囊斑平面上所进行的各种直线变速运动方向。例如，当人体在地平方向作直线变速运动时，椭圆囊斑上总有一些毛细胞的纤毛排列方向（动毛→静毛）与运动方向一致，结果使静纤毛向动纤毛一侧作最大弯曲，由此而产生的传入信息为辨别运动方向提供信息。另一方面，由于不同毛细胞的纤毛排列方向不同，当头的位置发生改变或囊斑受到不同方向的重力及变速运动刺激时，其中有的毛细胞兴奋，有的抑制。不同毛细胞不同反应的综合结果可反射性地引起躯干和四肢不同肌肉的紧张度发生改变，从而使躯体在各种加速度运动及头部不同位置等情况下保持一定的姿势和躯体平衡状态。

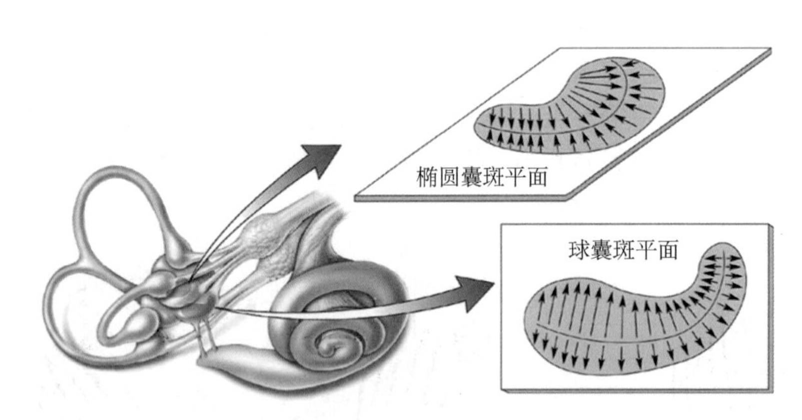

图 10 - 30　椭圆囊斑和球囊斑的位置及其毛细胞纤毛排列方向示意图

图中椭圆囊斑和球囊斑两个平面上的箭头表示毛细胞的排列方向，箭头表示动纤毛所在位置

二、前庭反应

（一）前庭姿势调节反射

来自前庭器官的传入冲动，除引起运动觉和位置觉外，还可引起各种姿势调节反射。例如，当汽车向前开动时，由于惯性，身体会向后倾倒，但在身体向后倾倒之前，来自椭圆

囊斑的传入信息可反射性地引起躯干部屈肌和下肢伸肌张力增加，从而使身体前倾以保持其平衡。同样，在作旋转变速运动时可刺激半规管，反射性地改变颈部肌和四肢肌的肌紧张。例如，当人体处于直立位并以躯体矢状轴为轴心向左旋转时，可反射性地引起右侧颈部肌紧张增强，左侧颈部肌紧张减弱，头向右侧偏移；左侧上、下肢伸肌紧张增强，肢体伸张，右侧上、下肢屈肌紧张加强，肢体屈曲，使躯干向右侧偏转，以防摔倒；而旋转停止时，可使肌紧张发生反方向的变化，使躯干向左侧偏转。姿势反射所引起的反射动作都是和发动这些反射的刺激相对抗的，其意义在于维持机体一定的姿势和保持躯体平衡。

（二）前庭自主神经反应

当半规管受到过强或过长时间的刺激时，可通过前庭神经核与脑干网状结构的联系而引起自主神经功能失调，导致心率加速、血压下降、呼吸浅快、出汗以及皮肤苍白、恶心、呕吐、唾液分泌增多等现象，称为前庭自主神经反应(vestibular autonomic reaction)。主要表现为以迷走神经兴奋占优势的反应。在前庭感受器过度敏感的人，一般的前庭刺激也会引起自主神经反应。晕船反应就是因为船身上下颠簸及左右摇摆使上、后半规管受到过度刺激而造成的。

（三）眼震颤

躯体在旋转变速运动时发生的不自主的眼球往返运动，称为眼震颤(nystagmus)。眼震颤由半规管受刺激而引起。当两侧水平半规管受到刺激(如人在直立位时以躯体矢状轴为轴心开始旋转)时可引起水平方向的眼震颤，上半规管受到刺激(如侧身翻)时可引起垂直方向的眼震颤，而后半规管受到刺激(如前后翻滚)时则可引起旋转性眼震颤。人类在地平面上的活动较多，如转身、头部向后回顾等。以水平方向的眼震颤为例，当人体直立绕躯体矢状轴开始向左旋转时，如前所述，由于内淋巴的惯性作用，左水平半规管的毛细胞受到的刺激增强，而右水平半规管的情况正好相反，这样的刺激可反射性地引起某些眼外肌的兴奋和另一些眼外肌的抑制，于是两眼球缓慢向右移动，这一过程称为眼震颤的慢动相(slow component)，其方向与旋转方向相反；当两眼球移动到各自眼裂右端时，又快速向左回到眼裂正中，这一过程称为眼震颤的快动相(quick component)，其方向与旋转方向一致。此后出现慢动相和快动相的重复交替。当旋转变为匀速旋转运动时，虽然旋转仍在继续，眼震颤却不再出现。当旋转突然停止时，则出现与旋转开始时方向相反的慢动相和快动相组成的眼震颤(图10-31)。眼震颤的慢动相由来自前庭器官的冲动而引起；快动相则由脑干发出的矫正指令而完成。如果眼震颤的持续时间过长，说明前庭功能过敏。前庭功能过敏的人容易发生晕车、晕船及航空病等；如果眼震颤的持续时间过短，则说明前庭功能减弱。某些前庭器官有病变的患者，其眼震颤消失。另一方面，临床上可见脑干损伤的病人在未进行旋转加速度运动的静息状态下出现眼震颤。

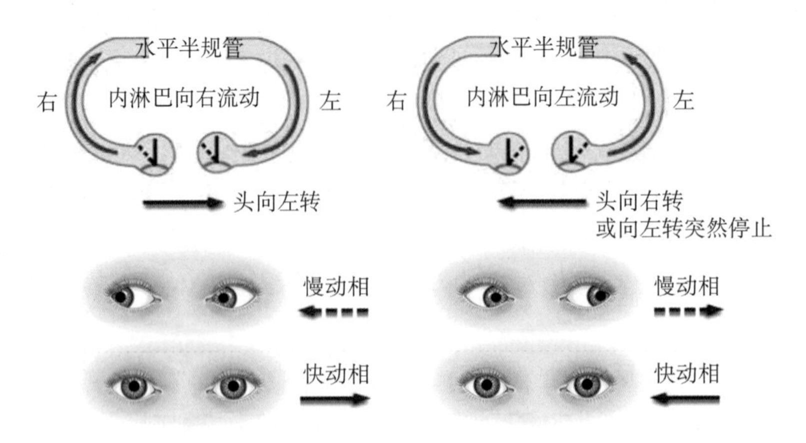

图 10-31 水平方向旋转变速运动时眼震颤示意图

第五节 鼻的嗅觉功能和舌的味觉功能

一、鼻黏膜的嗅觉功能

嗅觉(olfaction)是人和高等动物对气体中有气味的特殊化学物质即嗅质(odorant)的感觉。嗅质随吸入气流进入鼻腔后，可刺激嗅黏膜中的嗅觉感受器。嗅黏膜位于上鼻道及鼻中隔后上部，两侧总面积约 5 cm^2。嗅黏膜上皮由嗅细胞、支持细胞、基底细胞和 Bowman 腺组成。嗅细胞就是嗅觉感受器。嗅黏膜上皮中有$(1\sim2)\times10^7$ 个嗅细胞散在分布于支持细胞之间。嗅细胞具有细长的顶树突，伸向鼻腔，末端膨大处发出 10～20 条纤毛。纤毛是一种无髓鞘突起，埋于 Bowman 腺分泌的黏液中。嗅细胞底端有轴突在黏膜下组成束状的嗅丝，穿越筛板上的筛孔，止于嗅球并在此换元，换元后发出的纤维组成嗅束，嗅觉冲动经此通路传向嗅觉中枢而引起嗅觉。

在嗅纤毛的膜中存在嗅受体，该受体属于 G 蛋白耦联受体。当嗅质与之结合后通过相耦联的 G 蛋白激活腺苷酸环化酶，使 cAMP 生成增多，后者在膜内侧作用于膜中的化学门控通道而使之开放，引起 Na^+ 和 Ca^{2+} 内流，细胞内 Ca^{2+} 浓度的增高可促使钙激活的氯通道开放，引起 Cl^- 外流，共同使膜去极化，从而产生感受器电位，后者以电紧张方式传播至嗅细胞的轴突始段，产生动作电位并向中枢传送(图 10-32)。

与其他感觉相比，嗅觉具有高度的适应性。当某种嗅质刚出现时可引起明显的嗅觉，但若这种嗅质继续存在时，感觉便很快减弱，甚至消失。嗅觉的另一特点是高度敏感性，但对不同嗅质具有不同的嗅觉阈值，例如，人对粪臭素的嗅觉阈值为 4×10^{-10} mg/L；对人工麝香的嗅觉阈值为 $5\times10^{-6}\sim5\times10^{-9}$ mg/L。此外，嗅敏度可发生很大变动，例如，感冒、鼻炎等疾病可明显降低人的嗅敏度。与动物相比，人类的嗅敏度已明显减退，如犬对乙酸的敏感度比人高约 1 000 万倍。

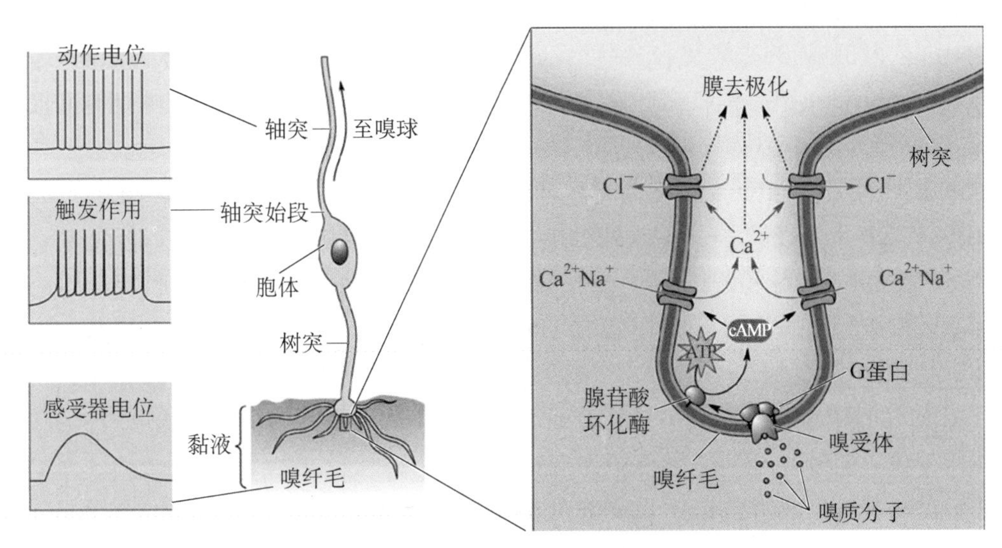

图 10－32　嗅觉信号转导和传导机制示意图

自然界中的嗅质高达两万余种，人类能分辨和记忆其中约 1 万种。近年来，人们发现人类约有 1 000 个不同的嗅受体基因(约占人体基因总数的 3%)，而每个嗅细胞几乎只表达这 1 000 种基因中的一种，故人的嗅上皮中仅有约 1 000 种嗅细胞。但是，每个嗅细胞与不同嗅质的结合程度不同，而一种嗅质可激活多种嗅细胞，所以尽管嗅细胞只有 1 000 种，但可产生上万种不同的组合。其次，嗅细胞虽可对多种嗅质反应，但反应程度不同，即嗅敏度不同。其三，与其他感觉系统类似，嗅觉系统中不同质的基本嗅质刺激有其专用的感受位点和传输线路，非基本嗅质则由于它们在不同线路上引起不同数量的神经冲动组合，可在嗅中枢引起各种特定的主观嗅觉。

二、舌表面的味觉功能

味觉(taste)是人和动物对食物中有味道的物质即味质(tastant)的感觉。食物中的味质进入口腔后，可刺激位于舌表面的味觉感受器，即味蕾。味蕾由味细胞、支持细胞和基底细胞组成。味细胞是味觉感受细胞，其顶端的纤毛称为味毛，是化学敏感部位，溶于唾液中的味质在此作用于味细胞膜中的相应受体。味细胞周围有味觉神经末梢包绕，舌前 2/3 味蕾受面神经中的感觉纤维支配，舌后 1/3 味蕾受舌咽神经中的感觉纤维支配，还有少数味蕾受迷走神经的感觉纤维支配。味觉传入信息经孤束核和丘脑传递，最终到达大脑味皮质。

人类能分辨出 4 000～10 000 种不同味觉，但基本味觉仅甜、酸、咸、苦和鲜五种。人舌表面的不同部位对味觉刺激的敏感度不同。一般为舌尖对甜味较敏感，舌两侧对酸味较敏感，舌两侧前部对咸味较敏感，而软腭和舌根部则对苦味较敏感。味觉敏感度可受食物温度的影响，食物一般在 20～30℃温度时的味觉敏感度最高；此外还受血中化学成分的影响，如肾上腺皮质功能减退的患者，由于血 Na^{+} 浓度较低，故偏喜咸食。

以上五种基本味觉的换能或跨膜信号转导机制现已基本阐明。咸味主要由食物中的

Na^+浓度所决定，当Na^+作用于味毛时，Na^+可通过味毛膜中特殊的化学门控钠通道进入味细胞内，引起味细胞膜的去极化，产生感受器电位。这种钠通道不能被河豚毒阻断，却能被阿米洛利(amiloride)所阻断，使咸味感觉消失。另外，H^+也能经此通道进入味细胞而抑制咸味觉，这可解释为何将酸(如柠檬汁)加入咸味食品中能使其咸味觉减弱。

酸味由H^+引起。当酸性食物入口后，H^+可通过味毛膜中的一种非选择性的阳离子通道 TRPP3(TRP 家族成员之一)进入味细胞，使膜发生去极化型感受器电位。

介导产生甜味、苦味和鲜味三种味觉的味受体均为 G 蛋白耦联受体，它们是分别由两个味受体基因家族编码的 T1R 和 T2R 蛋白家族。甜味质结合于由 T1R2 和 T1R3 蛋白组成的二聚体味受体，再经 G 蛋白- PLC - IP_3 通路，使胞质内Ca^{2+}浓度升高，最后激活细胞膜中特异的 TRPM5(TRP 家族成员之一)通道，使细胞膜去极化并由此触发味细胞释放神经递质，后者作用于味觉初级传入纤维，将味觉信息传入中枢。

介导苦味质的味受体都属于 T2R 蛋白家族，其信号转导过程与甜味觉的完全相同，但作用的味细胞不同，最终经不同的初级传入纤维到达中枢的不同部位，故苦味和甜味之间不会发生混淆。

介导鲜味质的味受体是由 T1R1 和 T1R3 蛋白组成的二聚体。其中，T1R1 蛋白为鲜味受体所特有，而 T1R3 蛋白则与感受甜味的味受体共享。其信号转导过程也与引起甜味和苦味的过程相同，但含有鲜味受体的味细胞并不表达甜味受体和(或)苦味受体，所以鲜味同样不可能与甜味和(或)苦味相混淆。

味觉的敏感度可随年龄的增长而下降。60 岁以上的人对食盐、蔗糖和硫酸奎宁的检知阈比 20～40 岁的人高 1.5～2.2 倍。味觉感受器也是一种快适应感受器，当某种味质长时间刺激味蕾时，味觉的敏感度便迅速降低。若以舌的运动搅拌食物则可使适应减慢。

(夏春梅)

第十一章　内　分　泌

第一节　概　　论

一、内分泌与内分泌系统

（一）内分泌

分泌是细胞的一种功能活动，表现有外分泌（exocrine）和内分泌（endocrine）两种方式。外分泌是指外分泌腺体通过附属的导管结构，将所产生的分泌物释放到体腔或体外的过程，如唾液腺、胰腺等消化腺及汗腺的分泌活动。内分泌是指内分泌腺体（endocrine gland）或内分泌细胞将所产生的生物活性物质——激素（hormone）直接释放到血液或组织间液中发挥作用的过程，该分泌过程不需要导管，故内分泌腺也称无管腺。

激素是由体内内分泌腺或内分泌细胞合成并释放，以体液为媒介，在细胞间递送信息的特殊化学信号分子。激素可经血液循环到达远隔部位的靶细胞，实现长距细胞间信息传递，因此也称远距分泌（telecrine 或血分泌，hemocrine）。另外，激素还可通过神经内分泌（neuroendocrine）、旁分泌（paracrine）、自分泌（autocrine）、内在分泌（intracrine）和腔分泌（solinocrine）等方式进行细胞间信息递送（图 11－1）。

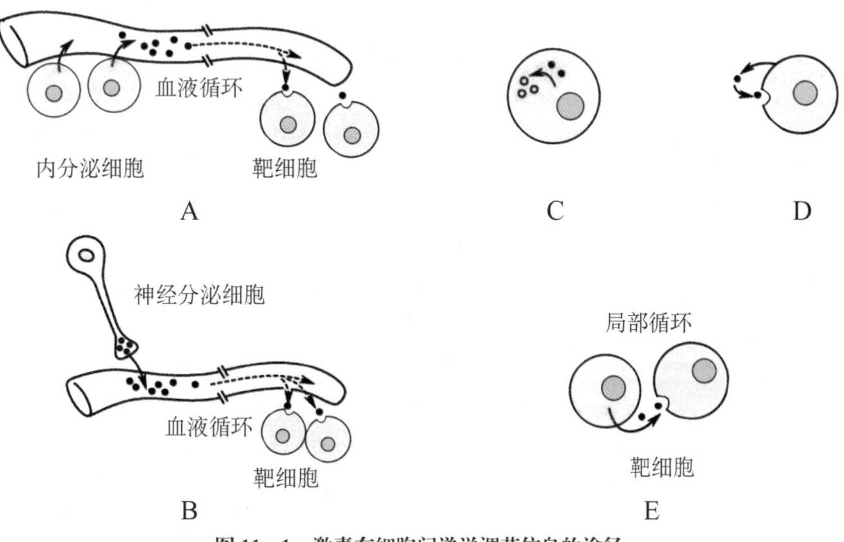

图 11－1　激素在细胞间递送调节信息的途径

A. 内分泌（远距分泌）；B. 神经内分泌；C. 内在分泌；D. 自分泌；E. 旁分泌

（二）内分泌系统

内分泌系统(endocrine system)由内分泌腺以及具有或兼有内分泌功能的细胞构成，通过分泌各种激素，发布信息，调节机体功能。内分泌系统可感受内、外环境的刺激，最终通过释放激素而发挥相应的调节作用。激素对靶组织或靶细胞既可产生兴奋性效应，也能产生抑制性效应，在整体情况下，激素将根据需要从正、反两方面来调整、协调机体各种功能活动。例如，血管升压素、醛固酮促进肾重吸收水和钠，增加细胞外液量和循环血量；而心房钠尿肽则抑制肾脏对水的重吸收，减少细胞外液量和循环血量，这正、反两方面的作用相辅相成，共同维持细胞外液量和循环血量的稳态。

有些激素来源于垂体、甲状腺、胰岛、肾上腺等经典的内分泌腺(表 11－1)，还有不少激素则来源于非经典的功能器官组织(表 11－2)，包括心、脑、肝、胃肠、肾等器官，如心肌细胞除具有收缩功能外，还能合成心房钠尿肽等激素。

表 11－1　经典内分泌腺及其所分泌的主要激素

内分泌腺		主要激素及其部分英文缩写
垂体	腺垂体	生长激素(GH)、催乳素(PRL)、促甲状腺激素(TSH)、促肾上腺皮质激素(ACTH)、卵泡刺激素(FSH)、黄体生成素(LH)、β-内啡肽
	神经垂体	血管升压素(VP，也称抗利尿激素，ADH)、缩宫素(OT)
松果体		褪黑素(MT)、8-精缩宫素
甲状腺		甲状腺素(四碘甲腺原氨酸，T_4)、三碘甲腺原氨酸(T_3)、降钙素(CT)
甲状旁腺		甲状旁腺激素(PTH)
胰岛		胰岛素、胰高血糖素、生长抑素(SS)、胰多肽(PP)
肾上腺	皮质	皮质醇、醛固酮(ALD)、雄激素
	髓质	肾上腺素(E)、去甲肾上腺素(NE)、肾上腺髓质素(ADM)
性腺	睾丸	睾酮(T)、抑制素、激活素
	卵巢	雌二醇(E_2)、黄体酮(P)、松弛素、抑制素、激活素

表 11－2　非经典内分泌腺生成的部分激素

功能器官	生成的激素及其部分英文缩写
下丘脑	促甲状腺激素释放激素(TRH)、促性腺激素释放激素(GnRH)、生长激素抑制激素(GHIH，也称生长抑素，SS)、生长激素释放激素(GHRH)、促肾上腺皮质激素释放激素(CRH)催乳素释放因子(PRF)、催乳素抑制因子(PIF)
心、血管	心房钠尿肽(ANP)、内皮素(ET)、一氧化氮(NO)
肝	胰岛素样生长因子(IGF)
肾	钙三醇(1,25-$(OH)_2D_3$ 二羟维生素 D_3)、促红细胞生成素(EPO)
胃肠道	促胰液素、缩胆囊素(CCK)、促胃液素　血管活性肠肽(VIP)
胎盘	人绒毛膜促性腺激素(hCG)、人绒毛膜生长激素(hCS)
其他部位	前列腺素类(PG)、血管紧张素(Ang)、瘦素(Lp)

激素对机体的调节作用大致可归纳为以下 4 个方面。

1. 维持内环境稳态　激素参与水和电解质平衡、酸碱平衡、体温、血压等的调节；参与应激反应，并与神经系统、免疫系统相互协调，调整机体功能以适应各种环境变化。

2. 调节新陈代谢　多数激素参与调节组织细胞的物质代谢以及能量代谢，维持机体的营养和能量平衡，为机体的各种生命活动奠定基础。

3. 促进生长发育 许多激素能促进组织细胞的生长、增殖、分化和成熟，调节细胞的凋亡过程等，以维持各器官系统的正常生长、发育和功能活动。

4. 调控生殖过程 调节生殖器官的发育、成熟和生殖的全过程，维持生殖细胞的生成直到妊娠和哺乳过程，在维护个体生命绵延和种系繁衍中具有重要作用。

内分泌系统不仅独立实现机体功能调节，还与神经系统和免疫系统一起构成神经-内分泌-免疫网络，通过某些信号分子和受体相互交联、系统内部信息整合等实现优势互补，共同维护机体内环境稳态，保障正常生命活动的顺利运行。

二、 激素的化学性质

激素的种类繁多，来源复杂，按其化学性质不同，可分为胺类、蛋白质与肽类和脂类激素。

（一） 胺类激素

胺类激素（amine hormone）多为氨基酸的衍生物。甲状腺和肾上腺髓质激素主要为酪氨酸衍生物；褪黑素以色氨酸为原料合成。

（二） 肽类与蛋白质激素

肽类与蛋白质激素（peptide and protein hormone）包括从最小的三肽分子至由200余个氨基酸残基构成的多肽链及蛋白质。主要包括下丘脑调节肽、胰岛素、胃肠激素、甲状旁腺激素、腺垂体及神经垂体激素等。

（三） 脂类激素

脂类激素（lipid hormone）是以脂质为原料合成的激素，主要为类固醇激素（steroid hormone）和脂肪酸衍生物。

1. 类固醇激素 该类激素的共同前体都是胆固醇，主要包括黄体酮、醛固酮、皮质醇、睾酮、雌二醇。另外，胆固醇的衍生物——钙三醇（calcitriol），即1,25-二羟维生素D_3，也被称为固醇激素（sterol hormones）。

2. 脂肪酸衍生物 主要指廿烷酸类，合成原料来自细胞的膜磷脂，主要包括前列腺素（prostaglandin，PG）、血栓素类（thromboxanes，TX）和白细胞三烯类（leukotrienes，LT）等。

三、 激素作用的一般特性

（一） 特异作用

激素作用的特异性主要取决于分布于靶细胞的相应受体。激素被释放入血后，可与全身各种组织细胞广泛接触，但它只选择性地作用于与其亲和力高的靶器官、靶组织、靶细胞、靶蛋白、靶基因等。激素与“靶”的关系是内分泌系统发挥特异调节效应的基础。有些激素作用局限，如促甲状腺激素只作用于甲状腺；而有些激素则作用广泛，无特定的靶腺，如生长激素、甲状腺激素等，可作用于几乎全身各部位的细胞。激素作用的特异性并非绝对，由于某些激素在化学结构上的相似性，使其与受体的结合可有交叉现象，如胰岛素与胰岛素样生长因子等，只是亲和力有所差异。

（二）信使作用

激素是一种信使物质或信号分子，它只在内分泌细胞和靶细胞间充当通讯联络的“信使”(messenger)，其作用旨在启动靶细胞固有的、内在的一系列生物效应，而并不作为底物或产物直接参与细胞的物质与能量代谢反应过程。各种激素所携带的信息只是对靶细胞固有的生理生化过程起加强或减弱的作用，如甲状腺激素增强代谢过程，生长激素促进细胞的增殖分化等。

（三）高效作用

激素是高效能的生物活性物质。生理状态下，激素的血浓度很低，多在 pmol/L～nmol/L 的数量级。激素与受体结合后，启动细胞内多层次的系列信号转导程序，产生级联放大效应。例如，1 mol 胰高血糖素与受体结合后，通过 cAMP-PKA 通路引起肝糖原分解，可生成 3×10^6 mol 葡萄糖，其生物效应放大约 300 万倍。可见，一旦体内激素偏离生理范围，无论过多或过少，势必影响机体生理功能的正常进行。

（四）相互作用

在多种激素对某一生理活动进行调节时，激素之间可发生相互作用，常表现有协同作用(synergistic action)和拮抗作用(antagonistic action)等，以满足特定生理活动的需要。例如，生长激素、肾上腺素、胰高血糖素及糖皮质激素等在升高血糖效应上有协同作用；而胰岛素则降低血糖，与上述激素的升糖效应相拮抗。激素之间还存在一种特殊的关系——允许作用(permissive action)，即某一种激素本身对特定器官、组织或细胞没有直接作用，但它的存在却是另一种激素发挥效应的必要基础。例如，糖皮质激素本身对心肌和血管平滑肌的收缩并无作用，但只有在它存在时儿茶酚胺类激素才能充分发挥对心血管活动的调节作用。允许作用的机制尚不十分清楚。

四、激素的细胞作用机制

激素作为化学信使物质与特异性受体结合后，引起信号转导过程并最终产生生物效应。这一过程大致经历以下环节：①激素与受体的相互识别与结合；②激素-受体复合物的信号转导(见第二章)；③激素诱导终末信号改变细胞固有功能，即产生调节效应；④通过终止激素分泌、激素与受体分离等多种机制终止激素所诱导的细胞生物反应。

五、激素分泌节律及其分泌的调控

（一）生物节律性分泌

许多激素具有节律性分泌的特征，有些表现为以分钟或小时为周期的脉冲式分泌，多数表现为昼夜节律性分泌，还有以月、季等为周期的分泌。如生长激素、ACTH 和褪黑素等的分泌具有明显的昼夜节律性(图 11-2)，女性性激素则呈月周期性分泌。激素分泌的这种节律受体内生物钟(biological clock)的调控，下丘脑视交叉上核可能是机体生物钟的所在部位。

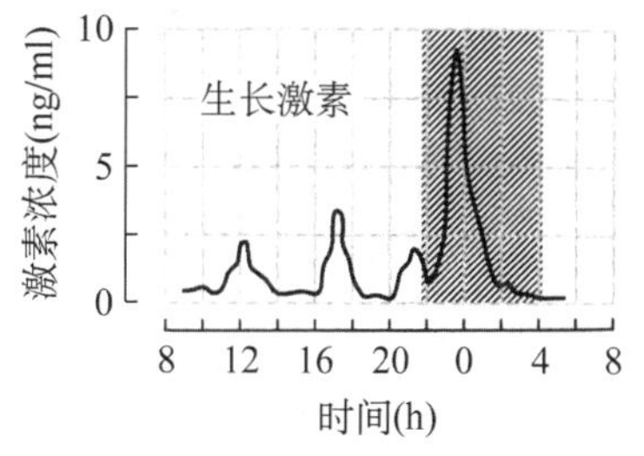

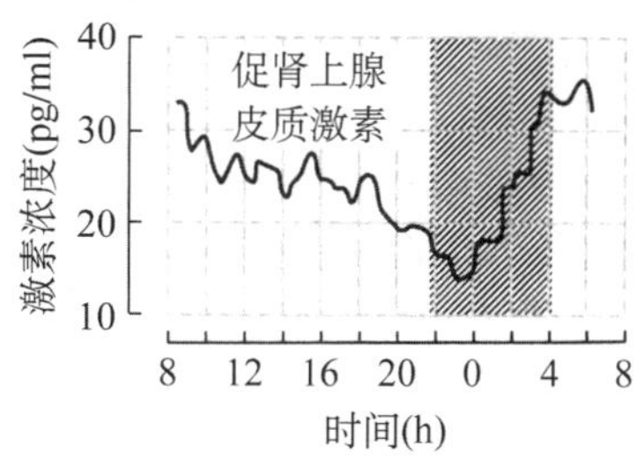

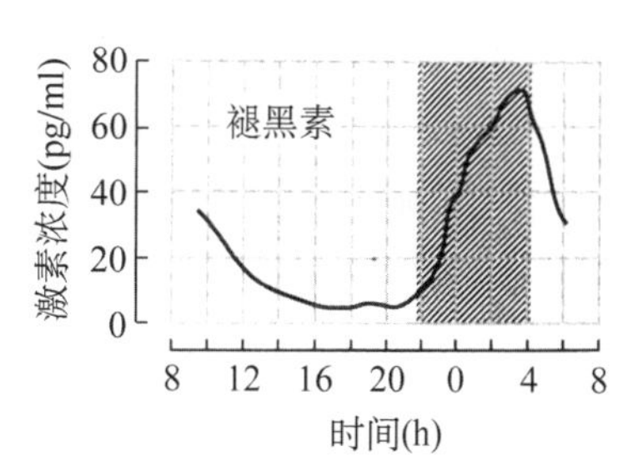

图 11－2 激素的昼夜节律性分泌

（二）激素分泌的调控

1. 多级轴系反馈调节 下丘脑－垂体－靶腺轴(hypothalamic pituitary target gland axis)在维持激素分泌稳态中起重要作用。人体内的轴系主要有下丘脑-垂体-甲状腺轴、下丘脑-垂体-肾上腺皮质轴和下丘脑-垂体-性腺轴等。轴系中任何一个环节发生障碍都将破坏激素分泌的稳态而导致疾病。一般来说，高位内分泌腺细胞分泌的激素对下位内分泌腺细胞的活动起促进作用；下位内分泌腺细胞分泌的激素对高位内分泌腺细胞的活动多起抑制性调节作用，从而形成具有自动控制能力的反馈环路(图 11－3)。在少数情况下，激素分泌的调节也可以正反馈的形式出现。例如，在卵泡成熟发育过程中，其所分泌的雌激素在血液中达到一定水平后，可促进下丘脑分泌促性腺激素释放激素和腺垂体分泌黄体生成素和卵泡刺激素，最终促使卵巢排卵(见第十二章)。在轴系中，通常将终末靶腺或组织分泌的激素对高位腺体活动的反馈作用称为长反馈(long-loop feedback)；而将垂体分泌的激素对下丘脑分泌活动的反馈作用称为短反馈(short-loop feedback)；下丘脑分泌的某些释放肽还可能通过在下丘脑内的超短反馈(ultrashort-loop feedback)或刺激和它相应的释放抑制肽的释放，实现负反馈调节。此外，轴系还受中枢神经系统(如海马、大脑皮质等脑区)的调控。

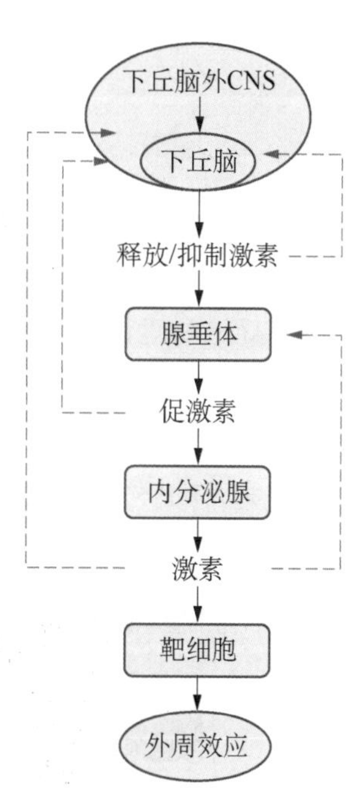

图 11－3 下丘脑-垂体-靶腺轴多级反馈调节系统

2. 直接反馈调节 有些激素的分泌水平直接受被调节物水平改变的反馈调控。例如，进餐后血糖浓度升高刺激胰岛 B 细胞，促进胰岛素的分泌，结果使血糖回降；血糖降低则引起胰岛素分泌减少，同时刺激胰高血糖素分泌，使血糖浓度升高。直接反馈调节还表现在激素分泌的自我调控，如钙三醇的生成增加到一定程度时即可抑制肾内 1α－羟化酶的活性，从而减少维生素 D_3 的进一步活化，使血中钙三醇水平维持稳态。这种调节方式能使物质代谢水平和血液中某些成分的浓度在较短的时间内达到正常水平并维持于相对稳定状态。

此外，有些激素的分泌直接受功能相关联或者相抗衡的激素的影响。如胰高血糖素和生长抑素可通过旁分泌作用分别刺激和抑制胰岛 B 细胞分泌胰岛素，它们的作用相互抗衡、相互制约，共同维持血糖的相对稳定。

3. 神经反射性调节 下丘脑的神经内分泌细胞在神经系统与内分泌系统功能活动的调节中起重要的桥梁作用。内外环境中各种形式的刺激都可能经下丘脑复杂而广泛的传入和传出通路影响下丘脑神经内分泌细胞的分泌活动。胰岛、肾上腺髓质等腺体以及许多散在的内分泌细胞都直接受自主神经支配。神经活动对激素分泌的调节具有特殊的意义。例如，在应激状态下，交感神经系统活动增强，肾上腺髓质分泌的肾上腺素和去甲肾上腺素增多，协同交感神经系统的广泛兴奋，动员机体的多种功能，以适应内外环境的变化。夜间睡眠时，迷走神经系统活动增强，促进胰岛 B 细胞分泌胰岛素，有助于机体积蓄能量、休养生息。

第二节　下丘脑与垂体的内分泌

下丘脑与垂体在结构与功能上密切联系，形成下丘脑-垂体功能单位（hypothalamus-hypophysis unit），包括下丘脑-腺垂体系统（hypothalamo-adenohypophysis system）和下丘脑-神经垂体系统（hypothalamo-neurohypophysis system）两部分（图 11－4）。下丘脑内一些神经元兼有神经元和内分泌细胞的功能，可汇聚和整合不同来源的信息，将神经活动的电信

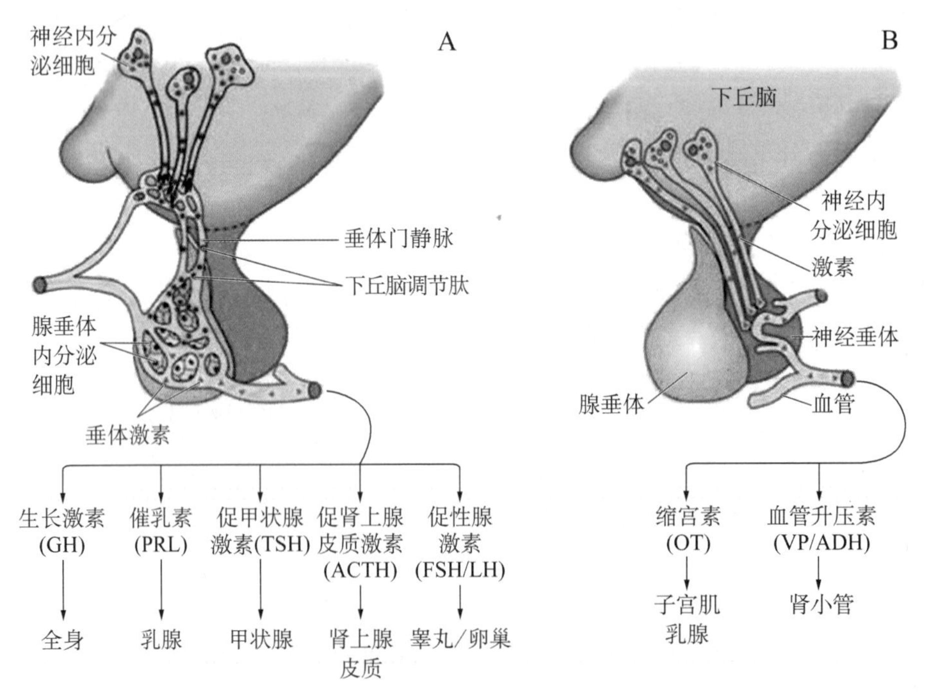

图 11－4　下丘脑-垂体系统与外周内分泌腺及器官组织的功能联系

A. 下丘脑-腺垂体系统；B. 下丘脑-神经垂体系统

号转变为激素分泌的化学信号，协调神经调节和体液调节的关系，广泛参与机体功能调节。因此，下丘脑-垂体功能单位不仅是内分泌系统的调控中枢，也是神经内分泌功能的高级控制中枢。

一、下丘脑-腺垂体系统内分泌

下丘脑与腺垂体之间存在一种独特的血管联系通路，即垂体门脉系统（hypophysial portal system）。垂体上动脉的分支先进入正中隆起处的初级毛细血管丛，然后再汇集成几条长门脉血管进入垂体次级毛细血管丛。这种血管网络可经局部血流直接实现下丘脑与腺垂体之间的双向沟通（图 11－5）。下丘脑的内侧基底部又称下丘脑的促垂体区（hypophysiotrophic area），包括正中隆起，弓状核、腹内侧核、视交叉上核、室周核和室旁核内侧等结构，都分布有小细胞神经元（parvocellular neuron），这些神经元胞体较小，发出的轴突多终止于下丘脑基底部正中隆起，与初级毛细血管丛密切接触，主要产生多种调节腺垂体分泌的激素，这些激素可直接释放入初级毛细血管丛，经垂体门脉到达次级毛细血管丛，对腺垂体内分泌活动发挥调节作用。

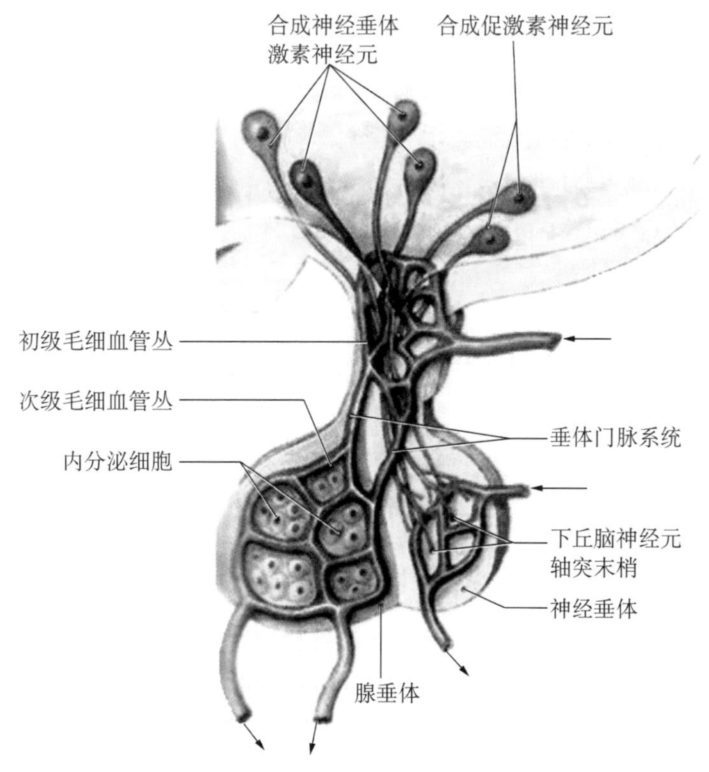

图 11－5 下丘脑-垂体功能结构联系

（一）下丘脑调节肽

由下丘脑促垂体区小细胞神经元分泌，能够调节腺垂体活动的肽类物质，统称为下丘脑调节肽（hypothalamic regulatory peptide，HRP）。包括促甲状腺激素释放激素（thyrotropin releasing hormone，TRH）、促性腺激素释放激素（gonadotropin releasing hormone，GnRH）、生长激素抑制激素（growth hormone release-inhibiting hormone，GHIH）、生长激素释放激素（growth hormone releasing hormone，GHRH）、促肾上腺皮质激素释放激素（corticotropin releasing hormone，CRH）、催乳素释放肽（prolactin releasing peptide，PrRP）和催乳素抑制因子（prolactin inhibiting factor，PIF）等7种激素。

各种下丘脑调节肽的作用机制有所不同，如CRH、GHRH、GHIH等与腺垂体靶细胞膜受体结合后以cAMP、IP_3/DG或Ca^{2+}作为第二信使，而TRH、GnRH等仅以IP_3/DG、Ca^{2+}为第二信使，分别调节腺垂体相应激素的释放。由于TRH、GnRH及CRH均呈现脉冲式释放，因此相应的腺垂体的分泌也出现脉冲式波动。例如，大鼠GnRH的分泌每隔20～30 min出现一次脉冲，血中黄体生成素和卵泡刺激素浓度也随之发生波动。给大鼠注射抗GnRH血清后，则血中黄体生成素与卵泡刺激素浓度的脉冲式波动消失。

值得注意的是，下丘脑调节肽除在下丘脑促垂体区产生外，还可以在中枢神经系统其他部位及许多组织中生成，它们除调节腺垂体活动外，还有更为复杂的垂体以外的作用。

（二）腺垂体激素

腺垂体包括远侧部、中间部和结节部。远侧部是腺垂体的主要部分，约占人垂体重量的75％，主要由腺细胞构成，其细胞可分为有内分泌功能的颗粒细胞和功能尚未明确的无颗粒细胞两大类，前者至少包括合成生长激素细胞、催乳素细胞、促甲状腺激素细胞、促肾上腺皮质激素细胞及促性腺激素的细胞；后者主要是滤泡星形细胞和未分化细胞。

腺垂体分泌多种激素，其中促甲状腺激素（thyroid stimutaling hormone，TSH）、促肾上腺皮质激素（adrenocorticortropic hormone，ACTH）、卵泡刺激素（follicle stimulating hormone，FSH）与黄体生成素（luteinizing hormone，LH）均可特异作用于各自的靶腺，故常将这些激素称为垂体促激素（tropic hormones）。而生长激素（growth hormone，GH）、催乳素（prolactin，PRL）则直接作用于靶组织或靶细胞，对物质代谢、个体生长、乳腺发育与泌乳等生理过程发挥调节作用。

1. 生长激素 人生长激素（human growth hormone，hGH）由191个氨基酸残基组成，属于蛋白质类激素，相对分子质量为22 000。其化学结构与人催乳素十分相似，故GH有较弱的泌乳始动作用，而PRL也有较弱的促生长作用等。

成年人血清中hGH的基础水平不足3 μg/L，通常小儿高于成人，女性高于男性，但一般不超过10 μg/L。GH的基础分泌呈节律性脉冲式释放，脉冲的周期与年龄、性别相关，在人的一生中，青春期GH的分泌量最大，平均为60 μg/(kg・24 h)，随着年龄的增长而逐渐减少。血清中hGH水平还受睡眠、体育锻炼、血糖及性激素水平等多种因素的影响。入睡后GH分泌明显增加，约60 min达高峰，以后逐渐减少。50岁后睡眠期间的GH峰逐渐消失。血中GH的半衰期为6～20 min，主要在肝、肾降解。

血中GH以游离型与结合型两种形式存在。游离型GH是发挥生物学作用的有效形式，结合型GH是血液运输的主要形式。一分子GH可结合两分子的生长激素结合蛋白（GH-binding protein，GHBP），形成更大的分子复合物。结合型与游离型GH保持动态平衡，维持着血中游离型 GH 的正常水平以及进入组织和到达细胞膜表面的量。

（1）作用机制：GH 可通过直接激活靶细胞生长激素受体和诱导产生胰岛素样生长因子间接刺激靶细胞产生生理效应（图 11－6）。

生长激素受体（growth hormone receptor，GHR）是由 620 个氨基酸残基组成的跨膜糖蛋白，相对分子质量为 120 000。GH 分子先后与两分子 GHR 结合，通过多条信号转导通路，产生多种生物效应，改变细胞的生长和代谢活动。

GH 还能诱导靶细胞产生一种具有促生长作用的肽类物质，称为生长素介质（somatomedin，SM），因其化学结构及功能与胰岛素近似，故又称胰岛素样生长因子（insulin-like growth factor，IGF）。目前已分离出的 IGF 有 IGF－1 和 IGF－2 两种。IGF－1 具有刺激生长的活性。GH 刺激肝、肾、肌肉、软骨和骨等器官组织分泌 IGF－1，通过 IGF－1 的介导实现 GH 的促生长作用。

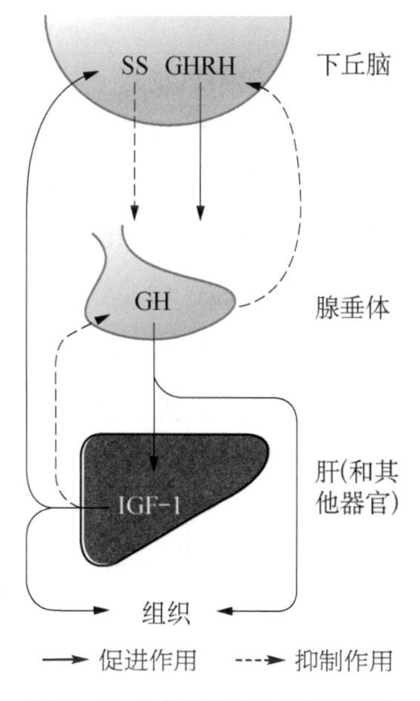

图 11－6 生长激素的作用机制与分泌调节

SS：生长抑素；GHRH：生长激素释放激素；GH：生长激素；IGF－1：胰岛素样生长因子－1

（2）生物学作用：GH 可促进物质代谢与生长发育，对机体各器官组织均有影响，尤其对骨骼、肌肉及内脏器官的作用更为显著，故 GH 也称为躯体刺激素（somatotropin）。此外，GH 还参与机体的应激反应与免疫调节等。

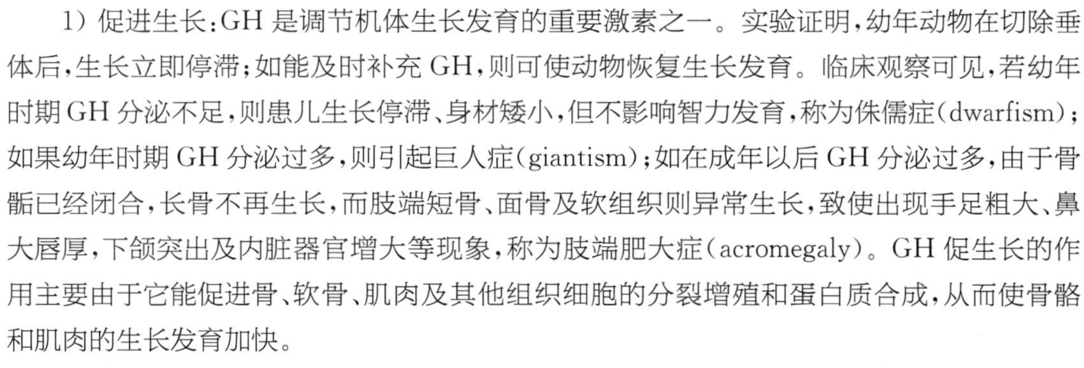

1）促进生长：GH 是调节机体生长发育的重要激素之一。实验证明，幼年动物在切除垂体后，生长立即停滞；如能及时补充 GH，则可使动物恢复生长发育。临床观察可见，若幼年时期 GH 分泌不足，则患儿生长停滞、身材矮小，但不影响智力发育，称为侏儒症（dwarfism）；如果幼年时期 GH 分泌过多，则引起巨人症（giantism）；如在成年以后 GH 分泌过多，由于骨骺已经闭合，长骨不再生长，而肢端短骨、面骨及软组织则异常生长，致使出现手足粗大、鼻大唇厚，下颌突出及内脏器官增大等现象，称为肢端肥大症（acromegaly）。GH 促生长的作用主要由于它能促进骨、软骨、肌肉及其他组织细胞的分裂增殖和蛋白质合成，从而使骨骼和肌肉的生长发育加快。

2）调节代谢：GH 能调节糖、脂肪、蛋白质等物质代谢。GH 可抑制外周组织摄取和利用葡萄糖，减少葡萄糖消耗，升高血糖水平。GH 分泌过多时，可造成垂体性糖尿。GH 能抑制脂肪细胞分化，减少三酰甘油的积蓄；激活对激素敏感的脂肪酶，促进脂肪分解，加快脂肪酸氧化，使组织特别是肢体的脂肪量减少。GH 可促进氨基酸向细胞内转运，加快肝外组织合成蛋白质，伴随 DNA、RNA 合成的增加，使尿氮减少，呈正氮平衡。

此外，GH 可刺激 B 淋巴细胞产生抗体，提高自然杀伤细胞和巨噬细胞的活性，因而参与调节机体的免疫功能等。GH 还可调控情绪与行为，影响中枢神经系统的活动。

（3）分泌调节：GH 的分泌受下丘脑 GHRH 与 GHIH 的双重调节，前者促进 GH 分泌，而后者则抑制其分泌。一般认为，GHRH 是 GH 分泌的经常性调控者，而 GHIH 则在应激等刺激引起 GH 分泌过多时才抑制 GH 分泌(见图 11－6)。

GH 与其他垂体激素一样，也可对下丘脑发挥负反馈调节作用。IGF－1 对 GH 的分泌也有负反馈调节作用。IGF－1 可直接抑制培养的垂体细胞 GH 的基础分泌和 GHRH 刺激引起的 GH 分泌，还能刺激下丘脑释放 GHIH，从而抑制 GH 的分泌。可见，IGF－1 可通过下丘脑和垂体两个水平对 GH 分泌进行负反馈调节。

GH 的分泌还受睡眠、代谢等因素的影响。人在进入慢波睡眠时，GH 分泌快速增加并延续一定时间，随后迅速下降，有利于机体的生长发育和体力的恢复。在能量供应缺乏或耗能增加时，如饥饿、运动、低血糖及应激反应等均可引起 GH 分泌增多。

此外，甲状腺激素、雌激素、睾酮及应激刺激均能促进 GH 分泌。在青春期，可因为血中雌激素或睾酮浓度增高，GH 分泌明显增多而促进机体快速生长。

2. 催乳素 PRL 是含有 199 个氨基酸残基的蛋白质，相对分子质量为 22 000。成人血浆中 PRL 的浓度低于 20 μg/L，妊娠末期可高达 200～500 μg/L，半衰期约为 20 min。PRL 也有类似 GH 的昼夜节律和分泌脉冲。

(1) 生物学作用

1) 调节乳腺活动：PRL 可促进乳腺发育，发动并维持乳腺泌乳，在女性的不同时期，其作用有所不同。在青春期乳腺的发育中，雌激素、孕激素、生长激素、糖皮质激素、甲状腺激素及 PRL 协同作用。在妊娠期，随着 PRL、雌激素及孕激素分泌增多，使乳腺组织进一步发育，但此时血中雌激素和孕激素水平很高，可抑制 PRL 的泌乳作用，故此时乳腺虽已具备泌乳能力却不泌乳。在分娩后，血中雌激素和孕激素水平明显降低，PRL 才发挥其始动和维持泌乳的作用。

2) 调节性腺功能：PRL 能刺激 LH 受体的生成，调控卵巢内 LH 受体的数量，同时为黄体酮的生成提供底物，促进黄体酮生成；但高浓度时却抑制黄体酮生成。小剂量 PRL 促进卵巢雌、孕激素的合成，但大剂量 PRL 则有抑制作用。在男性，PRL 能促进前列腺及精囊腺的生长，增加睾丸间质细胞 LH 受体的数量，增加睾酮的合成量。但是，慢性高催乳素血症可降低血中睾酮的水平，减少精子的生成而致不育症。

此外，PRL 还参与机体应激反应、调节免疫功能等。由于与 GH 结构相似，PRL 也参与生长发育和物质代谢的调节。

(2) 分泌调节：PRL 的分泌受下丘脑催乳素释放肽(prolactin releasing peptide, PRP)与催乳素释放抑制因子(prolactin releasing inhibitory factor, PIF)的双重控制，两者分别起促进和抑制 PRL 分泌的作用，且平时以 PIF 的抑制作用为主。现已明确，PIF 主要是多巴胺。实验证明，PRL 能促进正中隆起对多巴胺的分泌，通过负反馈机制作用于下丘脑，减少 PRL 的分泌。雌激素能抑制多巴胺的释放，也能直接促进 PRL 的分泌。在妊娠期间，血中 PRL 水平显著升高，直至分娩后才下降。这可能与大量雌激素促进腺垂体的活动有关。在哺乳期，婴儿吸吮乳头的刺激经神经传入至下丘脑，引起 PRP 神经元兴奋并释放 PRP，使腺垂体 PRL 分泌增多，促进乳腺泌乳。

3. 促激素 腺垂体分泌的 TSH、ACTH、FSH 及 LH 等 4 种激素分泌入血后，均分别作用于各自的外周内分泌靶腺，再经靶腺激素调节全身组织细胞活动。腺垂体与其上位的下丘脑和下位的外周内分泌靶腺分别构成下丘脑-腺垂体-甲状腺轴、下丘脑-腺垂体-肾上腺皮质轴和下丘脑-腺垂体-性腺轴系统（见图 11－4）。促激素的具体作用将在后文相关各节内容中分别叙述。

二、下丘脑-神经垂体内分泌

神经垂体中不含腺细胞，不能合成激素。神经垂体激素实际上是指由下丘脑视上核和室旁核神经内分泌大细胞合成，经下丘脑-垂体束轴浆运输并储存于神经垂体的血管升压素（vasopressin, VP）和缩宫素（oxytocin, OT）。在适宜刺激下，神经垂体将这两种激素释放入血液循环（图 11－6）。

VP 和 OT 都是九肽，其组成的区别只是第 3 位与第 8 位的氨基酸残基不同。人的 VP 肽链的第 8 位为精氨酸残基，常称为精氨酸血管升压素（arginine vasopressin, AVP）。

（一）血管升压素

1. 生物学作用 血管升压素也称抗利尿激素（antidiuretic hormone, ADH），在正常饮水的情况下，血浆中 VP 浓度很低，仅 1～4 ng/L。VP 半衰期仅 15 min。生理剂量的 VP 可促进肾脏对水的重吸收，浓缩尿液并减少尿量。在机体脱水和失血等情况下，VP 的释放量明显增加，发挥其升高和维持血压以及稳定体液量的作用。VP 受体分为 V_1、V_2 和 V_3 受体 3 种，V_1 受体主要分布在肝、脑、平滑肌及肾上腺等；V_2 受体主要分布在肾远曲小管和集合管上皮细胞；V_3 受体在心、肺、肠、肾及腺垂体 ACTH 细胞等处表达。

VP 缺乏可致尿崩症，患者的排尿量明显增加，如不能及时补充水分，可造成机体脱水。

2. 分泌调节 VP 的分泌调节详见第八章。

（二）缩宫素

缩宫素与 VP 的化学结构相似，生理作用也有一定交叉重叠。

1. 生物学作用 OT 的主要作用是在哺乳期促进乳汁排出，分娩时刺激子宫收缩。

（1）促进乳腺排乳：哺乳期乳腺可不断分泌乳汁并贮存于腺泡中。婴儿吸吮乳头的刺激经传入神经到达下丘脑，兴奋 OT 神经元，神经冲动沿下丘脑-垂体束至神经垂体，使 OT 释放入血。OT 使乳腺腺泡周围的肌上皮细胞收缩，腺泡内压力增高，乳汁经输乳管从乳头射出，引起典型的神经-内分泌反射，称为射乳反射（milk ejection reflex）。同时，OT 也有营养乳腺的作用。

（2）刺激子宫收缩：OT 对非孕子宫的作用较弱，而对妊娠子宫的作用则较强。孕激素能降低子宫肌对 OT 的敏感性，有助于维持胎儿“安静”的生存环境。雌激素可促进 OT 与其受体结合，提高子宫肌对 OT 的敏感性，发挥允许作用。OT 虽然能刺激子宫收缩，但并不是发动分娩的决定因素。在分娩过程中，胎儿刺激子宫颈等可反射性地引起神经垂体释放 OT，以正反馈方式促使子宫肌收缩力度增强，因而具有“催产”作用。

2. 分泌调节 OT 分泌的调节属于神经-内分泌调节。最有力的刺激是分娩时胎儿对子宫颈的机械性扩张，能正反馈地促进 OT 分泌。内源性阿片、NO、GABA 以及剧痛可抑制 OT 分泌，ACh 与多巴胺则促进分泌。在妊娠末期，由于黄体酮水平降低，而雌激素水平升高，抑制效应部分解除而有助于 OT 的分泌。

婴儿吸吮乳头的刺激除能引起射乳反射外，还可引起下丘脑多巴胺能神经元兴奋，使 β-内啡肽释放增多，多巴胺与 β-内啡肽均可抑制下丘脑 GnRH 的释放，使腺垂体促性腺激素分泌减少，导致哺乳期月经周期暂停。由于哺乳活动可反射性引起催乳素和 OT 释放，促进乳汁分泌与排出，加速产后子宫收缩复原，有利于母婴健康。此外，性交时子宫颈及阴道受到的机械刺激也可反射性引起 OT 分泌和子宫肌收缩，有利于精子在女性生殖道内的运行。

第三节　甲状腺内分泌

甲状腺是人体内最大的内分泌腺，正常成年人的甲状腺重量为 15～20 g。甲状腺由许多大小不等的滤泡组成，滤泡上皮细胞是甲状腺激素（thyroid hormones，TH）合成与释放的部位，滤泡腔内充满上皮细胞分泌的胶质，其主要成分是结合了甲状腺激素的甲状腺球蛋白。甲状腺是机体唯一将激素大量储存在细胞外的内分泌腺。此外，在甲状腺滤泡之间和滤泡上皮之间有滤泡旁细胞（parafollicular cells），也称 C 细胞，可分泌降钙素（见本章第四节）。

一、甲状腺激素的合成与代谢

TH 是酪氨酸的碘化物，包括四碘甲腺原氨酸（3，5，3′，5′- tetraiodothyronine，T_4，也称甲状腺素，thyroxine）、三碘甲腺原氨酸（3，5，3′- triiodothyronine，T_3）和极少量的逆-三碘甲腺原氨酸（3，3′，5′- triiodothyronine，或 reverse T_3，rT_3）。T_4 与 T_3 均具有生物活性。T_4 的日分泌量为 T_3 的 10 余倍，但 T_3 的生物活性却为 T_4 的 3～8 倍。rT_3 不具有甲状腺激素的生物活性。

甲状腺激素合成的主要原料是碘和甲状腺球蛋白（thyroglobulin，TG）。碘主要来源于食物，人每天从食物中摄取 100～200 μg 碘，其中约 1/3 进入甲状腺，甲状腺含碘量约为 8 000 μg，约占全身总碘量的 90%。甲状腺球蛋白由滤泡上皮细胞分泌，其酪氨酸残基碘化后合成甲状腺激素。

（一）甲状腺激素的合成过程

TH 的合成过程可大致归纳为 3 个基本环节（图 11 - 7）。

1. 聚碘　生理情况下，甲状腺内的 I^- 浓度约为血清 I^- 的 30 倍，甲状腺上皮细胞膜静息电位约为 - 50 mV，低于细胞间质和滤泡腔内胶状质的电位，因此甲状腺滤泡聚碘过程是逆电化学梯度的主动转运过程。甲状腺上皮细胞先逆电化学梯度将血浆中的 I^- 浓集于细胞内，然后经细胞顶端膜转入滤泡腔。碘进入细胞需要钠-碘同向转运体（sodium-iodide symporter，NIS）介导，以 1 个 I^- 和 2 个 Na^+ 协同运输的形式完成 I^- 的继发性主动转运。若用哇巴因抑制钠泵后，可使聚碘作用发生障碍。过氯酸盐（ClO_4^-）、硫氰酸盐（SCN^-）等离子

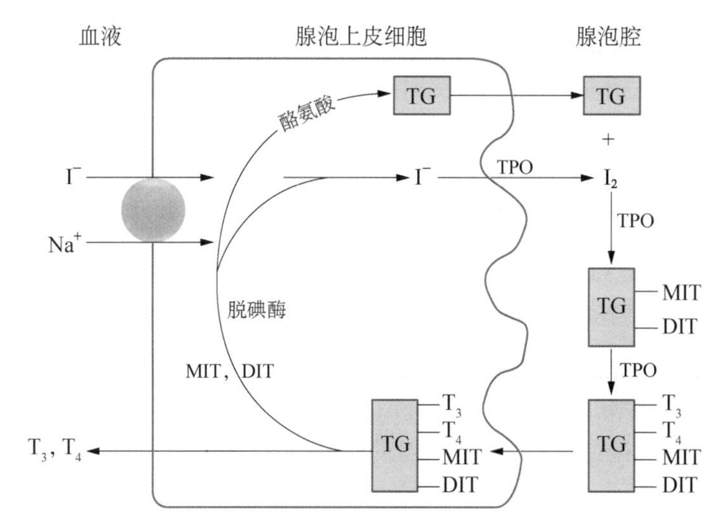

图 11-7 甲状腺激素的合成、分泌与运输

TG：甲状腺球蛋白；TPO：甲状腺过氧化物酶；MIT：一碘酪氨酸；DIT：二碘酪氨酸；T_3：三碘甲腺原氨酸；T_4：甲状腺素

能与 I^- 竞争 NIS，故也能抑制聚碘。临床上常用碘放射性核素示踪法检查与判断甲状腺的聚碘能力及其功能状态。

2. 碘化 碘化（iodination）是活化碘取代 TG 中酪氨酸残基苯环上氢的过程。在 H_2O_2 存在的条件下，摄入腺泡上皮的 I^- 在过氧化酶（thyroperoxidase，TPO）的催化下，被氧化为“活化碘”（可能是 I_2）。同样在 TPO 的催化下，活化碘瞬间即取代酪氨酸残基苯环 3 位或 3 和 5 位上的氢，生成一碘酪氨酸（monoiodotyrosine，MIT）残基和二碘酪氨酸（diiodotyrosine，DIT）残基，完成碘化过程。

3. 缩合 缩合（condensation，或耦联 coupling）是在 TPO 催化下，同一 TG 分子内的 MIT 和 DIT 分别双双耦联成 T_4 和（或）T_3 的过程。MIT 与 DIT 缩合生成 T_3，以及极少量的 rT_3，而两个 DIT 耦联生成 T_4。

在甲状腺激素合成的过程中，TG 是合成 TH 的载体，甲状腺中 90%～95%的碘都用于 TG 上酪氨酸残基的碘化。缺碘时，TG 分子上 MIT 增多，T_3 含量增加；反之，T_4 含量随 DIT 的生成增多而增加。TPO 直接参与碘的活化、酪氨酸的碘化及碘化酪氨酸的缩合等多个环节，是催化 TH 合成的关键酶。硫氧嘧啶与硫脲类药物可抑制 TPO 活性，使甲状腺激素合成减少，在临床上常用于治疗甲状腺功能亢进。

（二）甲状腺激素的贮存、释放、运输与降解

1. 贮存 在 TG 上形成的 TH 在滤泡腔内以胶质的形式贮存。其特点有二：一是贮存于细胞外（滤泡腔内）；二是贮存量大，可供机体利用 50～120 天，为体内各种激素贮存量之首。在临床应用抗甲状腺类药物治疗甲状腺功能亢进时，需要较长时间用药才能奏效。

2. 释放 T_4 的分泌量约为 80 μg/d、T_3 约为 4 μg/d。TH 的分泌受 TSH 的控制。在 TSH 的作用下，甲状腺上皮细胞伸出伪足，将滤泡中含 TG 的胶质小滴吞饮入胞内，形成胶

质小泡。胶质小泡随即与溶酶体融合，TG 被水解并释出游离的 T_3、T_4 以及 MIT 和 DIT 等。MIT 和 DIT 在微粒体碘化酪氨酸脱碘酶(iodotyrosine deiodinase)的作用下迅速脱碘，释出的大部分碘再被循环利用。T_3 和 T_4 可迅速由滤泡细胞基底部分泌，进入血液循环。

3. 运输 T_3、T_4 释放入血后，99%以上与血浆中的甲状腺素结合球蛋白(thyroxine-binding globulin，TBG)、甲状腺素转运蛋白(transthyretin，TTR)和白蛋白结合，其中 TBG 结合的 TH 约占结合总量的 75%。以游离形式存在的 TH 浓度极低，T_4 约占总量的 0.03%，T_3 为 0.3%，但游离型 TH 才能进入靶组织细胞，发挥其生物学作用。游离型和结合型的 TH 可相互转化，并维持动态平衡。

TH 与血浆蛋白结合的意义：①在循环血液中形成 TH 的储备库，缓冲甲状腺分泌功能的急剧变化，在结合型与游离型激素之间起缓冲作用；②防止 TH 被肾小球滤过而从尿中丢失。

4. 降解 血浆中 T_4 的半衰期为 6～7 天，T_3 的半衰期不足 1 天。肝、肾、垂体、骨骼肌是 TH 降解的主要部位。脱碘是 T_4 和 T_3 降解的主要方式，80%的 T_4 在外周组织脱碘酶的作用下，生成 T_3 和 rT_3。T_4 脱碘转化为 T_3 被看作活化脱碘。约 15%的 T_4 和 T_3 在肝降解，形成葡萄糖醛酸或硫酸盐的代谢产物，随胆汁排入消化道，经粪便排出。5%的 T_4 和 T_3 在肝和肾内脱去氨基和羧基，分别形成四碘甲状腺乙酸与三碘甲状腺乙酸等随尿排泄。

二、 甲状腺激素的作用

TH 为亲脂性激素，其绝大多数生物效应由靶细胞核内的甲状腺激素受体(thyroid hormone receptor，TR)介导。T_3 与 TR 的亲和力约为 T_4 的 10 倍以上。TR 具有与其他核转录因子家族成员类似的结构，TR 的 DNA 结合域含有锌指结构，识别并与 DNA 分子的甲状腺激素反应元件(thyroid hormone response element，TRE)相结合，使相关基因处于沉默状态。当 TH 进入核内与 TR 结合后，可形成同二聚体(TR－TR)或异二聚体(TR－RXR，retinoid X receptor，视黄酸 X 受体)，唤醒相关基因的表达，并经一定时间后产生一系列生物效应。

(一) 生物学作用

1. 促进生长发育 TH 是维持机体正常生长发育不可缺少的激素，特别是对骨和脑的发育尤为重要。早期的研究表明，切除甲状腺的蝌蚪，生长发育停滞，不能变成蛙；若及时补充甲状腺激素，又可恢复生长发育变成蛙。可见，TH 具有促进组织分化、生长与发育成熟的作用。

TH 是胎儿和新生儿脑发育的关键激素。在胚胎期，TH 能促进神经元的增殖和分化以及突起和突触的形成；促进胶质细胞的生长和髓鞘的形成，诱导神经生长因子和某些酶的合成，促进神经元骨架的发育等。

TH 能与 GH 协同调控幼年时期的生长发育。TH 可刺激骨化中心发育成熟，加速软骨骨化，促进长骨和牙齿生长。TH 缺乏影响 GH 正常发挥作用，使骨骺闭合延迟，长骨生长缓慢或停滞，导致身材矮小。由于胚胎时期缺碘而导致 TH 合成不足或出生后甲状腺功能减退的婴幼儿，脑的发育有明显障碍，智力低下，且身材矮小，称为呆小症（即克汀病，cretinism）。对呆小症的治疗必须抓紧时机，应在出生后3个月内补充TH，过迟则难以奏效。

2. 调节新陈代谢

（1）增强能量代谢：TH可提高机体的耗氧量和产热量，尤以心、肝、骨骼肌和肾脏最为显著。研究表明，1 mg T_4 可使机体增加产热量约4 200 kJ，基础代谢率提高28%。T_3 的产热作用比 T_4 强3～5倍，但持续作用时间较短。TH的产热效应是多方面综合作用的结果。TH能使线粒体增大、数量增加，线粒体呼吸过程加速，氧化磷酸化加强。T_3 还可激活某些细胞线粒体内的解耦联蛋白，使氧化磷酸化脱耦联，阻断ATP合成，结果使生物氧化磷酸化反应中释出的化学能以热的形式释放，导致产热量增加。T_3 促进膜上钠泵转录，使耗氧量增加。此外，TH增多时可同时刺激同一代谢途径的合成酶与分解酶活性，导致无益的能耗，从而增加产热量。

甲状腺功能亢进时，患者产热量增加，基础代谢率升高25%～80%，体温偏高，喜凉怕热，极易出汗。反之，甲状腺功能减退时，产热量减少，基础代谢率降低20%～40%，患者体温偏低，喜热恶寒。

（2）调节物质代谢：整体情况下，生理水平TH对糖、脂肪、蛋白质的合成和分解代谢均有调节作用，而分泌过量时则促进分解代谢的作用更明显。

1）糖代谢：TH可促进小肠黏膜对葡萄糖的吸收，增强糖原分解，使血糖升高；同时又增强外周组织对糖的利用，使血糖降低。甲状腺功能亢进患者在进食后血糖迅速升高，甚至出现糖尿，但随后又快速降低。此外，TH还可加强肾上腺素、胰高血糖素、皮质醇和生长素升高血糖的作用。

2）脂肪代谢：TH可促进脂肪酸氧化，加速胆固醇降解，并增强儿茶酚胺与胰高血糖素对脂肪的分解作用。TH也可促进胆固醇的合成，但分解的速度超过合成，因此，甲状腺功能亢进时，患者血中胆固醇的含量低于正常。

3）蛋白质代谢：在生理情况下，T_3、T_4 均可作用于靶细胞的核受体，激活DNA转录过程，促进mRNA的形成，加速蛋白质与酶的生成，有利于机体的生长发育及各种功能活动，表现为正氮平衡。当TH分泌不足时，蛋白质合成障碍，组织间黏蛋白沉积，可结合大量离子和水分子，使性腺、肾周围组织及皮下组织的细胞间隙水分滞留，引起黏液性水肿（myxedema）。当甲状腺功能亢进时，则蛋白质分解加速，特别是肌蛋白分解增多，可引起尿酸含量，尿氮排泄增加，肌肉收缩乏力；动员骨基质蛋白分解，Ca^{2+} 析出，导致高血钙和骨质疏松，使生长发育停滞。

可见，甲状腺功能亢进时，蛋白质、糖和脂肪的分解代谢都增强，所以患者常感饥饿，食欲旺盛，却又明显消瘦。

3. 影响器官系统功能 TH是维持机体基础性活动的激素，对机体各器官系统功能的影响大多继发于其促进机体代谢和耗氧的作用。甲状腺激素对器官系统功能的主要影响简要归纳于表11－3中。

表 11 - 3　甲状腺激素对器官系统功能影响概要

器官系统	主要作用
内分泌和生殖系统	↑激素分泌与代谢，↓TSH、TRH合成与分泌，↑GH分泌
	维持正常性欲和性功能
心血管系统	↑心率，↑心肌收缩力，↑心输出量，↑心脏做功
	↑血管平滑肌舒张，↓外周阻力
神经系统	↑中枢神经系统的兴奋性，↑细胞对儿茶酚胺敏感性(拟交感作用)
血液系统	↑红细胞生成素，↑红细胞生成
	↑氧合血红蛋白释放氧，有助于向组织供氧
呼吸系统	↑呼吸频率和深度，↑肺表面活性物质生成
消化系统	↑肠蠕动，↑食欲
泌尿系统	↑肾小球滤过率，↑水排出量，↓细胞外液量
骨骼、肌肉	↑骨生长和骨转化，↑肌肉收缩和舒张速度

三、甲状腺功能的调节

甲状腺功能主要通过下丘脑-腺垂体-甲状腺轴(hypothalamic-pituitary-thyroid axis)的调节，来维持血液中TH水平的相对稳定和甲状腺正常生长。此外，还存在神经、免疫以及甲状腺自身调节机制等(图 11 - 8)。

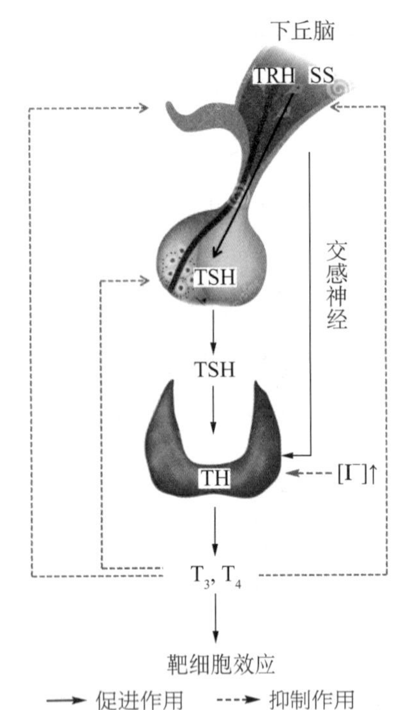

图 11 - 8　甲状腺激素分泌的调节

TRH：促甲状腺素释放激素；SS：生长抑素；TSH：促甲状腺素；TH：甲状腺激素；[I⁻]：血碘水平；T_3：三碘甲腺原氨酸；T_4：甲状腺素

(一) 下丘脑-腺垂体-甲状腺轴调节系统

在下丘脑-腺垂体-甲状腺轴调节系统中，下丘脑释放的TRH可促进腺垂体TSH的合成和释放；TSH是调节甲状腺功能活动的主要激素，它能促进TH的合成与释放、促进甲状腺细胞增生；当血中游离的T_3和T_4达到一定水平时可负反馈抑制TSH和TRH的分泌，从而形成TRH－TSH－TH分泌的自动控制环路。

1. 下丘脑对腺垂体的调节　下丘脑主要通过室旁核和视前区肽能神经元合成和分泌TRH，在正中隆起储存，通过垂体门脉系统作用于垂体TSH细胞。TRH作用主要表现在以下两个方面：一是通过PLC－IP_3－Ca^{2+}途径促进储存的TSH呈爆发性释放；二是通过PLC－DG－PKC调节靶基因转录，促进激素的合成，使TSH能持久释放。1分子TRH可使垂体释放1 000分子TSH。TRH还可促进TSH的糖化，使TSH能保持完整的生物活性。

下丘脑对TSH的分泌也能产生抑制效应。生长抑素、多巴胺、糖皮质激素等均能抑制TSH的分泌，与TRH的作用抗衡。

下丘脑TRH神经元还接受神经系统其他部位传来的信息，如寒冷刺激在传入下丘脑体温中枢的同时，还能促进TRH的释放，进而使TSH分泌增加。当机体受到应激刺激时，下丘脑可释放较多的生长抑素，使TSH释放减少，T_3、T_4分泌减少，以降低机体的代谢性消耗。

2. TSH 对甲状腺的作用 TSH 是腺垂体分泌的一种糖蛋白激素，是由 α 和 β 亚单位组成的异二聚体，相对分子质量为 28 000。在 TRH 的影响下，TSH 呈脉冲样分泌，同时具有日周期变化，在睡眠后开始升高，午夜达高峰，日间降低。成年人 TSH 日分泌量为 40～150 mU，其血清浓度为 0.4～4.2 mU/L，半衰期约 60 min。甲状腺腺泡上皮细胞膜上存在 TSH 受体。一般认为，TSH 与其受体结合后，通过激活 Gs - AC - cAMP - PKA 和 Gq - PLC - IP_3/DG 信号转导途径，全面促进甲状腺功能活动。

TSH 的作用可归纳为短期和长期效应两大方面。

(1) TSH 的短期效应：注射 TSH 几分钟后，TH 分泌即增加。TSH 可调节 TH 合成与分泌的多个环节：①刺激溶酶体内 TG 水解酶活性，加速 TG 分解反应，增加 T_3、T_4 分泌；②促进甲状腺腺泡上皮细胞吞饮胶质小滴，加速 T_3 与 T_4 的释放；③加速聚碘、转运和 TG 的碘化过程；④增加 TG 和甲状腺过氧化物酶 mRNA 的含量。

(2) TSH 的长期效应：TSH 能增强腺泡上皮细胞内核酸与蛋白质的合成，促进甲状腺腺细胞增生、腺体增大；保护腺泡细胞不发生凋亡。实验证明，切除垂体的动物，血中 TSH 迅速消失，甲状腺发生萎缩，TH 分泌明显减少。

3. TH 的反馈调节 血中游离 T_3、T_4 浓度改变，对下丘脑 TRH、腺垂体 TSH 的合成和分泌起着负反馈调节作用。

当血中 T_3、T_4 浓度增高时，TRH 的合成受到抑制，TSH 细胞膜上 TRH 受体数量减少，TSH 细胞对 TRH 的敏感性降低。另一方面，T_3、T_4 与 TR 结合后可直接抑制 TSH 的 α 与 β 亚单位基因转录和合成，故 TSH 的分泌减少，最终使血中 T_3、T_4 的浓度降至正常水平；反之，亦然。

（二）甲状腺功能的自身调节

在没有神经和体液因素影响下，甲状腺还可根据血碘水平调节其自身摄取碘及合成甲状腺激素的能力，称为甲状腺的自身调节。这是一种有限度的缓慢调节机制。当外源碘量增加时，最初 T_3、T_4 合成增加，但碘量超过一定限度后，T_3、T_4 的合成速度不但不继续增加，反而明显下降，若血碘浓度达到 10 mmol/L 时，甲状腺聚碘作用完全消失。这种过量碘抑制 TH 合成的效应称为碘阻滞效应（Wolff-Chaikoff effect），主要是由于腺泡细胞中高浓度碘抑制了钠-碘同向转运体的表达、I^- 的活化和 H_2O_2 的生成所致。如果碘过量摄入持续一定时间后，则抑制聚碘的效应消失，TH 合成再次增加，机体出现对高碘的适应，发生碘阻断的"脱逸"现象。相反，当血碘含量不足时，甲状腺可增强聚碘作用，并加强甲状腺激素的合成。但长期严重缺碘（$<20\ \mu g/d$）时，则会因代偿不全而导致甲状腺功能减退。

在碘供应充足时，甲状腺产生的 T_4 与 T_3 比例为 20∶1。但在缺碘时，T_3 增多，T_4 对 T_3 比值减小。这也是甲状腺自身调节的一种表现。

（三）甲状腺功能的神经及免疫调节

甲状腺受交感神经和副交感神经支配。用荧光组织化学技术及电镜观察证明，甲状腺

腺泡细胞膜上有 α 和 β 肾上腺素能受体及 M 胆碱能受体。电刺激交感神经和副交感神经可分别促进和抑制 TH 的合成与分泌。

甲状腺活动还受免疫系统的调节。例如，B 淋巴细胞可合成 TSH 受体抗体（TSH receptor antibody，TSHR－Ab）：自身免疫性甲状腺功能亢进患者体内存在能激活 TSH 受体的抗体；萎缩性甲状腺炎引起的甲状腺功能减退患者体内存在可阻断 TSH 受体的抗体。

除上述调节途径外，体内还有多种甲状腺刺激物和抑制物参与 TH 分泌的调控，如降钙素和降钙素基因相关肽、IGF－1 等生长因子及前列腺素等也都可以影响甲状腺细胞的生长和激素的产生。

第四节　甲状旁腺、维生素 D 与甲状腺 C 细胞内分泌

甲状旁腺所分泌的甲状旁腺激素（parathyroid hormone，PTH）、甲状腺 C 细胞分泌的降钙素（calcitonin，CT）以及钙三醇（calcitriol，即 1，25－二羟维生素 D_3）是共同调节机体钙、磷与骨代谢的 3 种基础性激素，习惯上称为钙调节激素（calcium-regulating hormones）。此外，糖皮质激素、生长激素、雌激素及胰岛素等也参与钙、磷代谢的调节。

一、甲状旁腺激素

PTH 由甲状旁腺主细胞合成和分泌，是含有 84 个氨基酸残基的直链多肽，相对分子质量为 9 500。正常人血浆中 PTH 的浓度呈昼夜节律波动，清晨 6 时最高，以后逐渐降低，至下午 4 时达最低。半衰期为 20～30 min，主要在肝内水解灭活。

（一）生物学作用

PTH 的作用主要是升高血钙和降低血磷，是调节血钙和血磷水平最重要的激素。实验中切除动物甲状旁腺后，其血钙水平降低，出现低钙抽搐，并可导致死亡。临床上进行甲状腺手术时，如误将甲状旁腺摘除，可造成患者出现严重的低血钙，发生手足抽搐，如不及时治疗，可因喉部肌肉痉挛而窒息死亡。PTH 过度分泌将造成骨质过度溶解，骨量减少，导致骨炎、骨质疏松症及血钙过高所致一系列功能障碍。

1. 对肾脏的作用　PTH 与肾远曲小管和集合管上皮细胞膜上特异性受体结合后，通过 cAMP－PKA 通路促进钙的重吸收，使血钙升高；同时抑制近端和远端小管对磷的重吸收，促进磷的排出，使血磷降低。PTH 还能激活肾内的 1α－羟化酶，促进 25－OH－D_3 转变为活性更高的钙三醇，进而间接促进肠道对钙和磷的吸收。

2. 对骨的作用　PTH 促进骨钙入血，其作用包括快速效应和延缓效应两个时相。快速效应即在 PTH 作用后数分钟，骨细胞膜对 Ca^{2+} 的通透性迅速增高，骨液中的 Ca^{2+} 进入细胞，在骨细胞膜上钙泵作用下将 Ca^{2+} 转运至细胞外液中，引起血钙升高。延缓效应在 PTH 作用后 12～14 h 出现，一般需几天或几周后才达高峰，其效应是刺激破骨细胞的活动，使骨组织溶解加速，钙、磷大量入血。

（二）分泌调节

1. 血钙水平 甲状旁腺主细胞对低血钙极为敏感，血钙浓度轻微下降，在1分钟内即可引起PTH分泌增加，使血钙浓度迅速回升，因此血钙水平是调节甲状旁腺分泌最主要的因素。持续性低血钙还可刺激甲状旁腺增生，而长时间高血钙则可致甲状旁腺萎缩。

2. 其他因素 血磷浓度升高可促进PTH mRNA表达，也可通过降低血钙和钙三醇水平，间接刺激PTH的分泌。血镁浓度较低时，可使PTH分泌减少。儿茶酚胺可通过激活主细胞膜上的β受体促进PTH的分泌，而α受体激动剂和前列腺素E则可抑制PTH的分泌。

二、钙三醇

机体能以维生素D为前体合成具有激素活性的钙三醇。维生素D_3是胆固醇的衍生物，也称胆钙化醇（cholecalciferol），可由肝、乳、鱼肝油等含量丰富的食物中摄取，也可在体内由皮肤合成。在紫外线照射下，皮肤中的7-脱氢胆固醇迅速转化成维生素D_3原（provitamin D_3），再转化为维生素D_3。维生素D_3在肝内25-羟化酶的作用下形成25-羟维生素D_3，之后在肾近端小管1α-羟化酶的催化下生成活性更高的1，25-二羟维生素D_3，即钙三醇。

（一）生物学作用

1. 对小肠的作用 钙三醇可促进小肠黏膜对钙的吸收。钙三醇进入小肠黏膜细胞内，与细胞核特异性受体结合，促进DNA转录过程，生成与钙有高度亲和力的钙结合蛋白（calcium-binding protein，CaBP）、钙通道、钙泵等蛋白质，直接参与小肠吸收钙的转运过程。同时，钙三醇也促进小肠黏膜细胞对磷的吸收；因此，它既能升高血钙，也能升高血磷。

2. 对骨的作用 钙三醇对动员骨钙入血和钙在骨中的沉积均有作用。一方面可通过增加破骨细胞的数量，增强骨的溶解，释放骨钙、骨磷入血，升高血钙、血磷；另一方面又能刺激成骨细胞的活动，增加骨钙素和其他蛋白质的合成，促进骨钙沉积和骨的形成。但是，钙三醇总的效应是动员骨钙和磷入血，使血钙、血磷浓度升高。此外，钙三醇还可协同PTH的作用。如果缺乏钙三醇，则PTH对骨的作用明显减弱。儿童缺乏维生素D可导致佝偻病，在成年人便将引起骨软化症和骨质疏松症。

3. 对肾的作用 钙三醇可与PTH协同促进肾小管对钙、磷的重吸收。给予佝偻病患儿或实验动物模型应用钙三醇后，可使肾小管对钙、磷的重吸收增加，尿中钙、磷排出量减少。

（二）生成调节

钙三醇的生成受血钙和血磷水平、PTH、肾1α-羟化酶活性及雌激素等因素的影响。PTH可通过诱导肾小管上皮细胞内1α-羟化酶基因转录，促进维生素D活化。维生素D、血钙、血磷降低时，1α-羟化酶活性升高，钙三醇的转化增加，使血钙、血磷浓度得以纠正。

三、降钙素

CT由甲状腺C细胞分泌，是含有一个二硫键的32肽，相对分子质量为3 400。正常人血清CT水平为10～20 ng/L，血中半衰期小于15 min，主要在肾脏降解后排出。CT与肾上腺髓质素、降钙素基因相关肽(calcitonin gene-related peptide, CGRP)等同属一个家族,均广泛分布于外周组织和神经系统。

(一) 生物作用

CT 的主要作用是降低血钙和血磷,其受体主要分布在骨和肾。

1. 对骨的作用 CT 能抑制破骨细胞的活动,使溶骨过程减弱;同时刺激成骨细胞,增强成骨过程,使骨组织中钙、磷沉积增加,血中钙、磷水平降低。此外,CT 还可以提高碱性磷酸酶的活性,促进骨的形成和钙化过程。

在成年人,CT 调节血钙的作用较弱。这是因为 CT 引起血钙浓度的下降在数小时内即可刺激 PTH 的分泌而抵消 CT 的效应。另外,成年人破骨细胞向细胞外液释放钙的量也十分有限,因此抑制成年人破骨细胞的活动对血钙水平影响不大。但在儿童,由于骨的更新速度快,通过破骨细胞的活动每天可向细胞外液提供 5 g 以上的钙,相当于细胞外液总钙量的 5～10 倍,因此 CT 对儿童血钙的调节作用更为重要。

2. 对肾的作用 CT 能减少肾小管对钙、磷、钠及氯等离子的重吸收,增加这些离子在尿中的排出量。

(二) 分泌调节

1. 血钙水平 CT 的分泌主要受血钙水平调节。血钙浓度增加时,CT 分泌增多,当血钙浓度升高 10%时,血中 CT 的浓度可增加 1 倍。CT 与 PTH 对血钙的作用相反,两者共同维持血钙稳态。与 PTH 相比,CT 对血钙的调节作用快速而短暂,故对高钙饮食引起血钙浓度升高后血钙水平的恢复起重要作用。

2. 其他因素 进食可刺激 CT 分泌,这可能与促胃液素、促胰液素、缩胆囊素及胰高血糖素等胃肠激素的分泌有关。此外,血中 Mg^{2+} 浓度升高也可以刺激 CT 的分泌。

第五节 胰岛内分泌

胰腺可分为外分泌部和内分泌部两部分。胰岛为胰腺的内分泌部,是分散于胰腺腺泡之间的内分泌细胞团。胰岛细胞按形态学特征及分泌的激素不同至少可分为 5 种细胞类型:分泌胰高血糖素(glucagon)的 A 细胞,占胰岛细胞的 25%;分泌胰岛素(insulin)的 B 细胞,数量最多,占 60%～70%;分泌生长抑素(somatostatin, SS)的 D 细胞,占胰岛细胞的 10%左右;分泌血管活性肠肽(vasoactive intestinal peptide, VIP)的 H 细胞和分泌胰多肽(pancreatic polypeptide, PP)的 F 细胞数则很少。本节主要讨论胰岛素和胰高血糖素。

一、胰岛素

(一) 胰岛素及其受体

1. 胰岛素 人胰岛素是含有 51 个氨基酸残基的小分子蛋白质,相对分子质量为 5 800,由 A 链和 B 链组成,A、B 链之间借助于两个二硫键相连。在 B 细胞内,前胰岛素原

(preproinsulin)在粗面内质网中被水解成胰岛素原(proinsulin),随后被运至高尔基体,经加工剪切形成胰岛素与连接肽(connecting peptide,也称C肽)。由于胰岛素与C肽同时被释放入血,故测定血中C肽含量可反映B细胞的分泌功能。

正常成年人胰岛素的分泌量为40～50 U/d。空腹时,血清胰岛素浓度约为10 μU/ml。血中胰岛素以与血浆蛋白结合及游离型两种形式存在,两者间保持动态平衡,只有游离型胰岛素才具有生物活性。胰岛素在血中的半衰期为5～6 min,主要在肝脏灭活,少量胰岛素在肾与肌组织被灭活。

2. 胰岛素受体及受体后信号转导　胰岛素对物质代谢的调节主要通过与各种组织细胞上的胰岛素受体结合而发挥作用。胰岛素受体是一种跨膜糖蛋白,是由两个α亚单位和两个β亚单位构成的四聚体,在α与α亚单位、α与β亚单位之间均有二硫键相连。两个含有719个氨基酸残基的α亚单位完全暴露在细胞膜外,是受体与胰岛素结合的部位。β亚单位由620个氨基酸残基组成,可分为3个结构域,即N末端194个氨基酸残基为膜外结构域、中间为含23个氨基酸残基的跨膜结构域和C末端的膜内结构域。膜内结构域是具有酪氨酸蛋白激酶活性的片段(图11-9)。胰岛素受体几乎存在于哺乳类动物所有细胞膜中,但各类细胞上的受体数目的差异很大,如每个红细胞膜上仅有40多个受体,而在肝和脂肪组织中每个细胞上可有20万～30万个受体分布。

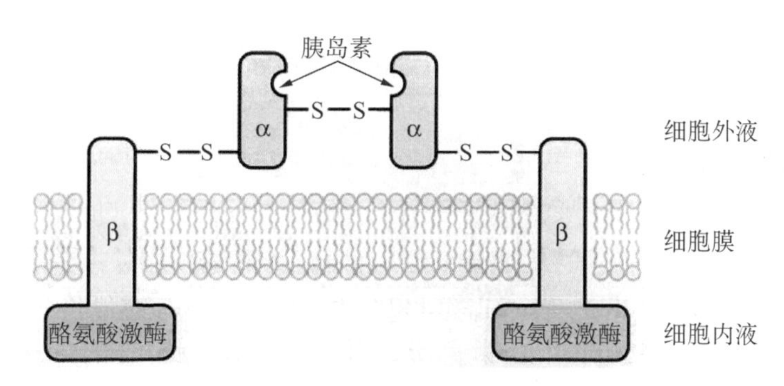

图11-9　胰岛素受体示意图

胰岛素受体介导的细胞内信号转导机制相当复杂。广泛存在于胰岛素敏感组织细胞内的胰岛素受体底物(insulin receptor substrate, IRS)是介导胰岛素各种生物作用的关键信号蛋白。当胰岛素与受体α亚单位结合后,α亚单位对β亚单位的抑制效应被解除,使β亚单位酪氨酸激酶自我磷酸化而激活。活化的β亚单位可引起自身及胞内多种信号蛋白的酪氨酸残基进一步磷酸化,启动细胞内IRS等多种信号蛋白的活化及相互作用,通过级联反应引起细胞内与代谢、生长等有关的酶激活(或失活)、基因表达等,最终实现胰岛素的生物学效应。目前已发现人组织细胞内含有多种IRS,如IRS-1～IRS-4,分别表达于不同的组织细胞,参与不同的信号转导通路。

胰岛素受体介导的信号转导通路中某些环节障碍均可导致胰岛素抵抗的发生,而胰岛素抵抗是导致糖尿病、高血压和高血脂等疾病的最重要原因之一。

（二）生物学作用

胰岛素是促进物质合成代谢、维持血糖稳态的主要激素，对于机体能源物质的储存及生长发育有重要意义。

1. 对糖代谢的作用 胰岛素通过增加糖的去路与减少糖的来源，使血糖降低。胰岛素能促进肝脏、肌肉和脂肪组织摄取和利用葡萄糖，促进肝糖原和肌糖原的合成与储存；促进葡萄糖转变为脂肪酸，并贮存于脂肪组织中；抑制糖原分解和糖异生。当胰岛素缺乏时，血糖浓度升高，如果超过肾糖阈，尿中便可出现葡萄糖，即糖尿。

2. 对脂肪代谢的作用 胰岛素可促进脂肪的合成与储存，抑制脂肪的分解和利用。胰岛素能促进肝脏合成脂肪酸，并将其转运到脂肪细胞贮存；它也能促进葡萄糖进入脂肪细胞，合成三酰甘油和脂肪酸；它还可抑制脂肪酶的活性，减少脂肪分解。胰岛素缺乏时，糖的利用受阻，脂肪分解增强，可产生大量脂肪酸，后者在肝内氧化生成大量酮体，可引起酮症酸中毒。

3. 对蛋白质代谢的作用 胰岛素可促进蛋白质合成和储存，抑制蛋白质分解。胰岛素能促进氨基酸跨膜转运进入细胞；加快细胞核内的复制和转录过程，增加 DNA 和 RNA 的生成；加速核糖体的翻译过程，使蛋白质合成增加。此外，胰岛素还可抑制蛋白质分解和肝糖异生。

胰岛素增强蛋白质的合成对机体的生长发育有促进作用。但是，胰岛素单独作用时，其促进生长的作用并不强，而与生长激素共同作用时，能发挥明显的协同效应。

4. 对电解质代谢的作用 胰岛素可促进 K^+、Mg^{2+} 及磷酸盐进入细胞，参与细胞物质代谢活动。

（三）分泌调节

1. 血中营养成分的调节 血糖水平是调节胰岛素分泌最重要的因素。B细胞对血糖水平变化十分敏感，血糖升高时，胰岛素分泌增加，通过其降糖作用使血糖恢复正常水平。在持续高血糖的刺激下，胰岛素的分泌可分为 3 个阶段：①血糖升高 5 min 内，胰岛素的分泌可增加 10 倍，为第一阶段，其原因可能是在葡萄糖与 B 细胞膜上的受体结合后，使细胞内 cAMP 与 Ca^{2+} 均增多，从而引发胰岛素的分泌。由于 B 细胞内贮存的激素量不大，因此持续时间不长，一般 5～10 min 后胰岛素的分泌即可下降 50％；②血糖升高 15 min 后，出现胰岛素分泌的第二次增多，在 2～3 h 达高峰并持续较长时间，分泌速率也远大于第一阶段；可能葡萄糖在 B 细胞内的代谢过程中产生某种信息物质，激活了胰岛素的合成酶系，后者进一步刺激 B 细胞合成与分泌胰岛素；③倘若高血糖持续一周左右，胰岛素的分泌可进一步增加，这是由于长时间的高血糖刺激使 B 细胞增殖所致。

许多氨基酸也能刺激胰岛素分泌，其中以精氨酸和赖氨酸的作用为最强。血中氨基酸和葡萄糖对刺激胰岛素分泌有协同作用，两者同时升高时，可使胰岛素分泌量成倍增长。血中脂肪酸和酮体明显增多时也可促进胰岛素的分泌。长时间的高血糖、高氨基酸和高血脂可持续刺激胰岛素分泌，致使胰岛 B 细胞衰竭，引起糖尿病。

2. 激素的调节

(1) 胃肠激素：在胃肠激素中，促胃液素、促胰液素、缩胆囊素和抑胃肽(GIP)等均可促进胰岛素分泌，这些激素的刺激作用有赖于细胞外葡萄糖的存在。在小肠吸收葡萄糖的同时，小肠黏膜分泌的GIP入血后可刺激胰岛素分泌，即GIP促进胰岛素分泌的作用具有葡萄糖依赖的特性，故将GIP又称为葡萄糖依赖性促胰岛素多肽(glucose-dependent insulinotropic polypeptide)。除葡萄糖外，小肠吸收的氨基酸、脂肪酸及盐酸等均能刺激GIP的释放，进而促进胰岛素分泌。餐后GIP的分泌可以在血糖升高前就刺激胰岛B细胞释放胰岛素，所以这是一种前馈调节。

胃肠激素与胰岛素分泌之间的功能联系构成“肠-胰岛素轴”(entero-insular axis)，其生理意义在于餐后血糖升高前就刺激胰岛素分泌，为营养物质吸收后的细胞利用做好准备。

(2) 胰岛激素：胰岛A细胞分泌的胰高血糖素和D细胞分泌的生长抑素，可分别刺激和抑制B细胞分泌胰岛素。胰腺内的垂体腺苷酸环化酶激活肽(pituitary adenylyl cyclase activating polypeptide，PACAP)也能促进B细胞分泌胰岛素。胰岛素还可通过自分泌方式对B细胞进行负反馈调节。

(3) 其他激素：GH、皮质醇及甲状腺激素均可通过升高血糖而间接刺激胰岛素分泌。如果长期大剂量应用这些激素可使B细胞衰竭而导致糖尿病。此外，TRH、GHRH、CRH、VIP等也可促进胰岛素分泌；胰抑素、甘丙肽、瘦素、神经肽Y和C肽等则抑制胰岛素分泌。

3. 神经调节 胰岛受迷走神经和交感神经双重支配。右侧迷走神经兴奋时释放ACh，可直接作用于B细胞膜中的M受体，刺激胰岛素分泌，也可通过刺激胃肠激素释放而间接地引起胰岛素分泌。交感神经兴奋时释放去甲肾上腺素，可通过作用于B细胞膜上的α_2受体抑制胰岛素分泌，也可作用于β_2受体刺激胰岛素分泌，但以抑制效应为主。运动时交感神经抑制胰岛素分泌可防止低血糖的发生。

二、胰高血糖素

胰高血糖素是胰岛A细胞分泌的含有29个氨基酸残基组成的直链多肽，相对分子质量约为3 500。胰高血糖素的血清浓度为50～100 ng/L，半衰期为5～10 min，主要在肝内灭活。

(一) 生物学作用

与胰岛素作用相反，胰高血糖素是一种促进物质分解代谢的激素。胰高血糖素与肝细胞膜上的受体结合后，通过G_s蛋白-cAMP-PKA途径或G_q蛋白-IP_3/DG-PKC途径激活肝细胞内的糖原磷酸化酶、脂肪酶及与糖异生有关的酶系，引起后续系列反应。

胰高血糖素的作用：①加速肝糖原分解、减少肝糖原合成及增强糖异生作用，提高血糖水平；②减少肝内脂肪酸合成三酰甘油，促进脂肪酸分解，使酮体生成增加；③抑制蛋白质合成，促进其分解，加速氨基酸转化为葡萄糖，促进糖异生；④促进胰岛B细胞分泌胰岛素、D细胞分泌生长抑素；⑤大量胰高血糖素还具有提高心肌收缩力、增加组织血流量、促进胆汁分泌及抑制胃液分泌等作用。

(二) 分泌调节

1. 血糖与氨基酸水平的调节 血糖浓度是调节胰高血糖素分泌的重要因素。当血糖水平降低时，可促进胰高血糖素的分泌；反之，则抑制分泌。饥饿可促进胰高血糖素的分泌，这对维持血糖稳态，保证脑的物质代谢和能量供应具有重要作用。高蛋白餐或静脉注射氨基酸时，一方面通过促进胰岛素分泌降低血糖，另一方面又刺激胰高血糖素分泌使血糖升高，避免低血糖的发生。

2. **激素的调节** 胰岛素和生长抑素可通过旁分泌的方式直接抑制相邻的 A 细胞分泌胰高血糖素，胰岛素又可通过降低血糖间接地刺激胰高血糖素分泌。胃肠激素参与胰高血糖素分泌的调节，如缩胆囊素和促胃液素可促进胰高血糖素的分泌，而促胰液素则相反。

3. **神经调节** 交感神经兴奋可通过 A 细胞膜中的 β 受体促进胰高血糖素的分泌；而迷走神经则通过 M 受体抑制胰高血糖素的分泌。

第六节 肾上腺内分泌

肾上腺分为皮质和髓质两部分，两者在发生、结构和功能上均不相同，所以它们是两个完全不同的内分泌腺。肾上腺皮质分泌类固醇激素，对维持机体的基本生命活动十分重要。肾上腺髓质分泌儿茶酚胺类激素，在机体代谢调节和应急反应中具有重要作用。

一、肾上腺皮质激素

肾上腺皮质由外向内由球状带、束状带和网状带组成，分别合成和分泌以醛固酮(aldosterone)为代表的盐皮质激素(mineralocorticoid, MC)、以皮质醇(cortisol)为代表的糖皮质激素(glucocorticoid, GC)和以脱氢表雄酮(dehydroepiandrosterone)为代表的性激素(sex hormone)。由于这些激素都属于类固醇衍生物，因此统称为类固醇激素(steroid hormone)。

糖皮质激素和盐皮质激素均为脂溶性类固醇激素，它们极易通过细胞膜进入细胞，与胞质受体结合形成激素-受体复合物，后者进入细胞核内并与特异的 DNA 位点结合，调节靶基因的转录和翻译，产生相应的生物效应。这是肾上腺皮质激素的主要作用途径或方式。另一方面，这类激素也可与靶细胞膜中的受体结合，通过第二信使产生快速效应(非基因组效应)，但对其具体作用机制尚不十分清楚。

(一) 糖皮质激素

1. 生物学作用

(1) 对物质代谢的影响

1) 糖代谢：GC 可促进肝内糖异生，并增强肝内与糖原异生有关的酶的活性；降低肌肉与脂肪等组织对胰岛素的反应性，使葡萄糖的利用减少，发挥抗胰岛素的作用。因此，GC 分泌过多，可使血糖升高，甚至出现糖尿；相反，肾上腺皮质功能减退的患者(如阿狄森病)则可出现低血糖。

2) 蛋白质代谢：GC 可抑制肝外组织蛋白质合成，促进肝外组织，特别是肌蛋白分解，并加速氨基酸进入肝脏，生成肝糖原；也能促进肝内蛋白质合成。当 GC 分泌过多时，可因蛋白质分解增强和合成减少，出现肌肉消瘦、骨质疏松、皮肤变薄、淋巴组织萎缩等现象。

3）脂肪代谢：GC 可提高四肢部分的脂肪酶活性，促进脂肪分解，增强脂肪酸在肝内的氧化，有利于糖原异生。肾上腺皮质功能亢进时，由于机体不同部位脂肪组织对 GC 的敏感性不同，体内脂肪发生重新分布，主要沉积于面、颈、躯干和腹部，而四肢分布较少，形成“满月脸”、“水牛背”、四肢消瘦的“向心性肥胖”体征。

（2）参与应激反应：当机体受到各种有害刺激，如感染、缺氧、饥饿、创伤、手术、疼痛、寒冷及精神紧张等，血中 ACTH 的浓度快速增高，导致 GC 大量分泌，并引起机体产生一系列的非特异性的防御反应，称为应激（stress）。引起应激反应的刺激统称为应激原（stressor）。

在应激反应中，下丘脑-腺垂体-肾上腺皮质轴的活动增强，血中 ACTH 和 GC 浓度急剧升高，且通过以下机制增加机体的适应力和抵抗力：①稳定细胞膜和溶酶体膜，减少缓激肽、前列腺素和蛋白水解酶等的产生；②促进脂肪和蛋白质分解，促进糖异生，降低外周组织对葡萄糖的利用，维持血糖水平，保证心、脑等重要器官的能量供给；③通过 GC 对儿茶酚胺的允许作用，使心肌收缩力加强、血压升高。摘除肾上腺皮质的动物在遇到应激刺激时，因不能耐受有害刺激而致死。应激反应是多种激素共同参与的复杂过程，除 ACTH 和 GC 分泌增加外，血液中儿茶酚胺、GH、PRL、VP、β-内啡肽、胰高血糖素及醛固酮等的水平也有升高。

（3）对组织器官活动的影响

1）对血液系统的影响：GC 可通过增强骨髓造血功能，使血液中红细胞和血小板的数量增加；同时可动员附着在血管边缘的中性粒细胞进入血液循环，引起血液中的中性粒细胞增多。此外，GC 还可抑制胸腺和淋巴组织细胞的有丝分裂，使淋巴细胞和嗜酸性粒细胞减少。如果给予大剂量 GC，可使淋巴组织明显萎缩，临床上可用来治疗淋巴性白血病或淋巴肉瘤。但是，淋巴组织的萎缩可导致 T 细胞和抗体减少，机体免疫力低下，对机体产生不利影响；然而，在器官移植时 GC 的这种作用又有利于对抗机体产生的免疫排斥反应。

2）对循环系统的影响：GC 没有直接收缩血管的作用，但它可通过其允许作用增强血管平滑肌对儿茶酚胺的敏感性，有利于提高血管的张力和维持血压。另外，GC 可抑制前列腺素的合成、降低毛细血管的通透性，有利于维持循环血量。

3）对水盐代谢的影响：GC 可降低肾小球入球小动脉的阻力，增加肾血浆流量和肾小球滤过率，还能抑制 VP 的分泌，因此有利于水的排出。肾上腺皮质功能减退患者，由于排水能力明显降低，严重时可出现“水中毒”，如补充 GC 可缓解症状。此外，GC 还有微弱的醛固酮样作用，即对远曲小管和集合管重吸收钠和排出钾有一定的促进作用。抑制近端小管对钙、磷的重吸收，增加其排泄量。

除上述作用外，GC 还可促进胎儿肺泡的发育及肺表面活性物质的生成，防止新生儿呼吸窘迫综合征的发生；使骨基质Ⅰ型胶原和肠道吸收钙减少，抑制骨的生成；通过抑制纤维细胞增生和胶原合成，使皮肤变薄，血管脆性增加；提高胃腺细胞对迷走神经及促胃液素的反应性，增加胃酸及胃蛋白酶原的分泌等。在临床上常应用大剂量糖皮质激素及其类似物于抗炎、抗过敏、抗中毒和抗休克等治疗。

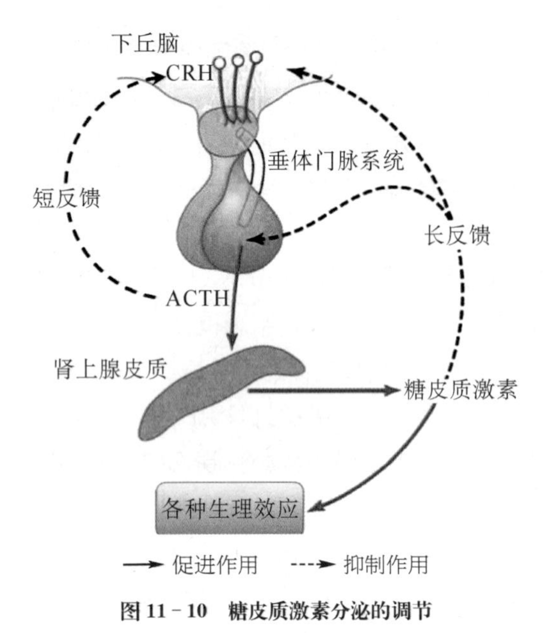

图 11-10　糖皮质激素分泌的调节

CRH：促肾上腺皮质激素释放激素；ACTH：促肾上腺皮质激素

2. 分泌调节

（1）下丘脑-腺垂体-肾上腺皮质轴：下丘脑室旁核分泌 CRH 和 VP，通过垂体门脉系统运送至腺垂体，分别与 ACTH 细胞相应受体 CRH-R1 和 V_3R 结合，促进腺垂体分泌 ACTH，进而刺激肾上腺皮质对 GC 的合成与释放（图 11-10）。

ACTH 为腺垂体分泌的 39 肽，日分泌量为 5～25 μg，血中的半衰期为 10～25 min，主要通过氧化或酶解灭活。ACTH 主要作用是维持肾上腺皮质的正常结构，调节 GC 的合成和分泌。ACTH 对肾上腺皮质束状带和网状带的作用是对球状带作用的 20 倍。ACTH 与肾上腺皮质细胞膜受体结合后，通过 AC-cAMP-PKA 或 PLC-IP_3/DG-PKC 信号转导途径促进胆固醇转化为孕烯醇酮，进而增加皮质醇的合成。由于受视交叉上核生物钟的影响，下丘脑 CRH 的分泌具有昼夜节律性，因此 ACTH 和 GC 的分泌也呈现相应的昼夜节律，即清晨觉醒前分泌达高峰，随后逐渐降低，午夜最低，然后逐渐升高。切除动物的腺垂体后，肾上腺皮质明显萎缩，GC 分泌显著减少。

（2）反馈调节：在生理情况下，当血中 GC 浓度升高时，可反馈性抑制下丘脑 CRH 神经元和腺垂体 ACTH 细胞的活动，降低 ACTH 细胞对 CRH 的敏感性，使 CRH、ACTH 合成及释放减少（长反馈）。腺垂体 ACTH 分泌过多时也可反馈性抑制 CRH 神经元的活动（短反馈）。下丘脑 CRH 神经元还可通过分泌 CRH 反馈影响自身的活动（超短反馈）。

临床上因治疗某种疾病的需要而长期大剂量应用 GC 的患者，外源性 GC 可通过长反馈抑制 CRH 与 ACTH 的合成与分泌，甚至造成肾上腺皮质萎缩，分泌功能停止。假如此时突然停药，患者可因血中 GC 水平突然下降而出现急性肾上腺皮质功能减退的严重后果，甚至危及生命。因此，在这种情况下应逐渐减量停药或在长期服用 GC 期间间断补充 ACTH，以防发生肾上腺皮质萎缩。

（3）应激性调节：在应激原刺激下，下丘脑 CRH 神经元分泌增加，通过下丘脑-腺垂体-肾上腺皮质轴系的活动，使 ACTH 和 GC 分泌量明显增多，完全不受上述轴系负反馈影响。应激时 ACTH 的分泌几乎全部受控于下丘脑室旁核所释放的 CRH，如果毁损正中隆起，可阻断各种应激原刺激引起的 ACTH 分泌增加。

（二）盐皮质激素

盐皮质激素主要包括醛固酮、11-去氧皮质酮和 11-去氧皮质醇等，其中醛固酮的生物活性最强，其次为去氧皮质酮。

1. 生物学作用　醛固酮可促进肾远曲小管和集合管对 Na^+、水的重吸收和排出 K^+，即

保 Na^+、保水和排 K^+ 作用，对维持细胞外液量及循环血量的稳态有十分重要的作用。此外，醛固酮还可以促进汗腺和唾液腺导管对汗液和唾液中 NaCl 的重吸收，并排出 K^+ 和 HCO_3^-；促进大肠对 Na^+ 的吸收，减少粪便中 Na^+ 的排出量，从而保持体内 Na^+ 量的稳定；增强血管平滑肌对儿茶酚胺的敏感性，其作用强于 GC。醛固酮也参与机体的应激反应，且在应激反应中起重要作用。

醛固酮分泌过多可致机体 Na^+ 和水潴留，引起高血钠、高血压、低血钾及碱中毒；相反，如醛固酮缺乏则会导致 Na^+ 和水排出过多，出现低血钠、低血压、高血钾及酸中毒。

2. 分泌调节 醛固酮的分泌主要受肾素-血管紧张素-醛固酮系统（renin-angiotensin-aldosterone system）的调节。血 K^+、血 Na^+ 浓度的改变也可以直接作用于球状带细胞，影响醛固酮的分泌（见第八章）。生理情况下，ACTH 对醛固酮的分泌无明显影响；但当机体受到应激刺激时，ACTH 分泌增加并促进醛固酮的分泌。

二、 肾上腺髓质激素

肾上腺髓质嗜铬细胞分泌的激素包括肾上腺素（epinepherine, E 或 adrenaline）和去甲肾上腺素（norepinephrine, NE 或 noradrenaline, NA），这两种激素的比例为 4∶1，它们均属于儿茶酚胺类化合物。

（一） 生物学作用

肾上腺素和去甲肾上腺素作用于靶细胞 α 受体和 β 受体后，分别通过 PLC - IP_3/DG - PKC 和 AC - cAMP - PKA 信号转导通路而发挥作用。有关肾上腺素和去甲肾上腺素对各组织器官的作用已在有关章节中述及。在此主要讨论它们对物质代谢的影响和在应急反应中的作用。

1. 调节物质代谢 肾上腺素和去甲肾上腺素都能促进葡萄糖的生成。但因受体的差异，机制略有不同：通过 α 受体可促进糖原异生（α_1 受体）、减少胰岛素分泌（α_2 受体）；通过 β 受体可加强肌糖原分解（β_2 受体）、脂肪分解（β_3 受体）等，为肌肉持久活动供能。

2. 参与应急反应 肾上腺髓质受交感神经节前纤维支配，两者关系密切，组成交感-肾上腺髓质系统（sympatho-adrenomedullary system）。当机体遭遇紧急情况时，如畏惧、焦虑、剧痛、失血、缺氧、创伤及剧烈运动等，这一系统立即被调动起来。肾上腺髓质激素分泌明显增多，提高中枢神经系统兴奋性，使机体反应灵敏；同时，心率加快，心肌收缩力加强，心输出量增加，血压升高；呼吸频率和每分通气量增加；全身血液重新分布，保证重要器官的血液供应；血糖升高，脂肪分解加速，葡萄糖与脂肪酸氧化过程增强，以适应在应急情况下机体对能量的需要。上述变化都是在紧急情况下，交感-肾上腺髓质系统发生的适应性反应，故称为应急反应（emergency reaction）。实际上，“应急”与前文述及的“应激”是两个不同但相关的概念。当机体受到伤害性刺激时，应急反应在于动员机体多个器官的潜在能力，提高机体对环境突变的应对能力，而应激反应则是增强机体对伤害性刺激的耐受能力，防止循环和代谢衰竭，保护机体生命免受威胁，两者既有区别又相辅相成，使机体的适应能力更加完善。

（二）分泌调节

1. 交感神经的作用 肾上腺髓质受交感神经节前纤维支配。交感神经兴奋时，节前纤维末梢释放 ACh，作用于嗜铬细胞上的 N_1 受体，引起肾上腺素和去甲肾上腺素的释放，同时提高靶细胞中儿茶酚胺合成酶系的活性。

2. ACTH 与 GC 的作用 腺垂体分泌的 ACTH 可直接或间接（通过引起 GC 分泌）提高嗜铬细胞内催化儿茶酚胺有关合成酶的活性，促进儿茶酚胺的合成和分泌。

3. 反馈调节 当肾上腺髓质嗜铬细胞中去甲肾上腺素或多巴胺含量增加到一定程度时，可抑制某些合成酶的活性，使儿茶酚胺的合成减少。反之，当胞浆中儿茶酚胺减少时，即解除了上述负反馈抑制，使儿茶酚胺合成增多。

第七节　其他组织器官内分泌

一、前列腺素

前列腺素（prostaglandin，PG）广泛存在于人和动物体内各种组织，其分布广、作用复杂、代谢快（半衰期 1～2 min），是典型的组织激素。PG 对炎症、心血管和肿瘤等疾病的发病机制具有一定意义。

（一）前列腺素的合成

PG 的前体为细胞膜中的磷脂成分。在多种刺激因素作用下，细胞膜的磷脂在磷脂酶 A_2 的作用下，生成 PG 的前体物质——花生四烯酸（arachidonic acid，AA）。AA 在一系列酶的作用下生成 PG、白三烯（leukotriene）和血栓烷 A_2（thromboxane A_2，TXA_2）等。环加氧酶（cyclooxygenase）是催化花生四烯酸转化为环内过氧化物的关键酶，阿司匹林类药物通过抑制环加氧酶活性而抑制 PG 的合成。

PG 既可与 G 蛋白耦联受体结合，通过 PKA、PLC 或 Ca^{2+} 等信号转导途径发挥作用；又可通过核受体影响基因的转录而调节靶细胞的功能。

（二）生物学作用

前列腺素的生物作用广泛而复杂，它对体内各系统的主要作用见表 11－4。PG 还是主要的致痛、致炎和致过敏物质。临床上应用环加氧酶抑制剂抑制 PG 的合成，有很好的退热、镇痛、抑制血栓形成和减轻炎症反应等作用。

二、褪黑素

褪黑素（melatonin，MT）是松果体分泌的主要激素。松果体内富含色氨酸，色氨酸在羟化酶和脱羧酶的作用下，生成 5－羟色胺，再经乙酰化和甲基化作用生成 MT。MT 的分泌具有典型的昼低夜高波动，凌晨 2 点达分泌高峰，与日照周期同步。另外，MT 的合成和分泌量随年龄增长而递减。

表 11-4　前列腺素的主要生物学作用

系统/组织	主要作用
循环系统	促进/抑制血小板聚集、影响血栓形成，收缩/舒张血管，影响毛细血管通透性
呼吸系统	收缩/舒张支气管平滑肌
消化系统	抑制胃酸分泌，保护胃黏膜，促进小肠运动，调节胰腺、肠道黏膜的分泌
泌尿系统	调节肾血流量，促进水、钠排出
神经系统	调节体温、行为和自主神经活动，参与睡眠、疼痛与镇痛过程，调制神经递质的释放
内分泌系统	影响甲状腺、肾上腺、卵巢、睾丸等的分泌功能
生殖系统	促进精子运行，收缩/舒张子宫平滑肌，参与调制月经、排卵及分娩等
脂肪组织	抑制脂肪分解
防御系统	参与炎症反应

（一）生物学作用

MT 对神经系统的作用主要表现为镇静、催眠、镇痛、抗惊厥、抗抑郁等。MT 还能抑制下丘脑-垂体-靶腺轴的活动，特别是性腺轴，因此 MT 的作用与性激素分泌呈负相关，在性腺发育、性激素分泌及生殖周期活动调节中可能起抗衡作用。MT 还参与机体的免疫调节、生物节律的调整等。此外，MT 也能影响心血管、肺、肾、消化等器官和系统的功能。

（二）分泌调节

调节 MT 分泌的环境因素是光照。研究发现，毁损动物视交叉上核后，MT 的昼夜分泌节律消失，故视交叉上核是 MT 分泌的控制中枢。在黑暗环境中，视交叉上核发出冲动传至颈上交感神经节，其节后纤维末梢释放去甲肾上腺素作用于松果体细胞的 β_1 受体，激活 MT 合成酶系，使 MT 合成与分泌增多。在光照条件下，光刺激的传入冲动可抑制交感神经的活动，使 MT 合成减少。

三、瘦素

瘦素（leptin）是由肥胖基因（*ob*）表达的蛋白质。人循环血中的瘦素为 146 肽，相对分子质量为 16 000。瘦素主要由白色脂肪组织合成和分泌，褐色脂肪组织、胎盘、肌肉和胃黏膜也可少量合成。瘦素的分泌具有昼夜节律，夜间分泌水平较高。

瘦素具有调节体内脂肪贮存量并维持机体能量平衡的作用。瘦素可直接作用于脂肪细胞，抑制脂肪合成，降低体内脂肪贮存量，并动员脂肪，使脂肪贮存的能量转化、释放，避免肥胖的发生。瘦素作用于下丘脑的弓状核，通过抑制神经肽 Y 的活动，使摄食量减少。此外，瘦素还影响下丘脑-垂体-性腺轴的活动，对 GnRH、LH 和 FSH 的释放起双相调节作用，对下丘脑-垂体-甲状腺轴和下丘脑-垂体-肾上腺皮质轴的活动也有一定影响。

（张　威）

第十二章　生　　殖

生殖(reproduction)是生物体产生新的子代个体以实现种系延续的重要生命活动。人的生殖活动是通过两性生殖器官的共同活动来完成的,是一个复杂的过程,包括生殖细胞(精子和卵子)的形成、交配、受精以及胚胎发育等重要环节,是在以下丘脑-腺垂体-性腺轴为主的神经和内分泌系统的调控下完成的。

第一节　男性生殖功能与调节

男性的主要性器官是睾丸,附属性器官包括附睾、输精管、精囊腺、前列腺、尿道球腺和阴茎等。

一、睾丸的功能

睾丸位于阴囊内,左右各一,是产生精子和分泌雄激素的器官。睾丸实质由200～300个睾丸小叶组成,睾丸小叶内的生精上皮(spermatogenic epithelium)具有产生精子的作用,生精小管间结缔组织内的间质细胞则能合成和分泌雄激素。

(一) 睾丸的生精作用

1. 精子的生成过程　由精原细胞形成精子的过程称为精子发生(spermatogenesis)。在青春期,紧贴于生精上皮基膜上的精原细胞依次经历初级精母细胞、次级精母细胞、精子细胞各个不同发育阶段,最终发育为成熟精子,这一过程称为睾丸的生精作用。人类精原细胞发育成为精子的过程,即生精周期为期约两个半月。一个精原细胞经过大约7次分裂可产生近百个精子,每天1 g成年人睾丸组织可生成上千万个精子。

精子的生成是一个连续的过程。首先,位于生精小管基底部的精原细胞进入增殖期,通过多次有丝分裂变成初级精母细胞。然后,初级精母细胞经第一次成熟分裂(减数分裂)形成次级精母细胞,染色体数目减少一半,为22条常染色体和1条X或Y性染色体。此后,进行第二次成熟分裂形成精子细胞,此时染色体数目不再减半。最后,靠近管腔的精子细胞经过复杂的形态变化形成精子,精子发育成熟后脱离支持细胞进入管腔中。人的精子发生需64～70天,生精小管产生的精子进入附睾约需14天。新生成的精子自身没有运动能力,需被输送至附睾进一步成熟,停留18～24 h后,才获得运动能力。

从青春期到老年期,睾丸都有生精能力,但在45岁以后,随着生精小管的萎缩,生精能力将逐渐减弱。精子的生成需要适宜的温度,阴囊内温度较腹腔内低2℃左右,适合精子的生成。在胚胎发育期间由于某种原因，睾丸未能下降到阴囊内，则称为隐睾症，是男性不育的原因之一。正常男子每次射出精液 3～6 ml，每毫升精液含(0.2～4)×10^8 个精子。如果精子数量少于每毫升 0.2×10^8 个，则不易使卵子受精。吸烟、酗酒、放射线照射以及某些药物等可导致精子活力降低、畸形率增加，甚至少精或无精。

2. 支持细胞的作用 支持细胞，又称 Sertoli 细胞。支持细胞在精子的生成和发育过程中具有重要的作用，主要包括：①支持、保护和营养作用；②参与形成血-睾屏障；③分泌功能：如雄激素结合蛋白（androgen-binding protein，ABP）、抑制素（inhibin）和激活素（activin）等。

3. 间质细胞的作用 间质细胞，又称 Leydig 细胞，主要功能是合成、分泌雄激素。自青春期开始，间质细胞功能活跃，开始分泌雄激素，启动和维持精子发生。

（二）睾丸的内分泌功能

1. 雄激素 由睾丸合成与分泌雄激素(androgen)包括睾酮(testosterone，T)、脱氢表雄酮(dehydroiepiandrosterone，DHEA)、雄烯二酮(androstenedione)和雄酮(androsterone)等。其中，睾酮是最主要的雄激素，且其生物活性最强，其余几种雄激素的生物活性不及睾酮的 1/5；但睾酮在进入靶组织后可转变为活性更强的双氢睾酮(dihydrotestosterone，DHT)。

正常男性血中睾酮以 20～50 岁含量最高，为 19～24 nmol/L，50 岁以上则随年龄增长而逐渐减少。此外，成年男子血中睾酮水平还表现有年节律、日节律及脉冲式分泌的现象，且个体差异较大。

睾酮的生理作用如下。

(1) 影响胚胎性分化：睾酮可诱导含 Y 染色体的胚胎向男性分化，促进内生殖器的发育。含有 Y 染色体的胚胎在第 7 周时分化出睾丸，并能分泌雄激素，雄激素可诱导中肾小管、中肾管以及尿生殖窦和生殖结节等分化为男性的内、外生殖器。如果睾酮在胚胎时期含量过低，则可能导致男性假两性畸形。

(2) 维持生精作用：生精小管局部高浓度的雄激素是精子发生所必需。睾酮自间质细胞分泌后，可进入支持细胞并转变为双氢睾酮，随后进入生精小管，也可直接与精原细胞的雄激素受体结合，促进精原细胞的分化和精子的生成过程。

(3) 刺激附性器官的生长：睾酮能刺激附性器官的生长发育，并使其维持在成熟状态，也能促进男性第二性征的出现和维持。

(4) 对产生和维持性欲及第二性征的影响：睾酮可作用于中枢神经系统，维持性欲及性快感，并调节雄性性行为。在人类，如果青春期前切除睾丸，成年时生殖器呈幼稚状态，性欲低下，且体貌、体态近似女性；如果成年后切除睾丸，性欲显著降低，其附属性器官和第二性征也会逐渐退化。

(5) 对代谢的影响：睾酮能促进蛋白质的合成，特别是促进肌肉和生殖器官的蛋白质合成，同时还具有促进骨骼生长与钙、磷沉积以及红细胞生成等作用。

2. 抑制素 抑制素(inhibin)是一种相对分子质量约 32 000 的糖蛋白激素，可选择性作用于腺垂体，对卵泡刺激素的合成和分泌具有很强的抑制作用，而生理剂量的抑制素对黄体生成素的分泌却无明显影响。

二、 睾丸功能的调节

睾丸的生精作用和内分泌功能均受到下丘脑-腺垂体的调节，下丘脑、腺垂体、睾丸在功能上联系密切，构成下丘脑-腺垂体-睾丸轴（hypothalamus-adenohypophysis-testes axis）。睾丸分泌的激素又对下丘脑-腺垂体进行反馈调节，从而维持生精过程和各种激素水平的稳态。此外，睾丸内的生精细胞、支持细胞和间质细胞之间还存在复杂的局部调节机制。

（一） 下丘脑-腺垂体对睾丸活动的调节

下丘脑弓状核等部位肽能神经元分泌的促性腺激素释放激素（gonadotropin-releasing hormone，GnRH）经垂体门脉系统直接作用于腺垂体，促进腺垂体促性腺细胞合成与分泌卵泡刺激素（follicle stimulating hormone，FSH）与黄体生成素（luteinizing hormone，LH），进而对睾丸的生精作用以及支持细胞和间质细胞的内分泌活动进行调节。

FSH 主要作用于生精细胞和支持细胞，调节生精过程；而 LH 则主要作用于间质细胞，促进睾酮的合成和分泌。成年雄性动物在摘除垂体后，虽然缺乏 FSH 和 LH，但注射睾酮仍能维持生精过程；而在幼年动物生精过程尚未开始时即摘除垂体，则仅有睾酮仍难以启动生精过程。因此认为，FSH 对生精过程有启动作用，而睾酮对生精过程则具有维持效应。进一步研究表明，LH 对生精过程也有调节作用，但并非直接影响生精细胞，而是通过刺激间质细胞分泌睾酮而间接地发挥作用。此外，FSH 具有增强 LH 刺激睾酮分泌的作用，其机制可能与 FSH 使 LH 受体的数量增加以及受体对 LH 的亲和力增强有关。

（二） 睾丸激素对下丘脑-腺垂体的反馈调节

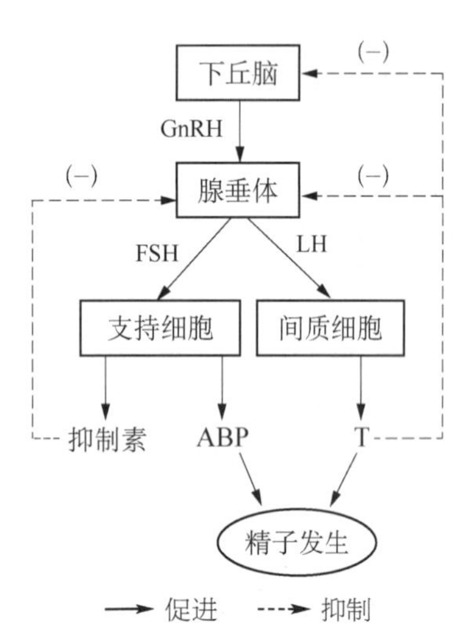

图 12-1　睾丸功能的调节示意图

GnRH：促性腺激素释放激素；FSH：卵泡刺激素；LH：黄体生成素；ABP：雄激素结合蛋白；T：睾酮

睾丸分泌的雄激素和抑制素在血液中的浓度变化，也可对下丘脑和腺垂体的 GnRH、FSH 和 LH 分泌进行负反馈调节（图 12-1）。睾酮的负反馈作用可发生在下丘脑与垂体两个水平。有实验证明，睾酮可降低大鼠腺垂体对 GnRH 的反应性。睾酮对腺垂体促性腺激素的影响只限于 LH 合成与分泌，而对 FSH 分泌无影响。FSH 能促进支持细胞分泌抑制素，而抑制素对腺垂体 FSH 的合成和分泌有选择性抑制作用。

（三） 睾丸内的局部调节

在睾丸内部还存在错综复杂的局部调节机制。例如，睾丸生精小管支持细胞内存在芳香化酶，可转化睾酮为雌二醇，后者可与间质细胞中的雌二醇受体结合，抑制 DNA 的合成，使睾酮的合成减少。另外，睾丸间质细胞还可产生多种肽类物质，如胰岛素样生长因子（insulin-like growth factors，IGF）、转化生长因子（transforming growth factor，

TGF)、表皮生长因子(epidermal growth factor, EGF)等,并在间质细胞发现相关受体,尽管它们对生精细胞的作用尚无定论,但提示在睾丸局部产生的一些细胞因子或生长因子很可能通过旁分泌或自分泌的方式参与睾丸功能的局部调节。

第二节　女性生殖功能与调节

女性的主性器官是卵巢,此外还有输卵管、子宫、阴道及外阴等附属性器官。

一、卵巢的功能

卵巢既生成卵子,又分泌性激素。卵巢分泌的性激素主要有雌激素(estrogen)和孕激素(progestergen)两类。

(一) 卵巢的生卵作用

卵巢的生卵作用(oogenesis)是育龄期妇女卵巢的重要功能之一。卵子由卵巢内的原始卵泡逐渐发育而成。青春期前,原始卵泡(primordial follicle)生长一直受到抑制。青春期女性卵巢中有 3×10^5～4×10^5 个原始卵泡。青春期开始后,在下丘脑-腺垂体-性腺轴的调控下,原始卵泡开始发育,卵巢的形态和功能发生周期性的变化,成为卵巢周期(ovarian cycle)。卵巢周期分 3 个阶段,即卵泡期(follicular phase)、排卵(ovulation)和黄体期(luteal phase)。每个月经周期常有 15～20 个原始卵泡同时发育,但一般只有一个生长最快的卵泡发育成为优势卵泡并成熟,其余卵泡则退化为闭锁卵泡。卵泡在成熟过程中逐渐靠近卵巢表面。在腺垂体 LH 分泌高峰的作用下,成熟卵泡破裂,向腹膜腔排出卵子和卵泡液,此过程称为排卵。如果月经周期为 28 天,排卵约在下次月经来潮前约 14 天。排卵后,残余的卵泡壁内陷,血液进入卵泡腔,凝固后形成血体。随着血液被吸收,排卵后残存的卵泡颗粒细胞和内膜细胞在 LH 的继续作用下,增生而形成黄体。如果排出的卵子未受精,此时的黄体称为月经黄体(corpus luteum of menstruation),它维持 12～16 天后退化为白体;如果排出的卵子受精,月经黄体继续发育成为妊娠黄体(corpus luteum of pregnancy),妊娠黄体可维持 10 周左右,随后退化。

(二) 卵巢的内分泌功能

卵巢主要分泌雌激素和孕激素,也分泌少量雄激素。雌激素和孕激素分别是含 18 和 21 个碳原子的类固醇激素。人的雌激素有雌二醇(estradiol, E_2)、雌三醇和雌酮三种,其中以 E_2 活性最强。孕激素主要为黄体酮(也称孕酮,progesterone, P)。排卵前,在 LH 的作用下,内膜细胞产生雄激素,然后扩散转运至颗粒细胞,在 FSH 的作用下,颗粒细胞内芳香化酶活性增强,将雄激素转变为雌激素。排卵后,黄体细胞合成和分泌大量孕激素和较多的雌激素。

1. 雌激素的生理作用

(1) 对生殖器官的作用:雌激素能促进子宫、输卵管、阴道、外阴等生殖器官的发育和成熟,并维持其正常功能。

1）卵巢：雌激素可协同FSH促进卵泡发育，诱导排卵前LH峰的出现而诱发排卵，是卵泡发育、成熟、排卵不可缺少的调解因素。

2）子宫：雌激素具有促进子宫发育的作用，它能引起子宫内膜增生、修复，腺体数增加，子宫颈分泌大量清亮、稀薄的黏液，以利于精子穿透及存活；也能促进子宫平滑肌细胞增生肥大，增强子宫收缩力，增加子宫平滑肌对缩宫素的敏感性。

3）输卵管：雌激素可促进输卵管发育和节律性收缩，有利于精子与卵子的运行。

4）阴道：雌激素能使阴道黏膜上皮细胞增生、角化，糖原含量增加。糖原分解使阴道内保持酸性环境，提高阴道抵抗力，有利于防止细菌感染。

5）外生殖器：雌激素可使阴唇发育、丰满、色素加深。

（2）对乳腺和第二性征的影响：雌激素能刺激乳腺导管和结缔组织增生，促进乳房的发育，乳头、乳晕着色；也可促使脂肪沉积于乳房、臀部等部位，维持女性第二性征。

（3）非生殖系统作用：雌激素的靶器官还包括很多非生殖系统和器官，如骨骼、心血管系统、中枢神经系统、肝脏和肾脏等。

1）骨骼系统：雌激素能促使青春期骨的成熟及骨骺愈合。此外，雌激素可刺激成骨细胞活动，促进骨中钙的沉积，增加骨骼坚硬度；抑制破骨细胞活动，减少骨量丢失。绝经期后由于雌激素分泌减少，骨骼中的钙逐渐流失，易引起骨质疏松。

2）心血管系统：雌激素具有保护心血管系统的作用。雌激素可增加血管内皮细胞中NO等血管活性物质的合成，抑制血管平滑肌增殖；它还具有抗氧化、降低血浆低密度脂蛋白（low density lipoprotein，LDL）的作用，降低动脉粥样硬化、冠心病和脑血管病的发生率。女性绝经后，由于体内雌激素水平急剧下降，可使心血管疾病发生率明显升高。

3）其他作用：雌激素对中枢神经系统也有保护作用。雌激素参与蛋白质和脂肪代谢调节，并参与水盐平衡调节，高浓度的雌激素可导致钠、水潴留。

2. 孕激素的生理作用 孕激素主要作用于子宫内膜和子宫平滑肌，为受精卵的着床做好准备，并维持妊娠。由于黄体酮受体含量受雌激素的调节，因此黄体酮的绝大部分作用需要在雌激素作用的基础上才能发挥。

（1）影响生殖器官的生长发育和功能

1）对子宫内膜的作用：孕激素能使处于增生期的子宫内膜进一步增厚，并转化为分泌期内膜，为受精卵的着床提供适宜环境。

2）对子宫平滑肌和免疫排异的作用：孕激素可降低子宫平滑肌的兴奋性，降低妊娠子宫平滑肌对缩宫素的敏感性，还能抑制母体对胎儿的免疫排斥反应，有利于胚胎在子宫腔内的生长发育。

3）对输卵管和宫颈黏液分泌的作用：孕激素能抑制输卵管的节律性收缩，减少宫颈黏液分泌，增大其稠度，使精子难以通过。

（2）促进乳腺的发育：在雌激素作用的基础上，孕激素可促进乳腺腺泡的发育和成熟，为分娩后的泌乳做好准备。

（3）升高基础体温：在孕激素的作用下，正常女性基础体温在排卵后可升高0.5℃左右，并在黄体期一直维持在此水平。

(4) 其他作用:孕激素与雌激素有拮抗作用,能促进钠、水排泄。另外,孕激素能使血管和消化道肌张力下降。因此,妊娠期妇女易发生静脉曲张、痔疮、便秘、输卵管积液等。

二、卵巢功能的调节

(一) 月经周期

女性自青春期至绝经过渡期期间的生殖活动具有明显的周期性,表现为每 28 天左右出现一次子宫内膜剥落、出血。周期性剥落的子宫内膜和经血由阴道流出,这一现象称为月经(menstruation);女性子宫内膜的这种周期性变化称为月经周期(menstrual cycle)。女性一般在 13～15 岁初次出现月经,第一次月经称为月经初潮。月经初潮后还需 5～7 年,卵巢功能才完全成熟。育龄期女性具有排卵和生育的能力。

正常情况下,人的月经周期为 20～40 天,平均 28 天。每次月经持续 3～5 天,每次月经失血量为 20～60 ml。一般把子宫内膜出血的第 1 天称为月经周期的第 1 天。按子宫内膜变化的特点,月经周期可分为如下 3 期(图 12－2)。

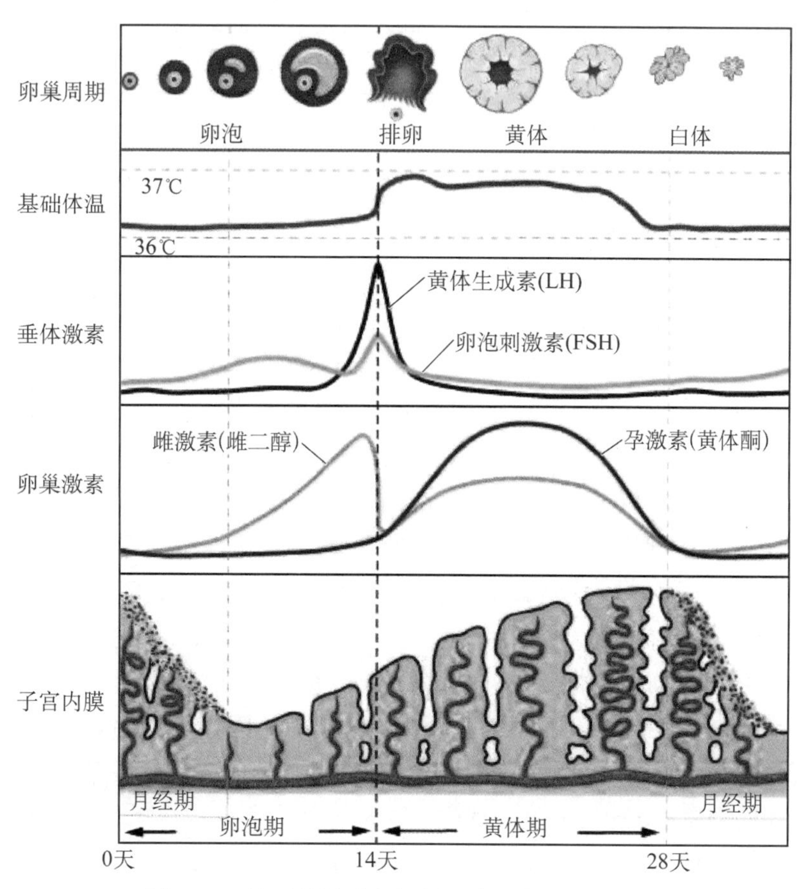

图 12－2 月经周期中激素含量和子宫内膜的变化示意图

FSH:卵泡刺激素;LH:黄体生成素

1. 月经期 第1～5天，相当于卵巢周期中的卵泡早期，表现为子宫内膜剥落、出血。

2. 增生期 第6～14天，相当于卵巢周期中的卵泡晚期，表现为子宫内膜的上皮、腺体和血管增生。至增生期末，卵巢内的成熟卵泡排卵，子宫内膜由增生期转入分泌期。

3. 分泌期 第15～28天，相当于卵巢周期中的黄体期，表现为子宫内膜进一步增厚，腺体分泌。分泌期的子宫内膜可为受精卵的植入提供适宜环境。

（二）卵巢周期的激素调节

卵巢的周期性变化是在下丘脑-腺垂体-卵巢轴（hypothalamic-pituitary-ovarian axis，HPO）的调控下完成的。在青春期前，卵巢激素的分泌量虽然不多，但由于下丘脑GnRH神经元对卵巢激素反馈抑制的敏感度较高，且GnRH神经元尚未发育成熟，所以GnRH的分泌很少，腺垂体FSH与LH的分泌以及卵巢的功能也相应处于低水平状态。至青春期，下丘脑GnRH神经元已发育成熟，对卵巢激素反馈抑制作用的敏感度明显下降，GnRH的分泌增加，FSH与LH的分泌也随之增加，卵巢功能开始活跃，呈周期性变化。在雌激素与孕激素分泌周期性变化的影响下，子宫内膜也发生相应的周期性变化，从而形成月经周期。

1. 下丘脑-腺垂体-卵巢轴 在下丘脑GnRH的控制下，腺垂体分泌FSH和LH，两者作用于卵巢，刺激卵泡发育、排卵、黄体形成以及合成雌激素和孕激素，同时卵巢合成的雌激素和孕激素对下丘脑-腺垂体的活动也有反馈性调节作用。

（1）下丘脑对腺垂体的调节：下丘脑主要通过弓状核神经分泌GnRH调节腺垂体促性腺激素的合成和分泌。GnRH呈脉冲式释放，其脉冲频率与月经周期时相有关。此外，GnRH神经元的活动也受多种神经递质的调节，包括去甲肾上腺素、多巴胺、内啡肽、5-羟色胺等。GnRH对其本身合成也有负反馈调节。

（2）腺垂体激素对卵巢功能的调节：腺垂体促性腺激素细胞分泌FSH和LH。它们对GnRH的脉冲式刺激起反应，自身亦呈脉冲式分泌，并受卵巢性激素和抑制素的调节。

FSH是卵泡发育必需的激素，可直接促进初级卵泡生长发育和卵泡颗粒细胞增殖、分化；激活颗粒细胞芳香化酶，合成与分泌雌激素；调节优势卵泡的选择及非优势卵泡的闭锁退化；在卵泡期晚期与雌激素协同，诱导颗粒细胞生成LH受体，为排卵做准备。

LH的生理作用有刺激卵泡内膜细胞合成雄激素，为雌激素合成提供底物；在高浓度雌激素作用下形成LH峰，促使卵母细胞最终成熟及排卵；在黄体期维持黄体功能。

（3）卵巢激素的反馈调节：卵巢分泌的雌激素、孕激素对下丘脑和垂体具有反馈调节作用。

卵泡期早期，一定水平的雌激素可负反馈抑制下丘脑GnRH释放和腺垂体FSH合成分泌。排卵前，雌激素水平持续升高，通过正反馈，下丘脑GnRH分泌增强，刺激腺垂体LH形成分泌高峰。黄体期，高水平的雌激素与孕激素对下丘脑和腺垂体产生负反馈抑制作用。

2. 卵巢周期中激素水平的周期性变化

（1）卵泡期：卵泡期又可分为卵泡早期（月经周期第1～5天）和卵泡晚期（月经周期第6～14天）。卵泡早期实际上是前一个月经周期的黄体期的延续。由于黄体期雌激素和孕激素的分泌达到高峰，对下丘脑和腺垂体的负反馈抑制作用较强，使GnRH、FSH及LH分泌处于低水平，导致雌激素和孕激素水平下降。由于子宫内膜缺乏性激素的支持，引起子宫内膜中螺旋形小动脉收缩、痉挛、断裂，造成子宫内膜缺血、缺氧，子宫内膜的功能层失去营养而剥离、出血，经阴道流出而进入月经期。与此同时，雌激素和孕激素对下丘脑和垂体的负反馈抑制作用解除，血中 GnRH、FSH 和 LH 浓度开始上升，FSH 促进颗粒细胞膜上 FSH 受体生成及颗粒细胞增殖，进而使雌激素分泌增加，子宫内膜进入增生期。当雌激素分泌达到一定水平时，对腺垂体起负反馈调节作用，使 GnRH 和 FSH 分泌减少，与此同时颗粒细胞分泌的抑制素选择性抑制 FSH，因此，血中 FSH 有所下降，致使多数卵泡停止发育。唯有原来发育较大的优势卵泡可摄取更多的 FSH，继续发育形成成熟卵泡，并分泌雌激素，致使血中雌激素浓度持续增加。至排卵前一天，血中雌激素浓度达到顶峰。此时，高浓度的雌激素对下丘脑起正反馈调节作用，使 GnRH 分泌进一步增多，刺激 LH 和 FSH 的分泌，其中以 LH 的分泌增加更为明显，形成 LH 峰（LH surge）。若事先以抗雌激素血清处理动物，则 LH 峰不再出现，这说明 LH 峰是由雌激素高峰所诱导的。

（2）排卵：LH 峰是引发排卵的关键因素，在 LH 峰出现之前，卵母细胞已基本发育成熟，但由于初级卵母细胞周围的颗粒细胞分泌卵母细胞成熟抑制因子（oocyte maturation inhibitor, OMI），使卵母细胞的成熟分裂停止于初级卵母细胞阶段。当 LH 峰出现时，高浓度的 LH 消除了 OMI 的抑制作用，使初级卵母细胞恢复分裂，形成次级卵母细胞和第一极体。随即次级卵母细胞开始第二次成熟分裂，最后，次级卵泡逐渐发育为成熟卵泡并突出于卵巢表面，形成透明的卵泡小斑。LH 峰的出现还可促进卵泡细胞分泌黄体酮及前列腺素，促使溶酶体生成，使基膜溶解，并激活纤溶酶、胶原酶、蛋白水解酶及透明质酸酶等，使卵泡膜溶解破裂，卵泡壁肌上皮细胞收缩，卵细胞与附着的透明带、放射冠从排卵孔排出。在排卵后，女性基础体温明显升高，因此可根据月经周期中基础体温的变化来判断排卵日。

（3）黄体期：排卵后，卵泡内残存的颗粒细胞和内膜细胞分别转化为颗粒黄体细胞和内膜黄体细胞，颗粒细胞的黄体化主要受 LH 的调节，促使黄体细胞分泌大量孕激素与雌激素。此时，血中雌激素水平再次升高，形成月经周期中雌激素分泌的第二高峰，并使黄体细胞上 LH 受体数量增多，促进黄体分泌黄体酮，在排卵后 5～10 天血中出现黄体酮水平高峰。由于高浓度的雌激素与黄体酮负反馈抑制下丘脑 GnRH 和腺垂体 LH 及 FSH 的分泌，所以黄体期 LH 和 FSH 一直处于较低水平。

在黄体期，由于子宫内膜在增生期的基础上又受到孕激素的刺激，所以进入分泌期，可为受精卵的植入提供适宜的环境。若卵子未受精，黄体的寿命仅为 12～16 天，在黄体萎缩和溶解后，血中雌、孕激素水平显著下降，进入月经期。此时，雌激素和孕激素对下丘脑和腺垂体的负反馈抑制作用解除，腺垂体又开始分泌 FSH 和 LH，使卵巢进入下一个活动周期。若卵子受精，受精卵的滋养叶细胞开始分泌人绒毛膜促性腺激素，后者可延长黄体寿命，并使之转化为妊娠黄体。此后，不再出现卵巢和子宫的周期性变化，直至分娩。

三、 卵巢功能的衰退

一般女性性成熟期约持续 30 年，45～50 岁的女性卵巢功能开始衰退，对 FSH 和 LH 的反应性下降，卵泡常停滞在不同发育阶段，不能按时排卵，雌激素分泌减少，子宫内膜不再呈现周期性变化而进入更年期。此后，卵巢功能进一步衰退，丧失生殖功能而步入老年期。

月经永久性停止，称为绝经(menopause)。围绝经期(perimenopausal period)指从卵巢功能开始衰退直至绝经后1年内的时期。围绝经期虽是女性的自然生理过程，但可出现因卵巢功能退化、雌激素合成减少而引起的一系列生理、心理改变及身心不适的症状，出现以自主神经系统功能紊乱为主的围绝经期症候群，称为围绝经综合征(perimenopausal syndrome)，又称更年期综合征(menopausal syndrome)。围绝经综合征的持续时间一般为2～5年，我国城市妇女平均绝经年龄为49.5岁，农村妇女为47.5岁。

在绝经前期约70%妇女会有月经周期不规则、月经紊乱，并出现以潮红、出汗、精神过敏、失眠、眩晕、情绪不稳定为主要表现的精神、神经症状，伴有骨质疏松、尿失禁、反复发作的膀胱炎、性欲改变、性交疼痛，以及诱发动脉硬化、冠心病等心血管系统变化，这些变化主要是由于自主神经系统功能紊乱而引起的。

雌激素替代疗法(estrogen replacement therapy, ERT)是指通过补充雌激素来治疗雌激素分泌减退或缺乏所引起的疾病的治疗方法。适量补充雌激素对减轻更年期症状、预防骨质疏松症及阿尔茨海默病有较好的效果。但是，随着研究的深入，雌激素替代疗法的不良反应也不断被揭示，目前发现长期大量使用雌激素与多种癌症的发生有关。

第三节　妊娠与分娩

一、妊娠

妊娠(pregnancy)是指子代新个体的产生和孕育的过程，包括受精、着床、妊娠的维持及胎儿的生长。

(一) 受精

受精(fertilization)是指精子与卵子相互融合的过程。首先，精子经过子宫颈、子宫腔、输卵管到达输卵管壶腹部，并与卵子相遇，然后精子头部进入卵细胞，使各带23条染色体的雄性原核与雌性原核相结合，组成含有23对染色体、携带双亲遗传特征的受精卵。

1. 精子的运行　精子的运行除依靠其自身的运动外，还需要经过子宫颈、子宫体及输卵管等生理屏障，因此，虽然射精时进入阴道的精子可达$(2\sim5)\times10^8$个，但只有极少数活动力强的精子(不足200个)能到达受精部位，而其中一般只有一个精子可使卵子受精。精子的运行也受到激素的调节，排卵前期的雌激素、精液中的前列腺素均有利于精子的运行，而黄体期的黄体酮则可阻止精子运行。

2. 精子获能　人类和大多数哺乳动物的精子必须在子宫或输卵管中停留几个小时，才能获得使卵子受精的能力，称为精子获能(capacitation of spermatozoon)。精子在附睾中移行的过程中，已具备了使卵子受精的能力，但由于在附睾和精液中存在一种称为去获能因子的物质，可使精子失去使卵子受精的能力。精子进入女性生殖道后，子宫腔和输卵管的β淀粉酶、β葡萄糖苷酸酶、胰蛋白酶及唾液酸酶均可消除去获能因子的作用，从而利于顶体反应与受精。

3. 顶体反应 精子与卵子接触后，精子顶体外膜与精子头部细胞膜融合、破裂，形成许多小孔，释放出顶体酶，使卵子外围的放射冠及透明带溶解，这一过程称为顶体反应(acrosomal reaction)。同时，进入卵细胞的精子尾部退化；细胞核膨大，形成雄性原核，并与雌性原核融合，形成一个具有23对染色体的受精卵。

受精卵在输卵管的蠕动和纤毛的作用下，一边移动，一边进行分裂，在受精后第4～5天，桑葚胚或早期胚泡进入子宫腔，并继续分裂而变为胚泡。胚泡在子宫腔内停留2～3天，胚泡外面的透明带变薄、直至消失，使胚泡可直接从子宫内膜分泌的液体中吸收营养。

（二）着床

着床(implantation)是指胚泡植入子宫内膜的过程。胚泡进入子宫后约4天(排卵后7～8天)便可着床。成功的着床有赖于胚泡与母体相互识别、胚泡发育与母体子宫内膜变化的同步、母体排斥反应的抑制和母体接受性等条件的完善，并受到母体和胚泡激素的调控。母体的雌激素、孕激素以及绒毛膜促性腺激素、蛋白水解酶等均参与着床反应。近年来发现，受精后24 h的受精卵可产生早孕因子，其与着床后的子宫内膜所产生的多种肽类或蛋白质类活性物质均可抑制母体对胚泡的排斥反应，维持胚胎的生长发育。

（三）妊娠的维持及激素调节

正常妊娠的维持主要依赖于垂体、卵巢及胎盘分泌的各种激素的相互配合。受精与着床之前，在腺垂体促性腺激素的作用下，卵巢黄体分泌大量孕激素和雌激素，使子宫内膜进入分泌期，为妊娠做好准备。如果受孕，则在受精后第6天左右，胚泡滋养层细胞开始分泌人绒毛膜促性腺激素，并刺激卵巢黄体转化为妊娠黄体，继续分泌孕激素和雌激素，以适应妊娠的需要。胎盘形成后，不仅在母体和胎儿之间可有效进行选择性的物质交换，而且，胎盘是妊娠期间重要的内分泌器官，可分泌大量的蛋白质激素、肽类激素和类固醇激素，调节母体与胎儿的代谢活动。

1. 人绒毛膜促性腺激素 人绒毛膜促性腺激素(human chorionic gonadotropin, hCG)是由胎盘绒毛组织的合体滋养层细胞分泌的一种糖蛋白激素，相对分子质量为45 000～50 000，由α与β两个亚单位组成。hCG与LH有高度的同源性，生理作用及免疫学特性也基本相同。

妊娠早期绒毛组织形成后，合体滋养层细胞即大量分泌hCG，到妊娠8～10周时达到高峰；随后分泌逐渐减少，到妊娠20周左右降至较低水平，并一直维持到妊娠末期。hCG的主要作用是在受精后及时替代LH刺激月经黄体转为妊娠黄体，使其继续合成分泌雌、孕激素以维持妊娠。因为hCG在妊娠早期即已出现，且已制备出特异性的hCG抗体，因此测定母体血中或尿中hCG浓度是诊断早期妊娠的重要指标。

2. 类固醇激素 胎盘能分泌大量孕激素和雌激素。胎盘本身不能独立产生类固醇激素，需要从母体或胎儿得到前体物质，再合成孕激素和雌激素。

(1) 孕激素：孕激素由胎盘的合体滋养层细胞分泌。胎盘内有活性很强的3β-羟脱氢酶,可将母体和胎儿提供的孕烯醇酮转变成黄体酮。在妊娠期间,母体血中黄体酮浓度逐渐升高,妊娠第6周,胎盘开始分泌黄体酮,12周以后黄体酮含量迅速增加,至妊娠末期达到高峰。孕激素能维持子宫蜕膜细胞的发育,增加其分泌,保证早期胚胎的营养,影响早期胚胎细胞的分裂速度;还能防止母体对胎儿的排斥。

(2) 雌激素:胎盘分泌的雌激素中,90%是雌三醇,而雌酮和雌二醇则很少。雌激素可促进妊娠子宫和乳腺的发育,通过促进前列腺素释放而增加子宫与胎盘之间的血流量;调节母体与胎儿的代谢,加速早期胚胎细胞增殖和胎儿发育;还能使骨盆韧带和关节松弛,以利于分娩。雌三醇是胎儿与胎盘共同参与合成的,因此,检测孕妇尿中雌三醇的含量,有助于判断胎儿生命状态。

3. 其他蛋白质激素和肽类激素 胎盘还可以分泌人绒毛膜生长素、绒毛膜促甲状腺激素、ACTH、TRH、GnRH及内啡肽等。人绒毛膜生长素(human chorionic somatomammotropin, hCS)是合体滋养层细胞分泌的单链多肽,含有191个氨基酸残基,其中96%氨基酸残基序列与人生长激素相同,故具有生长激素的作用,可调节母体与胎儿的糖、脂肪和蛋白质代谢,促进胎儿生长。

人类辅助生殖技术:人类辅助生殖技术(assisted reproductive technology, ART)是指运用医学技术和方法对人的卵子、精子、受精卵或胚胎进行人工操作,以达到受孕的目的,是治疗不育症的一种医疗手段。体外受精及胚胎移植技术是目前世界上最广泛采用的生殖辅助技术,是将母体取出的卵子和经优选诱导获能处理的精子置于培养液内使其受精(体外受精),并发育成前期胚胎后移植回母体子宫内发育成胎儿(胚胎移植),然后与正常受孕妇女一样,正常分娩出婴儿。由于胚胎最初2天在试管内发育,所以该技术又称试管婴儿技术,利用体外受精技术出生的婴儿称为试管婴儿。

二、分娩

分娩(parturition)是指胎儿及其附属物从母体子宫排出体外的过程。自然分娩的过程可分为子宫口开大、胎儿娩出及胎盘娩出3期。首先,由子宫底部向子宫颈的收缩波频繁发生,推动胎儿头部紧抵子宫颈,此阶段可长达数小时。然后,子宫颈变软和开放完全,胎儿由宫腔经子宫颈和阴道排出体外,一般需要1~2 h。最后,在胎儿娩出后10 min左右,胎盘与子宫分离并排出母体,同时子宫肌强烈收缩,压迫血管以防止过量失血。

分娩是一个极其复杂的生理过程,子宫节律性收缩是分娩的主要动力。但是,临产发动的原因及确切机制尚不清楚。在分娩过程中存在正反馈调节,胎儿对子宫颈部的刺激可引起缩宫素(oxytocin, OT)的释放和子宫底部肌肉收缩增强,迫使胎儿对子宫颈的刺激更强,从而引起更多的OT释放及子宫的进一步收缩,直至胎儿完全娩出为止。

(薛　红)

中英文名词对照索引

D

E

F

G

H

J

N

O

P

Q

T

Y

Z

主要参考文献

1. 朱大年，王庭槐. 生理学. 第 8 版. 北京：人民卫生出版社，2013
2. 姚泰. 生理学. 第 2 版. 北京：人民卫生出版社，2010
3. 姚泰. 生理学. 第 6 版. 北京：人民卫生出版社，2003
4. 姚泰. 人体生理学. 第 3 版. 北京：人民卫生出版社，2001
5. 王庭槐. 生理学. 第 2 版. 北京：高等教育出版社，2008
6. 金惠铭，王建枝. 病理生理学. 第 7 版. 北京：人民卫生出版社，2008
7. 王建军，王晓民. 生理科学进展. 北京：高等教育出版社，2014
8. 韩济生. 神经科学. 第 3 版. 北京：北京大学医学出版社，2009
9. 左伋. 医学分子细胞生物学. 上海：复旦大学出版社，2005
10. 谢辛，苟文丽. 妇产科学. 第 8 版. 北京：人民卫生出版社，2013
11. Guyton AC, Hall JE. Textbook of Medical Physiology. 12th edition. Saunders, 2011
12. Berne RM, Levy MN, Koeppen BM, et al. Physiology. 5th edition. Elsevier, 2004
13. Berne RM, Levy MN, Koeppen BM, et al. Physiology. 5th edition. Elsevier (Singapore) Pte. Ltd. / Peking University Medical Press, 2005
14. Fox SI. Human Physiology. 9th edition. McGrow-Hill Higher Education, 2006
15. Barrett KE, Barman SM. Ganong's Review of Medical Physiology. 23rd edition, New York: McGraw-Hill, 2010
16. Boron WF, Boulpaep EL. Medical Physiology: A Cellular and Molecular Approach. 2nd edition. Philadelphia: Elsevier Saunders, 2009
17. Widmaier EP, Raff H, Strang KT. Vender's Human Physiology. 11th edition. New York: McGraw Hill, 2008
18. Volterra A, Meldolesi J. Astrocytes, from brain glue to communication elements: The revolution continues. Nat Rev Neurosci, 2005,6:626～640
19. Skundric DS, Lisak RP. Role of neuropoietic cytokines in development and progression of diabetic polyneuropathy: from glucose metabolism to neurodegeneration. Exp Diabesity Res, 2003,4:303～312
20. Ross MH, Pawlina W. Histology: A Text and Atlas, with Correlated Cell and Molecular Biology. 6th Edition. Wolters Kluwer, 2011
21. Koeppen BM. Renal Physiology. 4th edition. Philadelphia: Elsevier/Mosby, 2006

图书在版编目(CIP)数据

生理学/陆利民,王锦主编.—上海:复旦大学出版社,2016.2(2020.5 重印)
(复旦博学·基础医学本科核心课程系列教材)
ISBN 978-7-309-12053-0

Ⅰ.生… Ⅱ.①陆…②王… Ⅲ.人体生理学-医学院校-教材 Ⅳ.R33

中国版本图书馆 CIP 数据核字(2015)第 319186 号

生理学
陆利民 王 锦 主编
责任编辑/傅淑娟

复旦大学出版社有限公司出版发行
上海市国权路 579 号 邮编:200433
网址:fupnet@fudanpress.com http://www.fudanpress.com
门市零售:86-21-65642857 团体订购:86-21-65118853
外埠邮购:86-21-65109143 出版部电话:86-21-65642845
江苏句容市排印厂

开本 787×1092 1/16 印张 25.25 字数 538 千
2020 年 5 月第 1 版第 5 次印刷

ISBN 978-7-309-12053-0/R·1531
定价:85.00 元